口腔黏膜病诊疗指南
Clinical Guide to Oral Diseases

口腔黏膜病诊疗指南
Clinical Guide to Oral Diseases

（希）季米特里斯·马拉穆斯
（Dimitris Malamos）　主编
（英）克里斯皮安·斯库利
（Crispian Scully）

陈谦明　曾　昕　主审

周　瑜　但红霞　主译

北方联合出版传媒（集团）股份有限公司
辽宁科学技术出版社

图文编辑

刘　菲　刘　娜　康　鹤　肖　艳　王静雅　纪凤薇　刘玉卿　张　浩　曹　勇　杨　洋

Title: Clinical Guide to Oral Diseases

By Dimitris Malamos and Crispian Scully, ISBN: 9781119328117

Copyright © 2021 John Wiley & Sons Limited

版权所有·翻印必究

图书在版编目（CIP）数据

口腔黏膜病诊疗指南 /（希）季米特里斯·马拉穆斯（Dimitris Malamos），（英）克里斯皮安·斯库利（Crispian Scully）主编；周瑜，但红霞主译. —沈阳：辽宁科学技术出版社，2024.5

ISBN 978-7-5591-3445-5

Ⅰ.①口… Ⅱ.①季… ②克… ③周… ④但… Ⅲ.①口腔粘膜疾病－诊疗－指南 Ⅳ.①R781.5-62

中国国家版本馆CIP数据核字（2024）第027496号

出版发行：辽宁科学技术出版社
　　　　　（地址：沈阳市和平区十一纬路25号　邮编：110003）
印 刷 者：深圳市福圣印刷有限公司
经 销 者：各地新华书店
幅面尺寸：210mm×285mm
印　　张：28
插　　页：4
字　　数：560千字
出版时间：2024年5月第1版
印刷时间：2024年5月第1次印刷
出 品 人：陈　刚
责任编辑：苏　阳
封面设计：Wiley
版式设计：袁　舒
责任校对：李　霞

书　　号：ISBN 978-7-5591-3445-5
定　　价：598.00元

投稿热线：024-23280336
邮购热线：024-23280336
E-mail:cyloncchen@126.com
http://www.lnkj.com.cn

审译者介绍 Reviewers & Translators

主 审

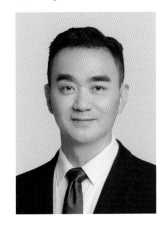

陈谦明

浙江大学求是特聘教授、博士研究生导师，主任医师；四川大学华西口腔医学院二级教授、博士研究生导师，主任医师。分别于1985年、1992年获得华西医科大学学士、博士学位，于1994年在该校完成基础医学博士后训练。曾受聘于中国香港大学牙医学院，任研究员（Research Fellow）。后受聘于美国加利福尼亚大学旧金山分校（UCSF），任研究学者；受聘于美国国家卫生研究院口腔颌面研究所（NIH/NIDCR）及美国加利福尼亚大学圣迭戈分校（UCSD），任高级访问学者。

历任中华口腔医学会第六届理事会副会长、常务委员，中华口腔医学会口腔黏膜病学专业委员会第五届主任委员、第二届口腔医学科研管理分会主任委员、口腔医学设备器材分会第五届主任委员；国务院学位委员会第六届学科评议组成员、全国专业学位研究生教育指导委员会委员；四川省口腔医学会口腔黏膜病学专业委员会第一届至第三届主任委员；浙江省口腔医学会口腔黏膜病学（中西医结合、罕见病）专业委员会创会主任委员。国际牙医师学院（ICD）院士及中国区秘书长，国际牙科研究会（IADR）会员。国家临床医学研究中心负责人，口腔疾病研究国家重点实验室常务副主任，浙江省口腔疾病临床医学研究中心主任等职位。

曾获教育部"长江学者奖励计划"特聘教授、国家级教学名师奖、国家"万人计划"科技创新领军人才、卫生部有突出贡献中青年专家、享受国务院特殊津贴专家等荣誉称号，获国家杰出青年科学基金资助，入选中华人民共和国人力资源和社会保障部"百千万人才工程"国家级人选及教育部"新世纪优秀人才支持计划"。国家自然科学基金委员会创新研究群体、科技部"创新人才推进计划"重点领域创新团队、教育部"长江学者与创新团队发展计划"创新团队带头人。中国医学科学院医科院院外创新单元负责人。

主编卫生部或国家卫生健康委员会"十一五"至"十四五"规划教材《口腔黏膜病学》[第3版（2008年）、第4版（2014年）、第5版（2020年）和第6版（拟2024年出版），人民卫生出版社]；国家卫生健康委员会第一轮口腔专科医师规范化培训教材《口腔黏膜病学分册》[第1版（拟2024年出版），人民卫生出版社]；《案析口腔黏膜病学》[第1版（2014年）、第2版（2019年），人民卫生出版社]；*Case-based Oral Mucosal Diseases*（2019年，Springer出版集团与人民卫生出版社联合出版）。担任《中华口腔科学》[第2版（2009年），人民卫生出版社]"口腔黏膜病学"分篇主编，我国第一部《口腔分子生物学》（2000年）主编，《李秉琦实用口腔黏膜病学》（2011年）常务副主编，《Burket口腔医学》（2019年，人民卫生出版社）主译。担任SCI源期刊*International Journal of Oral Science*执行主编；《中华口腔医学杂志》第七届、第八届编辑委员会委员，第九届编辑委员会副主编；口腔科学领域权威期刊*Oral Diseases*副主编，*Journal of Oral Pathology & Medicine*、*Oral Surgery Oral Medicine Oral Pathology Oral Radiology*等期刊编委。培养的博士研究生入选"全国百篇"优秀博士学位论文并荣获中华口腔医学会"优秀青年口腔基础研究论文奖"一等奖，9人次分别入选国家"四青人才""国家杰青计划"。

主要研究方向是口腔黏膜病的病因与防治，领导了国家卫生健康委员会批准的两个"口腔黏膜病学国家临床重点专科"的建设，推动了口腔白斑病光动力治疗术、口腔黏膜病椅旁数字化图像诊断、口腔白斑病的p53基因治疗等微创诊疗临床新业务的开展。分别主持并完成了氨来呫诺贴膜、氨来呫诺贴片、氨来呫诺糊剂3个独立的治疗复发性阿弗他溃疡的多中心、随机、双盲临床观察试验，促进了氨来呫诺制剂成功引进中国市场，使其成为中国复发性阿弗他溃疡患者的常用备选治疗药物和制剂。牵头制定《口腔白斑病新的定义与分级标准（试行）》《口腔白斑病诊疗指南（试行草案）》《口腔白斑病临床诊疗循证指南》《灼口综合征临床实践循证指南》《口腔扁平苔藓诊疗指南（修订版）》《口腔红斑病临床诊疗专家共识》《口腔扁平苔藓活检指征与时机的专家共识》《5-氨基酮戊酸光动力疗法治疗口腔潜在恶性疾患的专家共识》共8项行业标准指南。将口腔黏膜疑难病例的诊断工作与研究工作相结合、疑难病例的治疗工作与人才培养相结合、疑难病例的诊治过程与团队建设相结合，及时总结相关经验，发表于*Oral Surgery Oral Medicine Oral Pathology Oral Radiology*、*Oral Diseases*、*Journal of Oral Pathology & Medicine*、*Journal of the American Academy of Dermatology*等具有国际影响力的学术期刊；并首次将中国口腔黏膜病领域的行业标准指南[《口腔白斑病临床诊疗循证指南》《灼口综合征临床实践循证指南》《光动力治疗口腔白斑病指南》]分别在具有国际影响力的学术期刊*Oral Surgery Oral Medicine Oral Pathology Oral Radiology*（2021年）、*Journal of Oral Pathology & Medicine*（2020年）、*International Journal of Oral Science*（2019年）上发表，在领域内发出了中国声音。

由于研究工作的创新性和突出的学术贡献，获30余项国家级纵向资助，包括国家自然科学基金重大项目（领域唯一）、重点项目（3项）、国际合作重点项目、国家重点研发项目、科技部国际合作项目、"973计划"前期研究项目、教育部"111计划"学科创新引智基地（领域唯一并滚动）项目等。已在*Cell Metabolism*、*Cancer Cell*（封面论文）、*Advanced Materials*、*Molecular Cell*、*Nature Communications*、*Journal of the National Cancer Institute*、*ACS Nano*、*Journal of Dental Research*、*Cancer Research*、*Biomaterials*、*Cancer Letters*等具有高影响力的国际期刊发表论文430篇。入选爱思唯尔2021年、2022年"中国高被引学者"，荣获"领域高价值论文TOP100"榜首。获教育部科技进步一等奖、四川省自然科学一等奖等8项科技奖项。

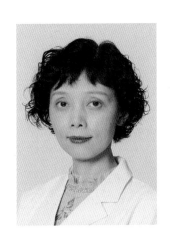

曾　昕

　　四川大学华西口腔医学院教授、博士研究生导师，主任医师。于1993年获得华西医科大学学士学位并留校工作，于2000年在中国香港大学牙医学院口腔生物部研修，于2001年获得四川大学博士学位。

　　现任中华口腔医学会口腔黏膜病学专业委员会副主任委员，四川省口腔医学会口腔黏膜病学专业委员会副主任委员。四川省杰出青年基金获得者、四川省卫生健康委员会学术技术带头人。

　　主要研究方向为口腔黏膜病的病因与防治。四川大学华西口腔医院一级专家，长期从事口腔黏膜病学的临床医疗工作，对常见和疑难口腔黏膜疾病积累了丰富的诊治经验，特别是在全身性疾病口腔表征的诊断方面具有较高的水平。迄今，已有20余篇口腔黏膜疑难病例的诊治体会总结成论文发表于具有影响力的临床型SCI源期刊，包括内科学领域著名期刊*American Journal of Medicine*，皮肤科学领域著名期刊*British Journal of Dermatology*、*Journal of the American Academy of Dermatology*，以及口腔科学领域期刊*Oral Surgery Oral Medicine Oral Pathology Oral Radiology*、*Oral Diseases*等。主持包括国家自然科学基金项目、教育部博士点基金项目、四川省杰出青年基金项目在内的多项科研课题。在国内外学术期刊发表论文百余篇。主编《案析口腔黏膜病学》［第1版（2014年）、第2版（2019年），人民卫生出版社］、*Case-based Oral Mucosal Diseases*（2019年，Springer出版集团与人民卫生出版社联合出版），担任国家卫生健康委员会"十三五"和"十四五"规划教材《口腔黏膜病学》［第5版（2020年）、第6版（拟2024年出版），人民卫生出版社］副主编，主编中国医学教育题库（口腔医学题库）《口腔黏膜病学》（2018年，人民卫生出版社），参编、参译20余部教材和学术著作。作为主要起草人参与多项口腔黏膜病临床指南的制定。

主 译

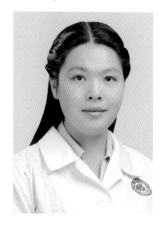

周 瑜

四川大学华西口腔医学院教授、博士研究生导师，主任医师。于2010年获得四川大学口腔临床医学博士学位并留校工作；于2011—2012年在美国圣路易斯华盛顿大学任访问学者。

现任中华口腔医学会口腔药学专业委员会常务委员，中华口腔医学会口腔黏膜病学专业委员会委员；四川省口腔医学会口腔黏膜病学专业委员会委员兼工作秘书。第十三批四川省卫生健康委员会学术技术带头人及后备人选。

主要从事口腔黏膜病学的临床、教学和科研工作。主要研究方向为口腔黏膜疾病的病因与防治。主持国家自然科学基金项目4项、教育部博士点基金项目1项、四川省科技计划重点研发项目1项。在国内外学术期刊发表论文60余篇，包括*International Journal of Oral Science*、*British Journal of Cancer*、*Elife*、*Carcinogenesis*、*Oral Oncology*、*Oral Diseases*、*Molecular Carcinog*等著名期刊。参与制定团体标准5项。担任国家卫生健康委员会"十四五"规划教材《口腔黏膜病学》[第6版（拟2024年出版），人民卫生出版社]数字主编，《口腔内科学实验教程》（2023年，人民卫生出版社）副主编，参编《案析口腔黏膜病学》[第1版（2014年）、第2版（2019年），人民卫生出版社]、*Case-based Oral Mucosal Diseases*（2019年，Springer出版集团与人民卫生出版社联合出版）、《口腔黏膜科诊疗与操作常规》（2018年，人民卫生出版社）、《口腔医学史》（2013年，人民卫生出版社），参译《Burket口腔医学》（2019年，人民卫生出版社）。获2016年全国口腔医学院校青年教师授课技能展示比赛一等奖，2018年中华口腔医学会科技奖一等奖，2022年第二届四川省高校教师教学创新大赛三等奖。

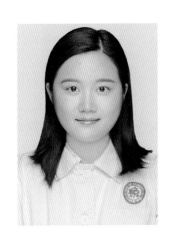

但红霞

四川大学华西口腔医学院教授、硕士研究生导师。分别于2008年、2011年获得四川大学华西口腔医学院硕士（七年制）、博士学位。

现任中华口腔医学会口腔黏膜病学专业委员会委员；中国抗癌协会肿瘤光动力治疗专业委员会委员；四川省口腔医学会口腔激光医学专业委员会副主任委员，四川省口腔医学会口腔黏膜病学专业委员会委员兼学术秘书。

主要从事口腔黏膜病学的临床、教学和科研工作。对口腔黏膜常见及疑难疾病拥有丰富的诊治经验，尤其擅长口腔黏膜潜在恶性疾患的光动力治疗。长期致力于口腔黏膜病规范化诊疗的推广，执笔起草中华口腔医学会诊疗指南——《口腔白斑病临床诊疗循证指南》《口腔红斑病临床诊疗专家共识》，参与制定World Workshop on Oral Medicine国际共识《口腔扁平苔藓核心结局指标》。主持国家自然科学基金面上项目3项、青年基金项目1项，教育部博士点基金项目1项，四川省科技计划重点研发项目1项。在口腔黏膜病的新疗法、口腔黏膜潜在恶性疾患的发病机制研究方面取得了一定的原创性成果，在国内外学术期刊发表论文百余篇，其中以第一/通讯作者身份发表的论文被SCI源期刊收录30余篇，包括口腔科学领域著名期刊*Journal of Dental Research*、*International Journal of Oral Science*、*Oral Diseases*，皮肤科学领域著名期刊*Journal of the American Academy of Dermatology*，材料学领域著名期刊*Biomaterials Science*、*Journal of Materials Chemistry B*等。担任国家卫生健康委员会第一轮口腔专科医师规范化培训教材《口腔黏膜病学分册》［第1版（拟2024年出版），人民卫生出版社］主编助理，参编《案析口腔黏膜病学》［第1版（2014年）、第2版（2019年），人民卫生出版社］、*Case-based Oral Mucosal Diseases*（Springer出版集团与人民卫生出版社联合出版，2019年）、《口腔黏膜病就医指南》（2019年，人民卫生出版社）、《口腔黏膜科诊疗与操作常规》（2018年，人民卫生出版社）、《口腔微生态学》（2013年，人民卫生出版社）等多部学术著作。

副主译

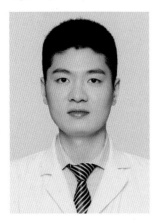

罗小波

　　四川大学华西口腔医学院副教授、硕士研究生导师，主治医师。于2007—2018年获得四川大学华西口腔医学院学士、硕士与博士学位，并在美国密歇根大学牙学院有较长的访问工作经历。

　　现任中华口腔医学会第八届口腔黏膜病学专业委员会青年委员，中华口腔医学会第四届口腔药学专业委员会委员；四川省口腔医学会第三届口腔黏膜病学专业委员会青年委员组长；四川省第一届中西医结合学会眼与全身病专业委员会委员。四川省"卫生健康英才计划"中青年骨干人才获得者。

　　主要研究方向为口腔黏膜癌变免疫逃逸相关分子的功能与机制。现主持国家自然科学基金面上项目1项，国家自然科学基金青年项目1项，中国博士后科学基金站中项目1项，四川省科技厅重点研发项目基金1项；曾参与国家自然科学基金项目6项。近5年来，在国外学术期刊共发表17篇论文，包括肿瘤学领域著名期刊*The Journal of Clinical Investigation*、*Clinical Cancer Research*、*Oncogene*、*Molecular Cancer*，口腔科学领域著名期刊*Journal of Dental Research*，皮肤科学领域著名期刊*European Journal of Dermatology*，相关学科期刊*ACS Applied Materials & Interfaces*等。以执笔人之一身份负责1项中华口腔医学会行业指南《口腔扁平苔藓活检指征与时机的专家共识》的编写，参与2项中华口腔医学会行业指南编写。担任国家卫生健康委员会"十四五"规划教材《口腔黏膜病学》[第6版（拟2024年出版），人民卫生出版社]数字主编助理，《口腔分子生物学实验技术指南》（2019年，人民卫生出版社）主编助理。参编中国医学教育题库（口腔医学题库）《口腔黏膜病学》（2018年，人民卫生出版社）及国家级口腔医学专培教材等专著。

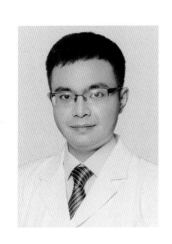

王闰珂

　　四川大学华西口腔医院主治医师，专职博士后，助理研究员。于2014年获得四川大学华西口腔医学院学士学位，分别于2017年、2020年获得四川大学华西口腔医学院硕士、博士学位，于2018—2020年在美国加利福尼亚大学洛杉矶分校（UCLA）牙学院联合培养。

　　现任中华口腔医学会第八届口腔黏膜病学专业委员会青年委员，四川省第一届中西医结合学会眼与全身病专业委员会委员。

　　主要从事口腔黏膜病学的临床、教学和科研工作。主要研究方向为口腔黏膜疾病的发生、发展与防治。主持国家自然科学基金项目1项。发表的论文被SCI源期刊收录30余篇，包括口腔科学领域著名期刊*Journal of Dental Research*，皮肤科学领域著名期刊*British Journal of Dermatology*，以及口腔科学领域期刊*Journal of Oral Pathology & Medicine*、*Oral Diseases*、*Oral Surgery Oral Medicine Oral Pathology Oral Radiology*等。主编《口腔黏膜病临床药物手册》（2020年，四川大学出版社），参编普通高等教育"十一五"规划教材、北京大学口腔医学教材《口腔黏膜病学》[第2版（2021年），北京大学医学出版社]及《口腔黏膜病就医指南》（2019年，人民卫生出版社）。

审译者名单 Reviewers & Translators

主　审　陈谦明　曾　昕

主　译　周　瑜　但红霞

副主译　罗小波　王囵珂

参　译（按姓氏拼音排序）

艾瑞雪［四川大学华西口腔医学院2015级硕士，现就职于挪威奥斯陆大学阿克什胡斯（Akershus）大学医院（博士后）］

蔡璐遥（四川大学华西口腔医学院2022级博士）

陈　倩（四川大学华西口腔医学院2019级博士，现就职于浙江大学医学院附属口腔医院）

陈煜鑫（四川大学华西口腔医学院2017级硕士，现就职于浙江大学医学院附属口腔医院）

邓佳欣（四川大学华西口腔医学院2019级硕士，现就职于深圳市前海蛇口自贸区医院）

董云梅（四川大学华西口腔医学院2020级博士，现就职于重庆医科大学附属口腔医院）

郝一龙（四川大学华西口腔医学院2016级硕士，现就职于浙江大学医学院附属口腔医院）

黄　梅（四川大学华西口腔医学院2022级硕士）

黄小育（四川大学华西口腔医学院2023级硕士）

胡玉婷（四川大学华西口腔医学院2021级硕士）

金家炜（四川大学华西口腔医学院2019级八年制）

李　玲（四川大学华西口腔医学院2023级硕士）

李　颖（四川大学华西口腔医学院2021级硕士）

李再晔［四川大学华西口腔医学院2020级博士，现就职于美国密歇根大学安娜堡分校（博士后）］

冒　菲（四川大学华西口腔医学院2022级博士）

马　辉（四川大学华西口腔医学院2013级硕士，现就职于四川口腔医院）

潘　丹（四川大学华西口腔医学院2023级博士）

卿茂峰（四川大学华西口腔医学院2018级博士，现就职于重庆医科大学附属第二医院）

尚谦慧（四川大学华西口腔医学院2021级博士）

孙思露（四川大学华西口腔医学院2020级博士，现就职于四川大学华西口腔医院）

唐守毅（四川大学华西口腔医学院2016级八年制）

陶　艳（四川大学华西口腔医学院2016级硕士，现就职于长治医学院）

王　晴（四川大学华西口腔医学院2022级硕士）

王　珍（四川大学华西口腔医学院2021级博士）

魏　娇（四川大学华西口腔医学院2014级硕士，现就职于空军军医大学口腔医院）

吴　颖（四川大学华西口腔医学院2022级博士）

张成丽（四川大学华西口腔医学院2020级硕士，现就读于浙江大学口腔医学院）

中文版前言 Preface

2年前，辽宁科学技术出版社的老师邀请我们翻译本书。收到原书后，我们眼前一亮！首先，病损图片非常精美——"千言不如一画"，对口腔黏膜病诊疗来说尤其适用！其次，本书按照病损类型、解剖部位、人群将疾病分类，更易于口腔医生以及临床医生查阅。最后，本书每章涵盖了口腔疾病列表、探究式提问，以及最后附录展示的诊断流程图，更易引导口腔医生形成口腔黏膜疾病诊疗思路。最打动我们的，还是在地球的另一端（希腊/英国），有两位口腔黏膜病医生如此热爱口腔黏膜病学学科，虽素昧平生，但已心生敬佩。因此，我们毫不犹豫地接下了本书的翻译工作。

历时2年，翻译工作充满挑战，也很充实。衷心感谢课题组青年教师罗小波副教授、王冏珂主治医师的鼎力相助，感谢已经毕业和在读的研究生——艾瑞雪［挪威奥斯陆大学阿克什胡斯（Akershus）大学医院（博士后）］、卿茂峰/董云梅（重庆医科大学附属第二医院/口腔医院）、陈倩/郝一龙/陈煜鑫（浙江大学医学院附属口腔医

院）、孙思露（四川大学华西口腔医院）、李再晔［美国密歇根大学安娜堡分校（博士后）］、魏娇（空军军医大学口腔医院）、陶艳（长治医学院）、马辉（四川口腔医院）、邓佳欣（深圳市前海蛇口自贸区医院）、王珍/尚谦慧/唐守毅/蔡璐遥/冒菲/吴颖/潘丹/胡玉婷/李颖/黄梅/王晴/黄小育/李玲/金家炜（四川大学华西口腔医学院研究生在读）、张成丽（浙江大学口腔医学院研究生在读）的辛勤付出。

感谢我们的导师陈谦明教授和曾昕教授多年来的悉心指导以及对本书的审阅。

感谢辽宁科学技术出版社，以翻译《口腔黏膜病诊疗指南》为媒，聚集我们的老师、师弟师妹和学生。"聚是一团火，散是满天星"，让我们这群热爱口腔黏膜病学学科的人携手前行，为口腔黏膜病学事业的发展添砖加瓦。

周 瑜 但红霞
2024年1月18日（癸卯年腊月初八）于华西坝

前言 Preface

3年前的一个周日下午，我和Crispian Scully教授在讨论一些临床病例诊断过程中，萌生了编写本书的想法。我们构思通过提供丰富的临床照片、探究式提问，最终引导读者做出正确诊断。既往其他优秀的口腔黏膜病学图书多是针对罕见的综合征或者对口腔黏膜疾病进行完整综述，Crispian Scully教授希望本书从不同于以往的角度出发，探讨常见口腔黏膜疾病，并具备较强的可读性。

本书包含了大量常见的口腔黏膜疾病案例，适合不同层次的医学相关行业从业人员，包括临床医学或口腔医学本科生与研究生、口腔医生、临床医生，特别是皮肤科、耳鼻喉科、内科及肿瘤科医生。

尽管Crispian Scully教授突然离世，但是本书的写作尽可能遵循他的初衷。针对临床病损提出3组选择题（MCQs），并给予解答，以此加强读者对口腔黏膜病学的学习。3组问题的难度逐级递增：第一组问题涉及疾病诊断，适合口腔医学本科生；第二组问题难度适合临床医学生和口腔科医生；最后一组问题难度适合口腔医学研究生。

全书分为3个部分。第一部分包括第1章至第14章，根据病损类型及症状逐类描述口腔黏膜疾病；第二部分包括第15章至第24章，根据解剖部位分类描述在该部位最常见的口腔黏膜疾病；第三部分包括第25章至第27章，内容涵盖正常变异，或不同年龄段人群易患的口腔黏膜疾病，或具有特殊临床特征的口腔黏膜疾病。第一部分和第三部分每章包含10个病例，第二部分除23章外每章包含5个病例。在每章前部，提供了该章节相关常见口腔疾病的简明列表。

本书同时也是一本简单的、实用的常见口腔黏膜疾病图集，包含近300幅高质量彩色临床图片，这些图片源自临床工作所得。在此，非常感谢我的患者，同时也感谢出版团队精心排版。他们的帮助是独一无二的，如果没有他们，本书就无法面世。

Dimitris Malamos
2020年于雅典

序 Foreword

非常荣幸能为这本匠心独运的书籍作序，《口腔黏膜病诊疗指南》将基于问题的教学原则贯穿全书，结合高质量临床病损照片，通过准确而重要的"批判性"概述，提高读者临床思辨能力，实用性非常强。全书共27章，通过病例讨论，对常见口腔黏膜疾病进行了详尽回顾，这与Dimitris Malamos医生丰富的临床经验和Crispian Scully教授的严谨学术态度密不可分。

本书适用于口腔医学本科生、口腔全科医生和口腔黏膜病专科医生。临床实践是否成功不取决于学术头衔，而依赖于医生的专业知识和专业技能。从某种意义上说，Crispian Scully教授在他生命的最后几年也赞成这种想法，因为他用歌德的一句名言作为电子邮件落款：一个人只能看到他寻找的东西，人们只寻找自己知道的东西。

Pedro Diz Dios
西班牙圣地亚哥·德·孔波斯特拉大学
口腔医学院教授

致谢 Acknowledgment

非常感谢在本书出版过程中给予我们无私帮助的人。J. Saiprasad夫人在出版过程中给予了大量帮助，Carolyn Holleyman女士负责审核图表，Susan Engelken女士负责设计封面，Vincent Rajan编辑在出版前解决了大量难题，A. Argyropouloy女士负责本书的审校。特别感谢我的导师G. Laskaris教授（希腊）和Crispian Scully教授（英国），非常感谢他们的教导和鼓励，使我能够专心投入到口腔黏膜病学的诊疗和教学工作中。我依旧怀念与Crispian Scully教授的情谊，他的建议和专业态度让我受益匪浅，谨以本书致以我最深的敬意。

衷心感谢Pedro Diz Dios教授和Marcio Diniz Freitas博士在本书编写过程中提供的帮助和建议。感谢Marcio Diniz Freitas博士作为内容编辑给予的帮助。

最后，特别感谢我的妻子Vasiliki，以及我的孩子Panagiotis和Katerina，感谢他们在我从事口腔黏膜病学的诊疗和教学工作中的默默付出，以及在编写本书过程中对我的关爱和支持。

合作网站

通过扫描下方二维码，关注"辽科社口腔图书出版中心"公众号，请输入关键词：NMB（注：平台区分大小写），点击蓝色字"口腔黏膜病诊疗指南"，即可在线浏览颇有价值的学习素材，包括：

•临床病例

•拓展阅读

注：如有疑问请联系微信号LK–717。

目录 Contents

第一部分
Section 1

1

出血
Bleeding

口腔出血与血管结构异常、白细胞/血小板数量缺乏或功能障碍、凝血因子缺乏或功能障碍、药物相互作用等密切相关。某些出血性疾病在幼年时期发病，某些遗传性出血性疾病可同时在患者近亲中发现，获得性出血性疾病患者多无家族史。出血的严重程度不一，牙龈或其他口腔黏膜轻微出血可形成瘀点或瘀斑（图1.0），身体其他部位广泛出血可造成严重失血，甚至危及患者生命。

重要的与口腔出血相关的疾病见表1。

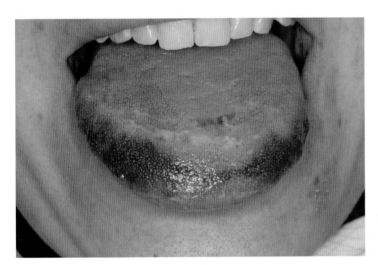

图1.0 一名女性癫痫患者的舌部血肿

表1 与口腔出血相关的疾病 （续表）

常见与重要的疾病	常见与重要的疾病

常见与重要的疾病（左栏）

- 口腔局部疾病
  - 牙龈炎/牙周炎
  - 化脓性肉芽肿/巨细胞肉芽肿
  - 颌骨骨折
  - 创伤
  - 肿瘤侵犯血管
- 全身系统性疾病
  - 先天性疾病
    - 血友病A或血友病B
    - 血管性血友病
    - 其他凝血因子缺乏
    - 血小板无力症
  - 获得性疾病
    - 与凝血异常相关疾病
      - 肝脏疾病
      - 维生素K缺乏症，华法林治疗中
      - 弥散性血管内凝血
    - 与血小板减少相关疾病
      - 特发性血小板减少
      - 药物诱发血小板减少
      - 胶原血管病
      - 结节病

常见与重要的疾病（右栏）

- 溶血性贫血
- 白血病
- 骨髓瘤
- 巨球蛋白血症
  - 与血小板功能障碍相关疾病
    - 酒精中毒
    - 慢性肾衰竭
    - 药物
    - 肝脏疾病
  - 与血管疾病相关
    - 创伤性血疱
    - 血管瘤
    - Ehrlers-Danlos综合征
    - 遗传性出血性毛细血管扩张症
    - 埃博拉病毒、人类免疫缺陷病毒（HIV）、单纯疱疹病毒（HSV）、EB病毒（EBV）、风疹病毒感染
    - 马方综合征
    - 紫癜
    - 维生素C缺乏症（坏血病）
  - 与纤维蛋白溶解相关
    - 淀粉样变
    - 链激酶治疗中

病例1.1

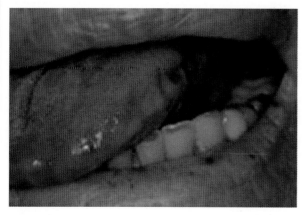

图1.1a

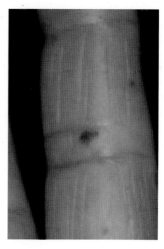

图1.1b

主诉：女性，62岁，发现嘴唇、口内黏膜和手指皮肤上数个红点（由其家庭医生转诊）。

现病史：自儿童时期口内、手指即出现红点，近5年来面部红点面积增大，影响美观及情绪。

既往史：慢性缺铁性贫血、绝经，偶尔服用铁剂治疗。偶出现鼻部及肠道出血，否认其他严重疾病史，否认吸烟史及饮酒史。

口腔检查：唇红缘、舌黏膜、颊黏膜见大量红色血管性丘疹，其大小不一（针尖大小至斑块不等）（图1.1a）。手指皮肤和鼻内见散在卫星状红色病损（这是患者鼻部出血的原因）（图1.1b）。

问题1： 患者出现黏膜皮肤红疹的可能原因是什么？

A. Crest综合征

B. 干燥综合征

C. 遗传性出血性毛细血管扩张症（Rendu-Osler-Weber综合征）

D. 痤疮

E. 共济失调毛细血管扩张症

答案：

A. 错误

B. 错误

C. Rendu-Osler-Weber综合征即遗传性出血性毛细血管扩张症（HHT）是一种罕见的常染色体显性遗传疾病，影响全身血管（毛细血管扩张症、动静脉畸形），有出血倾向。这种血管发育不良常见于口腔、鼻咽、肺、肝、脾、结膜、胃肠道、泌尿道黏膜，以及手臂和手指的皮肤

D. 错误

E. 错误

解析： 皮肤毛细血管扩张也见于共济失调毛细血管扩张症、Crest综合征和干燥综合征。在痤疮和共济失调毛细血管扩张症中，其血管病变主要表现为面中部皮肤的血管破裂。共济失调毛细血管扩张症的血管病变与协调性差有关，可见于Crest综合征伴钙质沉着、肢端型硬皮病和雷诺现象。干燥综合征累及口、眼、鼻和其他器官，导致干燥、唾液腺肿胀和面部毛细血管扩张。

问题2： 该疾病的主要并发症是什么？

A. 缺铁性贫血

B. 肺出血

C. 缺血性脑卒中

D. 光敏性皮炎

E. 智力迟钝

答案：

A. 缺铁性贫血是一种常见的并发症，由毛细血管病变引起的一系列经鼻腔出血（鼻出血）和胃肠道出血（黑便）引起

B. 肺出血多见于40岁以上人群，可累及多脏器，引起呼吸障碍、门脉高压、肝硬化

C. 缺血性脑卒中是HHT的罕见且严重的并发症，患者需要特殊护理

D. 错误

E. 错误

解析： 面部皮肤的血管病变可能影响美观，但不会引起光敏性皮炎。HHT的脑部病变可能通过多种途径引发神经精神系统并发症，但既往没有导致精神疾病的相关报道。

问题3： 该疾病的致病基因是什么？

A. 内皮糖蛋白（Engoglin）基因（ENG）

B. 成纤维细胞生长因子受体3（FGFR3）

C. 激活素受体样激酶1（ALK-1）

D. Ⅰ型胶原α1（COL1A1）

E. 牙本质唾液磷酸化蛋白基因（DSPP）

答案：

A. 内皮糖蛋白基因突变已在HHT（1型）中被发现

B. 错误

C. ALK-1基因突变已在HHT（2型）中被发现

D. 错误

E. 错误

解析： COL1A1和COL1A2基因突变与大多数成骨不全症的发生有关（＞90%），FGFR3基因突变与骨纤维结构不良有关，DSPP基因突变与牙本质发育不全有关。

病例1.2

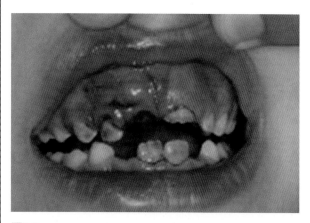

图1.2

主诉：男性，6岁，口内出血。

现病史：半小时前，患儿参加足球比赛时头面部受伤。

既往史：患儿既往体健，性格外向，经常参加幼儿园各种活动。

口腔检查：患儿因右上颌乳中切牙区域出血而感到恐惧。右上颌乳中切牙嵌入，局部牙龈肿胀出血（图1.2）。其余牙齿、颌骨及口腔黏膜未见明显异常。

问题1：患儿口腔出血的可能原因是什么？
　　A. 创伤因素
　　B. 自伤行为
　　C. 感染因素
　　D. 虐待儿童
　　E. 出血性疾病

答案：
　　A. 面部创伤在儿童中较为常见，表现为软组织损伤（唇部、口腔黏膜、面部）或累及上下颌骨的深层损伤及牙齿损伤。由于面部血管丰富，面部创伤出血常令人印象深刻
　　B. 错误
　　C. 错误
　　D. 错误
　　E. 错误

解析：患儿身体无多处瘀斑和血肿，结合患者年龄、现病史和损伤类型，可排除出血性疾病或虐待儿童。患儿无全身发热，局部病损无红肿，即可排除感染可能性（细菌、病毒或真菌）。此外，患儿性格外向，既往无类似情况发生，可排除自伤行为。

问题2：儿童和青少年的面部创伤有哪些不同？
　　A. 病因
　　B. 骨受累
　　C. 症状
　　D. 并发症
　　E. 治愈率

答案：
　　A. 儿童面部创伤多由于跌倒造成，青少年面部创伤多由于攻击或争执造成
　　B. 鼻骨或颌骨骨折在青少年中更常见
　　C. 儿童的症状更重，与创伤的严重程度不符
　　D. 儿童的面部创伤比青少年更浅表，并发症极少
　　E. 患儿年纪越小，越易康复

问题3：对于面部受伤的患儿，临床医生的首要任务是什么？
　　A. 安抚患者及其父母
　　B. 保持气道通畅
　　C. 检查牙齿是否损伤或脱位
　　D. 止血
　　E. 处理面部伤口（清创缝合）

答案：

A. 错误

B. 首要任务是保持患儿气道通畅，因为患者黏膜水肿可导致气道狭窄。临床医生应从口咽部清除碎片、血凝块和异物等障碍物，牵拉舌头防止其后缩，严重者可行气管插管

C. 错误

D. 错误

E. 错误

解析： 临床医生的第二要务是压迫止血。在出血得到控制后，应检查软组织、牙齿、颌骨骨折等损伤情况，清洁和缝合伤口，以及安抚患儿及其父母。

病例1.3

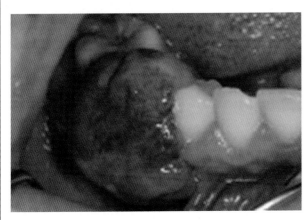

图1.3

主诉： 女性，32岁，左下牙龈软组织肿物伴出血。

现病史： 3个月前，左下牙龈出现肿物，体积逐渐增大至覆盖左下颌第二前磨牙牙冠，导致患者进食困难，产生恐癌情绪。

既往史： 既往体健，3个月前生产。除孕期口服由妇科医生开具的铁剂、钙片外，无其他用药史。嗜烟酒。

口腔检查： 44牙远中至46牙覆盖肿物，质软，可摆动，富含血管，轻探易出血，影响进食（图1.3）。病损体积逐渐增大，在孕期最后1个月达到顶峰，在分娩后缓慢缩小。患者口腔、其他黏膜或皮肤未见类似病损。局部及全身性淋巴结未见肿大。

问题1： 该疾病的诊断什么？

A. 卡波西肉瘤

B. 妊娠期龈瘤

C. 外周性巨细胞肉芽肿

D. 牙龈血管瘤

E. 外周性牙源性纤维瘤

答案：

A. 错误

B. 妊娠期龈瘤常累及罹患龋病或口腔卫生状况不良的孕妇，表现为上下牙龈局限性、出血性增生。病损缓慢增大，在孕后期体积达到顶峰

C. 错误

D. 错误

E. 错误

解析： 牙龈血管瘤与妊娠期龈瘤相反，发现较早（常见于儿童期）。卡波西肉瘤通常与淋巴结病有关，并具有侵袭性。外周性牙源性纤维瘤触诊质地较硬。外周性巨细胞肉芽肿与内分泌疾病有关，不因分娩而改善。

问题2： 孕妇常见口腔疾病还有哪些？

A. 黄褐斑

B. 妊娠期龈炎

C. 龋病风险增加

D. 酸蚀症

E. 流涎症

答案：

A. 错误

B. 妊娠期龈炎是妊娠期最常见的并发症，最早可在妊娠期第2个月发生，在妊娠期第8个月达到高峰。妊娠期龈炎并非由牙菌斑诱发，而是由性激素含量增加和其牙龈受体相互作用所致

C. 孕妇患龋病风险增加，是因为其口内致龋菌数量增加，并且孕妇进食（尤其是进食甜食以缓解恶心）的频率增加

D. 上颌牙表面（尤其是上前牙）酸蚀症较常见，这与呕吐时胃酸腐蚀有关

E. 妊娠期间常伴发恶心和呕吐，继而引发流涎症

解析：黄褐斑发生在孕妇身上的时候称为妊娠斑或孕斑，特征是面部皮肤和唇部出现棕色斑点，但在孕妇和服用避孕药或激素替代药物者口内无该表现。

问题3：母亲牙周状况差可能导致婴儿罹患哪些疾病？

A. 早产

B. 低体重儿

C. 视力或听力缺陷

D. 精神发育迟缓

E. 牙列异常

答案：

A. 慢性龈炎症可聚集大量细胞因子，其中某些会引起女性子宫肌肉收缩，导致早产

B. 早产儿表现为发育不完全和体重过低

C. 视力或听力缺陷常见于早产儿，其早产可能与母亲牙周状况差相关

D. 错误

E. 错误

解析：精神状态欠佳的孕妇可能会因皮质醇分泌增加和拒绝刷牙而使得牙周状况进一步恶化，但牙周炎并不影响其子女的精神发育情况和牙列。

病例1.4

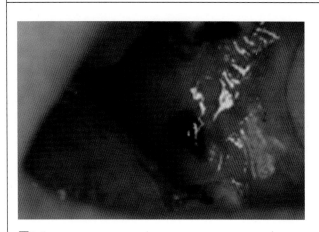

图1.4

主诉：女性，42岁，出现颊黏膜血疱3小时。

现病史：3小时前，进食三明治后，口腔内出现血疱，否认既往口内血疱史及家族史。

既往史：偶发过敏性鼻炎，用抗组胺药和类固醇可控制；否认血液系统疾病和其他系统性疾病史，否认其他过敏史及药物服用史。

口腔检查：左颊咬合线区域见一血性大疱（图1.4）。血疱在咀嚼过程中出现，在检查过程中易破裂遗留浅表溃疡，患者自觉疼痛。在口腔及其他黏膜或皮肤上未见其他疱、溃疡、瘀点和瘀斑等。未

查见颈部淋巴结病变。

问题1：导致血疱的疾病是什么？

    A. 血小板减少症

    B. 烧伤

    C. 黏膜类天疱疮

    D. 创伤性血疱（ABH）

    E. 出血性黏液腺囊肿

答案：

    A. 错误

    B. 错误

    C. 错误

    D. 创伤性血疱（ABH）是一种急性、良性疾病，以上皮下血疱为其特征，不能归因于任何系统性疾病。最常见于慢性创伤、食用辛辣或刺激性食物、对应的牙齿边缘锐利、牙周治疗等

    E. 错误

解析：血疱常见于血小板减少症、黏膜类天疱疮和烧伤，可根据以下特征进行鉴别：血小板减少症常伴发血小板数量下降、瘀斑、鼻出血和牙龈出血症状；黏膜类天疱疮表现为数个内含透明液体的大疱；烧伤需具备热、化学或电密切接触史。黏液腺囊肿壁厚且不易消退，而ABH较薄且易破裂。

问题2：下列哪种药物与该疾病的发生有关？

    A. 非甾体抗炎药（NSAIDs）

    B. 抗生素

    C. 类固醇类药物

    D. 降糖药

    E. 支气管扩张剂

答案：

    A. 错误

    B. 错误

    C. 长期使用类固醇类药物，特别是吸入剂，可导致口腔黏膜萎缩、黏膜下层弹性纤维含量减少、局部毛细血管破裂，最终形成特征性血疱

    D. 错误

    E. 错误

解析：糖尿病患者也可能出现血疱，其与糖尿病患者血管脆性增加有关，与降糖药无关。在服用抗生素或支气管扩张剂的自身免疫性疾病患者中也可出现类似大疱。非甾体抗炎药可引起消化道溃疡和肠道出血，但极少引起皮肤疱性皮疹和发热。

问题3：该疾病的组织病理学特征是什么？

    A. 上皮下疱

    B. 上皮内脓肿（中性粒细胞聚集）

    C. 黏膜下层至肌层深部单核细胞炎性浸润

    D. 直接免疫荧光为阴性

    E. 真皮层内嗜酸性粒细胞聚集

答案：

    A. 局部药物导致上皮-结缔组织连接断裂，局部毛细血管破裂和上皮下疱形成

    B. 错误

    C. 错误

    D. 直接免疫荧光常为阴性。黏膜类天疱疮和其他大疱性疾病直接免疫荧光检查为阳性

    E. 错误

解析：ABH的炎症反应强烈，局限于黏膜下层浅表部位，中性粒细胞聚集、嗜酸性粒细胞和肥大细胞少见。

病例1.5

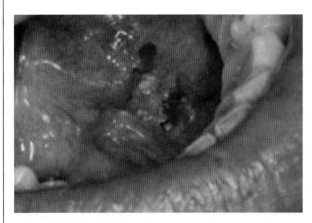

图1.5

主诉：男性，48岁，发现口底出血性病损。

现病史：6个月前，口底出现病损。3天前，进食时发现出血。

既往史：去年12月份诊断为重症肺炎，使用强效抗生素后治愈。否认其他药物长期使用史。有吸烟史（＞40支/天）、饮酒史（4~5杯葡萄酒或烈酒/餐）。

口腔检查：从左下前磨牙区延伸至磨牙区的口底黏膜可见一白色病损，不活动，表面呈疣状，见2~3处出血区，无触痛（图1.5）。可见吸烟引起的牙龈色素沉着、烟碱性口炎、烟渍牙。同侧颈部淋巴结肿大且固定，口腔或皮肤未见瘀点、瘀斑。

问题1：患者口底出血的原因是什么？

  A. 创伤性溃疡

  B. 增殖型天疱疮

  C. 疣状白斑

  D. 巨大寻常疣

  E. 口腔鳞状细胞癌

答案：

  A. 错误

  B. 错误

  C. 错误

  D. 错误

  E. 口腔鳞状细胞癌是患者口腔出血的原因。鳞状细胞癌具有侵袭性，易转移，表现为质硬肿物、溃疡或斑块。鳞状细胞癌大多数生长迅速，并侵犯深层组织（如肌肉和血管），导致肌肉功能障碍和出血

解析：口腔鳞状细胞癌不同于其他增殖性口腔病变（如化脓性肉芽肿、增殖型天疱疮、疣状白斑和巨大寻常疣）。缺乏局部创伤因素可排除创伤性溃疡；无其他增殖性病变可排除增殖型天疱疮；而病损活动度差，且基底质硬并不能排除寻常疣和口腔白斑病，需要通过活检鉴别。

问题2：疣状癌是口腔癌的一种亚型，区别于其他口腔癌的病理特征有哪些？

  A. 邻近上皮异常增生

  B. 上皮钉突形态

  C. 无明显角化

  D. 核分裂的位置

  E. 基底膜状态

答案：

  A. 口腔鳞状细胞癌邻近区域常伴发上皮异常增生，而在疣状癌邻近区域较少出现上皮异常增生

  B. 在大多数口腔鳞状细胞癌中，上皮钉突形态不一，而疣状癌上皮钉突呈球茎状，似象脚

  C. 错误

  D. 在口腔鳞状细胞癌中，核分裂散在基底层和棘层，而在疣状癌中，核分裂主要位于基底层

  E. 口腔鳞状细胞癌的基底膜多不完整，但疣状癌的基底膜完整，肿瘤呈外生性生长

解析：角化在两种肿瘤中都很常见；角化珠主要见于口腔鳞状细胞癌，而角蛋白栓主要见于疣状癌。

问题3：以下哪项/哪些措施不适用于口腔癌伴出血？

A. 确定口腔出血的原因

B. 血液学检查

C. 敷料覆盖

D. 缝合

E. 放疗

答案：

A. 错误

B. 错误

C. 错误

D. 错误

E. 放疗对控制因肺癌而非口腔癌引起的大出血有一定疗效。针对在出血前已经接受了大剂量放疗的口腔癌和其他头颈部肿瘤患者，应采取其他积极措施，如动脉栓塞

解析：临床医生必须遵循控制口腔出血的基本原则，如通过全面的病史检查和仔细的临床检查来确定病因；通过检查白细胞计数和凝血功能排查出血性疾病，采用止血敷料包扎，严重者应采用烧灼、缝合或栓塞疗法。

病例1.6

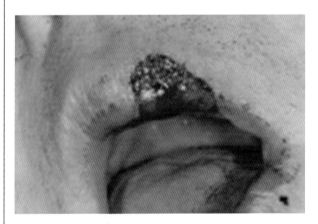

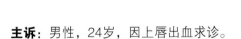

图1.6a

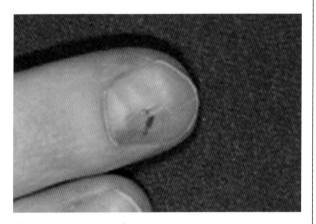

图1.6b

主诉：男性，24岁，因上唇出血求诊。

现病史：3小时前，进食时上唇大疱破溃继而出血。

既往史：罹患小儿唐氏综合征。近2年来，腿部皮肤、口腔和生殖器出现大量水疱。曾短期使用类固醇霜剂治疗皮肤大疱，由于效果欠佳，继而拒绝接受药物治疗。

口腔检查：患者情绪焦虑。由于摩擦导致体表大疱破裂，患者口内、嘴唇和腿部皮肤见大量溃疡。上唇可见出血性溃疡（图1.6a），中指甲床有少许出血（图1.6b）。患者口腔及其他黏膜、皮肤未查见其他出血病变（瘀点或瘀斑）。无鼻出血和其他症状。血液学检查发现凝血功能无异常，皮肤活检示上皮下疱，基底膜带（BMZ）呈IgG和C3免疫荧光阳性。

问题1：患者嘴唇出血的原因是什么？

A. 自伤性

B. 类天疱疮

C. 凝血障碍

D. 多形红斑

E. 疱疹性口炎

答案：

A. 错误

B. 类天疱疮（黏膜类天疱疮和大疱性类天疱疮）是一组表现为上皮下疱的疾病，主要影响口腔黏膜（多为黏膜类天疱疮，大疱性类天疱疮较少见）或皮肤。类天疱疮具有典型免疫荧光学特征。类天疱疮的水疱易破裂，破后溃疡易出血且伴有疼痛，上覆血痂（图1.6a）

C. 错误

D. 错误

E. 错误

解析： 因为血液学检查无明显异常，故可排除凝血障碍。疱疹性口炎也会引起类似的口腔出血，但不伴发慢性皮肤病损，严重口腔病损大多只出现一次，因此排除疱疹性口炎。多形红斑的病损与类天疱疮相似，但持续时间短，直接免疫荧光检查显示纤维蛋白沿基底膜带沉积，而非IgG和C3沿基底膜带线状沉积，因此被排除。自伤性因素在残疾人中较突出，但唐氏综合征患者很少发生自伤性行为，且该患者没有表现出任何自伤性行为。

问题2： 下列哪一种大疱性疾病的首发表现是荨麻疹性皮损？

A. 寻常型天疱疮

B. 大疱性类天疱疮

C. 黏膜类天疱疮

D. 副肿瘤性天疱疮

E. 疱疹样皮炎

答案：

A. 错误

B. 大疱性类天疱疮是一种表现为上皮下疱的慢性疾病，以荨麻疹性皮损开始，继而形成厚壁大疱，特别是肢体屈侧皮肤，病程持续数周至数月

C. 错误

D. 错误

E. 疱疹样皮炎是一种慢性疾病，病损具有对称性，表现为瘙痒性丘疹及水疱，与荨麻疹有关，常累及肢体伸侧

解析： 虽然副肿瘤性天疱疮和黏膜类天疱疮是影响口腔及其他黏膜的慢性大疱性疾病，表现为脆弱的上皮内疱（与肿瘤相关：白血病或淋巴瘤）或上皮下疱，但它们不会出现瘙痒。

问题3： 哪些唇部疾病会导致出血？

A. 慢性脱屑性唇炎

B. 多形红斑

C. 光化性唇炎

D. 肉芽肿性唇炎

E. 口周皮炎

答案：

A. 慢性脱屑性唇炎较常见，好发于精神焦虑的年轻女性，表现为唇红缘出现大量鳞屑，患者习惯用牙齿摩擦以去除鳞屑，引发溃疡、出血

B. 多形红斑是一种急性的黏膜皮肤疾病，表现为皮肤（靶形红斑）、口腔和其他黏膜红色斑块、血疱，伴疼痛和糜烂。唇部血痂是多形红斑的特征性表现

C. 光化性唇炎是一种光敏性皮肤病，由于长期暴露在太阳辐射下所致，可累及皮肤、嘴唇和结膜。唇部病损多表现为红斑、鳞屑和局部出血，皮肤病变表现为瘙痒，脸颊、鼻、

前额或手臂皮肤可出现红色乳头状突起或结节、眼结膜充血、畏光和假翼状胬肉

    D. 错误

    E. 错误

解析： 口周皮炎是一种慢性瘙痒性皮疹，表现为丘疹，累及口周皮肤，无出血倾向。肉芽肿性唇炎是一种慢性、持续肿胀、病理表现为肉芽肿性炎症的疾病，无出血倾向。

病例1.7

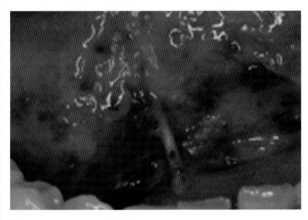

图1.7

主诉： 女性，36岁，因舌部出血求诊。

现病史： 1个月前分娩产女，随后即发现舌部出血。出血点位于舌背及舌腹，浅表，肉眼可见，其形似草莓，质软，咀嚼时出血加重。

既往史： 否认出血性疾病等严重疾病史。患者青春期罹患缺铁性贫血，曾行补铁治疗，曾为消除舌部血管病变而接受过几次手术治疗。否认吸烟史及饮酒史，业余时间经常画画。

口腔检查： 舌背及舌腹可见多处出血点（图1.7），形似成熟草莓。病损浅表，触之易出血，基底质软。患者1岁时即发现该病损，在青春期增大并行手术治疗。此后病情稳定，但在怀孕期间加重，增生物逐渐长大，偶尔伴出血。全身无其他类似瘀点或瘀斑。

问题1： 该患者舌部出血的原因是什么？

    A. 血管瘤

    B. 血管畸形

    C. 卡波西肉瘤

    D. 妊娠期化脓性肉芽肿

    E. 韦格纳肉芽肿

答案：

    A. 错误

    B. 血管畸形以毛细血管、静脉或动静脉血管床异常为特征，常发生于出生时或几个月后，并逐渐长大。与其他血管病变不同，血管畸形不能自行消退，在某些因素（如妊娠）作用下可能加重

    C. 错误

    D. 错误

    E. 错误

解析： 根据发病早、病损独立、数年未消退等特点排除血管瘤；根据病程长、进展缓慢、无类似其他病损及全身症状，可排除妊娠期化脓性肉芽肿和韦格纳肉芽肿。

问题2： 血管瘤和血管畸形有什么区别？

    A. 病损部位

    B. 病程

    C. 症状

    D. 病理

    E. 并发症

答案:

　　A. 错误

　　B. 血管瘤多在出生时出现,生长迅速,在青春期消退;而血管畸形不易消退,可能逐渐加重

　　C. 错误

　　D. 血管瘤的内皮细胞数量增多,而血管畸形的内皮细胞数量正常

　　E. 血管瘤和血管畸形都可能引起一系列并发症,从轻微的外观畸形到严重的可能危及生命不等,这取决于病损大小及是否毗邻重要器官

问题3: 以下哪一种症状与血管畸形无关?

　　A. Sturge-Weber综合征

　　B. PHACE综合征

　　C. 普罗秋斯综合征

　　D. Maffucci综合征

　　E. 蓝色橡皮泡痣综合征(BRBNS)

答案:

　　A. 错误

　　B. PHACE综合征可累及多器官,表现为颅后窝异常、面部血管瘤、动脉异常、主动脉狭窄和/或心脏缺损、眼部异常

　　C. 错误

　　D. 错误

　　E. 错误

解析: 血管畸形常见于一些综合征,如Sturge-Weber综合征、Maffucci综合征、普罗秋斯综合征、蓝色橡皮泡痣综合征(BRBNS),但其临床表现各不相同。Sturge-Weber综合征表现为面部葡萄酒色血管瘤、脑血管瘤、青光眼、癫痫和智力发育迟缓;而在Maffucci综合征中,血管畸形与多发性内生性软骨瘤相关。普罗秋斯综合征表现为皮肤、骨骼、肌肉和血管等异常生长,而蓝色橡胶泡痣综合征表现为胃肠道和皮肤静脉畸形。

病例1.8

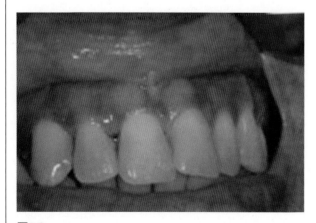

图1.8

主诉: 女性,68岁,牙龈出血3个月。

现病史: 3个月来,患者牙龈出血,并伴有全身淋巴结肿大、发烧、体重减轻和盗汗。

既往史: 高脂血症、糖尿病。近期血液检查结果显示嗜酸性粒细胞和淋巴细胞增加,以及慢性缺铁性贫血(患者饮食习惯正常)。否认吸烟史及饮酒史。患者因工作原因长期接触染料等化学物质。

口腔检查: 牙龈肿胀、松软、苍白,龈乳头易出血(图1.8)。颊黏膜见少量散在瘀点。腿部皮肤见少量瘀斑,并伴有淋巴结肿大。

问题1: 导致患者牙龈出血的原因是什么?

　　A. 急性坏死性溃疡性龈炎

　　B. 维生素C缺乏病

　　C. 白血病

　　D. 浆细胞龈炎

　　E. 韦格纳肉芽肿

答案：

　　A. 错误

　　B. 错误

　　C. 白血病是由于某种类型的白细胞异常增生而导致的恶性肿瘤，常伴发贫血、瘀斑或出血、感染、淋巴结肿大、体重减轻和盗汗，该患者最终被诊断为慢性淋巴细胞白血病

　　D. 错误

　　E. 错误

解析： 牙龈出血常见于某些局限于口腔的疾病（如急性坏死性溃疡性龈炎和浆细胞龈炎）或系统性疾病（如韦格纳肉芽肿和维生素C缺乏症）。该患者既无龈乳头坏死（见于急性坏死性溃疡性龈炎）、附着龈充血肿胀（见于浆细胞龈炎）或草莓状牙龈（见于韦格纳肉芽肿），也无肿胀溃烂的深龈袋（见于维生素C缺乏症），故可排除上述诊断。

问题2： 诊断白血病需采用下列哪些检查方法？

　　A. 白细胞计数

　　B. 流式细胞学分析

　　C. 骨髓活体组织检查

　　D. 尿液分析

　　E. 脑脊液（CSF）生化分析

答案：

　　A. 白细胞计数显示淋巴细胞数量增加（＞10000/mm^3）

　　B. 可利用单克隆抗体对骨髓细胞和外周血细胞进行流式细胞学分析，鉴定包括慢性淋巴细胞白血病（CLL）在内的血液恶性肿瘤类型

　　C. 骨髓活体组织检查适用于尚不能确诊的血液系统疾病患者，显示骨髓细胞被病理性淋巴细胞替代

　　D. 错误

　　E. 错误

解析： 尿液分析和脑脊液（CSF）生化分析适用于侵袭性白血病诊断，如慢性淋巴细胞白血病侵犯膀胱和大脑。

问题3： 下列哪些疾病与白血病有关？

　　A. 贫血

　　B. 血小板减少症

　　C. 嗜酸性粒细胞增多症

　　D. 补体缺乏

　　E. 异常蛋白血症

答案：

　　A. 贫血是慢性淋巴细胞白血病的一种常见并发症，原因如下：①异常的淋巴细胞在骨髓中积累，导致造血干细胞数量逐渐减少；②肿瘤坏死因子（TNF）的生成增加，进而抑制红细胞生成；③循环自身抗体对红细胞的破坏增加；④治疗慢性淋巴细胞白血病的药物可抑制红细胞的产生

　　B. 血小板减少症是慢性淋巴细胞白血病患者出血倾向增加的原因

　　C. 嗜酸性粒细胞增多症有时早于包括淋巴瘤和慢性淋巴细胞白血病在内的各种血液系统恶性肿瘤出现，具有一定的提示作用

　　D. 补体缺乏较常见，其可能会减少CD20单克隆抗体在治疗过程中的细胞毒性作用

　　E. 单克隆蛋白存在于大量慢性淋巴细胞白血病患者中

病例1.9

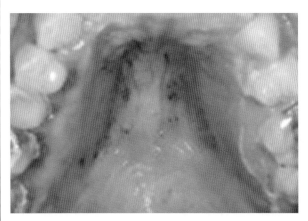

图1.9

主诉：女性，32岁，因腭部红点就诊。

现病史：1周前，家庭医生在常规口腔检查中发现患者腭部出现红色无症状病损。

既往史：14个月前，发现HIV感染，无任何症状。冬季发病出现肺部机会感染。目前，除了因呼吸道感染而服用广谱抗生素外，患者未服用任何其他药物。患者的HIV感染可能是10年前因车祸输血而引起的。否认吸烟史及饮酒史。

口腔检查：硬腭、部分软腭及双颊黏膜两侧见少量散在的红点，按压不发白。患者罹患严重牙周病（与年龄不符）（图1.9）和颈部淋巴结炎。

问题1：腭部瘀点的原因是什么？

A. 口交

B. 传染性单核细胞增多症

C. 烟碱性口炎

D. HIV导致的血小板减少症

E. Rendu-Osler-Weber综合征

答案：

A. 错误

B. 错误

C. 错误

D. 患者腭部瘀点是由HIV感染引起的血小板减少。早期表现还包括非典型口腔溃疡、口腔念珠菌病（假膜型或红斑型）、带状疱疹复发和急性溃疡性牙龈炎/牙周炎

E. 错误

解析：口交后也可在软硬腭边缘出现无症状的瘀点，但该患者否认口交史。传染性单核细胞增多症患者也会出现腭部瘀点，但血液检测可发现单核细胞增多和传染性单核细胞增多症检测阳性（Mono Test），有助于辅助诊断。烟碱性口炎也可表现为无症状的腭部红点，该红点是由于小唾液腺导管口发炎所致，而不是瘀点。Rendu-Osler-Weber综合征患者自幼年出现散在毛细血管扩张，与该患者的出血点（瘀点）不同，较容易排除。

问题2：瘀点和紫癜的区别是什么？

A. 大小

B. 部位

C. 对压力的反应

D. 症状

E. 形状

答案：

A. 瘀点是直径<5mm的出血点，紫癜是直径为5~9mm的出血点

B. 错误

C. 错误

D. 错误

E. 瘀点呈圆形或形状规则的病变，紫癜、瘀斑的形状可不规则

解析：两种病损按压后均不变白，通常无症状，可出现于身体任何部位。

问题3：除了HIV感染外，下列哪些疾病也可导致血小板减少症？

- **A.** 白血病
- **B.** 癫痫
- **C.** 丙型肝炎感染
- **D.** 饮酒过量
- **E.** 神经性厌食症

答案：

A. 血小板减少症常出现于急性髓性和淋巴细胞性白血病，以及晚期慢性淋巴细胞性白血病和进行性骨髓性白血病患者中。血小板数量减少归因于：①骨髓被白血病细胞替代；②脾大或使用细胞毒性药物治疗白血病会增加血小板的破坏；③在某些慢性淋巴细胞性白血病病例中，血小板的免疫性破坏

B. 错误

C. 血小板减少症在HCV阳性患者中较多见，并干扰了丙型肝炎的诊断和随访。血小板减少症的原因众多，主要由于：①免疫原性；②直接骨髓抑制；③脾功能亢进；④血小板生成素减少；⑤药物反应

D. 饮酒过量会影响血小板的产生、存活时间和功能，同时通过引起脾大而增加血小板破坏率。戒酒后的第2周内，血小板的数量会有所回升

E. 神经性厌食症可引起血小板减少。血小板产量的减少主要因为血小板生成素水平低，而非营养不良导致的叶酸降低

解析：抗癫痫药物（如丙戊酸钠和左乙拉西坦）可引起血小板降低，但癫痫本身不会引起血小板减少症。

病例1.10

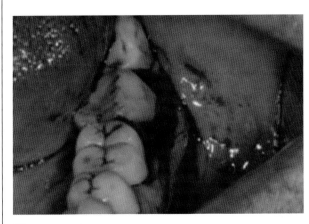

图1.10

主诉：男性，42岁，牙龈出血一晚。

现病史：患者昨夜进食薯片后，下颌后牙牙龈突然剧烈而持续出血。患者及其家属无类似出血史。

既往史：5年前，患者行心脏二尖瓣置换术，同时更改饮食习惯以控制轻度高血压和心脏病，术后每天服用华法林。否认过敏史及其他系统性疾病史。否认吸烟史及饮酒史。患者为素食主义者。

口腔检查：全口牙龈自发性出血，其中左下颌磨牙牙龈出血最为明显，龈乳头处渗血。血凝块未完全凝固，质地软（图1.10）。按压、冷的盐水含漱、消毒剂均不能止血。颊黏膜咬合线附近见少量瘀点，其他黏膜及皮肤也见少量瘀点。未触及颈部或未见全身淋巴结肿大。

问题1：该患者牙龈出血的主要原因是什么？

- **A.** 局部创伤
- **B.** 牙菌斑
- **C.** 服用华法林
- **D.** 维生素C缺乏症
- **E.** 肝硬化

答案：

A. 无论患者的口腔卫生状况如何，由薯片等硬食物引起的局部创伤都可能是导致牙龈出血

的诱因

B. 错误

C. 华法林是牙龈出血的主要原因，因为它可以抑制某种利用维生素K产生凝血因子的酶活性，从而导致血凝块不能完全凝固，出现类似于本例患者的情况

D. 错误

E. 错误

解析： 牙菌斑是造成牙龈感染和出血的原因，但它不影响凝血级联反应。维生素C缺乏通过影响胶原合成，致使牙龈组织小血管变脆弱而诱发出血，常见于轻微创伤后出血及自发出血。本病例中患者的饮食习惯健康，无饮酒，并食用了大量富含维生素C的食物（如水果和绿色蔬菜），据此可排除维生素C缺乏的可能性。

问题2： 以下哪项/哪些项目适用于检查出血性疾病？

A. 血常规

B. D-二聚体

C. PT

D. APTT

E. 维生素D水平

答案：

A. 血常规可筛查血小板（血小板减少症）的数量以及贫血

B. D-二聚体是纤维蛋白降解产物，其水平升高说明身体处于高凝状态，容易引发弥散性血管内凝血

C. 凝血酶原时间（PT）是反映血浆中凝血因子Ⅶ、Ⅹ、Ⅱ活性的指标

D. 活化部分凝血活酶时间（Activated Partial Thromboplastin Time，APTT）是一项敏感的凝血功能检查指标，用于检测前激肽释放素、凝血因子Ⅶ、凝血因子Ⅸ和高分子量激

肽原，以评价内在的凝血途径和最终途径是否奏效

E. 错误

解析： 维生素D是调节体内钙和磷的必需物质。维生素D缺乏较常见，与老年患者的骨质疏松和儿童佝偻病有关，但与凝血疾病无关。

问题3： 以下哪一种药物会加重出血？

A. 阿司匹林

B. 氟康唑

C. 甲硝唑

D. 苯妥英钠

E. 奥美拉唑

答案：

A. 在心脏瓣膜置换术患者中，阿司匹林常与华法林联合使用，会增加出血倾向，其严重程度与药物用量相关

B. 氟康唑是治疗各种真菌感染的首选药物。氟康唑与华法林联用可干扰华法林的代谢，抑制肝脏酶细胞色素CYP450 2C19酶和细胞色素CYP450 3A4酶，而增加华法林降低凝血酶的原作用

C. 甲硝唑通过抑制细胞色素CYP450 2CR酶的作用提高华法林的血浆浓度，细胞色素CYP450 2CR酶可通过代谢清除华法林的活性对映体

D. 错误

E. 有报道称奥美拉唑可增效华法林的作用，但二者相互作用的临床意义有待考量

解析： 苯妥英钠是一种常用的抗癫痫药，与华法林相互作用复杂。其使用初期增加国际标准化比值（international normalized ratio，INR），长期应用降低INR。

2

蓝色、黑色损害
Blue and/or Black Lesions

口腔蓝色、黑色损害的特征是色素沉着增加，这是由于黑色素（真性变色）或含铁血黄素、金属、化学染色剂和药物代谢物（假性变色）在口腔黏膜与牙齿表面积聚所致。口腔蓝色、黑色损害来源于某些先天性或后天性疾病（创伤、特异反应、肿瘤和感染等）（图2.0a和b）。

表2是导致口腔出现蓝色、黑色损害的最常见原因。

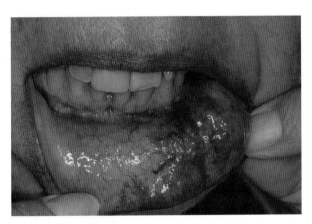

图2.0a 蓝色损害

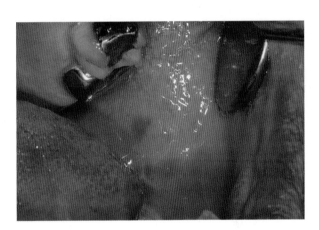

图2.0b 黑色损害

表2 导致口腔出现蓝色、黑色损害的最常见原因

色素沉着

- **与黑色素相关**（棕色/黑色损害）
  - 仅增加黑色素的产生
    - 与人种相关
      - 种族性色素沉着
    - 与激素改变有关
      - 黄褐斑
      - 肾上腺皮质功能减退症（艾迪生病）
      - 异位促肾上腺皮质激素（ACTH）综合征
      - 纳尔逊综合征
      - 黑棘皮病
      - Laugier-Hunziker综合征
      - Leopard综合征
      - 黏液瘤、色素斑及内分泌功能亢进综合征
      - 多发性神经纤维瘤
      - 多发性骨性纤维结构不良（Albright综合征）
    - 与摄入相关
      - 药物
      - 食物
    - 与日光暴露相关
      - 雀斑
      - 日光性黑子
    - 和吸烟等习惯相关
      - 咀嚼槟榔
      - 吸烟性色素沉着

表2（续）

色素沉着

- - 与炎症相关
      - 扁平苔藓炎症后色素沉着
      - 黏膜类天疱疮炎症后色素沉着
      - 多形红斑炎症后色素沉着
    - 与多种因素相关
      - 单纯的雀斑
      - 黑斑息肉（Peutz-Jegher）综合征中的雀斑
  - 黑色素细胞数量增加
    - 单纯性老年斑
    - 色素痣
    - 黑色素瘤
- **与含铁血黄素相关**（蓝色/红色损害）
    - 血管瘤
    - 卡波西肉瘤
    - 上皮样血管瘤病
    - 瘀斑
    - 含铁血黄素沉着症
    - β 地中海贫血
- **与异物相关**（灰色/黑色损害）
    - 银质沉淀症
    - 重金属中毒（铅、铋、砷）
    - 高锰酸钾或银中毒
    - 文身（汞合金、铅笔、墨水、染料、碳）

病例2.1

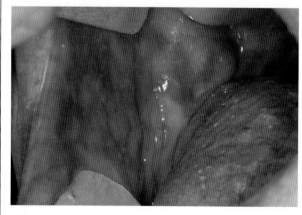

图2.1

主诉：女性，65岁，牙医推荐前来检查颊部及腭部的黑色损害。

现病史：1周前，患者进行义齿修复时，牙医发现患者口内出现病损。

既往史：患者身材苗条，皮肤黝黑，除需通过特殊的高盐饮食与全身应用类固醇控制低血压和慢性过敏性哮喘外，无其他严重疾患。患者育龄期时患有缺铁性贫血，仅在月经期间服用铁片治疗。40岁时戒烟。

口腔检查：双颊、软腭及唇部黏膜呈深蓝色（图2.1），病损弥漫且浅表，位于易受摩擦的区域，如咬合线区域。手及脚部皮肤见类似变色。患者偶有疲劳、恶心，曾因过度疲劳而晕倒。

问题1：该患者可能的诊断是什么？

A. 种族性色素沉着

B. 含铁血黄素沉着症

C. 艾迪生病

D. 黄褐斑

E. 黑色素瘤

答案：

A. 错误

B. 错误

C. 艾迪生病患者的黑色素细胞在促肾上腺皮质激素（ACTH）的刺激作用下，颜色变为黑色或深色，可引起皮肤和口腔黏膜（特别是颊黏膜）色素沉着。艾迪生病多见于长期使用类固醇治疗哮喘引起的继发性肾上腺功能不全患者，并伴有促肾上腺皮质激素（ACTH）等垂体激素的产生增加。该疾病常表现为低血压、体重减轻、肌肉与关节疼痛、恶心、腹泻、运动时昏厥，以及色素沉着增加

D. 错误

E. 错误

解析： 弥漫性/局限性色素沉着非常常见且具有特异性。深色皮肤患者常出现弥漫性色素沉着（如种族性色素沉着）。妊娠（如黄褐斑）、系统疾病（如艾迪生病）、药物等引起的（如含铁血黄素沉着病）色素沉着多局限，其中黑色素瘤可危及患者生命，疾病诊断可基于临床特点（如病史特点、病损位置、病损特点和进展）进行诊断。种族性色素沉着通常在年少时发现，多无症状。含铁血黄素沉着症会引起类似变色，但不是该例患者的病因，因为该患者没有出血史及铁剂过量服用史，且皮肤颜色无异常。黄褐斑可见于孕妇，但主要局限于面部皮肤，而黑色素瘤可出现卫星灶，预后不良。

问题2： 艾迪生病的特征是什么？

A. 皮质醇分泌过多

B. ACTH分泌增加

C. 醛固酮和皮质醇激素分泌减少

D. 促甲状腺激素（TSH）产生减少

E. 催乳素分泌增加

答案：

A. 错误

B. 错误

C. 醛固酮和皮质醇激素分泌减少是艾迪生病的特征性表现，由肾上腺皮质功能紊乱（原发性）或垂体ACTH分泌降低（继发性）引起

D. 错误

E. 高催乳素血症见于各种自身免疫性疾病的活动期，如系统性红斑狼疮（SLE）、类风湿关节炎、乳糜泻、1型糖尿病以及艾迪生病等

解析： 在原发性或继发性艾迪生病患者中，促甲状腺激素（TSH）升高，伴或不伴的甲状腺素水平降低；而皮质醇升高和ACTH降低则出现在库欣综合征患者中。

问题3： 艾迪生病属于哪种综合征？

A. Crouzon综合征

B. 奥尔布赖特综合征

C. Griscelli综合征

D. 黑斑息肉综合征

E. 自身免疫内分泌多腺体综合征

答案：

A. 错误

B. 错误

C. 错误

D. 错误

E. 自身免疫内分泌多腺体综合征（PAS II）表现为某些重要激素的分泌下调，常包含艾迪生病、甲状腺功能减退或亢进、性腺功能减退和1型糖尿病

解析： 除艾迪生病以外，皮肤或口腔黏膜变色也常见于其他综合征。皮肤色素沉着可见于库欣综合征

和其他综合征，如Crouzon综合征（黑棘皮病−颅部骨缝早闭）、奥尔布赖特综合征（表现为骨纤维结构不良和Café Au Lait斑）。Griscelli综合征的特征性表现是皮肤色素减退伴头发银灰色，脑功能或自身免疫功能障碍。

病例2.2

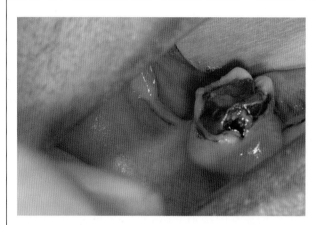

图2.2a

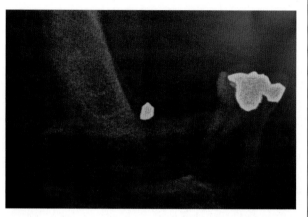

图2.2b

主诉：女性，58岁，因47牙远中牙槽黏膜症状黑斑求治。

现病史：2天前，患者因47牙折断出现剧烈跳痛就医，其牙医发现患者口内黑斑。

既往史：变应性鼻炎（组胺药物治疗），否认其他严重疾病。曾行48牙银汞充填，后拔除。

口腔检查：右下颌第三磨牙区牙槽黏膜见一孤立的、平伏的灰黑色病损，触诊柔软，无触痛，边缘不规则（最大尺寸1.6cm），皮肤和其他黏膜未见类似病损，无全身症状，局部或全身淋巴结无肿大（图2.2a）。病损邻近牙龋坏，填充物缺损，剧烈疼痛。口腔内X线片显示：48拔牙窝见不透射影像（图2.2b）。

问题1：可能的诊断是什么？
- **A.** 汞剂刺青
- **B.** 黑色素瘤
- **C.** 美容刺青
- **D.** 金属中毒
- **E.** 色素痣

答案：
- **A.** 汞剂刺青是由于银汞合金颗粒迁移而导致口腔的变色。汞剂是最常见的植入牙槽黏膜、颊黏膜、牙龈、口底黏膜、硬腭或舌部软组织的外源性材料。汞剂刺青为单发或多发，病损平伏，多呈黑色、灰色或蓝色，无症状。患者大多重视该病损，常被误诊为黑色素瘤
- **B.** 错误
- **C.** 错误
- **D.** 错误
- **E.** 错误

解析：局部色素沉着较为常见，由黑色素细胞聚集（斑点）、良性肿瘤（痣）或恶性肿瘤（黑色素瘤）或外源性文身染料引起。色素痣的外观与汞剂刺青相似，但色素痣病程较长，无外伤史，无牙体

汞合金充填史，无根尖切除/拔牙手术史。黑色素瘤具有侵袭性，皮肤或口腔黏膜可见卫星灶，早期出现淋巴结肿大和远处转移。美容刺青通常位于口腔和皮肤可视部位，而金属中毒则表现为牙龈和其他部位的广泛色素沉着，并伴有全身中毒症状。

问题2： 该病变的诊断主要基于什么？

    A. 病史

    B. 临床特征

    C. 影像学检查

    D. 活检结果

    E. 口内病损

答案：

    A. 患者曾于口腔科就诊，使用高速钻头或旋转装置去除陈旧汞合金充填物，证实了我们对银汞合金颗粒沉积到邻近牙龈或口腔黏膜的怀疑

    B. 临床检查合并既往口腔科就诊史，有助于诊断大部分的汞剂刺青

    C. 金属物质体积足够大时，可通过口内X线片探查出

    D. 诊断汞剂刺青的金标准是活检，提示小血管和神经网状纤维中有银浸润，通常被慢性炎症细胞包围形成反应性肉芽肿

    E. 错误

解析： 定期拍摄病损影像有助于记录色素沉着病损的大小、颜色和形态的变化，但对汞剂刺青患者无意义，因为汞剂刺青的色素沉着不会变化。

问题3： 除汞剂刺青外，还有哪些口腔疾病与汞剂填充有关？

    A. 复发性阿弗他溃疡

    B. 苔藓样反应

    C. 口内金属味

    D. 大疱性疾病

    E. 牙齿变色

答案：

    A. 错误

    B. 苔藓样反应是由于口腔黏膜对汞合金的各种金属成分产生过敏反应，而在邻近汞合金区域出现病损

    C. 口内金属味好发于刚进行汞合金充填的患者或情绪恐惧人群

    D. 错误

    E. 牙齿变色是一种常见现象，是由于在汞剂填充过程中，锌、银、锡、铜颗粒和其他金属成分在牙体组织内沉积而形成的

解析： 汞合金成分不会造成口腔溃疡出现，而汞合金边缘粗糙可能造成邻近区域出现创伤性溃疡。大疱性疾病是由循环自身抗体对口腔黏膜造成损伤而致，而不是汞合金成分引起的。

病例2.3

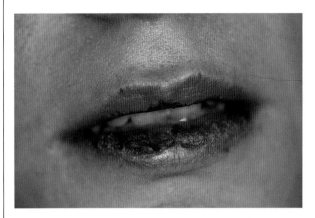

图2.3

主诉：女性，24岁，因双唇黑褐色痂壳伴疼痛就诊。

现病史：5天前，唇部和口内出现溃疡，伴疼痛，继而出现唇部痂壳。同期，患者出现咽喉痛、颈部淋巴结炎、结膜炎和皮肤红斑。患者口内溃疡发生前1周，曾罹患上呼吸道感染，去年曾出现过两次类似的皮肤和口腔病变，未经治疗，3周内痊愈。

既往史：无特殊，无皮肤疾病、过敏或药物使用记录。

口腔检查：上下唇红覆盖黑色痂壳，下唇较严重（图2.3），血痂易被擦去，遗留红斑和出血面。舌背、腭和颊黏膜见多处浅表溃疡，伴疼痛、口臭和流涎。口外检查：轻度颈部淋巴结炎、结膜炎，手脚皮肤红斑，肌痛，乏力，无发热。

问题1：患者嘴唇结痂的原因可能是什么？

　　A. 剥脱性唇炎

　　B. 过敏性唇炎

　　C. 多形红斑（EM）

　　D. 药物相关性唇炎

　　E. 原发性疱疹性龈口炎

答案：

　　A. 错误

　　B. 错误

　　C. EM是一种急性复发性疾病，好发于年轻人，多累及皮肤、口腔和其他黏膜，由特定感染或药物引发。多形红斑病程迁延，病损多变且严重。口腔病损多为溃疡和红斑，唇红覆盖血痂（图2.3）。皮肤出现特征性的靶形红斑

　　D. 错误

　　E. 错误

解析：多形红斑、唇炎（剥脱性、过敏性、药物相关性）或原发性疱疹性龈口炎的唇红病损具有不同特征。多形红斑表现为溃疡，覆盖血痂，症状较轻微。情绪紧张的女性剥脱性唇炎患者可表现为唇红细小黄色鳞屑，擦洗嘴唇时可轻易去除。过敏性唇炎患者接触过敏原后，嘴唇肿胀、发红，表现为皲裂、鳞屑和糜烂。药物相关性唇炎与过敏性唇炎类似，在用药后1～2周出现，停药后即可痊愈。原发性疱疹性龈口炎常伴发热和全身症状。

问题2：多形红斑最常继发于以下哪一种感染？

　　A. 葡萄球菌感染

　　B. 单纯疱疹病毒感染

　　C. 溶血性链球菌感染

　　D. 弓形虫感染

　　E. 球孢子菌感染

答案：

　　A. 错误

　　B. 超过70%的多形红斑主要由既往感染单纯疱疹病毒引起。Ⅰ型单纯疱疹病毒（HSV 1）、Ⅱ型单纯疱疹病毒（HSV 2）、EB病

毒、水痘–带状疱疹和巨细胞病毒的DNA片段可激活自身反应性T淋巴细胞，T淋巴细胞通过炎症级联反应释放干扰素，其在多形红斑的发生、发展中起关键作用

C. 错误

D. 错误

E. 错误

解析： 细菌、病毒、真菌甚至寄生虫感染都与多形红斑的发病有关。细菌感染如白喉、链球菌感染、军团病、麻风病、结核或梅毒被认为是引发多形性红斑的原因。腺病毒、柯萨奇病毒B5、肠道病毒、流感病毒、单纯疱疹病毒（HSV）、麻疹和腮腺炎病毒，罕见真菌（如组织胞浆菌、免疫球孢菌）和寄生虫（如刚地弓形虫和各种类型的滴虫）的感染常发生在多形红斑之前。

问题3： 多形红斑患者可出现哪些血液检查异常？

A. 白细胞计数

B. 红细胞沉降率（ESR）

C. 血液尿素和肌酐

D. 电解质

E. 转氨酶

答案：

A. 白细胞计数常表现为中度白细胞增多，伴非典型性淋巴细胞和淋巴细胞减少，偶见嗜酸性粒细胞增多。中性粒细胞减少症预示多形红斑预后不良

B. 红细胞沉降率是炎症的一个指标，可显示升高

C. 血液尿素和肌酐水平异常提示肾脏受累，见于多形红斑严重患者

D. 严重多形红斑患者的电解质出现异常，是因为患者的口腔溃疡导致饮水困难，导致摄入不足

E. 错误

解析： 上述检查在多形红斑中不具有特异性，但在严重病例中可能会出现异常。其中，天门冬氨酸氨基转移酶（AST）、丙氨酸转移酶（ALT）、碱性磷酸酶等肝酶和胆红素在大多数患者中是正常的，但在因急性肝炎或HIV感染而接受抗病毒治疗的多形红斑患者中则异常。

病例2.4

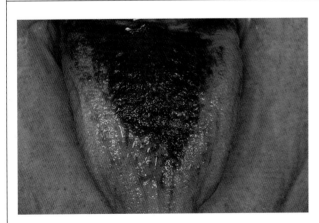

图2.4

主诉： 男性，72岁，舌苔发黑求诊。

现病史： 因上呼吸道感染服用广谱抗生素1周后出现了黑色舌苔。起病急，且逐渐加重。口呼吸，继发轻度口干，口内金属味。

既往史： 慢性鼻窦炎、轻度高血压、前列腺肥大，分别使用抗生素、厄贝沙坦、坦索罗辛片治疗。有吸烟史（8年前戒烟），否认饮酒史。每天使用强效型漱口水。

口腔检查： 舌背中后1/3见大面积黑色毛发状突起，舌尖及舌缘未见异常（图2.4），剩余口腔黏膜未见明显异常。可触及颈部淋巴结肿大（可能原因为上呼吸道感染）。使用刮舌器效果不佳。

问题1：该疾病的诊断是什么？

    A. 黑毛舌

    B. 毛状白斑

    C. 食物染色

    D. 口腔黏膜色素异常（种族性）

    E. 金属中毒

答案：

    A. 黑毛舌是一种罕见的良性舌部病损，表现为丝状乳头伸长伴显色细菌生长。口腔卫生不良、吸烟、饮酒或食物造成的色素沉着，唾液分泌不足，服用可致厌氧菌生长的抗生素，甚至过量使用氯己定漱口水均可导致黑毛舌的发生

    B. 错误

    C. 错误

    D. 错误

    E. 错误

解析：毛状白斑、口腔黏膜色素异常（种族性）、食物染色或金属中毒引起的疾病，可根据临床特征差异（如病损颜色和部位，口内有无相似病损，是否能被擦去，有无吸毒史）即可与黑毛舌鉴别。毛状白斑呈白色，多位于舌缘。种族性色素沉着病损可遍布口腔。食物引起的染色易被擦去，重金属中毒引起的染色不能被擦去，且伴有其他中毒表现。

问题2：除舌体外，还有哪些组织或器官可因产色细菌而变色？

    A. 骨

    B. 牙

    C. 巩膜

    D. 皮肤

    E. 心脏

答案：

    A. 错误

    B. 口内的产色细菌是牙齿（乳牙和恒牙）颈部沿牙龈缘出现黑色线状染色的原因。产色细菌释放的硫化氢与唾液或龈沟液中的铁相互作用，产生的不溶性铁盐沉积而形成色素沉着

    C. 错误

    D. 错误

    E. 错误

解析：骨骼和软组织（皮肤、心脏和眼睛巩膜）的变色是由许多局部和全身原因引起的，包括创伤、代谢性疾病、肿瘤（原发或转移）、金属、药物（如米诺环）等。

问题3：下面哪一种是造成牙齿染色最主要的细菌？

    A. 牙龈卟啉单胞菌

    B. 产黑普氏菌

    C. 放线菌

    D. 具核梭杆菌

    E. 麻风分枝杆菌

答案：

    A. 错误

    B. 错误

    C. 放线菌主要存在牙齿染色患者的唾液中

    D. 错误

    E. 错误

解析：其他细菌（如牙龈卟啉单胞菌和具核梭杆菌）与各种牙周病有关，而产黑普氏菌和麻风分枝杆菌则分别引起上呼吸道厌氧感染和麻风病。

病例2.5

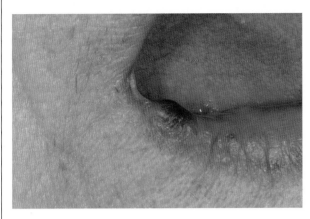

图2.5

主诉：女性，58岁，下唇红缘近右侧口角处出现蓝黑色无痛性肿胀。

现病史：25年前，发现下唇红缘近右侧口角处出现蓝黑色无痛性肿胀，期间未见明显变化。4年前，唇部外伤导致肿胀程度增加，后逐渐恢复至创伤前水平。

既往史：腿部静脉曲张（2年前进行结扎和剥离手术），否认其他系统性疾病，否认吸烟饮酒史，业余时间用于整理花园。口腔或身体其他部位无类似病损。

口腔检查：下唇可见一处直径约5mm的黑色肿物，表面光滑，触诊较坚硬（图2.5），皮肤、口腔或其他黏膜无类似病变，未发现颈部淋巴结肿大。病理学检查显示为血管，局部伴无定形钙化。

问题1：该疾病的诊断是什么？
  A. 血管瘤
  B. 黑色素瘤
  C. 静脉石
  D. 黏液腺囊肿
  E. 卡波西肉瘤

答案：
  A. 错误

B. 错误

C. 静脉石较少见于老年人，病损孤立、肿胀、相对坚硬、呈深黑或蓝色。它与局部血管畸形和血瘀有关，继发营养不良性钙化，导致病损质地较坚硬

D. 错误

E. 错误

解析：根据该患者右下唇肿胀病程长且稳定，很容易排除恶性肿瘤，如黑色素瘤或卡波西肉瘤。血管瘤病程长，儿童时期发病，且随着时间推移逐渐消退。黏液腺囊肿的发病部位与病损颜色可能和静脉石类似，触诊柔软，有波动感，有创伤史，但该病损不具备上述特征。

问题2：除静脉石外，头颈部最常见的营养不良性钙化是哪一种？
  A. 骨化性肌炎
  B. 钙化性表皮样囊肿
  C. 淋巴结钙化
  D. 皮肤钙质沉着症
  E. 畸形性骨炎

答案：
  A. 错误
  B. 错误
  C. 淋巴结钙化是头颈部淋巴结内因慢性炎症、感染或肿瘤而形成的众多细小钙化团块
  D. 错误
  E. 错误

解析：其他疾病导致头颈部营养不良性钙化较少见，常伴有颌骨和其他骨骼病变（畸形性骨炎）、面部肌肉钙化（骨化性肌炎）、趋于愈合的痤疮皮损（皮肤钙质沉着症）及钙化性表皮样囊肿。

问题3：小静脉石和唾液腺结石的鉴别要点是什么？

- **A.** 部位
- **B.** 症状
- **C.** 始发年龄
- **D.** 成分
- **E.** 影像学特征

答案：

- **A.** 静脉石位于静脉内；唾液腺结石位于唾液腺或涎腺导管内
- **B.** 小静脉石多无症状，仅影响美观；唾液腺结石会引起唾液腺肿大、局部炎症和疼痛
- **C.** 静脉石是一种"静脉结石"，好发于伴有血管畸形的年轻人；唾液腺结石好发于老年人
- **D.** 静脉石位于扩张血管内，是由碳酸钙和磷组成的钙化血栓；唾液腺结石由羟基磷灰石和碳酸磷灰石混合而成，中心被糖蛋白、黏多糖、脂质和细胞突起等有机成分包围
- **E.** 影像学上，静脉石呈椭圆形或圆形，中心透射；唾液腺结石则沿导管状延伸

病例2.6

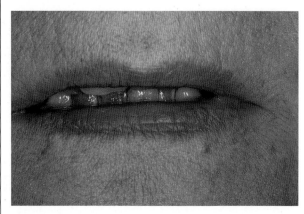

图2.6

主诉：女性，67岁，因嘴唇呈蓝色就诊。

现病史：1周前行常规口腔检查时，牙医发现患者嘴唇呈蓝色。

既往史：轻度糖尿病、慢性哮喘和充血性心力衰竭，特殊饮食，全身类固醇和沙丁胺醇吸入治疗（危重时），呋塞米和美托洛尔片治疗（病情稳定时）。有吸烟史，否认饮酒史，否认近期面部外伤史。

口腔检查：双唇光滑、潮湿，无脱屑或萎缩，呈弥漫的蓝色，按压无变化（图2.6）。余口腔黏膜未见明显异常。患者超重、呼吸短促、困倦、脸色苍白、双腿肿胀。

问题1：患者嘴唇变色的原因是什么？

- **A.** 血管瘤
- **B.** 充血性心力衰竭
- **C.** 蓝痣
- **D.** 血肿
- **E.** 黑色素瘤

答案：

- **A.** 错误
- **B.** 充血性心力衰竭患者脱氧血红蛋白水平 > 5g/dL时，可出现嘴唇发绀、皮肤和其他黏膜呈淡蓝色等表现。发绀在哮喘急性危象中更为明显
- **C.** 错误
- **D.** 错误
- **E.** 错误

解析：心力衰竭时，可出现混合性发绀（中心性发绀与周围性发绀同时存在），与血管瘤、蓝色痣、黑色素瘤、血肿的临床表现不同。患者嘴唇持续呈蓝色，按压不变色，可排除血肿、血管瘤和蓝痣。该患者嘴唇变色是弥漫性的，没有增生或卫星灶，

可排除黑色素瘤。

问题2：伴发下列哪种情况时，患者发绀更为明显?

   A. 皮肤黝黑

   B. 维生素C缺乏症（坏血病）

   C. 贫血

   D. 炎症后色素沉着

   E. 大疱性疾病

答案：

   A. 错误

   B. 维生素C缺乏可引发维生素C缺乏症（坏血病），导致皮肤异常苍白，因此发绀更为明显

   C. 当血氧饱和度低于血红蛋白水平时，贫血的重要临床特征即为发绀。当无贫血患者的血氧饱和度处于80%～85%，严重贫血患者的血氧饱和度低于60%（Hb＜6g/dL）时可出现发绀

   D. 错误

   E. 错误

解析：脱氧血红蛋白的蓝色是其光学性质的反应，尤其是其卟啉环；因此，由于种族因素或炎症后色素沉着，较难在深色皮肤的患者中见到。

问题3：周围性和中心性发绀的区别是什么?

   A. 发绀的部位

   B. 发绀的程度

   C. 受影响部位的温度

   D. 对氧的反应

   E. 发绀的持续时间

答案：

   A. 中心性发绀范围广泛，累及皮肤、口腔和其他黏膜，周围性发绀局限于皮肤

   B. 错误

   C. 中心性发绀肢体温度不受影响，但周围性发绀的肢体温度较低

   D. 吸氧可改善中心性发绀，但不能改善周围性发绀

   E. 错误

解析：发绀的持续时间反映了发绀的严重程度，而不用于发绀类型。持续数秒的发绀疑为良性，而长期存在的发绀可能引起严重并发症，累及心脏、肺或大脑。

病例2.7

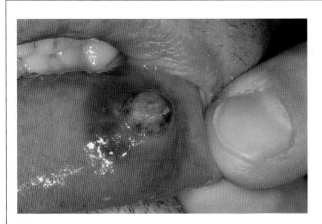

图2.7

主诉：男性，18岁，因下唇发青、肿胀就诊。

现病史：1周前，患者篮球比赛受伤后，发现下唇出现一个小的、无症状的质软肿块。3天前，进食时咬伤嘴唇，病损面积扩大。

既往史：6岁起患特应性皮炎（局部糖皮质激素药膏治疗），否认其他系统疾病史。患者为一名篮球运动员，体检未发现出血倾向，否认烟酒史。

口腔检查：下唇黏膜内侧见一肿物，呈蓝色，顶部见浅表溃疡，最大径2cm，无痛，触诊波动感

（图2.7）。小唾液腺肿胀和局部瘀斑与创伤史有关。未见口腔其他黏膜及皮肤瘀斑。

问题1：最可能的诊断是什么？

    A. 血管瘤

    B. 黏液腺囊肿

    C. 血肿

    D. 纤维瘤（创伤）

    E. 唇脓肿

答案：

    A. 错误

    B. 黏液腺囊肿是一种常见的质软囊性肿胀，可见于双唇，好发于下唇，是由于局部创伤致小唾液腺损伤，大量唾液继而进入黏膜下层所致。该患者由于反复创伤使黏液囊肿增大，唾液中出现血液聚集，病变底部逐渐形成血肿，致使病损从半透明变为蓝色

    C. 错误

    D. 错误

    E. 错误

解析：与黏液腺囊肿不同的是，血管瘤出现在患者出生后不久；血肿呈蓝色，可随着时间的推移逐渐消退；纤维瘤柔软，无波动感；唇脓肿是由炎症引发的肿胀，具有波动感，内含脓液，色红或黄，极少呈蓝色。

问题2：外渗性黏液腺囊肿和潴留性黏液腺囊肿病理表现的不同之处是什么？

    A. 炎症类型及范围

    B. 上皮衬里

    C. 与唾液腺腺泡是否密切相关

    D. 在黏膜下层中的位置

    E. 是否存在泡沫细胞

答案：

    A. 错误

    B. 潴留性黏液腺囊肿有上皮衬里，外渗性黏液腺囊肿无上皮衬里，其内层是肉芽组织

    C. 错误

    D. 错误

    E. 外渗性黏液腺囊肿的黏液及肉芽组织腔内见大量巨噬细胞，胞浆呈大泡或空泡状，但在潴留性黏液腺囊肿中少见

解析：两种囊肿均位于口腔黏膜结缔组织的浅表或深层，可见慢性炎症和少量散在导管上皮。

问题3：在下述哪种囊肿位于口腔黏膜内，且无上皮衬里？

    A. 舌下腺囊肿

    B. 斯塔夫尼囊肿

    C. 皮样囊肿

    D. 动脉瘤样骨囊肿

    E. 外渗性黏液腺囊肿

答案：

    A. 错误

    B. 错误

    C. 错误

    D. 错误

    E. 正确

解析：除外渗性黏液腺囊肿外，口内也可出现舌下腺囊肿和皮样囊肿，但后两者囊腔均内衬复层鳞状上皮。斯塔夫尼囊肿和动脉瘤样骨囊肿是假性囊肿，它们不位于口腔黏膜内，而好发于近磨牙根尖的下颌骨及下颌角。

病例2.8

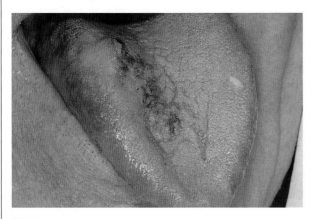

图2.8

主诉：女性，52岁，因舌头变蓝1周就诊。

现病史：1周前，舌体外伤后，患者觉右侧舌头肿胀、变蓝，触之敏感。

既往史：除偶尔会导致头晕和情绪不稳的低血压，否认其他严重疾病。曾患缺铁性贫血，更年期后好转，否认其他血液疾病或出血性疾病史。否认吸烟史及饮酒史，否认咬唇和咬舌习惯。

口腔检查：右侧舌体弥漫性肿胀，见一趋愈合的小溃疡，上覆黄色假膜，触痛，淡蓝色斑延伸至右舌缘（图2.8）。口腔及其他黏膜、皮肤均未见类似病损，肝、肾、脑等器官未见出血迹象。

问题1：该患者舌体变蓝的主要原因是什么？

A. 舌部血管扩张

B. 血管瘤

C. 含铁血黄素沉着

D. 创伤性血肿

E. 淋巴管瘤

答案：

A. 错误

B. 错误

C. 错误

D. 舌体外伤常发生咬舌，可引起局部肿胀、血

肿形成。血肿是由外伤导致毛细血管破裂、血液渗出聚集造成的，血液在黏膜下层积聚，导致该区域呈蓝色

E. 错误

解析：舌表面的血管淋巴系统病变（如血管瘤、淋巴管瘤、血管扩张）均可被排除，因为淋巴系统畸形或血管畸形通常在出生或幼年期发病，与创伤无关。含铁血黄素沉着症也应排除，因为患者无严重贫血，不需要输血或服用富含铁制剂，且含铁血黄素沉着症常累及全身。

问题2：血肿是否需要急诊治疗主要取决于什么？

A. 部位

B. 颜色

C. 症状

D. 大小

E. 患者年龄

答案：

A. 血肿可能发生在身体的任何地方，但颅骨血肿是最危险的，需要立即治疗，因为它会增加颅内压，严重损害大脑功能

B. 错误

C. 当血肿患者出现明显肿胀或疼痛症状时，急需提高警惕，患者必须立即进行手术（引流）或凝血治疗（改变或停止引起血肿的药物）

D. 大块血肿更有可能改变脑组织和其他重要器官的基本功能，需要立即治疗

E. 错误

解析：血肿最初为深蓝色或黑色，颜色取决于积血量、位置深度和持续时间，但与预后无关。不论年龄，血肿在1~2周均会消退，颜色从深蓝色变成黄

色，不会对患者的生命构成威胁。

问题3：外伤性颅骨血肿的诊断需要哪些检查？

    A. 神经系统检查

    B. 脑脊液分析

    C. 颅骨CT/磁共振成像（MRI）

    D. 凝血功能检查

    E. 呼吸测试

答案：

    A. 应进行神经系统检查，以检查意识程度、共济失调、眼球震颤以及可能由硬膜下血肿引起的感觉或运动障碍

    B. 外伤性颅内血肿患者的脑脊液分析显示葡萄糖、乳酸和乳酸脱氢酶（LDH）水平升高；细胞水平上，单核细胞或多形核细胞占主导地位

    C. 头颅CT或MRI显示颅内血肿的位置、严重程度及其对治疗的反应

    D. 错误

    E. 错误

解析：凝血功能检查旨在发现凝血功能障碍，对创伤性颅内血肿效果不佳；呼吸测试仅在血肿严重、可能影响脑桥呼吸中枢和脑干延髓时才需要进行。

病例2.9

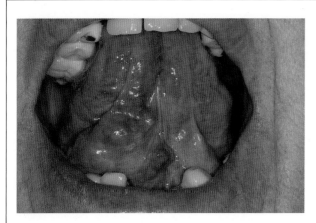

图2.9

    主诉：女性，67岁，发现舌腹蓝色肿胀物就诊。

    现病史：几年前，患者偶然发现舌腹肿胀，呈蓝色，大小无变化。

    既往史：高血压（卡托普利治疗），轻度高脂血症（阿托伐他汀控制），睡眠呼吸暂停（睡眠时使用持续正压气道呼吸机效果良好）。否认局部创伤史，下肢静脉曲张手术史（3年前）。

    口腔检查：舌腹见两处大面积的蓝色瓦楞状突起，从口底延伸至舌尖。病损对称，位于舌系带两侧，右侧病损近口底处增大（图2.9）。轻微按压

后，病损颜色变淡、面积缩小，去除压力后，病损恢复原样。患者自觉无疼痛不适，稍微影响进食及言语。口腔或其他黏膜无类似病变，否认家族史。

问题1：该疾病的诊断是什么？

    A. 血管瘤

    B. 萌出囊肿

    C. 卡波西肉瘤

    D. 出血性舌下腺囊肿

    E. 舌静脉曲张

答案：

    A. 错误

    B. 错误

    C. 错误

    D. 错误

    E. 舌静脉曲张是一种病理现象，其在老年患者（大于60岁）中非常明显，有时与腿部血栓性静脉炎有关

解析：无创伤史可排除出血性舌下腺囊肿。血管瘤

在被按压后可变白或缩小，但与该例患者不同，随着年龄增长，血管瘤逐渐缩小。卡波西肉瘤是一种血管性肿瘤，主要见于免疫缺陷患者。萌出囊肿为淡蓝色病变，见于牙槽黏膜，并与未萌出的牙冠相关。

问题2：静脉曲张和蜘蛛静脉有什么不同？

    A. 部位

    B. 颜色

    C. 形状

    D. 症状

    E. 年龄或性别

答案：

    A. 蜘蛛静脉只出现在面部皮肤或与腿部静脉曲张相关，而静脉曲张除出现在腿部皮肤外，也出现在身体的其他部位

    B. 错误

    C. 蜘蛛状静脉比静脉曲张体积小

    D. 错误

    E. 错误

解析：以上两种疾病均好发于中年妇女，可累及皮肤引起暗红色或蓝色改变，影响美观，也可出现烧灼感、疼痛或形成溃疡。

问题3：无症状舌静脉曲张的治疗方法是什么？

    A. 使用β-受体阻滞剂

    B. 激光治疗

    C. 结扎

    D. 栓塞

    E. 无须处理

答案：

    A. 错误

    B. 错误

    C. 错误

    D. 错误

    E. 除消除患者对癌症的恐惧外，无症状舌静脉曲张不需要其他任何治疗

解析：激光对于消除面部蜘蛛静脉有效，对舌静脉曲张无效。系统使用β-受体阻滞剂可降低肝硬化门脉高压症患者静脉出血的风险，而栓塞和结扎术被广泛用于治疗由咽大静脉和胃大静脉引起的急性出血，而非舌静脉曲张。

病例2.10

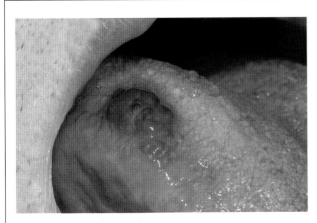

图2.10

主诉：男性，62岁，发现舌背蓝色肿胀物就诊。

现病史：2岁时，发现该病损，其在青春期逐渐扩大，青春期后趋于稳定。

既往史：工作时长期接触石棉患有尘肺，继发慢性呼吸衰竭，曾使用支气管扩张性吸入治疗，严重时吸氧和使用广谱抗生素。有阑尾切除史和痔疮手术史，否认其他严重疾病。

口腔检查：舌背靠近右下颌磨牙处见一海绵状蓝色肿块（图2.10），质软，无触痛，按压或进食热食物/饮料时，病损颜色和大小可改变。口腔或面部皮肤无类似病损，无颈部淋巴结肿大。

问题1：可能的诊断是什么？

    A. 发绀

    B. 血管瘤

    C. 黑色素瘤

    D. 舌动脉炎

    E. 卡波西肉瘤

答案：

    A. 错误

    B. 血管瘤是一种良性血管病变，其特征是在出生时或幼时出现血管异常增生，并有随年龄增大逐渐消退。病变由血管形成，颜色从暗红色到蓝色不等。局部按压可将血液从病灶中挤出，使病损颜色更亮，体积缩小

    C. 错误

    D. 错误

    E. 错误

解析：卡波西肉瘤和黑色素瘤是恶性肿瘤，但它们的临床特征（存在局部或远处卫星灶，伴淋巴结肿大，致死性）不符合该患者的病变特征。口腔发绀是慢性呼吸衰竭的常见症状，但该患者不是发绀，因为发绀呈弥漫性肿胀，较平坦，而不是局部肿胀。舌动脉炎伴剧痛，持续时间短，可导致严重的舌体坏死，易鉴别。

问题2：毛细血管瘤和海绵状血管瘤的组织学特征是什么？

    A. 内皮细胞增生

    B. 钙化血栓形成（静脉石）

    C. 纤维间隔

    D. 黏膜下层炎症细胞密集浸润

    E. 胆固醇晶体

答案：

    A. 内皮细胞增生伴或不伴管腔形成是血管瘤的特征，尤其是在其增殖期。内皮细胞密集，

在增殖期形成簇状或小血管通道（毛细血管瘤），或形成大的囊性扩张血管，壁薄（海绵状血管瘤）

    B. 错误

    C. 纤维间隔将肿瘤血管腔分开，在血管瘤消退期纤维间隔数量更多，密度更大

    D. 错误

    E. 错误

解析：胆固醇结晶与慢性血管炎症有关，也常见于动脉粥样硬化斑块和口腔囊肿的炎症囊壁内，但在血管瘤中无胆固醇结晶。纤维性血管瘤间质炎症较为少见，主要由慢性炎症细胞、肥大细胞和少量巨噬细胞组成。静脉石仅在海绵状血管瘤腔内由血栓形成。

问题3：以下哪些症状与海绵状血管瘤相关？

    A. Sturge-Weber综合征

    B. Maffucci综合征

    C. 蓝色橡皮疱样痣综合征

    D. PHACE综合征

    E. Klinefelter综合征

答案：

    A. 错误

    B. Maffucci综合征与多种内生软骨瘤有关，主要累及手脚骨骼，并伴发血管瘤

    C. 蓝色橡皮疱样痣综合征的特征是皮肤和内脏器官多发血管瘤（多为海绵状）

    D. PHACE综合征包括后颅窝、血管瘤及其他血管异常、心脏缺陷、眼部异常、胸骨裂和脐上裂缝综合征等多种先天性异常

    E. 错误

解析：Klinefelter综合征表现为多种口腔异常，但不表现为血管瘤，且只累及男性。Sturge-Weber综合征的特征表现为单侧面部三叉神经分布区域不规则血管斑痣。

3

棕色损害
Brown Lesions

口腔黏膜中棕色病变较常见，表现为上皮下浅层结缔组织中沉积内源性或外源性色素。病损呈点状（斑片）或弥漫性，临床表现和预后各异（图3.0a和b）。主要包括种族性色素沉着、生理性黏膜色素沉着、药物性色素沉着、艾迪生病、色素沉着息肉综合征，以及其他危害较大的疾病，如复合痣或黑色素瘤。

表3显示了最常见的口腔棕色损害。

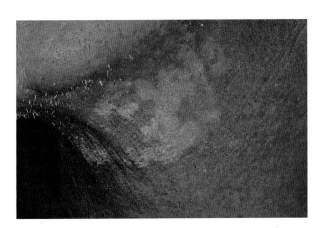

图3.0a 放疗引发颈部皮肤棕色色素沉着

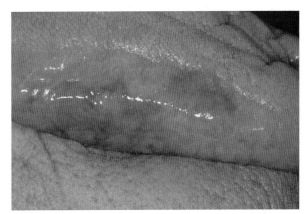

图3.0b 羟基脲引发口腔棕色色素沉着

Clinical Guide to Oral Diseases, First Edition. Dimitris Malamos and Crispian Scully.
© 2021 John Wiley & Sons Ltd. Published 2021 by John Wiley & Sons Ltd.
Companion website: www.wiley.com/go/malamos/clinical_guide

表3 最常见的口腔棕色损害 （续表）

口腔棕色色素沉着（外源性或内源性）较浅，而黑色或蓝色色素沉着则位于黏膜下层深部

内源性色素沉着

- 与黑色色素有关
  - 仅与黑色色素产量增加相关
    - 与种族有关
      - 种族性色素沉着
    - 与激素水平改变有关
      - 黄褐斑
      - 艾迪生病
      - 异位ACTH综合征
      - 纳尔逊综合征
      - 黑棘皮病
      - Laugier-Hunziker综合征
      - Leopard综合征
      - 黏液瘤、色素斑及内分泌功能亢进综合征
      - 多发性神经纤维瘤病
      - Albright综合征
    - 摄入
      - 药物
        - 口服避孕药
        - 细胞稳定剂
        - 抗菌药物
        - 抗心律失常药
  - 食品
  - 日照
    - 雀斑
    - 晒斑

- 吸烟
  - 槟榔咀嚼
  - 吸烟性黑色素沉着
- 炎症
  - 扁平苔藓炎症后色素沉着
  - 黏膜类天疱疮炎症色素沉着
  - 多形红斑炎症色素沉着
- 感染
  - HIV病毒
- 综合征
  - 黑斑息肉综合征
  - 黑色素异常分布
    - 肿瘤
      - 基底细胞癌
      - 黑棘皮病
  - 黑色素细胞增多
    - 单纯性雀斑样痣
    - 痣
    - 黑色素瘤

外源性色素沉着

- 外源性材料
  - 文身
    - 汞合金
    - 石墨
    - 部落传统染料
    - 焦油
- 药物治疗
  - 局部药物
    - 高锰酸钾

病例3.1

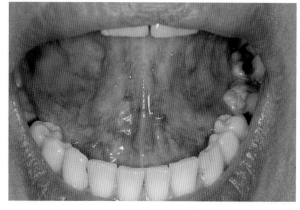

图3.1

主诉：女性，43岁，发现口内多处散发棕色损害就诊。

现病史：10年前，患者首次发现口内棕色损害，病情稳定，无症状。2年前，胞妹死于肺癌，患者进入更年期，逐渐重视该损害。

既往史：右手罹患腕管综合征（从事秘书工作）。患双侧变态反应性角膜炎（使用类固醇眼药水缓解）。否认其他用药史及过敏史，有吸烟史（8~10支/天），偶饮酒。

口腔检查：中年女性，肤色黝黑，牙龈、颊黏膜、口底（图3.1）和唇部黏膜可见数处棕色病变，牙龈和口底更甚。皮肤或其他黏膜未见类似病损。

血压及激素水平正常。

问题1：该患者口腔色素沉着的原因是什么？

    A. 艾迪生病

    B. 种族性色素沉着

    C. 药源性色素沉着

    D. 重金属中毒

    E. 黄褐斑

答案：

    A. 错误

    B. 种族性色素沉着在深色人种中非常常见，主要累及牙龈，也可累及舌背、舌腹、口底和软腭，表现为多灶性棕黑色色素沉着（图3.1），由正常黑素细胞产生的黑色素增多所致

    C. 错误

    D. 错误

    E. 错误

解析：棕色色素沉着是由于位于上皮基底层的黑素细胞产生和沉积黑色素所致。除种族性色素沉着外，其他原因（如艾迪生病、黄褐斑、重金属或药物）也可导致棕色色素沉着。随着停药或停止接触某些化学物质，药物或金属中毒引起的色素沉着很容易消退。黄褐斑的色素沉着仅限于面部皮肤，好发于年轻孕妇，且不累及口腔黏膜。患者的血压、钠、钾、钙及皮质醇水平正常，且促肾上腺皮质激素试验阴性，可排除艾迪生病。

问题2：种族性色素沉着的组织学特征是什么？

    A. 黑色素生成增加

    B. 基底层黑素细胞数量增多

    C. 固有层浅层中存在黑色素

    D. 上皮层萎缩

    E. 黑色素细胞数量减少

答案：

    A. 种族性色素沉着与黑色素的产生增加有关，基底层的黑素细胞将黑色素运输到邻近的角质形成细胞

    B. 错误

    C. 噬黑素细胞是含有黑色素的真皮浅层的巨噬细胞

    D. 错误

    E. 错误

解析：棕色色素沉着是正常黑色素细胞生成黑色素的量增加或黑素细胞数量增加的结果，种族性色素沉着主要与黑色素的产生增加有关。这种色素沉着的亮度与上皮厚度相关。近距离观察萎缩上皮时，可能会查见色素沉着。

问题3：除口腔外，黑色素还常见于哪些部位？

    A. 心脏

    B. 皮肤及其附属物（毛发/指甲）

    C. 大脑

    D. 关节软骨

    E. 眼睛

答案：

    A. 抗生素可增加心脏瓣膜、主动脉窦和冠状动脉的黑色素沉着，如米诺环素

    B. 皮肤色素沉着通常出现在深色人种和甲病（黑甲病）患者、暴露于太阳辐射（日光性皮炎、老年斑、雀斑）、慢性炎症（扁平苔藓）和激素变化（黄褐斑）的患者。毛发色素沉着是毛囊黑素细胞、基质角质形成细胞和真皮乳头成纤维细胞相互作用的结果。头发的颜色也是基于真黑色素和褐黑色素的比例。真黑色素的水平越高，头发就越黑

    C. 脑部色素沉着见于脑黑质的儿茶酚胺能神经元，是由神经黑素（黑色素的3种成分之一）的积累引起的，其作用机制尚不清楚

D. 错误

E. 眼睛的颜色是虹膜色素沉着的结果，深棕色的眼睛比蓝色的眼睛含有更多的黑色素

解析：软骨的色素沉着罕见，毛发/指甲、软骨和骨骼结缔组织中多沉积尿黑酸，而非黑色素。

病例3.2

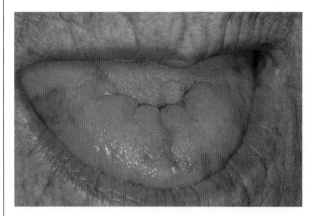

图3.2a

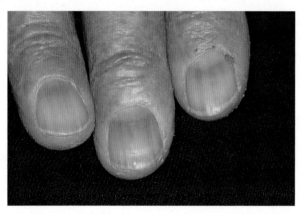

图3.2b

主诉：女性，72岁，口腔发现多处棕色损害就诊。

现病史：2周前，在口腔检查中，医生发现该患者口腔中出现棕色损害。

既往史：患者于15年前确诊红细胞增多症，长期服用羟基脲片控制。右乳房曾发现1个较小的、激素敏感的原位癌，术后长期服用来曲唑片。血压正常，否认药敏史及食物过敏史，否认吸烟史及饮酒史。

口腔检查：舌背、舌缘（图3.2a）、颊黏膜和软腭处可见多处散在棕色损害，皮肤色素沉着，

甲床及足部（黑甲病）可见棕色色素沉着（图3.2b）。皮肤或其他器官未查见其他异常，血液检查，包括各种激素测试均未见异常。

问题1：该患者口腔和皮肤色素沉着的原因是什么？

A. 艾迪生病

B. 广泛存在的黑色素瘤

C. 化学中毒

D. 药物源性色素沉着

E. 库欣综合征

答案：

A. 错误

B. 错误

C. 错误

D. 长期使用羟基脲片与色素沉着有关，使用来曲唑不导致色素沉着。羟基脲是一种抗肿瘤药物，用于治疗各种骨髓增生性疾病，如白血病、血小板减少症、红细胞增多症，有时还可用于银屑病。羟基脲在治疗后几个月内可引起皮肤、巩膜、手足部指（趾）甲和口腔黏膜中深棕色色素沉着

E. 错误

解析：该患者血压、激素水平正常，可根据临床特征及色素沉着进展缓慢等特点，排除库欣综合征、艾迪生病和黑色素瘤。

问题2：还有哪些药物可能会导致色素沉着？

A. 抗疟疾药

B. 非甾体消炎药

C. 抗生素

D. 细胞毒性药物

E. 止吐药

答案：

A. 抗疟疾药（如氯喹或羟基氯喹），使用数月后可导致面部、颈部、腿部和指甲出现蓝色或灰色的色素沉着

B. 非甾体消炎药用于缓解疼痛或炎症，可能会引发固定性药疹，最初表现为红斑，可累及面部、下肢或生殖器，病情缓解后，遗留棕色色素沉着

C. 抗生素尤其是四环素的使用，可引起指甲、巩膜、皮肤和骨骼的棕色色素沉着

D. 细胞毒性药物可导致甲床和其他黏膜的横向或纵向棕色色素沉着，停药后可逐渐减退

E. 错误

解析：止吐药广泛用于治疗晕车、胃肠炎和化疗期间的恶心和呕吐，主要引起口干、便秘、疲劳和嗜睡，不会导致皮肤色素沉着。

问题3：药物诱发色素沉着的机制是什么？

A. 激活黑色素细胞产生黑色素

B. 抑制黑色素的作用

C. 药物在组织中沉积

D. 固有层小血管中红细胞游离和崩解

E. 药物诱发炎症导致血管扩张

答案：

A. 多种药物可促进基底层内活跃的黑素细胞产生黑色素

B. 错误

C. 药物或药物与黑色素的复合物沉积可导致组织色素沉着

D. 错误

E. 错误

解析：某些药物可导致局部炎症、血管扩张，引起出血和红细胞血红蛋白的分解，最终产生含铁血黄素。含铁血黄素是一种铁储存复合体，过度积聚到各种组织中时则称为含铁血黄素沉着症，可导致继发性黑棕色色素沉着。噬黑素细胞的数量在皮肤炎症性色素沉着中起重要作用，其活性对色素沉着的影响不大。

病例3.3

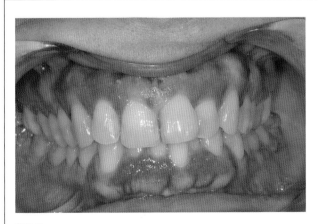

图3.3

主诉：男性，42岁，白种人，发现牙龈深棕色色素沉着就诊。

现病史：10年前发现牙龈变色，2年前开始抽雪茄后发现牙龈变色加重。

既往史：轻度高血压、高胆固醇血症（通过特殊饮食控制）。花粉过敏，过敏性鼻炎，严重时需使用抗组胺药物。工作狂，从14岁开始吸烟，2年前，改抽雪茄（＞15支/天）。

口腔检查：身材高大削瘦、肤色黝黑，除右手食指和中指的指甲上有黄色污点外，没有严重的皮

肤问题。上下牙龈见多处棕色斑片，累及龈乳头、附着龈及牙龈沟（图3.3）。由于患者点燃雪茄的部位差异，下前牙牙龈的色素沉着比颊黏膜、舌背和下唇更深。

问题1：引起牙龈色素沉着的可能原因是什么？

  A. 金属中毒

  B. 吸烟性黑色素沉着

  C. 药源性黑色素沉着

  D. 牙龈黑色素瘤

  E. 种族性色素沉着

答案：

  A. 错误

  B. 牙龈尤其是下前牙龈深色色素沉着可证实吸烟性黑色素沉着，患者的食指和中指指甲因夹持雪茄而受尼古丁黄染

  C. 错误

  D. 错误

  E. 考虑到患者的种族（白种人），肤色黝黑，牙龈色素沉着可以归因于种族色素沉着伴吸烟性黑色素沉着

解析：根据该患者牙龈色素沉着的特点——颜色（棕色，而非蓝色或黑色）、分布（所有牙龈）、类型（带状，而非团块），近期未接触过有毒化学物质，即可排除金属中毒。依据色素均一、斑片状而非外生性，进展缓慢，无症状，无淋巴结肿大，可排除牙龈黑色素瘤。

问题2：以下哪些口腔疾病与吸烟无关？

  A. 口腔白斑病

  B. 烟碱性口炎

  C. 毛状白斑

  D. 急性溃疡性龈炎

  E. 口腔鳞状细胞癌

答案：

  A. 错误

  B. 错误

  C. 与毛舌不同，毛状白斑与吸烟无关。毛状白斑表现为舌缘的白色皱褶状病变，与免疫缺陷患者EB病毒（EBV）感染密切相关，部分患者抗病毒治疗有效

  D. 错误

  E. 错误

解析：吸烟可通过多种途径参与多种口腔疾病的发生、发展。吸烟产热可导致口腔唾液减少，自洁作用下降，脱落上皮难以清除，阻碍舌背表面的新陈代谢，最终形成毛舌，促进产色细菌定植。烟草释放的致癌化学物质会破坏DNA，延缓修复，导致异常细胞积累，从而致癌。吸烟会引起口干，尼古丁则会导致牙龈血管收缩。宿主免疫功能受损，增强了各种细菌在牙龈疾病中的致病作用，特别是在急性溃疡性牙龈炎/口腔炎中。尼古丁引起腭黏膜血管收缩，同时热刺激和各种毒性刺激物可引起黏膜增厚及小唾液腺导管炎症，上述现象见于烟碱性口炎。

问题3：以下哪种/哪些烟草化学物质与癌症无关？

  A. 尼古丁

  B. 多环芳烃（PAHs）

  C. 香精油

  D. 草本植物

  E. 亚硝胺

答案：

  A. 错误

  B. 错误

  C. 在某些烟草制品中，在卷纸上少量嵌入香精油或混合物，致癌风险小

  D. 百里香、迷迭香和焦油的提取物，与烟草混

合物和香精油混合在一起，可增加香味，使雪茄更具吸引力

E. 错误

解析： 烟草中最重要的致癌物是尼古丁、亚硝胺和多环芳烃，它们影响细胞的生长和凋亡、癌基因的表达、新生血管形成和治疗反应。

病例3.4

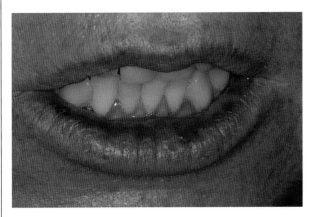

图3.4

主诉： 女性，23岁，发现唇部棕色斑片就诊。

现病史： 10岁时，患者母亲发现该病损，青春期时病损范围增大，近3年来，病损逐渐消退。

既往史： 缺铁性贫血，肠道疾患（便秘），月经期补充铁剂，近期发现小肠出现了2个小的良性息肉。患者父亲曾患有结直肠癌。近期血液学及生化检查、血压未见异常。偶尔吸烟、喝酒，业余时间喜欢爬山。

口腔检查： 身材瘦削，唇部（主要是下唇）、下颌牙龈、颊黏膜以及右眼周皮肤可见棕色损害（图3.4）。病损扁平、浅表、棕色，质软，无出血，局部淋巴结无肿大，其他黏膜未见异常。

问题1： 该疾病最有可能是什么？

A. 晒斑

B. 含铁血黄素沉着症

C. 库欣综合征

D. 黑斑息肉综合征

E. Laugier-Hunziker综合征

答案：

A. 错误

B. 错误

C. 错误

D. 黑斑息肉综合征（PJS）可引起皮肤、口腔和其他黏膜大面积棕色色素沉着，并伴有胃肠道错构瘤性息肉。该疾病是一种常染色体显性遗传病，多器官发生癌症的风险增加

E. 错误

解析： 在爬山过程中，皮肤可能因长期暴露在太阳辐射下出现色素沉着，但口内病变及肠道息肉可排除晒斑和Laugier-Hunziker综合征。库欣综合征和含铁血黄素沉着症患者实验室检查多异常，并伴临床特征。

问题2： 下列哪项是黑斑息肉综合征的主要并发症？

A. 黑色素瘤

B. 失明

C. 癌症

D. 肠梗阻

E. 骨质疏松

答案：

A. 错误

B. 错误

C. 黑斑息肉综合征患者罹患胃肠道癌和其他肠外恶性肿瘤的风险增加，甚至可出现在青少年人群

D. 错误

E. 错误

解析：黑斑息肉综合征的特征性表现为黑色素生成增加，这是由于正常黑色素细胞数量增加所致，不伴有组织结构、细胞学异型性，也不伴有在黑色素瘤中常见的大量有丝分裂。在黑斑息肉综合征患者中，由于息肉的存在，常引发肠梗阻。垂体腺瘤引起的骨质疏松非常罕见，但都不危及患者生命。失明不是黑斑息肉综合征的特征性表现。

问题3：黑斑息肉综合征患者需定期进行下列哪些检查?

A. 内镜/结肠镜

B. 腹部B超检查

C. 粪便分析

D. 乳房X线检查

E. 贫血相关血液检查

答案：

A. 内镜/结肠镜检查有利于发现肠道息肉

B. 错误

C. 相较于结肠镜检查、双重对比剂钡灌肠造影及粪便DNA检查而言，粪便分析，特别是粪便隐血试验，更有助于诊断溃疡性息肉、结直肠癌或胃癌引起的胃肠道出血

D. 错误

E. 由于息肉引起慢性肠道出血，黑斑息肉综合征患者常伴发贫血，尤其是缺铁性贫血

解析：乳房X线检查可用于检查乳腺异常，尤其是女性乳腺异常，与本病关系不大。腹部B超检查有助于检查男、女上腹部结构异常，与本病关系不大。

病例3.5

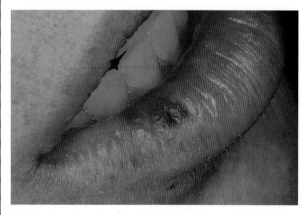

图3.5

主诉：女性，25岁，发现下唇棕色损害就诊。

现病史：5个月前，行根管治疗时首次发现该损害，无症状，自觉暑假期间轻微加重。

既往史：既往体健，否认严重系统疾病和口腔疾病，酷爱海上运动。否认药物过敏史和食物过敏史。否认吸烟史及饮酒史。

口腔检查：下唇见棕色损害，边界清晰，病损表浅（图3.5）。病变无症状，触诊柔软，按压不变色，唇部及其他口腔黏膜未见卫星灶。下唇未见干燥、脱屑、萎缩或出血。鼻部和颊部皮肤可见雀斑，在夏季颜色加深。

问题1：该疾病最有可能的诊断是什么?

A. 黏膜黑斑

B. 固定性药疹

C. 黑色素瘤

D. 光化性唇炎

E. 血管瘤

答案：

A. 黏膜黑斑或雀斑呈现棕色，无症状，好发

于下唇，也可累及舌、颊和牙龈黏膜（图3.5）。病损界限清晰，着色均匀，无恶化倾向

- **B.** 错误
- **C.** 错误
- **D.** 错误
- **E.** 错误

解析：根据无卫星灶、无局部淋巴结肿大、按压不变色等临床特征可排除唇部黑色素瘤和血管瘤。患者酷爱海上运动，这导致黑色素生成增加，但并未引起干燥、脱屑或萎缩等光化性唇炎的表现。固定性药疹需有用药史，因为患者没有接受任何药物治疗，故很容易被排除。

问题2：黏膜黑斑的病理特征是什么？

- **A.** 黑色素细胞体积增大
- **B.** 黑色素细胞数量增多
- **C.** 弹性组织变性
- **D.** 含铁血黄素在上皮层间的沉积
- **E.** 黏膜萎缩

答案：

- **A.** 错误
- **B.** 黏膜黑斑是由于表皮–真皮连接区内黑素细胞数量增加，黑色素生成增加所致
- **C.** 错误
- **D.** 错误
- **E.** 错误

解析：长期暴露于阳光下的唇黏膜可发现多种病变，黑色素生成增加可继发黏膜黑斑，上皮萎缩和黏膜下层弹性组织变性可导致光化性唇炎，也可能诱发威胁患者生命的癌症或黑色素瘤。含铁血黄素沉积与太阳辐射无关，与体内过多的铁沉积密切相关。

问题3：咖啡牛奶色斑和黏膜黑斑的区别是什么？

- **A.** 与遗传病的关联
- **B.** 颜色
- **C.** 组织切片中是否存在巨大黑色素细胞
- **D.** 起病年龄
- **E.** 恶变风险

答案：

- **A.** 许多咖啡牛奶色斑与遗传性疾病（如神经纤维瘤病1）有关，而黏膜黑斑则不相关
- **B.** 错误
- **C.** 这两种病变的特点都是黑色素生成增加，但只有咖啡牛奶色斑的黑色素细胞在显微镜下显示为巨大黑色素细胞
- **D.** 咖啡牛奶色斑与遗传疾病有关，出生或童年期即发病，而黏膜黑斑在任何年龄都可以出现
- **E.** 错误

解析：两种色素沉着疾病的病损均呈棕黑色，均无恶性倾向。

病例3.6

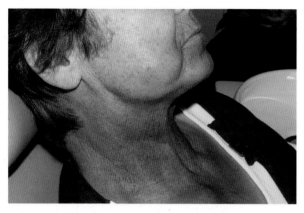

图3.6

主诉：女性，68岁，颈部皮肤弥漫性色素沉着就诊。

现病史：2周前，经暴晒后，颈部皮肤上出现红斑，伴干燥和轻度瘙痒。

既往史：轻型类风湿关节炎，服用磺胺嘧啶和布洛芬片以控制病情。布洛芬片疑似引发轻度高血压，故改用对乙酰氨基酚。5年前行脑膜瘤切除手术，2个月前切除舌部鳞状细胞癌及同侧淋巴结，目前刚完成化疗和放疗。否认其他严重的皮肤、激素或过敏问题，已戒烟，否认饮酒史。

体格检查：颈部从下颌骨下方延伸到胸骨上切口的皮肤呈弥漫性棕色色素沉着，颈中部靠近手术切口处的皮肤颜色较深，周围逐渐减退（图3.6），伴干燥和轻度瘙痒。

问题1：患者颈部皮肤色素沉着的可能原因是什么？

    A. 黄褐斑

    B. 药物诱导性色素沉着

    C. 晒斑

    D. 艾迪生病

    E. 辐射引发的色素沉着

答案：

    A. 错误

    B. 错误

    C. 错误

    D. 错误

    E. 头颈部癌症放疗可出现包括过度色素沉着在内的严重副作用，放疗可能激活而不是破坏了黑素细胞。如该患者的颈部皮肤所示，这种色素沉着初始为分散的红斑，1～2周后形成棕色色素沉着，在治疗结束4周后逐渐消退

解析：由太阳射线引起的皮肤色素沉着可影响暴露在阳光下的身体所有部位。艾迪生病引发的色素沉着是孤立的或弥漫性的，可累及口腔；黄褐斑主要局限于面部。过度色素沉着可继发于许多药物的光化作用，如磺胺嘧啶，但该患者不属于此种情况，因为色素沉着只出现在放疗期间。

问题2：以下哪项/哪些皮肤改变不是放疗的副作用？

    A. 水肿

    B. 脱皮

    C. 溃疡

    D. 酒渣鼻

    E. 皮肤印迹

答案：

    A. 错误

    B. 错误

    C. 错误

    D. 酒渣鼻是一种慢性皮肤病，与辐射无关，以面部红斑、丘疹、脓疱、肿胀和浅表血管扩张为特征

    E. 皮肤印迹属于良性病变，位于颈部、胸部、乳房下缘和腹股沟周围的皮肤上，与克罗恩病、多囊卵巢综合征、肢端肥大症和2型糖

尿病等疾病有关，与辐射无关

解析：在放疗引发的副作用中，最常见的是红斑和水肿，发生于在放疗周期的前2周，放疗结束时可出现溃疡和萎缩。

问题3：以下哪些化疗药物导致面部色素沉着？

A. 5-氟尿嘧啶

B. 环磷酰胺

C. 达沙替尼（酪氨酸激酶抑制剂）

D. 苯丙氨酸

E. 博来霉素

答案：

A. 5-氟尿嘧啶广泛作用于治疗皮肤癌、口腔癌、食道癌、胃癌、胰腺癌、乳腺癌和宫颈癌，可阻断胸苷酸合成酶的作用、阻断DNA合成以及促进黑色素的产生

B. 环磷酰胺是一种用于治疗淋巴瘤、多发性骨髓瘤、卵巢癌、乳腺癌、肉瘤和神经母细胞瘤的化疗药物，可阻断DNA和RNA的合成，增加色素沉着

C. 错误

D. 苯丙氨酸可诱导DNA核酸肽鸟嘌呤的烷基化，并改变和抑制DNA和RNA的合成，从而被应用到多种肿瘤（如多发性骨髓瘤、恶性黑色素瘤和卵巢癌）的治疗中，同时具有副作用（如黑色素沉着）

E. 博来霉素可插入DNA并与亚铁离子反应产生自由基，诱导DNA断裂，抑制肿瘤细胞在细胞周期G2期积累，从而治疗口腔癌、肺癌、生殖器癌和胶质瘤。偶见皮肤色素沉着

解析：达沙替尼是一种酪氨酸激酶抑制剂，可抑制淋巴细胞定向激酶（LOK）活性，用于治疗慢性粒细胞白血病和费城染色体阳性的急性淋巴细胞白血病。作为一种酪氨酸激酶抑制剂，它可以引起色素减退，特别是在长期使用这种药物治疗白血病的黑种人患者中。

病例3.7

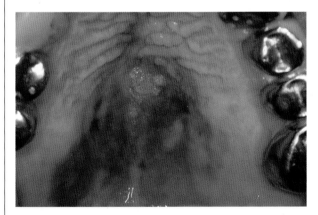

图3.7

主诉：男性，64岁，失聪，发现腭部棕色病损就诊。

现病史：多年前在一次口腔检查中发现该病损，无症状，近3个月来，自觉病损变大，结节增多。

既往史：听力完全丧失（早产所致），胃溃疡（抗酸治疗，饮食控制）。近期体检未查见严重疾患。已戒烟，否认饮酒史。近亲均没有类似口腔病损。

口腔检查：身材瘦削的白种人，根据Fitzpatrick皮肤类型量表评估为皮肤色素沉着Ⅲ级，硬腭中部见棕色素沉着（图3.7）。病损中央色素沉着较深，周缘较浅。未发现口腔、其他黏膜和皮肤出现色素沉着，未发现局部淋巴结肿大。

问题1：该患者腭部色素沉着的可能诊断是什么？

A. 黑色素瘤

B. 固定性药疹

C. 深部血管瘤

D. 痣

E. 含铁血黄素沉着症

答案：

A. 错误

B. 错误

C. 错误

D. 痣是良性的、孤立的、单发或多个的无症状病变，由基底层内的痣细胞积聚而成，位于皮下或黏膜下层。痣在唇、颊、腭、舌或牙龈上呈扁平或微突起的结节状病变，颜色从苍白到深棕色、灰色、黑色或蓝色不等，主要根据痣细胞的位置和病程而定

E. 错误

解析： 患者否认系统性疾病史或药物摄取史，据此可排除铁沉积（含铁血黄素沉着症）和固定性药疹所致的色素沉着。此外，病损持续时间长，没有严重并发症，结合临床特点（触诊时无出血及局部淋巴结肿大）可排除首次就诊时怀疑的黑色素瘤，因此活检是唯一的验证方法。

问题2： 下列哪一个是最常见的口腔黑色素细胞痣？

A. 蓝痣

B. 黏膜内痣

C. 交界痣

D. 复合痣

E. 良性幼年黑素瘤

答案：

A. 错误

B. 黏膜内痣是口腔中最常见的痣（＞65%），可出现在口腔内任何部位，呈面积小

（＜1cm）、棕色、圆顶状病变。这种类型的痣是由痣细胞聚集在棘层下层和基底层形成的，没有异型性或黑色素瘤转化倾向

C. 错误

D. 错误

E. 错误

解析： 口腔痣是一种良性肿瘤，多见于30岁以上的患者（后天发生），偶见于患者出生时（先天性，与多种遗传病有关）。黏膜内痣是最常见的类型，其次是蓝痣（16%~35%）、复合痣（6%~16.5%）和交界痣（3%~6%）。

问题3： 黑色素细胞和痣细胞有什么区别？

A. 形态

B. 部位

C. 起源

D. 组织结构

E. 功能

答案：

A. 痣细胞小、圆、暗，黑素细胞不规则、树突状突起、胞质大、颗粒多。树突状突起也存在于一些蓝痣中

B. 黑素细胞位于上皮的基底细胞中，而痣细胞则位于黏膜下层的顶部和底部

C. 错误

D. 黑素细胞是基底细胞中的单个细胞，而痣细胞常成群存在，每群多达30~40个

E. 黑素细胞产生黑色素以吸收太阳辐射，而痣细胞的作用尚不清楚

解析： 这两种细胞都可能都起源于神经嵴细胞。神经嵴迁移到表皮，位于毛囊和基底层，最终成熟成为黑素细胞。痣细胞起源于表皮-真皮交界处的黑素细胞，有时增殖并迁移到真皮或黏膜下层。

病例3.8

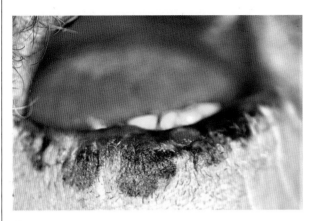

图3.8

主诉：男性，70岁，发现下唇广泛棕色损害就诊。

现病史：1年前，患者发现下唇有一处小的色素沉着斑，近3个月来逐渐增大至覆盖整个下唇（图3.8）。

既往史：前列腺癌（8年前行根治性前列腺切除术），3年前出现轻度心脏病急性发作［进行冠状动脉搭桥术、抗凝治疗、胆固醇药物和血管紧张素转化酶（ACE）抑制剂治疗］。长期吸烟（＞40支/天），饮酒（最多葡萄酒5杯/餐），心脏病发作前常去钓鱼。家族史阴性。

口腔检查：下唇唇红处见一处面积较大棕黑色素沉着，浅表，唇红缘模糊，累及邻近颏部皮肤，呈圆叶状，颜色较浅。病损中央见一处溃疡，最大径0.8cm，唇内侧黏膜见3处小的色素性卫星灶，可查见2处颏下淋巴结与1处左颌下淋巴结肿大。皮肤及其他黏膜上未发现色沉着。

问题1：该疾病最有可能的诊断是什么？

A. 晒斑

B. 光化性唇炎

C. 唇部发绀

D. 吸烟性黑素沉着

E. 雀斑型恶性黑色素瘤

答案：

A. 错误

B. 错误

C. 错误

D. 错误

E. 雀斑型恶性黑色素瘤好发于老年患者，尤其是长期暴露在紫外线辐射下的70~80岁的老年人。主要累及暴露于阳光的皮肤处，面积广泛，边界不规则，直径大（＞4mm），着色不均匀，伴色素病变（恶性雀斑）。该患者70岁，吸烟酗酒，酷爱钓鱼（完全暴露在阳光下），唇部色素沉着不均一，从深棕色到浅棕色不等，目前的病变可能起源于既往的色素沉着

解析：除雀斑型恶性黑色素瘤外，长期暴露在阳光下还可引起其他病变，如晒斑和光化性唇炎。晒斑是一个（直径＜1cm）良性色素病变，而光化性唇炎主要累及北美和亚洲人，造成较广泛的唇和皮肤损害，有较小的恶化风险。发绀和吸烟性黑素沉着很容易排除，发绀呈深蓝色，与血液中的脱氧血红蛋白水平密切相关，而吸烟性黑素沉着多见于颊侧牙龈和下唇内侧黏膜。

问题2：下列哪种/哪些检查对于雀斑型恶性黑色素瘤的临床诊断没有帮助？

A. 活体组织检查

B. 皮肤镜

C. 病损摄影

D. PET扫描

E. CT/MRI

答案：

    A. 错误

    B. 错误

    C. 摄影有助于对痣的定位，但对伴淋巴结转移（SLM）的色素性病变的诊断无帮助。通过比较不同时期拍摄病损照片，有助于临床医生辨认可疑痣的形态、结构和颜色的任何变化，并发现早期黑色素瘤

    D. 错误

    E. 错误

解析：皮肤镜拥有高质量的放大镜和强大的照明系统，是鉴别可疑黑色素瘤病变和炎症性皮肤病的有用工具。活体组织检查是临床确诊黑色素瘤的必需手段，而CT/MRI可以发现可能的转移灶（局部/全身）。PET扫描可显示全身存在的活动性疾病。

问题3：治疗雀斑型恶性黑色素瘤最佳方法是什么？

    A. 冷冻疗法

    B. 放疗

    C. CO_2激光治疗

    D. 咪喹莫特乳膏

    E. 外科手术

答案：

    A. 错误

    B. 错误

    C. 错误

    D. 错误

    E. 手术是最好的治疗方法，沿肿瘤边缘扩大切除9mm时复发率最小（＜10%）

解析：其他手段创伤较小，但复发率较高。CO_2激光治疗不能有效贯穿整个病变（深度或大小）。咪喹莫特乳膏可能导致色素减退，从而造成误诊，延误治疗。

病例3.9

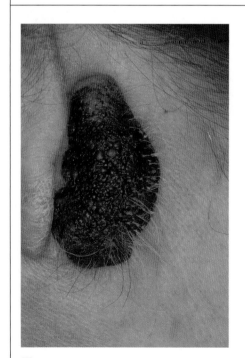

图3.9

主诉：女性，56岁，发现右耳后深棕色损害就诊。

现病史：童年时即发现该病变，青春期时病损变大，颜色变深，此后稳定。

既往史：轻度高血压、高脂血症和抑郁，分别采用ACE抑制剂、氟伐他汀、饮食控制和心理治疗。鼻部皮肤曾患基底细胞癌，2年前行手术切除。既往每天2~5支烟，无饮酒史。近亲没有类似的棕色病变。

检查：右耳后皮肤上见一处深棕色的椭圆形病变，最大径为3.5cm，界限清晰，表面见结节，质软，颜色独特，间杂少许毛发（图3.9）。除了背部的几个小痣外，未见其他类似病变。

问题1：诊断是什么？

    A. 色素基底细胞癌

    B. 黑棘皮瘤

C. 先天性黑色素痣

D. 黑色素瘤

E. 神经皮肤黑变病

答案:

A. 错误

B. 错误

C. 先天性黑色素痣表现为面部皮肤上的黑色素沉着,界限清晰,呈结节状、颜色特异、含毛发、体积大(直径>3.5cm)、发病早(多出生时即患病)。后天性黑色素痣通常数量众多,体积小(<1cm),在青春期或青春期晚期患病

D. 错误

E. 错误

解析: 虽然该损害是先天性的,缺乏中枢神经系统(CNS)黑素细胞肿瘤的证据可排除神经皮肤黑变病。触诊时未发现硬结或出血,病损不对称,颜色特异,无卫星灶,可排除黑色素瘤。另一种主要影响女性皮肤(尤其是面部)的良性色素病变是黑棘皮瘤,但黑棘皮瘤多累及深肤色的女性(>30岁),其组织学特征是上皮细胞和痣细胞增殖。

问题2: 除发病年龄外,先天性痣和后天性痣有什么区别?

A. 大小

B. 皮肤分布范围

C. 颜色

D. 转化为黑色素瘤的风险

E. 痣细胞定位

答案:

A. 后天性痣比先天性痣小。先天性痣可以是小型的(<2cm)、中型的(>2cm但<20cm)或巨大的覆盖身体的整个部分,如脸、背或腿部

B. 错误

C. 错误

D. 错误

E. 先天性痣细胞通常位于真皮深处,在神经血管束内

解析: 两种类型的痣均可在皮肤和口腔黏膜中被观察到,属于良性色素沉着,颜色从棕色到深黑色不等。两者均无症状,无黑色素瘤的特征[不对称、边界、颜色、直径及发展规律(ABCDE)]。只有巨大的先天性痣转化成黑色素瘤的风险增大,需密切监测。

问题3: 对于先天性黑色素痣来说,除了手术切除外,还有哪些选择?

A. 光疗

B. 皮质醇霜

C. 化学剥脱法

D. 高压氧

E. 磨皮术

答案:

A. 错误

B. 错误

C. 化学剥脱法,用三氯乙酸或酚诺尔溶液可以减轻痣的颜色,但会引起局部皮肤刺激

D. 错误

E. 磨皮术涉及局部切除颜色变浅的、巨大的先天性痣,但可能遗留瘢痕

解析: 光疗是皮肤定期暴露于紫外线中,通过刺激痣细胞并产生黑色素,用于治疗治疗银屑病,但不能用于祛痣。高压氧可治疗紫外线辐射导致的皱纹。类固醇被用于治疗痣周围的湿疹,而非痣本身。

病例3.10

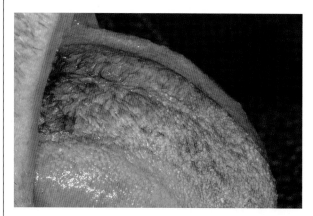

图3.10a

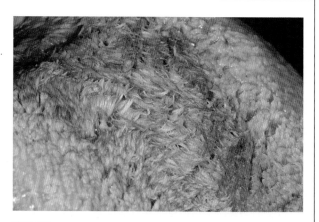

图3.10b

主诉：学生，22岁，发现舌部棕色色素沉着就诊。

现病史：2周前，因左下颌智齿冠周炎采用抗菌治疗，随后舌背变成棕色。

既往史：除每年发作2～3次复发性阿弗他溃疡外，未出现其他任何严重疾病。近期除使用抗生素和氯己定漱口水外，无其他用药史。每天抽10～15支雪茄，经常嚼薄荷味口香糖。

口腔检查：舌背见棕色色素沉着（图3.10a），伴丝状乳头增生（图3.10b）。舌背中份色素沉着较明显，伴轻度口臭。用木片刮擦舌背可部分缓解，口腔及其他黏膜未见类似病损。

问题1：该疾病的诊断是什么？

　　A. 假膜型念珠菌病

　　B. 棕毛舌

　　C. 毛状白斑

　　D. 薄荷所致口腔黏膜炎

　　E. 吸烟性色素沉着

答案：

　　A. 错误

　　B. 棕毛舌是毛舌的一种类型，表现为丝状乳头增生。该疾病好发于口腔卫生不良的、焦虑的年轻人，通常伴吸烟，并服用抗生素（其是甲硝唑），或定期使用强效漱口水，如同上述病例中的年轻人

　　C. 错误

　　D. 错误

　　E. 错误

解析：假膜型念珠菌病病损为白色或乳白色，累及除舌外的其他口腔黏膜，用力可拭去，遗留红色创面。毛状白斑好发于免疫缺陷患者，表现为舌缘的白色病损，不可拭去，不累及舌背。薄荷所致口腔黏膜炎不局限于舌，可累及所有接触薄荷的部位。雪茄可能造成棕色色素沉着，是由于丝状乳头中的尼古丁污渍或牙龈黑色素细胞产生的黑色素造成的，从而导致吸烟性色素沉着。

问题2：该疾病的主要诊断依据是什么？

　　A. 口腔检查

　　B. 病史

　　C. 微生物培养

　　D. 活体组织检查

　　E. 过敏原检测

答案：

A. 口腔检查见舌背棕色损害

B. 询问既往用药史，吸烟、饮酒习惯，有助于临床医生确定毛舌的可能危险因素

C. 错误

D. 错误

E. 错误

解析：虽然微生物培养和活体组织检查显示丝状乳头内有多种产色细菌和念珠菌，但这些技术费用昂贵、耗时，且似乎不能影响该疾病临床进程，因此未被广泛应用。

问题3：棕毛舌常伴发哪些症状呢？

A. 瘙痒

B. 口内金属味

C. 打嗝

D. 疲劳

E. 恶心

答案：

A. 错误

B. 口内金属味是棕毛舌患者的一种常见症状，由过度吸烟、酗酒或使用强效漱口水导致舌部乳头改变（增殖或凋亡延迟）所引起

C. 错误

D. 错误

E. 错误

解析：舌苔厚腻有时会引起局部刺激，引起恶心、打嗝，甚至瘙痒，特别是焦虑的患者易出现。

4

口臭
Malodor

口臭，又称口腔异味，是一种令人不愉快的气味，常导致患者严重担忧并影响其生活质量。口臭源于各种挥发性气体的释放，可能是食物分解过程中产生的气体释放或是气味物质经周围循环的释放。真性口臭很容易被其他人感知，假性口臭则相反。大多数真性口臭源于口腔疾病（＞85%），其余可继发于鼻腔、鼻窦、咽喉、肺、胃、胰腺和肝脏等处疾病。假性口臭常见于严重焦虑、抑郁或强迫症患者。口臭治疗的基本原则是寻找病因并对症治疗（图4.0a和b）。表4列出了口臭常见病因。

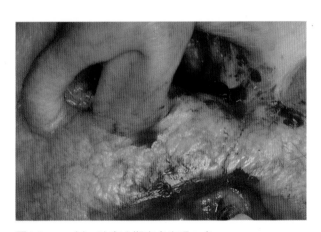

图4.0a 一例口腔癌晚期患者出现口臭

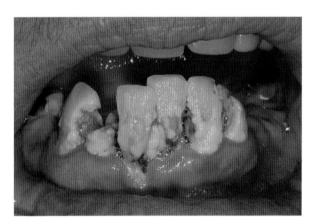

图4.0b 一例口腔卫生欠佳患者出现口臭

表4 与口臭有关的常见和重要疾病　　　　　　　　　　　　　　　　　（续表）

口臭

- 物理因素
  - 食物或饮料
    - 洋葱/大蒜
    - 食品添加剂
    - 香料
    - 酒精
  - 食物或饮水缺乏
    - 饥饿或脱水
  - 习惯
    - 吸烟
    - 酗酒
- 局部因素
  - 口腔相关
    - 龋齿
    - 急性溃疡性牙龈炎
    - 冠周炎
    - 慢性牙周炎
    - 慢性牙槽脓肿
    - 骨相关
      - 骨坏死
      - 骨髓炎
    - 药物性颌骨坏死（由双膦酸盐、地诺单抗、贝伐单抗引起）
    - 干槽症
    - 坏疽
    - 窦道、瘘管
    - 鼻窦炎
    - 寻常型天疱疮（PV）
    - 唾液腺炎
    - 肿瘤
  - 咽/食管相关
    - 扁桃体炎

口臭

- 食管感染
  - 胃食管反流
  - 食管憩室
- 肿瘤
- 系统性疾病
  - 肝脏
    - 肝衰竭
  - 肾脏
    - 肾衰竭
  - 肺
    - 感染
    - 支气管扩张
    - 肿瘤
  - 胃肠道
    - 胃反流
  - 中枢神经系统
    - 颞叶癫痫
    - 颞叶肿瘤
    - 妄想症
  - 代谢性疾病
    - 三甲基胺尿症
- 药物
  - 与口干有关药物
    - 抗组胺药物
    - 利尿剂
    - 麻醉剂
    - 抗抑郁药物
    - 抗充血剂
    - 降压药物
    - 抗精神病药物

病例4.1

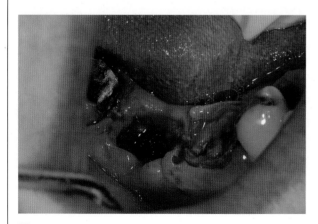

图4.1

主诉：女性，65岁，拔牙后出现口臭和剧痛。

现病史：拔除严重损坏的下颌第二磨牙后（拔牙过程较困难）即出现疼痛，之后疼痛逐渐加剧，并放射至同侧上颌磨牙和耳部。拔牙后第4天，口腔出现恶臭，至今无缓解。

既往史：否认系统疾病史及用药史，偶因牙痛于口腔科就诊。有吸烟史（＞25支/天）。

口腔检查：拔牙窝周围充血，其余口腔黏膜未见异常。拔牙窝空虚，拔牙窝内部分牙槽骨暴露，覆盖残渣和唾液（图4.1）。疼痛源于拔牙窝，探诊时疼痛加重。拔牙窝内散发腐败性恶臭，未见牙槽脓肿、面部肿胀或颈部淋巴结疾病。口腔卫生不佳，伴大量龋齿和残根。

问题1： 患者口臭的原因是什么？

    A. 牙脱位

    B. 肺癌

    C. 干槽症

    D. 转移性肿瘤

    E. 药物性颌骨坏死

答案：

    A. 错误

    B. 错误

    C. 干槽症或牙槽骨炎症是拔牙术后最常见的并发症，表现为拔牙窝内空虚，可能由于血凝块不完全形成、分解或移除所致。空虚拔牙窝内易继发感染，炎性产物激活疼痛、味觉和嗅觉受体，从而引起疼痛、味觉障碍和口臭

    D. 错误

    E. 错误

解析： 根据口腔及头部无严重创伤，可排除牙脱位。根据病程短，可排除肺癌和转移性肿瘤。根据该患者用药史，故可排除药物性颌骨坏死。

问题2： 导致该疾病的主要诱因是什么？

    A. 预先存在的感染

    B. 贫血

    C. 口腔卫生不良

    D. 吸烟

    E. 维生素缺乏

答案：

    A. 预先存在的炎症会引起血凝块发炎并溶解

    B. 错误

    C. 口腔卫生状况不良可促进致病菌在拔牙窝内繁殖，导致血凝块发炎和溶解，进而出现牙槽骨坏死

    D. 吸烟的吸吮动作易导致拔牙窝内血凝块脱落，且尼古丁可引起局部血管收缩，从而延缓拔牙创愈合

    E. 错误

解析： 重度贫血，特别是铁或维生素缺乏所致的贫血，可导致组织呈持续低氧状态，延缓伤口愈合，增加局部感染的风险，也可导致血凝块分解。

问题3： 未经处理的干槽症会出现哪些并发症？

    A. 无

    B. 骨髓炎

    C. 生活质量下降

    D. 恶性转化风险增加

    E. 三叉神经麻痹

答案：

    A. 错误

    B. 骨髓炎是一种由各种细菌或真菌引起的急性或慢性上下颌骨骨髓感染性疾病，多继发于创伤或拔除困难牙后，很少继发于干槽症

    C. 干槽症的特点是剧烈疼痛，可影响患者工作和社交活动，降低其生活质量

    D. 错误

    E. 错误

解析： 局部慢性刺激可促进口腔癌的发生，而干槽症不会引起口腔癌，因为干槽症为急性炎症性疾病，无足够时间来刺激组织发生恶性转化。干槽症很少引起致病菌扩散，不会引发三叉神经受压和功能障碍。

病例4.2

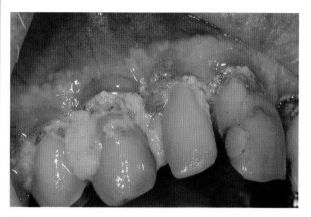

图4.2

主诉：男性，68岁，在使用唑来膦酸治疗肺癌脊柱转移前来评估口腔状况和口臭。

现病史：1个月前，患者因背痛就诊，临床医生发现患者口臭。口臭持续存在，早晨和夜间加重，与饮食无关。

既往史：有高血压、呼吸系统疾病，2年前确诊慢性支气管炎和左肺癌，采取手术切除（肺叶切除），近期发现脊柱转移。确诊肺癌后即戒烟、戒酒。

口腔检查：龋齿和牙周炎，牙周袋深度为4~8mm，龋洞内聚集大量牙菌斑和食物碎屑（图4.2）。未见其他口腔病变。口臭严重，带有腐烂味，令人厌恶。肿瘤科医生认为，剧烈疼痛和活动困难与患者肿瘤脊柱转移有关。

问题1：患者出现口臭的原因是什么？

A. 吸烟

B. 口腔卫生不良

C. 脊柱转移癌

D. 降压药

E. 牙周炎

答案：

A. 错误

B. 成熟牙菌斑中聚集大量厌氧菌，厌氧菌分解食物碎屑后释放出大量挥发性分子，导致出现口臭

C. 错误

D. 错误

E. 错误

解析：吸烟会导致口臭，但该患者2年前已戒烟。脊柱转移癌可导致疼痛、活动困难，但不会引发口臭。口臭与慢性牙周炎、一些降压药物有关，但该患者出现口臭并非源于此，因为患者口臭病程仅1个月。

问题2：哪种挥发性气体是患者口臭的主要原因？

A. 酒精

B. 脂肪酸

C. 胺类

D. 硫化合物

E. 尼古丁

答案：

A. 错误

B. 碳水化合物发生厌氧降解可产生丁酸、戊酸和丙酸等脂肪酸挥发性气体，进而导致口臭

C. 错误

D. 硫化合物如甲基硫醇、硫化氢和甲基硫醚是导致该患者出现口臭的原因

E. 错误

解析：由于患者已经戒烟、戒酒数月，因此口臭不是由酒精代谢和烟草释放的胺类等挥发性气体引起的。

问题3：下列哪些挥发性物质含有与口臭有关的硫？

A. 半胱氨酸

B. 蛋氨酸

C. 异亮氨酸

D. 组氨酸

E. 缬氨酸

答案：

A. 半胱氨酸是一种含硫的非必需氨基酸，存在于富含蛋白质的食物中，如肉类和鸡蛋。胱氨酸和半胱氨酸在巯基酶阳性菌的作用下被

分解，释放挥发性很高的气体H_2S

B. 蛋氨酸和半胱氨酸是在口臭中起重要作用的两种含硫氨基酸（半胱氨酸 > 蛋氨酸）

C. 错误

D. 错误

E. 错误

解析： 其他氨基酸不含硫成分，在细菌降解食物过程中不产生硫。

病例4.3

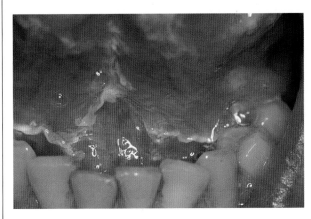

图4.3

主诉： 女性，38岁，口腔出现白色病损和严重口臭1个月。

现病史： 在接受肾移植手术前，牙医发现患者口内出现白色损害。1年多前，患者丈夫首先发现患者出现口臭，近5个月来，肾脏疾病逐渐恶化，口臭也逐渐加重。

既往史： 已婚，健康状况不佳，因高血压、贫血、高钙血症和肾盂肾炎反复发作继发慢性肾衰竭，目前采用血液透析和药物治疗部分缓解。

口腔检查： 身材瘦削，皮肤呈黄色至棕色，面部和腿部水肿，口底、舌缘和颊黏膜见有大量不可拭去的白色病损（图4.3）。口内散发难闻的鱼腥味。

问题1： 下列哪种疾病与患者口内鱼腥味有关？

A. 糖尿病控制不佳

B. 肠梗阻

C. 肾功能不全

D. 苯丙酮尿症

E. 酒精性酮症酸中毒

答案：

A. 错误

B. 错误

C. 肾功能不全是病因。肾功能不全与血液和唾液中尿素和氮浓度过高有关，上述成分降解会释放出一些易挥发的气体——典型鱼腥味。肾衰竭患者通常伴发口干症，口干症也可加重口臭

D. 错误

E. 错误

解析： 与口臭相关的疾病众多，不同口臭类型与不同疾病相关。1型和2型糖尿病、酒精性酮症酸中毒患者口臭为果味；苯丙酮尿症患者口内可散发老鼠味；肾功能不全患者口内可出现鱼腥味；肠梗阻患者口内可出现粪便气味。

问题2：除尿素外，下列哪些因素可导致慢性肾病（CKD）患者口内出现鱼腥味？

    A. 唾液流量减少

    B. 透析治疗类型

    C. 病程（急性、慢性）

    D. 口腔卫生状况不佳

    E. 电解质失衡

答案：

    A. CKD患者常伴（受刺激和未刺激的）唾液流量减少，从而导致口内积聚产尿素细菌。尿素是鱼腥味的基本成分

    B. 错误

    C. 错误

    D. 口腔卫生不佳会导致细菌积聚，改变生物膜基质的pH，引发龋齿和牙龈炎。上述因素可间接导致出现口臭

    E. 错误

解析：口臭与肾衰竭严重程度有关，而与透析时间或类型（腹膜透析、血液透析）无关。电解质失衡在肾衰竭患者中较常见，但与口臭无关。

问题3：鱼腥味口气的主要成分是什么？

    A. 酮类

    B. 胆碱

    C. 甲胺类

    D. 丙酮

    E. 二氧化碳

答案：

    A. 错误

    B. 错误

    C. 甲胺（一甲胺、二甲胺、三甲胺）是尿毒症毒素的主要成分，通过透析不能有效去除，是导致出现鱼腥味口气的重要原因

    D. 错误

    E. 错误

解析：在血糖未得到有效控制的糖尿病患者中，葡萄糖代谢途径因胰岛素合成降低而受阻，能量代谢主要通过脂肪代谢途径，进而产生大量丙酮和其他酮类代谢物。二氧化碳是呼出空气的主要成分，其在各种条件或疾病中会发生变化，但与鱼腥味无关。

病例4.4

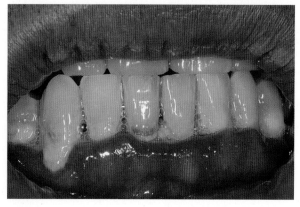

图4.4

主诉：男性，23岁，出现牙龈疼痛和口臭。

现病史：10天来，牙龈持续疼痛，伴流涎、金属样味觉及粪便样口臭。

既往史：否认系统疾病史，缺乏蛋白质和新鲜蔬菜摄入。自去年失业后，吸30余支烟/天。

口腔检查：牙龈充血，龈乳头坏死，覆盖白色假膜（图4.4）。牙龈探诊疼痛，伴流涎、金属样味觉及口臭。除了轻微的颈淋巴结炎外，口内未见其他病变。

问题1：患者出现口臭的原因是什么？

    A. 吸烟

    B. 慢性龈炎

    C. 急性坏死性龈炎

    D. 营养不良

    E. 浆细胞龈炎

答案：

    A. 错误

    B. 错误

    C. 急性坏死性龈炎是口臭原因，其特点是牙龈疼痛和龈乳头坏死，进而导致金属味觉和口臭

    D. 错误

    E. 错误

解析：年轻患者的口臭可能是慢性或急性的，多与局部因素有关，而非系统性疾病所致。局部因素包括口腔感染，尤其是牙龈炎，咽喉炎，吸烟、饮酒和暴饮、暴食等不良习惯所致的口腔卫生不良。并非所有类型牙龈炎均会导致口臭。浆细胞牙龈炎的特点是游离龈和附着龈内聚集大量成熟浆细胞，但不会导致龈乳头坏死和口臭。慢性龈炎和吸烟往往导致慢性口臭，而非急性口臭。营养不良常导致脂肪降解和酮的释放，因此长期营养不良会导致口臭。该患者自失业起即出现饮食不均衡，故不是近期出现口臭的原因。

问题2：下列哪些情况与该牙龈问题有关？

    A. 轻度糖尿病

    B. 毒品（海洛因）成瘾

    C. 艾滋病

    D. 维生素缺乏

    E. 呼吸道疾病

答案：

    A. 错误

    B. 毒品（海洛因）和其他药物成瘾者常忽视口腔卫生，而口腔卫生不佳是急性坏死性龈炎（ANG）的主要易感因素

    C. HIV病毒引起的免疫缺陷常与急性坏死性龈炎（ANG）等多种口腔疾病有关，尤其是当血液中的CD4$^+$淋巴细胞数低于200个/μL时

    D. 多种维生素缺乏症，尤其是营养不良引起的维生素B$_{12}$和维生素C缺乏症，可通过影响DNA合成、细胞成熟、免疫微环境，从而在急性坏死性龈炎等牙周病中发挥重要作用

    E. 错误

解析：尽管吸烟是呼吸道疾病和急性坏死性龈炎等牙周疾病的重要原因，但急性坏死性龈炎也常见于口腔卫生不佳、心理压力较大、免疫抑制、严重糖尿病控制不佳的年轻人。慢性呼吸道疾病常累及老年人群，逐渐危及其生命，但不会引发该类型牙龈炎。

问题3：导致急性坏死性溃疡性龈炎（ANUG）的致病微生物是什么？

    A. 密螺旋体属

    B. 梭杆菌属

    C. 月形单胞菌属

    D. 链球菌

    E. 嗜酸乳杆菌

答案：

    A. 密螺旋体属是一组螺旋状细菌，在梅毒、牙周病、牙髓病等多种疾病的发病过程中起着重要作用

    B. 梭杆菌属是位于口咽部的杆状厌氧菌，可引起多种人类疾病，如急性坏死性龈炎、其他牙周病、皮肤非典型性溃疡和血栓性静脉炎（勒米尔综合征）

    C. 月形单胞菌属属于厌氧菌，呈弧形或新月

形，主要从人类口腔中分离出来，在急性坏死性溃疡性龈炎和其他牙周病中起着至关重要的作用

D. 错误

E. 错误

解析：链球菌属包括一大群革兰染色阳性菌，主要定植于口腔内，与龋病有关，而牙周病无关。嗜酸乳杆菌也是革兰染色阳性菌，属于阴道微生物，不引起急性坏死性溃疡性龈炎。

病例4.5

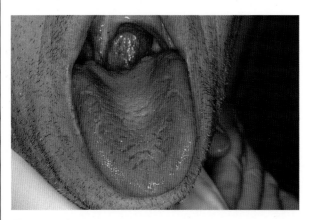

图4.5

主诉：男性，46岁，自觉口臭1.5年。

现病史：离婚期间首次发现口臭，近6个月加重。口臭常发生于白天，患者自觉口臭明显，但其近亲并未察觉。患者同时感觉体臭，严重影响社交。

既往史：最好的朋友在5年前因肺癌去世，患者因此恐癌，否认其他系统性疾病史及用药史，否认吸烟史及饮酒史。

检查：中年男性，体健，无呼吸系统及胃部疾病。口腔卫生状况良好，牙列完整，牙龈健康，无龋齿，无严重口腔疾病（图4.5）。患者捏住鼻子后从嘴里呼出空气无异味。嗅觉无异常。

问题1：患者口臭的原因是什么？

A. 晨起口臭

B. 口臭恐惧症

C. 吸烟

D. 药物

E. 口腔卫生不良

答案：

A. 错误

B. 原因是口臭恐惧症，尽管旁人不能察觉其口臭。该情况持续存在，在刷牙或咀嚼口香糖时略有改善，导致患者在白天反复刷牙和咀嚼口香糖

C. 错误

D. 错误

E. 错误

解析：其他原因导致的口臭易被接近患者的人察觉，但该病例不符合。晨起口臭只出现在健康人群，刷牙或进食早餐即消失。患者不吸烟或吸毒，且口腔卫生良好，进一步证实了该患者患口臭恐惧症。

问题2：该患者还可能出现下列哪些症状？

A. 金属味觉

B. 烧灼感

C. 口干

D. 口腔疼痛

E. 瘙痒

答案：

A. 味觉异常（如金属味觉）是严重焦虑症患者的常见症状，尤其是口臭恐惧症患者

B. 烧灼感是灼口综合征患者的常见症状，患者常自觉口臭

C. 口干是重度压力、抑郁症和口臭恐惧症患者的常见症状

D. 口腔疼痛是严重抑郁和焦虑患者的症状，有时伴口臭恐惧症

E. 瘙痒是由多种因素引起的面部和身体皮肤的慢性瘙痒，焦虑症起重要作用，有时还伴有口臭恐惧症

问题3： 下列哪些情况与该疾病有关？

A. 忧郁症

B. 脑部肿瘤

C. 强迫症

D. 嗅觉牵涉综合征

E. 帕金森病

答案：

A. 忧郁症属于躯体症状障碍，其特征是持续恐惧未确诊的疾病，常出现口臭

B. 错误

C. 强迫症的特点是慢性、无法控制思想活动（担心口臭或细菌感染）和不断重复某种行为

D. 嗅觉牵涉综合征是一种精神疾病，患者常常感受到让人不舒服的（实际不存在的）体味

E. 错误

解析： 帕金森病和脑部肿瘤患者常出现易被他人觉察到的口臭，主要因为口干、口腔卫生差和治疗的副作用（药物或手术）引起。

病例4.6

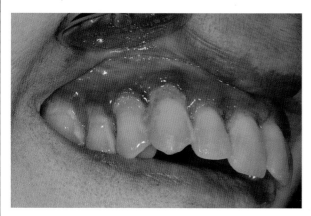

图4.6

主诉： 女性，67岁，口内出现多处大疱，疱易破裂，遗留疼痛性溃疡，伴口臭。

现病史： 1年前，口底及颊黏膜见松弛性小水疱，咀嚼后疱易破溃，形成散在的疼痛性溃疡，伴口臭。

既往史： 2个月前确诊慢性淋巴细胞白血病，

经氟达拉滨、环磷酰胺、利妥昔单抗联合血浆置换后缓解。

口腔检查： 腭、口底和颊黏膜见多处浅表糜烂及残留疱壁。牙龈充血肿胀，探诊出血（图4.6），尼氏征阳性。口腔卫生差，可见龋齿和牙周病。牙龈活检显示：棘层松解，上皮内疱形成，直接和间接免疫荧光阳性。口内有腐烂水果味，持续数日。

问题1： 导致该患者口臭的主要原因是什么？

A. 增殖型天疱疮

B. 副肿瘤性天疱疮

C. 良性黏膜类天疱疮

D. 龋齿

E. 牙周炎

答案：

A. 错误

B. 副肿瘤性天疱疮是导致该患者口臭的原因。该患者具有血液性恶性肿瘤病史，口腔内大量溃疡，易滋生大量致病细菌，进而产生挥发性气体造成口臭

C. 错误

D. 错误

E. 错误

解析：寻常型天疱疮、类天疱疮及副肿瘤性天疱疮所致的口臭往往难以区分，应根据患者的临床表现、组织学特征、免疫学特征及是否伴严重系统疾病来鉴别为哪种大疱性疾病。口臭也可来源于慢性牙周炎、龋齿、刷牙不充分。

问题2：下列哪些肿瘤与该大疱性疾病最密切相关？

    A. 癌

    B. 非霍奇金淋巴瘤（NHL）

    C. 胸腺瘤

    D. 肉瘤

    E. 黑色素瘤

答案：

    A. 错误

    B. NHL是最常见的血液肿瘤，与副肿瘤性天疱疮关系密切

    C. 错误

    D. 错误

    E. 错误

解析：上述肿瘤通常早于副肿瘤性天疱疮口腔病损的出现，最常见的肿瘤是非霍奇金淋巴瘤，其次为慢性淋巴细胞白血病、癌、肉瘤，最后是黑色素瘤。

问题3：下列哪些自身抗体（Abs）是副肿瘤性天疱疮的特征抗体？

    A. 抗桥粒芯蛋白1抗体

    B. 抗桥粒芯蛋白3抗体

    C. 抗平滑肌抗体

    D. 抗中性粒细胞胞浆抗体

    E. 抗黏着斑蛋白抗体

答案：

    A. 错误

    B. 与副肿瘤性天疱疮的发病机制有关的是抗桥粒芯蛋白3抗体，而非抗桥粒芯蛋白1抗体

    C. 错误

    D. 错误

    E. 包斑蛋白（210kDa）、周斑蛋白（190kDa）和桥斑蛋白（250kDa）在副肿瘤性天疱疮的发病机制中发挥重要作用

解析：在落叶型天疱疮中可检测到抗桥粒芯蛋白1抗体，但在副肿瘤性天疱疮中很少检出。抗平滑肌抗体和抗中性粒细胞胞浆抗体不存在于副肿瘤性天疱疮中，但在自身免疫性肝病和坏死性血管病变中起重要作用。

病例4.7

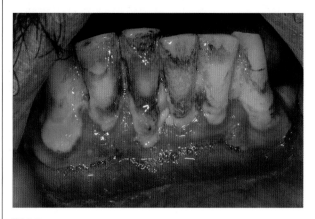

图4.7

主诉：男性，37岁，自觉口腔出现驱蚊剂气味。

现病史：2个月前，医生首先发现该患者呼吸中有强烈的丙酮气味，并试图帮助其戒酒。

既往史：5年前确诊酒精中毒，近2个月来接受双硫仑治疗，否认其他系统疾病史及用药史。

口腔检查：牙龈炎，牙列缺损，余留牙覆着牙结石、成熟的牙菌斑及食物碎片（图4.7）。口内出现强烈的丙酮样气味，在检查过程中气味未消退。

问题1：该患者出现口臭的主要原因是什么？
A. 酗酒
B. 口腔卫生不佳
C. 龋病
D. 牙龈疾病
E. 药物诱导

答案：
A. 错误
B. 错误
C. 错误
D. 错误
E. 该患者口臭由双硫仑引起。双硫仑可通过抑

制乙醛脱氢酶和饮酒后产生宿醉效应来治疗酒精中毒。该药物代谢后导致血液中丙酮浓度升高，丙酮最终转移到肺泡并排出体外，从而产生特殊气味

解析：与双硫仑导致的丙酮样气味不同，牙周炎引起的口臭有一种慢性的持续的果味。口腔卫生不佳、龋齿和饮酒造成的口臭是暂时性的，可以随刷牙、牙体修复和戒酒而消失。

问题2：下列哪些药物代谢后会导致口臭？
A. 青霉胺
B. 缬沙坦
C. 三聚乙醛
D. 四环素
E. 二甲基亚砜

答案：
A. 青霉胺是治疗类风湿关节炎的首选药物，在其降解过程中可释放富含硫化氢的物质，从而引起臭鸡蛋味口臭
B. 错误
C. 静脉注射三聚乙醛用于治疗癫痫危象，可产生刺鼻气味
D. 错误
E. 二甲基亚砜（DMSO）是一种抗炎、抗氧化药物，用于治疗间质性膀胱炎。二甲基亚砜可被代谢成二甲基硫醚，其在血液中稳定存在，可以气体形式释放到体外，形成大蒜味恶臭

解析：四环素类抗生素广泛应用于治疗各种细菌感染性疾病，包括痤疮，可引起金属味觉。缬沙坦是一种血管紧张素 II 阻滞剂，用于治疗高血压，可导

致口干，但不引起口臭。

问题3：下列哪些药物可引起大蒜样口气？

    A. 甲基硫醇

    B. 硫化氢

    C. 氨

    D. 烯丙基硫醇

    E. 烯丙基甲基硫醚

答案：

    A. 错误

    B. 错误

    C. 错误

    D. 烯丙基硫醇是血液中的小分子物质，当其在肺泡中达到一定浓度时，可以引起大蒜样口气

    E. 烯丙基甲基硫醚是一种含硫有机化合物，化学式为$CH_2–CHCH_2SCH_3$，代谢后可释放出大蒜样气体

解析：硫化氢、甲基硫醇或氨分别散发出特征性的腐烂水果气味、辛辣气味以及令人不愉快的气味。

病例4.8

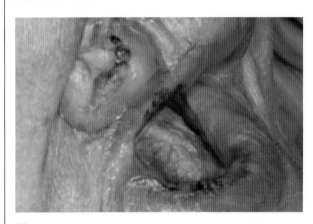

图4.8

主诉：男性，81岁，因硬腭–上颌前牙牙龈癌接受放化疗后出现口臭及剧烈疼痛。

现病史：6个月前，行腭部肿瘤切除术后出现口腔疼痛，在放化疗第3周结束时，疼痛加重，治疗全程出现腐烂水果样口臭。

既往史：老年患者，恶病质，近期罹患较严重的口腔癌，目前正在接受治疗。患高血压和呼吸衰竭，通过药物和戒烟控制。

口腔检查：右口角皮肤可见一个巨大溃疡，质硬，边缘隆起（图4.8）。溃疡延伸至邻近牙槽黏膜和硬腭，右侧鼻部皮肤浸润。口腔黏膜见广泛浅表性溃疡（Ⅲ级黏膜炎症），伴口干、口臭、进食困难。

问题1：导致患者口臭的原因可能是什么？

    A. 难以控制的口腔癌

    B. 黏膜炎

    C. 口干症

    D. 营养不良

    E. 口呼吸

答案：

    A. 广泛的口腔癌病损及局部组织坏死促使大量厌氧菌繁殖，并产生强烈的挥发性气体，这些气体很容易被患者及其近亲察觉

    B. 黏膜炎会造成刷牙困难，有利于产生口臭的致病菌繁殖

    C. 口干症通过多种途径导致口臭。在口干环境下，唾液的机械清洗作用下降，唾液中的各种抗菌成分（酶、免疫球蛋白）减少，因此口干症有利于各种口臭相关细菌生长。放疗可导致大小唾液腺损伤，进而引起口干症，并加重因黏膜炎引起的吞咽困难

D. 因黏膜炎影响进食和吞咽，故该患者出现营养不良，导致肝脏分解脂质和蛋白质，并释放酮进入血液。当这些物质输送到肺部时，则会出现腐烂水果气味

E. 错误

解析：口呼吸会导致暂时性口干和口臭，随进食及刷牙可迅速消散。

问题2：除口腔癌外，下列哪些疾病可导致恶病质？

A. 获得性免疫缺陷综合征

B. 糖尿病

C. 神经性厌食症

D. 恶性营养不良

E. 甲状腺功能亢进

答案：

A. 艾滋病患者表现为消瘦、肌肉萎缩、疲劳、虚弱和食欲不振（恶病质的典型特征）

B. 错误

C. 错误

D. 错误

E. 错误

解析：控制不佳的糖尿病和甲状腺功能亢进患者表现为脂肪和肌肉代谢增加，体重减轻。神经性厌食症为因严重营养不良导致能量不足，典型临床表现

为肌肉萎缩，恶性营养不良是由于蛋白质摄入不足引起的。

问题3：口腔黏膜炎病损中可分离出下列哪些病原体？

A. 念珠菌

B. 铜绿假单胞菌

C. 单纯疱疹病毒

D. 溃疡分枝杆菌

E. 梅毒螺旋体

答案：

A. 放化疗破坏上皮屏障，改变宿主免疫微环境，导致白色念珠菌、光滑念珠菌、克柔念珠菌和热带念珠菌在黏膜炎性病损处定植

B. 大肠埃希菌和铜绿假单胞菌为革兰阴性菌，在口腔黏膜炎病损处数量增多

C. 患者免疫功能下降，可使真菌和病毒（如念珠菌和疱疹病毒）在口腔黏膜炎病损处得以生长

D. 错误

E. 错误

解析：溃疡分枝杆菌是一种生长缓慢的分枝杆菌，感染皮肤和皮下组织，但不感染口腔黏膜，可引起溃疡性结节/斑块和其他溃疡性病变。梅毒螺旋体可造成梅毒性溃疡，而不导致口腔黏膜炎。

病例4.9

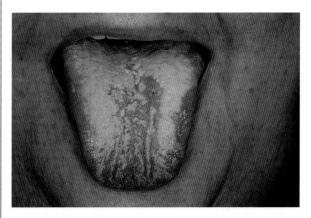

图4.9

主诉：女性，62岁，出现口臭。

现病史：4天前，患者丈夫首先发现患者口臭，晨起严重，进食和刷牙后略有缓解。同期出现口腔和喉咙的发热性病毒感染。

既往史：糖尿病，轻度高血压，通过药物和日常锻炼控制。去年罹患肺炎，遂戒烟。

口腔检查：舌苔呈黄白色、厚腻，部分可被刮除（图4.9），伴喉咙痛、鼻塞、轻度发热（＜38℃）和颈部淋巴结肿大。口腔卫生不佳，可摘局部义齿不贴合，口臭。

问题1：导致患者出现口臭的主要原因是什么？
A. 毛舌
B. 鼻塞
C. 口呼吸
D. 发热引起口干
E. 损坏的义齿

答案：
A. 口臭主要是由于舌背上大量厌氧菌降解食物残渣和坏死上皮细胞所致，在上呼吸道病毒感染性疾病中常见
B. 错误
C. 错误

D. 错误
E. 错误

解析：口腔干燥可促进某些细菌生长，包括造成口臭的细菌，但该患者口干程度并不严重，因为患者口呼吸和发热并不严重。口腔卫生不良及义齿不适合可加重口臭，但该患者的口臭仅出现在发热期。

问题2：下列哪些疾病与该疾病的临床特征相似？
A. 急性假膜型念珠菌病
B. 黑毛舌
C. 毛状白斑
D. 扁平苔藓
E. 地图舌

答案：
A. 急性假膜型念珠菌病，即鹅口疮，也会导致舌背出现易被刮除的白色病损，引起刺痛或灼热感，其下方黏膜充血发红
B. 错误
C. 错误
D. 错误
E. 错误

解析：其他可累及舌背的白色病损，如扁平苔藓和毛状白斑常持续存在，而地图舌常为一过性的。上述疾病的症状和临床特征不尽相同，但均不导致口臭。因为该患者的舌苔是白色而非黑色，丝状乳头长度正常，故可排除黑毛舌。

问题3：下列哪些情况会出现毛舌？
A. 猩红热
B. 感冒
C. 干燥综合征
D. 慢性肺炎

E. 增殖型念珠菌病

答案：

A. 猩红热是一种由链球菌引起的急性感染性疾病，舌背出现白色假膜，舌乳头发炎导致舌背逐渐转变为草莓状外观，伴喉咙痛、发热、腺体肿大以及全身砂纸皮疹

B. 感冒是一种上呼吸道急性病毒感染性疾病，表现为喉咙痛、流涕、白毛舌，并伴寒战、发热、咳嗽、肌肉酸痛和疲倦

C. 错误

D. 错误

E. 错误

解析： 干燥综合征、慢性肺炎和增殖型念珠菌病常与毛舌有关，但病因、临床表现或病程不同。

病例4.10

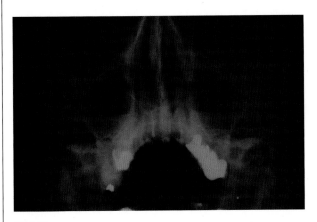

图4.10

主诉： 女性，58岁，出现上颌牙痛及口臭。

现病史： 3周前，罹患重感冒后出现上颌磨牙区持续隐痛，冷热刺激不加重。嗅觉和味觉部分丧失，伴口臭，晨起严重，刷牙可缓解，进食无缓解。

既往史： 超重，花粉过敏（使用抗组胺喷雾控制）。3周前服用对乙酰氨基酚片治疗流感，否认其他用药史。否认吸烟史及饮酒史，不进食辛辣食物。

口腔检查： 口腔黏膜和牙列状况良好，口内可见大量冠修复体和填充物，但牙髓活力测试结果正常。磨牙周围轻微压痛，伴鼻塞、鼻腔分泌物、颈淋巴结轻度肿大以及腐烂味口臭。实验室检查：血液生化检查正常。鼻窦X线：两个上颌窦的下1/3

见阴影（图4.10）。鼻中隔，其余鼻窦及牙齿均正常。1年前曾出现类似的疼痛，使用广谱抗生素后缓解。

问题1： 该患者出现口臭的原因是什么？

A. 囊性纤维化

B. 真菌性鼻窦炎

C. 上颌窦异物

D. 上颌窦恶性肿瘤

E. 慢性鼻窦炎

答案：

A. 错误

B. 错误

C. 错误

D. 错误

E. 慢性鼻窦炎的特点是慢性鼻窦感染，产生的大量带有臭味的黏液，并排到喉咙后部。感染性黏液的气味与呼出的空气混合在一起，造成口臭

解析： 口臭也可见于深部真菌感染（主要为曲霉菌或毛霉菌感染）和各种鼻窦恶性肿瘤，但上述疾病仅累及部分患者（免疫缺陷或未得到控制的糖尿病），并出现严重的骨骼和软组织病损，而该患者

未出现上述表现。囊性纤维化是导致鼻窦感染的常见病因，且与支气管感染、胰腺功能不全和肠道吸收不良有关。鼻窦异物通常仅累及一个鼻窦，常与手术或头部创伤有关。

问题2：慢性鼻窦炎若未经治疗可出现哪种危及生命的并发症？

    A. 周围骨或软组织感染

    B. 视觉障碍

    C. 嗅觉丧失/味觉丧失

    D. 脑膜炎

    E. 鼻窦恶性肿瘤的风险增加

答案：

    A. 错误

    B. 错误

    C. 错误

    D. 脑膜炎很罕见，却是最危险的并发症，是由鼻窦感染扩散至脑部所致

    E. 错误

解析：未经控制的上颌窦感染蔓延到邻近的软组织或骨，导致蜂窝织炎或骨髓炎。嗅神经和视神经感染会引起部分或完全嗅觉异常，甚至视力障碍。然而，上述并发症均不会危及患者生命。

问题3：下列哪些原因与鼻腔分泌物无关？

    A. 变应性鼻炎

    B. 急性鼻窦炎

    C. 感冒或流感

    D. 胃食管反流

    E. 药物治疗

答案：

    A. 错误

    B. 错误

    C. 错误

    D. 胃食管反流是胃酸从胃反流到喉咙，患者感觉鼻后部异物感及发酸

    E. 错误

解析：变应性鼻炎、急性鼻窦炎和感冒常导致鼻部腺体分泌黏液增多，患者自觉液体在喉部聚集。少部分降压药和避孕药会导致鼻腔后部分泌更多的清亮液体。

5

肌肉功能障碍（张口受限/麻痹）
Muscle Deficits（Trismus/Paralysis）

　　肌肉功能障碍非常常见，可累及所有年龄段患者，可导致身体肌肉无力、疼痛甚至瘫痪，严重影响患者的生活质量。肌肉功能障碍可能是先天性的，在早期出现，如肌肉萎缩症；或在后期出现，即获得性的（后天性的）。获得性肌肉功能障碍可能是由于局部创伤引起的肌肉收缩增加或过度使用，肌肉组织常伴有炎性细胞、肿瘤细胞以及新的纤维组织浸润。咀嚼肌过度收缩会导致开口度降低（牙关紧闭症）和头面部肌肉（特别是控制面部表情或舌运动的肌肉）暂时性或永久性无力，导致面瘫或舌下神经麻痹（图5.0a和b）。

　　表5罗列了肌肉功能障碍最常见和最重要的病因。

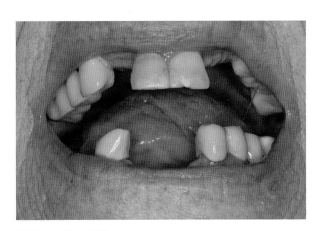

图5.0a 张口受限

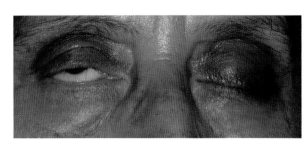

图5.0b 面瘫

表5 肌肉功能障碍最常见和最重要的病因 （续表）

- 由运动神经核上方或下方的脑部病变引起
  - 血管相关
    - 脑卒中
    - 局部缺血
    - 川崎病（Kawasaki disease）
  - 肿瘤
    - 脑肿瘤
  - 外伤
    - 大脑性麻痹
- 周围神经
  - 神经相关
    - 神经损伤所致面瘫
    - 贝尔面瘫（Bell's palsy）
    - 莫比乌斯综合征
    - 糖尿病
    - 结缔组织疾病
    - 赖特综合征（Reiter's syndrome）
    - 病毒感染
      - 疱疹
      - 逆转录酶病毒
      - 格林-巴利综合征（Guillain-Barré syndrome）

- 与邻近的神经组织相关
  - 细菌；感染
    - 中耳炎
    - 肉毒中毒
    - 麻风病
    - 莱姆病
  - 中耳疾病
    - 胆脂瘤
    - 恶性（肿瘤等）
    - 乳突炎
  - 腮腺疾病
    - 创伤
    - 肿瘤
  - 肉芽肿性疾病
    - 克罗恩病
    - 口面部肉芽肿
    - 梅尔克森-罗森塔尔综合征（Melkersson-Rosenthal syndrome）
    - 结节病（黑福特综合征）
- 肌肉
  - 肌肉疾病
  - 牙关紧闭症
  - 麻痹

病例5.1

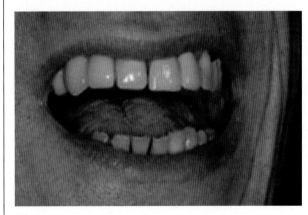

图5.1

主诉： 男性，43岁，牙关紧闭5天求诊。

现病史： 右下颌第二磨牙龋坏后，伴发剧烈疼痛和肿胀，次日觉张口疼痛，牙关紧闭，张口度逐渐缩小至18mm。

既往史： 10岁时行扁桃体切除术，25岁行阑尾切除术，否认结缔组织疾病、过敏史、吸毒或其他手术史。由于高糖摄入量，口内大量龋齿，曾行充填修复。近期无局部创伤史。

口腔检查： 上、下中切牙之间测量到的张口度仅为18mm（图5.1），给全口检查造成困难。右下颌第二磨牙严重龋坏伴牙周脓肿，肿胀弥漫并延伸到口底、舌扁桃体，同侧颞下颌关节（TMJ）持续疼痛，热刺激和张口时加剧。右侧下颌下淋巴结肿大，伴触痛。

问题1： 引起张口受限的原因是什么？

A. 牙源性感染

B. 颞下颌关节紊乱

C. 局部创伤

D. 破伤风

E. 类风湿关节炎

答案：

    A. 患者出现牙关紧闭的原因是牙源性感染，细菌感染从坏死的牙髓、牙周和冠周组织扩散到咀嚼间隙。该疾病需立即治疗，否则可能引起感染扩散，导致颈部蜂窝织炎或纵隔炎

    B. 错误

    C. 错误

    D. 错误

    E. 错误

解析： 颞下颌关节紊乱、类风湿关节炎、破伤风和局部创伤等引起的牙关紧闭临床特征各不相同。首先，在颞下颌关节紊乱中，牙关紧闭可伴发疼痛，但可疑牙齿的周围无炎症反应；而在关节炎患者中，除颞下颌关节外，许多关节都具有炎症反应伴晨僵。因该患者近期无面部或牙齿创伤史，故可排除破伤风或创伤后痉挛，痉挛见于除咬肌以外的众多肌肉中。

问题2： 下列哪个/哪些特征与牙关紧闭相关？

    A. 微笑障碍

    B. 疼痛

    C. 发热

    D. 咀嚼或吞咽障碍

    E. 下颌痉挛

答案：

    A. 错误

    B. 开口运动时可出现疼痛

    C. 错误

    D. 咀嚼肌收缩导致咀嚼或吞咽过程很困难

    E. 下颌痉挛是一种常见的暂时性或永久性痉挛，严重影响日常生活

解析： 感染（牙源性或非牙源性）性牙关紧闭患者可出现发热。与面瘫类似，参与牙关紧闭的主要肌群是咀嚼肌，而非面部表情肌。

问题3： 下列哪种面部间隙感染不导致牙关紧闭？

    A. 下颌骨周围间隙

    B. 咀嚼间隙

    C. 头部间隙

    D. 咀嚼肌间隙

    E. 阔筋膜间隙

答案：

    A. 错误

    B. 错误

    C. 错误

    D. 错误

    E. 阔筋膜是大腿的深筋膜，它的作用是紧密包裹大腿肌肉

解析： 颌周（下颌下/舌下/头部）和咀嚼间隙（咀嚼下、翼下颌和颞侧）在牙源性感染传播导致牙关紧闭的过程中起着重要的作用。

病例5.2

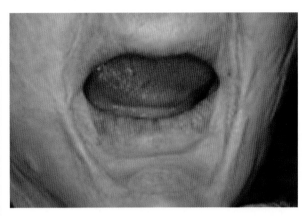

图5.2

主诉：女性，72岁，因张口受限，取戴义齿困难就诊。

现病史：患者此前佩戴可摘局部义齿，在拔除最后一颗下磨牙后，改换全口义齿，牙槽软组织不够丰满，全口义齿不贴合，逐渐觉张口受限。

既往史：轻度高血压和脊柱骨关节炎（通过运动、特殊饮食和药物，如缬沙坦和非甾体抗炎药控制）。儿童时期因碰触沸水出现面部大面积烫伤。

口腔检查：面部见烫伤后瘢痕，呈面具样面容。下牙槽黏膜萎缩，部分口腔黏膜出现创伤性溃疡，余口腔黏膜未见异常。面部皮肤无弹性，面部表情扭曲。局部未见明显感染灶，晨起张口度16mm，张口受限，伴轻微疼痛（图5.2）。随着下颌运动增加，张口度可达到20mm。

问题1：该患者出现牙关紧闭的原因是什么？

A. 烫伤后瘢痕形成

B. 骨关节炎

C. 创伤性溃疡

D. 局部感染

E. 药物

答案：

A. 烫伤导致弹性纤维组织被非弹性纤维组织取代，直接影响面部皮肤弹性和咀嚼肌功能，导致张口受限（牙关紧闭）

B. 错误

C. 错误

D. 错误

E. 错误

解析：口腔软组织的创伤性溃疡（如牙槽黏膜）不会引起任何可扩散到面部间隙的严重局部感染，故不会导致牙关紧闭。据报道，脊椎（非颞下颌关节）骨关节炎且使用非甾体抗炎药和缬沙坦等药物的患者未出现肌肉收缩或牙关紧闭。

问题2：下列哪些方法可有效减少面部瘢痕引起的牙关紧闭？

A. 瘢痕按摩

B. 运动疗法

C. 应用皮肤保湿剂

D. 全身使用抗生素

E. 全身使用类固醇

答案：

A. 瘢痕按摩可通过打破纤维之间的牢固结合和促进组织液交换来进行组织重塑，主要包括交叉摩擦和肌筋膜释放。按摩时可施加温和的压力，也可用维生素E或婴儿油涂抹皮肤和瘢痕周围组织，甚至在某些情况下可使用不锈钢工具进行多方向摩擦

B. 小幅度的伸展和弯曲运动有助于重塑瘢痕组织

C. 皮肤保湿剂有面霜、软膏、膏体和油剂等剂型，包含有水、油、草药提取物和甘油等成分，这些成分可通过多种机制滋润和重塑瘢痕组织

D. 错误

E. 错误

解析：全身使用抗生素和类固醇不能预防或改善瘢痕。在瘢痕疙瘩内注射类固醇或博来霉素等抗生素可通过减少炎症、增加胶原分解和减少胶原生成来软化瘢痕。

问题3：该患者面部瘢痕属于哪种类型？
- **A.** 瘢痕疙瘩
- **B.** 广泛增生性瘢痕
- **C.** 广泛伸展性瘢痕
- **D.** 挛缩性瘢痕
- **E.** 成熟瘢痕

答案：
- **A.** 错误
- **B.** 错误
- **C.** 错误
- **D.** 挛缩性瘢痕是皮肤烧伤造成的瘢痕，这些瘢痕尚未完全成熟，常导致外形改变和功能障碍
- **E.** 患者面部也能见到成熟瘢痕，即嘴角周围的浅色和扁平的瘢痕

解析：瘢痕疙瘩（线性和增生性）、广泛增生性瘢痕和广泛伸展性瘢痕的特征是增生伴瘙痒，常见于手术后，而不是烧伤后。

病例5.3

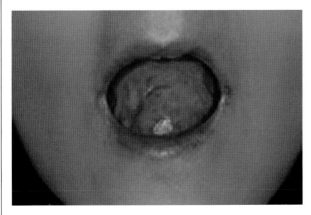

图5.3

主诉：女性，20岁，因左上颌第三磨牙疼痛和开口受限就诊。

现病史：6天前，龋坏的左上颌第三磨牙处疼痛，放置丁香酚棉球后疼痛缓解，2天前，出现张口受限。

既往史：10岁时即患范科尼贫血，2年前罹患舌鳞状细胞癌，即行手术治疗，术后14个月复发，再次手术。否认吸烟史及酗酒史，有夜磨牙。

口腔检查：患者身材矮小、皮肤色素沉着，开

口度16mm（图5.3）。口腔检查见慢性龈炎、大量龋齿、口干症以及舌体萎缩。左上颌第三磨牙龋坏，活力测试证实急性牙髓炎。无既往外伤史，未见舌癌复发征象。

问题1：该患者出现张口受限的原因是什么？
- **A.** 牙周感染
- **B.** 范科尼贫血
- **C.** 舌癌手术
- **D.** 颞下颌关节紊乱
- **E.** 局部麻醉

答案：
- **A.** 错误
- **B.** 范科尼贫血（FA）是一种遗传性疾病，患者以小头畸形和小口畸形为特征
- **C.** 舌癌手术可使邻近组织活动受限和纤维化，进而导致张口度降低
- **D.** 错误
- **E.** 错误

解析：该患者的牙髓炎仅局限于牙髓内，尚未扩散到咀嚼间隙中，因此不会引起张口受限。虽去除第三磨牙龋坏组织时采用局部麻醉，但是与张口受限无关，因为在之前已出现张口受限。颞下颌关节紊乱很易排除，因而无相关症状。

问题2：该患者张口受限可出现哪些并发症?

A. 增加口腔复查困难

B. 呼吸困难

C. 社交障碍

D. 机会性感染

E. 出血倾向增加

答案：

A. 张口受限增加口腔检查难度，特别是舌部后份和咽喉部

B. 患者的舌癌手术导致舌体控制能力下降，张口受限导致咀嚼和进食困难，增加液体或固体食物进入气道（吸入性）的风险，从而诱发吸入性肺炎

C. 小口畸形和张口受限减小了口腔共鸣空间，导致吐词不清，影响社交

D. 错误

E. 错误

解析：范科尼贫血的特征是进行性骨髓衰竭导致再生障碍性贫血，进而诱发出血性疾病（如瘀点和瘀斑）以及机会性感染。而张口受限不会伴发机会性感染和出血性疾病。

问题3：除张口受限外，范科尼贫血患者还可出现什么临床表现?

A. 口腔色素沉积

B. 牙齿异常

C. 剥脱性龈病损

D. 口腔溃疡

E. 创伤性血疱

答案：

A. 在范科尼贫血患者中，皮肤、牙龈和颊黏膜色素沉着非常常见

B. 牙齿异常（如小牙、牛牙症、牙釉质发育不全、牙齿变色、牙发育不全）在范科尼贫血患者中偶有报道

C. 错误

D. 全血细胞减少的范科尼贫血患者可出现非典型溃疡和复发性口腔溃疡

E. 错误

解析：虽然范科尼贫血可引起牙龈炎/牙周炎，但不会导致剥脱性龈病损。在口腔黏膜、皮肤及其他黏膜常出现瘀斑，但不易出现创伤性血疱。

病例5.4

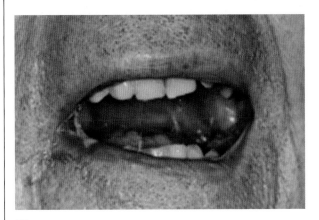

图5.4

主诉：男性，69岁，接受口咽癌放疗期间张口度减小就诊。

现病史：在该患者治疗肿瘤的4周内，张口度由最初的22mm减少至17mm，伴口腔黏膜炎Ⅲ级、唾液黏稠，疼痛明显。

既往史：胃炎频发，用奥美拉唑和特殊饮食治疗；慢性支气管炎，危重时以氧气、抗生素和支气管扩张剂治疗。3个月前，右侧扁桃体后方出现口咽鳞状细胞癌，经手术切除肿瘤原发灶后，进行了35次放疗和5次顺铂化疗。吸烟40余年（＞2包烟/日），酗酒40余年（烈酒＞5杯/日）。

口腔检查：张口度17mm，口内特别是放疗侧黏膜见多处浅表溃疡，疼痛明显（图5.4）。颈部皮肤见红斑、干燥脱屑。

问题1：该患者出现张口受限的主要原因是什么？

- **A.** 口腔癌局部浸润
- **B.** 放疗的副作用
- **C.** 口干症
- **D.** 外科手术
- **E.** 口腔黏膜炎

答案：

- **A.** 口腔癌可浸润颞下颌关节周围的咀嚼肌和组织，造成下颌活动受限和张口受限
- **B.** 放疗导致癌症和邻近组织破坏、纤维化，进而影响开口度。组织纤维化的程度与放疗的次数和剂量密切相关
- **C.** 错误
- **D.** 外科手术切除肿瘤灶后，需利用皮瓣进行重建，可导致瘢痕形成和张口受限
- **E.** 口腔黏膜炎患者可伴发严重疼痛，导致患者不愿张口，影响开口度

解析：口干症可使进食或吞咽困难，加重口腔黏膜炎症状，但不导致张口受限。严重的口腔黏膜炎和继发感染可导致张口受限。

问题2：头颈癌患者出现张口受限的易感因素是什么？

- **A.** 放疗史
- **B.** 肿瘤部位
- **C.** 放射总剂量
- **D.** 年龄
- **E.** 肿瘤分期

答案：

- **A.** 放疗可增加口腔癌患者的组织纤维化，是导致复发性口腔癌患者张口受限的原因之一
- **B.** 舌底癌、口咽癌、下颌或上颌骨癌和腮腺癌的患者更易发生张口受限，因为照射范围包含了咬肌、翼侧肌和颞下颌关节
- **C.** 当照射剂量大于60Gy时，合成胶原蛋白的速度会大幅增加，导致张口受限
- **D.** 错误
- **E.** 3期或4期口腔癌的预后较1期或2期癌差，因此在治疗方案的选择上会相对激进，手术范围更广，常导致肿瘤附近的组织严重破坏，胶原生成增多，纤维化加重，进而导致

张口受限

解析：患者的年龄不是导致张口的主要原因，但年轻患者的肿瘤往往更具侵袭性，治疗方式选择上会相对激进，可导致包括张口受限在内的严重并发症。

问题3：头颈部肿瘤患者颌骨放疗后还可能出现哪些并发症？

    A. 颌骨运动受限

    B. 放射性骨坏死

    C. 骨血管减少

    D. 骨量减少

    E. 骨折

答案：

    A. 由于咬肌和翼内肌的胶原过度生成及纤维化，放疗后颌骨运动可能受限

    B. 放射性骨坏死最重要的并发症，甚至在放疗多年后也会出现严重的骨坏死

    C. 放射线破坏骨血管组织，导致骨血管减少，是造成放射性骨坏死重要因素之一

    D. 骨细胞的破坏可导致骨量减少，但可逆

    E. 骨量明显下降会增加承受过大压力骨骼（颌骨和其他骨小梁与皮质结构比例高的骨骼）的骨折风险

病例5.5

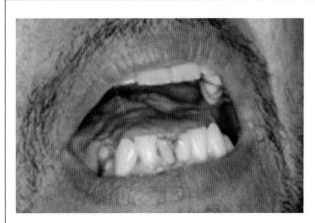

图5.5

关节及右眼肿胀，咀嚼运动受限，张口度减小（图5.5）。右下颌第一前磨牙牙折致右侧舌缘浅表割伤。口内卫生较差，余留牙均有不同程度龋坏。

问题1：造成该患者张口受限的原因是什么？

    A. 头部损伤

    B. 牙周脓肿

    C. 破伤风

    D. 下颌骨骨折

    E. TMJ紊乱

主诉：男性，42岁，打架后第2天出现张口受限伴疼痛就诊。

现病史：最大张口度12mm，下颌运动时，右侧颞下颌关节及右耳出现尖锐疼痛。自述昨晚打架时颏部受到对方撞击。

既往史：饮食习惯不健康，喜好甜食，有吸烟史（每天2包以上）及饮酒史（每天可达4瓶酒）。

口腔检查：颏部瘀斑伴明显触痛，右侧颞下颌

答案：

    A. 外力撞击颞下颌关节、下颌骨及附近咀嚼肌，导致局部形成水肿和血肿，阻碍下颌正常运动，导致张口受限

    B. 错误

    C. 错误

    D. 错误

    E. 错误

解析：因该患者的X线结果未见异常，无牙痛及牙周组织肿胀，可初步排除下颌骨骨折及牙周脓肿。根据该患者疼痛特点（尖锐性、时间短，仅累及咀嚼肌），可排除破伤风。

问题2：下列哪种面部病损会在头部损伤后立即出现？
 A. 眶周瘀斑
 B. 面部水肿
 C. 面部撕裂伤
 D. 面瘫
 E. 色素沉着

答案：
 A. 眶周瘀斑是由于头面部外伤所产生的血肿在眶周组织内累及而产生的
 B. 面部水肿是面部损伤常见的临床表现，由外力撞击导致局部微小血管破裂进而组织液外溢形成
 C. 面部撞击常导致浅表皮肤撕裂和深层皮肤受损
 D. 压迫面神经根部可能会导致感觉缺陷，即面瘫。这种情况可能是暂时性的，也可能是永久性的。患者无法控制患侧面部表情肌，无法做出各种表情（冷漠面容）
 E. 错误

解析：色素沉着不会在面部损伤早期出现，但由于慢性刺激（如创伤、慢性感染或异物沉积等），可能在创伤后期表现出来。

问题3：除牙关紧闭外，下列哪些选项是面部损伤的主要并发症？
 A. 复视
 B. 面部畸形
 C. 感觉神经损伤
 D. 流涎
 E. 脑脊液鼻漏

答案：
 A. 错误
 B. 错误
 C. 错误
 D. 错误
 E. 脑脊液鼻漏是Le Fort Ⅱ型和Le Fort Ⅲ型骨折中最常见临床表现之一，具有较高细菌感染风险，严重者会导致脑膜炎。临床上最常采用广谱抗生素治疗，并进行骨折部位固定

解析：复视是由于位于眶部悬韧带受损或者眶部、颧部骨折致眼外肌塌陷，症状持续，但一旦骨折片复位，该症状可完全缓解。通过整形和骨折固定很容易恢复原有的面部正常形态。流涎是由于吞咽困难导致的，而非唾液分泌增多导致的。三叉神经和面部神经挤压可造成感觉障碍，但这些障碍（短暂或永久）不会危及患者的生命。

病例5.6

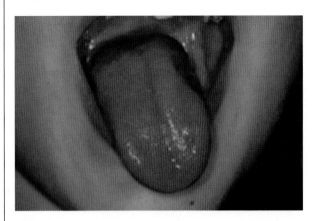

图5.6

主诉：男孩，4岁半，10天前进行舌肌麻痹评估发现异常，转诊于本科室。

现病史：患儿母亲发现患儿吐词不清，随后注意到患者左侧舌头麻痹，舌部麻痹在此后15天内逐渐消失。

既往史：5个月前，曾出现喉部柯萨奇病毒，家族史不详。舌麻痹前10天，曾接种麻疹、风疹、腮腺炎和水痘疫苗，否认头部外伤史和吸毒史。

口腔检查：伸舌左偏（图5.6）。舌体左侧出现肌无力和肌肉萎缩，并伴有构音障碍。除舌下神经外，其余颅神经及上运动神经功能未见异常。MRI和病毒学检查未见异常。

问题1：该患者出现舌头麻痹的原因可能是什么?

　　A. 特发性

　　B. 肿瘤

　　C. 疫苗诱发

　　D. 局部创伤

　　E. 感染

答案：

　　A. 错误

　　B. 错误

　　C. 四价疫苗是在患者舌头麻痹之前注射的，极有可能是病因。作为补充证据，曾经有报道脊髓灰质炎、水痘和乙型肝炎等疫苗注射导致舌和腿部无力或麻痹。这些用于预防儿童出现麻疹、腮腺炎、风疹和水痘的疫苗，实际上是通过将少量减毒病毒注入儿童体内以完成免疫的

　　D. 错误

　　E. 错误

解析：根据病史、MRI（－）、病毒学检查（－），很容易排除局部创伤、肿瘤或病毒感染。排除所有可能性后，方可诊断为特发性麻痹。

问题2：以下哪项检查有助于该疾病的诊断?

　　A. 病毒检测

　　B. 头骨X线片

　　C. 头骨/大脑MRI

　　D. 血糖检测

　　E. 颅神经功能检测

答案：

　　A. 病毒检测有助于发现当前或近期影响颅神经外周–中枢通路的病毒感染

　　B. 头骨X线片有助于发现可能压迫颅神经并导致瘫痪的骨折

　　C. 磁共振成像有助于发现肿瘤或多发性硬化症，它们可能会导致舌部麻痹

　　D. 错误

　　E. 颅神经功能检测有助于确定哪些神经出现了功能障碍

解析：血糖检测有助于诊断糖尿病及其神经病变，但不能诊断舌下神经麻痹。

问题3：该疫苗的禁忌证是什么？

A. 老年患者

B. 对疫苗成分过敏者

C. 活动性肺结核感染者

D. 孕妇

E. 接受免疫抑制治疗的患者

答案：

A. 老年患者可能曾患腮腺炎、麻疹、水痘，因此免疫接种无效

B. 对疫苗成分过敏会引起荨麻疹、水肿、流涕、注射部位红肿等

C. 疫苗接种可能会加重任何先前存在的感染，如肺结核

D. 对于胎儿来说，用活的、减毒病毒和细菌对孕妇进行免疫具有风险，临床医生应该考虑疫苗接种的风险和益处

E. 对于免疫抑制治疗的患者来说，其抗感染能力降低

病例5.7

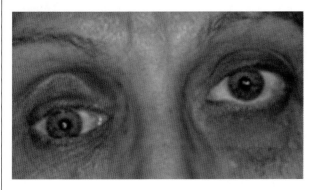

图5.7

主诉：女性，58岁，在口腔门诊进行上颌全口义齿修复时，发现单侧上睑下垂。

现病史：突发眼睑下垂，未引发视力障碍或其他不适。

既往史：4个月前，右三叉神经眼支发生水痘-带状疱疹病毒感染后，继发严重脑炎，治疗期间使用大量抗病毒药物和类固醇。否认严重的神经肌肉疾病史，否认其他药物摄入，否认近期头部受伤史，否认吸烟史及饮酒史。

口腔检查：右上颌眼睑部分下垂（2mm），瞳孔不规则，视力正常（图5.7）。面部肌肉无麻痹，面部表情和咀嚼运动未见异常。

问题1：引起该患者上睑下垂的原因是什么？

A. 头部外伤

B. 老年人

C. 眼部肿瘤

D. 重症肌无力

E. 脑炎并发症

答案：

A. 错误

B. 错误

C. 错误

D. 错误

E. 眼睑下垂是疱疹病毒感染引起脑炎后的并发症。脑炎是一种严重的脑部炎症，好发于免疫系统低下患者，由多种病毒（主要是疱疹病毒）、细菌（梅毒）、真菌（隐球菌），甚至寄生虫（弓形虫）引起。疱疹病毒感染所致脑炎较罕见，患者常伴发热、不适、头痛、眼睑下垂、复视、颈部僵硬、震颤和其他运动功能障碍，需要住院治疗

解析：上睑下垂好发于老年患者、头部受伤患者、眼部肿瘤患者或重症肌无力患者。该患者处于中

年，近期无头部受伤史，故排除老年和头部外伤这两种可能性。且在上述疾病中，因提上睑肌和睑板肌无力，上睑下垂应出现在两个眼睑，还可能同时伴有视力和肌肉骨骼等障碍。

问题2：对该患者来说，下列哪种治疗方法最好？

A. 针对主要病因的治疗

B. 整形手术

C. 理疗

D. 观察

E. 抗生素

答案：

A. 使用类固醇可减轻脑水肿，使用抗病毒药物可减轻对动眼神经上段的压迫

B. 错误

C. 理疗（如眼睑运动或局部按摩）可增强上睑肌功能，改善眼睑下垂

D. 错误

E. 错误

解析：该患者不适合采取眼部整形手术和抗生素治疗，因为她的上睑下垂轻微（2mm），且持续时间

短，排除细菌性脑炎可能性。

问题3：以下哪些检查在诊断该疾病时是必需的？

A. 脑部MRI

B. 脑脊液分析

C. 脑造影术

D. 视力检查

E. 肌电图

答案：

A. 脑部MRI可鉴别炎症和其他疾病，如肿瘤、脓肿或发育畸形等

B. 脑脊液分析可确定是否存在炎症，特别是聚合酶链式反应（PCR）分析可显示是否存在病毒或细菌DNA，找出病因

C. 错误

D. 错误

E. 错误

解析：视力检查有助于鉴别复视或其他视力问题，脑造影术和肌电图可分别监测大脑变化与肌肉功能障碍程度。

病例5.8

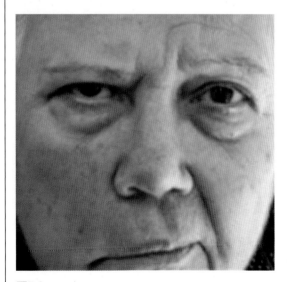

图5.8

主诉：女性，72岁，微笑困难就诊。

现病史：1周前，右侧面部出现短暂麻木，逐渐变成持续性麻木，并伴随着右侧肌肉麻痹。3周前，患者右内耳感染，行广谱抗生素治疗。

既往史：高血压，服用利尿剂和血管紧张素转化酶（ACE）抑制剂控制血压；高胆固醇血症，服用他汀类药物进行治疗。否认过敏史，否认其他骨骼肌障碍，否认吸烟史及饮酒史。

口腔检查：面部不对称，右前额无皱纹，右鼻唇沟光滑，右嘴角下垂，患者说话、吹口哨或大笑困难（图5.8）。口内未见感染或龋坏。

问题1：下列哪项是该患者面部肌肉麻痹的原因？

- **A.** 脑卒中
- **B.** 脑肿瘤
- **C.** 贝尔麻痹
- **D.** 脑外伤
- **E.** 多发性硬化症

答案：

- **A.** 错误
- **B.** 错误
- **C.** 贝尔麻痹是急性面神经麻痹的最常见原因，可以是特发性的，也可以是继发于该区域感染的（病毒或细菌）。表现为同侧面部肌肉萎缩或无力，伴面部不对称、面部无表情和皱纹。如该患者所示，口角下垂，影响饮水、饮食和吹口哨
- **D.** 错误
- **E.** 错误

解析：脑卒中和脑肿瘤不仅会导致面瘫，还会引起腿部肌肉无力、流泪、口干、味觉障碍，以及听觉过敏。由于患者缺乏其他系统性症状和近期创伤史，因此可排除脑损伤或多发性硬化症。

问题2：以下哪些因素有利于急性面神经麻痹的预后？

- **A.** 完全性神经麻痹
- **B.** 病情快速进展
- **C.** 复发史
- **D.** 早期治疗
- **E.** 存在其他运动或感觉缺陷

答案：

- **A.** 错误

- **B.** 错误
- **C.** 错误
- **D.** 面肌麻痹的早期治疗（发病后＜7天），如早期服用类固醇和抗病毒药物有助于缓解面神经炎症，使神经功能迅速恢复
- **E.** 错误

解析：存在其他感觉或运动缺陷（如听力损失）以及确诊后短时间内再次出现严重或完全瘫痪，都被认为是不利的预后因素。

问题3：通过以下哪些特征可区分上下运动神经元麻痹？

- **A.** 与病因相关的面瘫部位
- **B.** 瘫痪持续时间
- **C.** 抗生素治疗是否有效
- **D.** 异常角膜反射
- **E.** 额部褶皱

答案：

- **A.** 与病因同侧的面部肌肉麻痹见于下运动神经病变
- **B.** 错误
- **C.** 错误
- **D.** 异常角膜反射仅见于下运动神经麻痹
- **E.** 额部褶皱在下部运动神经元麻痹时消失

解析：无论持续时间长短，面神经麻痹均可分为部分性或完全性，同侧或双侧，先天性或后天性，轻度或重度。治疗时常联合类固醇和抗病毒药物，而不是抗生素。

病例5.9

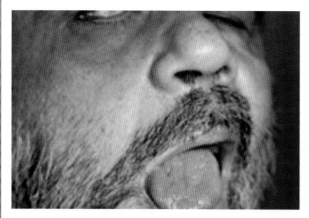

图5.9

主诉：男性，56岁，因右耳疼痛、面部和舌部肌肉麻痹就诊。

现病史：2个月以来，患者耳朵持续隐痛，伴听力障碍；1个月以来，患者右面部及右舌部肌肉逐渐出现麻痹，手臂或腿部肌肉未见异常。

既往史：10个月前确诊侵袭性口咽癌，行化疗和放疗，不久后复发，出现咽后部和内耳转移。

口腔检查：右面部瘫痪，嘴角下垂，眼睑闭合不全（贝尔现象），伸舌右偏（图5.9）。部分听力丧失，右耳内持续隐痛，数次头痛发作，腿部和手臂未见异常。

问题1：该患者出现面部及舌部麻痹的原因是什么？

　A. 格林–巴利综合征

　B. 缺血性脑卒中

　C. 多发性硬化症

　D. 化疗和放疗诱发神经炎

　E. 转移性口咽癌

答案：

　A. 错误

　B. 错误

　C. 错误

　D. 错误

　E. 转移性口咽癌可浸润或压迫面神经和舌下神经，并逐渐导致面神经和舌肌麻痹

解析：通过全身性肌肉瘫痪，急性发作（缺血性脑卒中），逐渐进展（格林–巴利综合征和多发性硬化症），刺痛、麻木、烧灼感而非肌肉麻痹（放射性神经炎）等特征可排除上述疾病。

问题2：下面哪块/些舌肌受舌下神经支配？

　A. 茎突舌肌

　B. 腭舌肌

　C. 舌骨舌肌

　D. 上纵肌

　E. 颏舌肌

答案：

　A. 错误

　B. 腭舌肌是内附肌，起源于腭腱膜，进入舌后部，受迷走神经（Ⅹ）支配

　C. 错误

　D. 错误

　E. 错误

解析：所有其他内在肌肉和所有外在肌肉都由舌下神经支配。

问题3：低剂量辐射可对舌部造成哪些影响？

　A. 肌萎缩

　B. 肌纤维化

　C. 收缩速度减慢

　D. 味蕾凋亡增加

　E. 味蕾微绒毛丧失

答案：

　A. 错误

　B. 错误

　C. 可导致舌部收缩速度可能会降低，这也取决于患者的年龄

　D. 味觉细胞在辐射后6～7天出现退化，味觉改

变则更早出现

　E. 味蕾微绒毛被辐射破坏，对味觉刺激的反应减弱

解析： 短期内接受低剂量辐射治疗的患者尚未发现肌萎缩或肌纤维化报道。

病例5.10

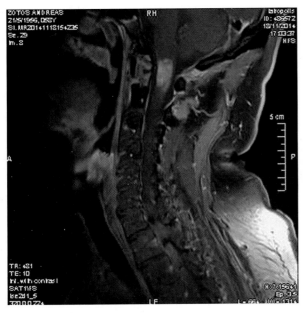

图5.10

　主诉： 男性，58岁，舌颈部复发性鳞状细胞癌（Sca；梭形细胞鳞癌）的放化疗术后5个月复诊。患者在过去的3周里，逐渐觉下肢无力。

　现病史： 4个月前，开始出现右脚移动困难、感觉障碍、下肢轻度反射亢进和伸肌手掌反射，以及腿部本体感觉丧失。

　既往史： 20年前，发现右舌缘一处小范围梭形细胞鳞癌，通过手术切除并成功植入镭。2年前，在原位出现肿瘤复发，侵袭性更强，行手术切除和一个疗程放化疗。但是术后出现颈部淋巴结的转移，故再行两个疗程的顺铂化疗和射波刀治疗，上述治疗在5个月前结束（早于腿部不适1个月）。

　口腔检查： 口内及皮肤上未见肿瘤或感染征象。由于前期的放疗，患者皮肤干燥、色素沉着、萎缩。经常出现头痛，双腿进行性无力，肌电图呈阳性。PET扫描未见肿瘤征象，脑部MRI未发现任何可能导致身体瘫痪的病变。颈部MRI显示脊髓轻度肿胀，在寰椎水平检测到一个增强区域（图5.10）。

　问题1： 该患者下肢无力的原因是什么？

　A. 口腔癌转移

　B. 脊柱创伤

　C. 放射性脊髓病

　D. 多发性硬化症

　E. 先天性脊柱血管病变

答案：

　A. 错误

　B. 错误

　C. 放射性脊髓病是一种罕见的头颈部癌症放疗后并发症（分为暂时性或永久性），是由于少突胶质细胞的破坏进而导致髓磷脂分解，逐渐形成上升感觉运动障碍。该障碍表现为刺痛或烧灼感、腿或手部麻痹，严重者在放疗后数月出现肠道或膀胱功能障碍

　D. 错误

　E. 错误

解析：患者颈部PET扫描或MRI呈阴性，故易排除口腔癌转移、其他脊柱恶性肿瘤或先天性脊柱血管病变。由于近期无头部或脊柱创伤，且脑部MRI结果不支持多发性硬化症，故而排除另外两种可能性。

问题2：下列哪项/哪些是放射性脊髓病产生的必要条件？

    A. 放射剂量

    B. 与脊柱损伤相关的放射区域

    C. 潜伏期

    D. 脊椎异常

    E. 脊柱创伤

答案：

    A. 过度放疗会导致脊椎骨髓损伤，其严重程度取决于照射剂量和放疗次数

    B. 照射野须略高于脱髓鞘脊髓区域

    C. 脊髓病在放疗后数月或数年出现

    D. 错误

    E. 错误

解析：放射性脊髓病可无既往脊柱创伤史，尽管创伤可能导致脊髓疾病。脊椎异常可能造成压力，导致脊髓水肿，但与放射性脊髓病无关。

问题3：下列哪项/哪些是放射性脊髓病的最佳治疗方法？

    A. 高压氧

    B. 肌肉松弛剂

    C. 抗生素

    D. 类固醇

    E. 物理疗法

答案：

    A. 高压氧单独或联合其他治疗对部分脊髓病患者的康复有效

    B. 错误

    C. 错误

    D. 类固醇有助于减轻脊髓水肿，可迅速改善肌无力，但持续时间短

    E. 物理疗法可帮助脊髓病患者减轻疼痛，改善肌肉功能，或逆转神经障碍

解析：抗生素可能对脊髓细菌感染有效，但对放射性脊髓病无效；因肌肉松弛剂会减少从脊髓到骨骼肌的神经传递，故可能加重腿部肌无力。

6

口面部疼痛
Orofacial Pain

口面部疼痛是影响口腔、下颌或面部的疼痛。口面部疼痛是一种症状，而不是一种疾病，其发病机制涉及许多原因，如局部原因、肿瘤、神经、血管、肌肉，甚至精神问题。口面部疼痛可以是原发性的，也可以是继发性的。

口面部疼痛影响口腔（口腔黏膜、牙齿和下颌骨），是口腔门诊最常见的就诊原因。牙体和牙周感染、口腔溃疡、肿瘤或颌骨病变以及颞下颌关节（TMJ）紊乱，甚至神经痛，都需要进行全面的医学评估，以确定最佳的治疗方法。延误诊断和不当治疗可能会导致患者长期疼痛，并对其生活造成严重影响（图6.0）。

表6列出了导致口腔面部疼痛的常见及重要因素。

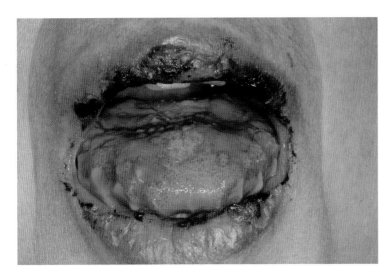

图6.0 一例移植物抗宿主病（GVHD）患者口腔黏膜溃疡引起疼痛

表6 导致口面部疼痛的常见及重要因素 　　　　　　　　　　　　　　　（续表）

- 真性疼痛
  - **局部疼痛**
    - 与牙齿相关
      - 牙萌出
        - 出牙
        - 牙齿阻生
      - 牙体缺损
        - 楔状缺损
        - 磨耗
        - 腐蚀
        - 龋齿
        - 牙隐裂
        - 冷刺激过敏
        - 牙髓炎（急性、慢性）
        - 牙脓肿
    - 与牙周组织相关
      - 炎症
        - 冠周炎
        - 牙周脓肿
        - 急性溃疡性牙龈炎
    - 与口腔黏膜相关
      - 创伤性溃疡
        - 物理因素
        - 热因素
        - 化学因素
        - 电烧伤
      - 复发性阿弗他溃疡
        - 单纯性复发性阿弗他溃疡（轻型、重型、疱疹样型）和相关的有复发性阿弗他溃疡临床表现的综合征（如白塞病、PFAPA综合征）
      - 肿瘤
        - 口腔鳞状细胞癌
      - 局部感染
        - 细菌感染
        - 真菌感染
        - 病毒感染
  - **系统因素**
    - 与皮肤病相关
      - 大疱性疾病
      - 糜烂型扁平苔藓
    - 与血液相关
      - 贫血
    - 与胃肠道相关
      - 克罗恩病
  - **来自其他解剖部位的牵涉性疼痛**
    - 邻近组织
      - 窦腔
        - 鼻窦炎
      - 唾液腺
        - 唾液腺炎
      - 关节/肌肉
        - 颞下颌关节综合征
    - 远处脏器
      - 心脏
        - 心绞痛
        - 急性心肌梗死
      - 血管
        - 偏头痛
        - 丛集性头痛
        - 颞动脉炎
      - 神经
        - 带状疱疹神经痛
        - 三叉神经痛
        - 多发性硬化症
  - **神经性疼痛**
    - 抑郁症
    - 焦虑症

病例6.1

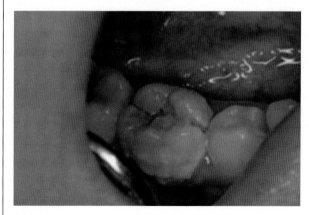

图6.1

主诉：男性，11岁，下后牙疼痛。

现病史：患者在进食一块硬糖后出现下后牙疼痛，起病急，咬合时疼痛剧烈，冷热刺激痛。

既往史：否认系统疾病史、过敏史及用药史，6岁起习惯性咀嚼硬糖，口内多颗牙齿出现问题。

口腔检查：右下颌第二乳磨牙牙体见越过中线的裂隙，深至牙髓（图6.1）。牙髓活力检测患牙对冷刺激敏感（急性牙髓炎）。未发现牙龈炎或其他口腔病变。

问题1：导致该患者疼痛的原因是什么？

A. 牙隐裂

B. 鼻窦炎

C. 三叉神经痛

D. 非特异性口腔痛

E. 急性牙周炎

答案：

A. 牙隐裂是引起患者疼痛的原因。牙隐裂好发于有磨牙习惯、紧咬或咬硬物习惯的患者，表现为后牙牙体不完全裂开

B. 错误

C. 错误

D. 错误

E. 错误

解析：根据该患者的疼痛特征（如位置、对冷刺激的敏感性和发作频率），易排除鼻窦炎，因为鼻窦炎引发的疼痛是持续性钝痛，源于上颌窦。三叉神经痛非常剧烈，具有扳机点，不好发于儿童。非典型面痛（AFP），疼痛呈弥漫性，而非固定于某区域。该患者牙龈未受累，故易排除急性牙周病。

问题2：以下哪项检查对该疾病的诊断意义较小？

A. 视诊

B. 叩诊

C. X线检查

D. 染色检查

E. 牙周探诊

答案：

A. 错误

B. 错误

C. 口腔X线检查具有局限性，因为牙隐裂线往往和X线片方向平行，因此很难检测到

D. 错误

E. 错误

解析：视诊或合并特殊染色，可发现牙隐裂线，叩诊用于检测牙髓反应，牙周探诊用于探查牙隐裂是否累及牙周膜。

问题3：牙隐裂和牙折有什么区别？

A. 位置

B. 动度

C. 变色

D. 症状

E. 牙列（乳牙或恒牙）

答案：

A. 错误

B. 隐裂牙各部分不活动，而牙折片可轻易被去除

C. 发生表浅隐裂的牙齿和有磨损或牙折的牙齿不易出现牙体变色，但在有牙髓坏死的深层隐裂的牙齿中易观察到牙体变色

D. 错误

E. 错误

解析：牙隐裂和牙折好发于下颌后牙，上颌牙及前牙少见。

病例6.2

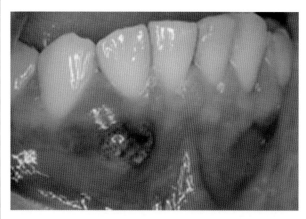

图6.2

主诉：女性，38岁，42、43牙间颊侧牙龈软组织肿胀，伴跳痛。

现病史：在牙龈肿胀的2天前，患者自觉疼痛。

既往史：患青少年糖尿病，每天使用胰岛素控制血糖。口腔卫生控制良好，仅有少许慢性牙龈问题。吸烟史（每天低于6支），偶饮酒。

口腔检查：42远中颊侧牙龈肿胀，波动感，挤压见脓液流出，表面黏膜轻度发炎伴色素沉着（图6.2），伴跳痛，叩诊或触诊时疼痛加重。患处既往曾出现类似病损，服用抗生素后缓解。无颈部淋巴结肿大和全身症状。口内X线片显示42牙槽骨垂直缺损伴牙周袋。

问题1：引起该患者疼痛的主要原因是什么？

A. 根尖周脓肿

B. 牙周脓肿

C. 冠周炎

D. 牙周外侧囊肿

E. 牙龈脓肿

答案：

A. 错误

B. 脓液在牙周袋周围组织内积聚可形成牙周脓

肿，可导致牙周韧带和牙槽骨的破坏。脓液积聚可引起跳痛，脓液积聚可引起跳痛，在咬痛和热刺激时加重，但不伴有牙髓坏死

C. 错误

D. 错误

E. 错误

解析：邻近病变部位见完全萌出的牙齿，故易排除根尖周或冠周脓肿。虽然有局部骨丢失（垂直或水平）的放射学表现，但未形成清晰的透光性病变，或大面积延伸至颌骨和其他骨骼，则可排除牙龈脓肿、牙周外侧囊肿和嗜酸性肉芽肿的诊断。

问题2：该患者首选治疗是什么？

A. 缓解疼痛

B. 脓肿引流

C. 牙髓治疗

D. 牙周手术

E. 拔除相关牙齿

答案：

A. 首先应缓解疼痛，可服用非甾体抗炎药，或短期联用抗生素

B. 通过牙周袋或切开引流可减轻压力和疼痛，加速使抗生素起效

C. 错误

D. 错误

E. 错误

解析：因为无牙髓坏死，故不需要行牙髓治疗；而牙周手术和拔牙术需在控制感染后方可进行。

问题3：若未有效治疗，该患者主要的并发症是什么？

A. 牙齿脱落

B. 感染扩散

C. 诱发三叉神经痛

D. 诱发镰状细胞危象

E. 血糖控制不佳

答案:

A. 错误

B. 感染扩散可引起广泛的蜂窝织炎或坏死性筋膜炎，需要特殊护理和长期抗生素治疗

C. 错误

D. 镰状细胞贫血患者出现牙周脓肿后可引起身体疼痛剧烈、呼吸困难、头痛或头晕，甚至黄疸（镰状细胞危象）

E. 错误

解析: 三叉神经痛是由触发区三叉神经周围神经末梢的局部压迫或异常引起的，而不是由急性牙龈炎的产物引起的。由于炎症部位较局限，炎症细胞因子水平较低，因此无法改变胰岛素的作用，尤其是在糖尿病患者中。

病例6.3

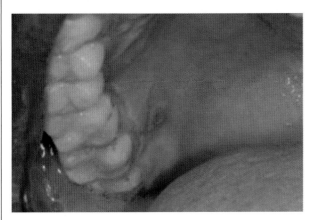

图6.3

主诉: 男性，48岁，腭部疼痛。

现病史: 最初，患者腭部疼痛剧烈、跳痛，后逐渐减轻并消退，在第一磨牙和第二磨牙之间的腭黏膜上遗留弥漫性肿胀和窦道。

既往史: 胃肠疾病史（胃食管反流和慢性胃炎），通过质子泵抑制剂、抗酸剂和适当的饮食控制。

口腔检查: 腭部弥漫性肿胀，右上颌第一磨牙和右上颌第二磨牙区域见窦道，挤分泌脓液和血液（图6.3）。两颗牙齿咬合面见树脂充填物，X线片未见根尖周病变。16牙牙髓活力测试无反应。未见口内其他病变及颈部淋巴结病肿大。

问题1: 引起该患者疼痛的主要原因是什么？

A. 急性坏死性涎腺化生

B. 双膦酸盐药物引起的骨坏死

C. 牙髓坏死引起的根尖周感染

D. 腭窦瘘

E. 放线菌病

答案:

A. 错误

B. 错误

C. 充填体通常对牙髓具有高度毒性，导致不可逆的牙髓炎和牙髓坏死，诱发根尖周炎。根尖周炎初始时表现为急性、剧烈疼痛，炎症进一步从牙髓蔓延到根尖周牙槽骨，最后形成瘘道穿出腭黏膜。牙髓活力测试阴性表明第一磨牙牙髓坏死

D. 错误

E. 错误

解析: 炎症性颌骨疾病好发于腭窦，如长期使用双膦酸盐药物引起的骨坏死或放线菌感染引起的骨坏死，但由于该患者未服用任何诱导骨坏死的药物，且未显示放线菌病的临床和放射学特征，因此很

容易被排除。腭窦瘘多由拔牙造成口-窦穿通后形成，急性坏死性涎腺化生继发于局部创伤或局部麻醉剂注射后，表现为腭部坏死性病损。该患者既无拔牙记录，也无局部创伤记录，故易排除以上两种疾病。

问题2：该疾病的哪种/哪些主要并发症可能危及患者生命？

    A. 心内膜炎

    B. 牙关紧闭

    C. 路德维希咽峡炎

    D. 蜂窝织炎

    E. 海绵窦血栓形成

答案：

    A. 错误

    B. 错误

    C. 错误

    D. 错误

    E. 牙源性感染扩散至面中份可导致局部水肿，进而血液停滞和凝结，最终形成海绵窦血栓。新生血凝块易脱落，进入血液循环中形成感染性栓子，危险性大

解析：根尖周炎扩散至周围筋膜会导致严重感染，称为蜂窝织炎，而咀嚼肌受累则会出现牙关紧闭。细菌可通过循环到达心脏，破坏心脏瓣膜，导致心

力衰竭。所有上述并发症都可用使用药物控制，延长患者寿命。路德维希心绞痛是牙脓肿的严重并发症，其特征是牙源性感染扩展至舌下/下颌下和颏下间隙，导致颈部肿胀，可能导致严重的呼吸障碍和气道阻塞风险，该情况与下颌牙坏死有关，与上颌牙坏死无关。

问题3：下列哪些因素可导致根尖周炎扩散到头颈部筋膜间隙？

    A. 患者年龄

    B. 根尖位置

    C. 牙槽骨增厚

    D. 患者口腔卫生状况

    E. 用药史

答案：

    A. 错误

    B. 相对靠近颊侧和舌侧皮质骨板来说，牙尖靠近舌侧和下颌下间隙时，感染更易传播

    C. 牙槽骨厚度也是另一个因素，因为当牙槽骨很薄时，感染更易传播

    D. 错误

    E. 错误

解析：通过年龄和用药史可初步评价患者健康状况。其次，在口腔卫生不良患者中，主要防御对象为病原菌。

病例6.4

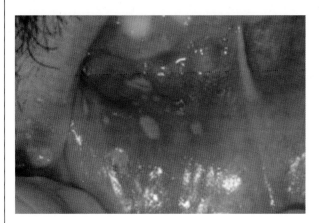

图6.4

主诉：男性，23岁，口内多处溃疡，尤其是下唇的内表面，疼痛明显。

现病史：1周前，口内出现小而疼痛的针头状红斑或溃疡，后溃疡逐渐变大，覆盖着白色假膜。

既往史：近期确诊肠易激综合征，引发几次疼痛和腹泻，现通过特殊饮食进行控制。否认其他疾病史，否认过敏史、用药史、贫血史，否认吸烟史及饮酒史。

口腔检查：口内见数处散在的、大小不等的溃疡，下唇内表面溃疡数量较多、成簇，呈红黄凹痛（图6.4）。进食酸性、咸味或辛辣食物时疼痛加剧，伴烧灼感、唾液增多和口臭。皮肤、生殖器或其他黏膜上未发现病损，无发热、全身不适或颈部淋巴结肿大。

问题1：引起该患者疼痛的主要病因是什么？

  A. 疱疹性咽峡炎

  B. 手−足−口病

  C. 复发性阿弗他溃疡

  D. 药物诱发性口炎

  E. 原发性疱疹性龈口炎

答案：

  A. 错误

  B. 错误

  C. 主要病因是复发性阿弗他溃疡。该疾病表现为在充血发红的口腔黏膜上散在出现一个或多个大小不等的疼痛性溃疡。该疾病可分为4种类型：轻型、重型、疱疹样型、系统性疾病相关型。根据溃疡数量（＞10个/簇）、位置和症状，该患者诊断为疱疹样型复发性阿弗他溃疡。肠易激综合征在此患者的复发性阿弗他溃疡发作中可能发挥了作用

  D. 错误

  E. 错误

解析：其他黏膜和皮肤未见类似病损，无发热、全身不适和淋巴结肿大，可排除手−足−口病以及原发性疱疹性龈口炎等疾病。因为患者无用药史，药物诱发性口炎很容易被排除。由于患者无腭部病变及病毒感染症状，近亲和朋友中没有类似病变史，故疱疹性咽峡炎很容易被排除。

问题2：下列哪些疾病的口腔病变与该患者口腔表现类似？

  A. 周期性中性粒细胞减少症

  B. 贫血（铁或维生素B_{12}缺乏）

  C. 白血病

  D. HIV感染

  E. Sweet综合征

答案：

  A. 错误

  B. 缺铁、叶酸或维生素B_{12}导致的贫血通常表现为萎缩性舌炎和复发性阿弗他溃疡。口腔黏膜萎缩后更易受到创伤以及各种细菌和病毒侵袭。上述因素是复发性阿弗他溃疡的重要发病因素之一，因此临床医生在接诊中老年患者时，应考虑贫血可能性

C. 错误

D. 错误

E. 错误

解析：虽然周期性中性粒细胞减少症、HIV感染和白血病（急性或慢性）等疾病常伴有口腔溃疡，但与复发性阿弗他溃疡（RAS）具有明显差异。周期性中性粒细胞减少症具有周期性（3周），而RAS周期不固定。HIV感染也可表现为口腔溃疡，某些患者的口腔溃疡与复发性阿弗他溃疡类似，但持续时间更长，且某些溃疡不规则，溃疡基底组织可见坏死。白血病患者的口腔溃疡通常疼痛轻微，但溃疡周缘无红晕，并与系统性淋巴结疾病和症状相关。在Sweet综合征中，口腔溃疡和皮肤病变出现之前常出现高热。

问题3：应首先使用以下哪种治疗来缓解患者疼痛？

A. 激光治疗

B. 冷冻疗法

C. 烧灼疗法

D. 全身应用类固醇制剂

E. 应用表面麻醉剂/防腐剂

答案：

A. 错误

B. 错误

C. 错误

D. 错误

E. 表面麻醉剂、消炎剂和抗菌药可较快速缓解疼痛，其中加入3%双氯芬酸的透明质酸凝胶效果最佳

解析：冷冻疗法、烧灼疗法，包括最近用CO_2和Nd-YAG激光均会破坏溃疡底部的周围神经末梢（坏死），可立即缓解疼痛，但这些技术只能由专业人员操作。当局部治疗无效时，可采用全身类固醇治疗。

病例6.5

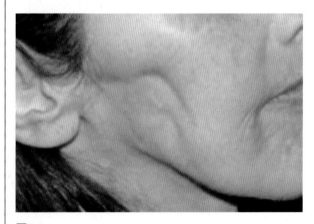

图6.5

主诉：女性，45岁，面部疼痛1年。

现病史：患者拔除龋坏的右下颌第二磨牙后开始出现疼痛，持续了2～3周后消退。6个月后，患者定期使用尼古丁口香糖后，疼痛复发。

既往史：40岁时确诊系统性硬化症，服用甲氨蝶呤、甲泼尼龙、奥美拉唑和硝苯地平。除因根尖周炎拔除磨牙外，否认外伤史及面部感染史。除近期经常使用尼古丁口香糖外，无磨牙或紧咬牙齿习惯。

检查：患者身材较瘦，面具脸，面部皮肤光滑紧致，无皱纹。局部涂抹类固醇乳膏后，右面部出现萎缩，双侧咀嚼肌触诊显示僵硬和隐痛，疼痛放射至耳侧和上颌牙区域（图6.5）。全身健康状况良好，多颗牙行充填或牙冠修复。张口受限，张口度21mm，张口时下颌骨偏向左侧。轻度口干，口内未见其他病变。X线检查未见上下颌骨炎症或感染征象。

问题1：引起该患者疼痛的主要病因是什么？

A. 茎突综合征

B. 中耳炎

C. 腮腺炎

D. 颞下颌关节紊乱

E. 下颌骨骨髓炎

答案：

A. 错误

B. 错误

C. 错误

D. 颞下颌关节紊乱是病因，其特征是咀嚼肌和颞下颌关节疼痛与功能障碍。疼痛呈钝性，定位不良，可放射到邻近的耳朵、面部、后脑勺和磨牙，疼痛可以是间歇性的，也可以是永久性的，进食或晨起时疼痛加重。该患者疼痛始于拔除下颌磨牙，因每天咀嚼尼古丁口香糖戒烟，导致疼痛加剧

E. 错误

解析：该患者无腮腺肿胀及耳部充血敏感，无发热、淋巴结炎和全身疲劳等症状，因此易排除腮腺炎和中耳炎（外部或内部）。X线片中未发现茎突延长和牙槽骨坏死，因此易排除茎突综合征和颌骨骨髓炎。

问题2：该疾病的主要临床表现是什么？

A. 咀嚼肌隐痛

B. 下颌运动异常

C. 颞下颌关节杂音

D. 头痛

E. 耳朵和牙齿牵涉性疼痛

答案：

A. 咀嚼肌隐痛是一种持续性疼痛，可能表现为咀嚼肌和关节周围面部的间歇性或持续隐痛，而在醒来、进食、偏侧运动和说话时，疼痛可能会加重

B. 下颌运动异常表现为下颌锁定、僵硬、向左或向右偏移

C. 髁突突然运动撞击在关节盘上，会在张口或闭口运动时产生特征性杂音（咔嗒声、咯吱声）

D. 错误

E. 错误

解析：颞下颌关节紊乱可出现太阳穴、眼后、后脑勺，甚至耳朵和牙齿周围的放射痛，但并非每位患者均出现这种疼痛。

问题3：下列哪种情况与该疾病有关？

A. 肠易激综合征

B. 偏头痛

C. 间质性膀胱炎

D. 纤维肌痛综合征

E. 非典型牙痛

答案：

A. 肠易激综合征与颞下颌关节紊乱有关，相较于男性，这种相关性在压力状态下的女性中更为突出

B. 颞下颌关节紊乱与偏头痛之间的联系通过三叉神经功能障碍建立，在慢性偏头痛中更为明显，在突发性偏头痛中不明显

C. 间质性膀胱炎在颞下颌关节紊乱患者中很常见

D. 纤维肌痛综合征和颞下颌关节紊乱都以慢性肌肉疼痛为特征，许多流行病学、临床表现和症状类似

E. 错误

解析：非典型牙痛和颞下颌关节紊乱有一些共同的特点，但疼痛持续时间或位置以及下颌功能上有区别。

病例6.6

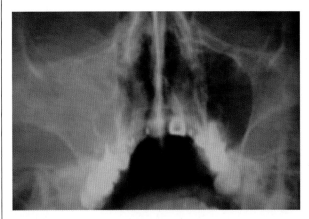

图6.6

主诉：男性，48岁，右上颌磨牙疼痛1周。

现病史：疼痛呈持续性钝痛，放射至右上颌磨牙及对应的上颌骨和面部。无冷热刺激，但随着头部向下运动、抬头并平躺时，疼痛加剧。

既往史：过敏性鼻炎、高脂血症，通过抗组胺药、饮食和他汀类药物控制，否认其他系统性疾病。口腔科就诊记录显示，患者定期随访，以维持已修复的牙齿完好。

口腔检查：健康中年男性，牙列完整，牙髓活力正常，对冷热刺激反应良好。牙髓活力测试无牙髓坏死，口内未见能够引起疼痛的原因。患者口内异味，探查发现并非口腔原因，而是因为流鼻涕和鼻塞。然而，对疑似磨牙区域面部皮肤进行触诊，疼痛缓解。口腔X线检测未见根尖周感染（图6.6）。患者鼻腔内（主要是右侧）流出厚厚的脓血性分泌物，右鼻腔黏膜充血，如鼻旁X线照片所示。

问题1：引起该患者疼痛的主要病因是什么？

- **A.** 鼻窦异物
- **B.** 急性鼻窦炎
- **C.** 鼻窦息肉
- **D.** 鼻窦恶性肿瘤
- **E.** 磨牙根尖周脓肿

答案：

- **A.** 错误
- **B.** 急性鼻窦炎是病因。它是位于一个或两个鼻窦组织的急性炎症，表现为面部隐痛、鼻塞、流鼻涕、嗅觉丧失，严重时伴有发热、疲劳、口臭和牙痛
- **C.** 错误
- **D.** 错误
- **E.** 错误

解析：患者疼痛时间短，症状不严重，故可排除鼻窦恶性肿瘤。患者X线检查见边界不规则的不透射线影像，且无创伤史及异物意外进入鼻窦，可排除鼻窦息肉和鼻窦异物。根尖周感染继发于牙髓坏死，该患者上颌磨牙未见牙髓坏死，故可排除磨牙根尖周脓肿。

问题2：如何鉴别鼻窦炎疼痛和牙髓炎疼痛？

- **A.** 疼痛类型
- **B.** 疼痛持续时间
- **C.** 对弱效止痛药的反应
- **D.** 患者平躺时疼痛加重
- **E.** 头部运动时疼痛加重

答案：

- **A.** 错误
- **B.** 错误
- **C.** 错误
- **D.** 错误
- **E.** 头部上移或下移会加剧上颌窦炎引起的疼痛，而牙髓炎的疼痛保持不变

解析：牙髓炎和鼻窦炎引起的疼痛具有相似的特征，如类型、部位、对止痛药的反应，平躺时疼痛

加剧。

问题3：以下哪些治疗方法对急性病毒性鼻窦炎无效？

- **A.** 休息
- **B.** 外科手术
- **C.** 血管收缩剂
- **D.** 抗生素
- **E.** 止痛药

答案：

- **A.** 错误
- **B.** 外科手术治疗可用于严重的慢性鼻窦炎，但

需注意可能的并发症
- **C.** 错误
- **D.** 抗生素只能用于细菌性鼻窦炎，很少用于被忽视的病毒性鼻窦炎，主要作用是避免严重并发症，如继发性细菌感染扩散至颌骨、眼睛、大脑
- **E.** 错误

解析：急性病毒性鼻窦炎持续4～10天，最好的治疗方法是建议患者休息，摄入足够液体和富含维生素C的水果。如果症状在4天后缓解，则建议服用血管收缩剂和止痛药。

病例6.7

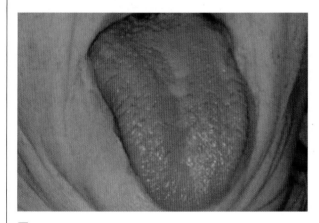

图6.7

主诉：女性，62岁，舌部烧灼痛2年。

现病史：患者2年前开始出现舌部持续性烧灼痛，晨轻晚重，导致睡眠差。

既往史：轻度高血压和高胆固醇血症，分别用氨氯地平和他汀类药物控制。2年前，其侄女死于乳腺癌，患者随即确诊恐癌症，但拒绝服用抗抑郁症药物。有吸烟史，口腔出现症状后戒烟；喜食辛辣的食物和喝饮料。

口腔检查：绝经，舌（主要在舌尖）、下唇内

侧和腭部有极度烧灼感，伴口内金属味及口干。舌背见少许裂纹，基底连续，未见萎缩，唾液流速正常，其余口腔黏膜未见异常（图6.7）。血常规和生化检测未见贫血或激素紊乱征象。

问题1：该患者口内烧灼疼痛的原因是什么？

- **A.** 灼口综合征（BMS）
- **B.** 多发性硬化症
- **C.** 维生素B$_{12}$或铁缺乏
- **D.** 干燥综合征
- **E.** 黏膜下纤维性变

答案：

- **A.** 灼口综合征表现为口腔极度烧灼感或疼痛，尤其是舌尖。该疾病病程大于2个月，晨轻暮重，无器质性病变，好发于绝经前或绝经后妇女以及神经精神障碍患者
- **B.** 错误
- **C.** 错误
- **D.** 错误

E. 错误

解析：口内未见萎缩性舌炎表现有助于排除维生素B_{12}或铁缺乏。无白色病损或口干症状可排除黏膜下纤维性变和干燥综合征。多发性硬化症患者可出现口腔或四肢灼热感，但同时应伴有周围神经和中枢神经病变，该患者无周围和中枢神经性病变。根据无萎缩性舌炎、白色病损和口干、周围神经或中枢神经病变，血液检查无明显异常等特征，很容易将铁或维生素B_{12}缺乏、黏膜下纤维性变甚至干燥综合征和多发性硬化分别排除。

问题2：下列哪项/哪些是灼口综合征的主要症状？
A. 烧灼感或疼痛
B. 头痛
C. 金属味或苦味
D. 口臭
E. 流涎

答案：
A. 患者觉口腔尤其是舌部慢性、间歇性或持续性烧灼感，可能持续数月或更长时间
B. 错误
C. 患者多觉味觉异常，如金属味或苦味
D. 错误
E. 错误

解析：偏头痛或丛集/紧张型头痛仅见于患有神经精神障碍的灼口综合征患者，灼口综合征患者多觉口腔干涩，无唾液过多或口臭感觉。

问题3：灼口综合征与口腔其他神经病变之间的区别是什么？
A. 主诉类型
B. 疼痛诱发因素
C. 疼痛部位
D. 进食时的反应
E. 味觉变化

答案：
A. 灼口综合征患者的主诉是疼痛伴烧灼感或刺痛感，而神经病变患者的主诉多为疼痛
B. 灼口综合征的疼痛是自发性或特发性的，而在其他神经病变中，疼痛多与牙科治疗相关
C. 灼口综合征的疼痛通常是双侧的，而神经病变引发的疼痛是单侧的
D. 进食可缓解灼口综合征患者的症状，但加重神经病变患者的症状
E. 错误

解析：这两种情况下，味觉都会发生变化；灼口综合征患者味觉减退或感金属味/苦味，神经病变患者味觉可降低或敏感。

病例6.8

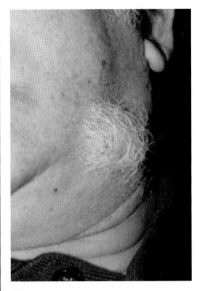

图6.8

主诉：男性，67岁，口腔和左颊剧烈疼痛3年。

现病史：疼痛剧烈，累及面部左下方和相邻牙齿，表现为尖锐刺痛或跳痛，可持续几秒钟。3年前，每周疼痛2~3次，5个月前病情加重，每天出现疼痛，无冷热刺激痛，弱效止痛药无效。

既往史：高血压和慢性支气管炎，2个月前发作腰部带状疱疹。偶吸少量雪茄，蔬菜和水果摄入少。

口腔检查：口腔和面部未见明显异常，但当接触磨牙周围的面部皮肤时引发了疼痛，疼痛呈放射性，持续几秒钟。患者回忆，触摸该处常诱发疼痛，故该部位的胡须未刮除（图6.8）。

问题1：该患者疼痛的原因是什么？

A. 牙髓炎

B. 带状疱疹后神经痛

C. 维生素C缺乏症

D. 三叉神经痛

E. 多发性硬化症

答案：

A. 错误

B. 错误

C. 错误

D. 三叉神经痛通常累及三叉神经的一个分支，表现为数次刺痛、电击样疼痛。止痛药无效，通过说话或触碰某个特定区域时引发疼痛

E. 错误

解析：多发性硬化症或带状疱疹后神经痛引发的疼痛与该患者的疼痛相似，但很容易排除，因为该患者疼痛部位在面部，而不是在腰部，且缺乏中枢神经系统的其他症状。神经病变也见于坏血病患者，但由于该患者口腔和皮肤未见瘀斑等出血性病变，因此很容易排除。

问题2：该疾病的诊断标准是什么？

A. 疼痛类型

B. 疼痛部位

C. 疼痛频率

D. 与触发区的关联

E. 对止痛药的反应

答案：

A. 在这种神经痛中，疼痛可以是尖锐的刺痛和阵发性疼痛（Ⅰ型），也可以是持续的钝烧灼感（Ⅱ型）

B. 疼痛累及三叉神经的1个或2个分支，多单侧，这就是该疾病的名字来源

C. 错误

D. 这种神经病理性疼痛是由刺激扳机点引起的，扳机点位于面部或口腔内，清洗、触碰、刷牙和进食时可触发

E. 错误

解析：三叉神经痛早期表现为尖锐疼痛，常持续几秒钟后自动消失。随时间推移，疼痛程度逐渐加重，对弱效止痛药反应差或无效。

问题3：该患者的疼痛与非典型面痛（AFP）的区别在于?

A. 患病率

B. 位置

C. 持续时间

D. 诱发因素

E. 相关症状

答案：

A. 三叉神经痛较罕见，而AFP是一种常见病

B. 三叉神经痛多累及三叉神经的一个分支，而在AFP中，疼痛可能涉及整个面部、颈部等

C. AFP的疼痛持续数小时或数天，而三叉神经痛的疼痛仅持续数秒

D. 轻微的触摸、刮胡子、刷牙或梳头、进食或说话都可能会发诱发三叉神经痛，而压力是AFP的诱因

E. 继发性嗅觉缺失或味觉改变常见于AFP，但在三叉神经痛中均未见报道

病例6.9

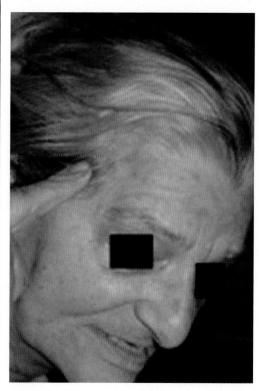

图6.9

主诉：女性，72岁，右侧太阳穴区剧烈头痛1周。

现病史：右侧太阳穴处出现剧烈、持续的跳痛，对触摸非常敏感，如梳头时。疼痛累及眼睛，表现为复视和闪光感，与下颌铰链运动及多发性肌痛有关。

既往史：甲状腺功能亢进曾引起几次直立性低血压，服用甲巯咪唑、液体和咸味食物控制甲状腺功能亢进。长期以来每天吸5支烟。

口腔检查：体型瘦弱，右太阳穴处剧痛，通过按摩该部位可部分缓解疼痛，头部运动时疼痛加剧（图6.9）。疼痛持续并伴眼部不适及全身肌肉痛。口腔未见明显异常。太阳穴处皮肤上见数条皱纹，随着疼痛持续，皱纹越来越深。除了红细胞沉降率（ESR）和C反应蛋白增高外，其余血液检查结果正常。

问题1：该患者疼痛的原因是什么?

A. 偏头痛

B. 颞下颌关节紊乱

C. 带状疱疹

D. 韦格纳肉芽肿（肉芽肿性多血管炎）

E. 颞动脉炎

答案：

A. 错误

B. 错误

C. 错误

D. 错误

E. 颞动脉炎是病因。该疾病累及颞部和枕部，表现为急性搏动性持续疼痛，主要累及老年女性患者。它与视力障碍（暂时性或永久性）密切相关，可伴发下颌骨铰链运动、疲劳，很少出现发热和ESR升高。头皮（尤其是颞浅动脉所在的区域）对触诊非常敏感，由于血管狭窄，显示出缺血迹象

解析： 根据临床特征和症状，较易将颞动脉炎与偏头痛、韦格纳肉芽肿、带状疱疹和颞下颌关节紊乱鉴别。偏头痛常有前驱症状，韦格纳肉芽肿常伴体重减轻、发热以及肺部和肾脏受累。三叉神经第二或第三支无疱疹病损即可排除带状疱疹。颞下颌关节紊乱常伴有该区域疼痛，但ESR和C反应蛋白不升高。

问题2： 该疾病有哪些特点？

A. 患者年龄小

B. 疼痛部位局限

C. 颞动脉搏动减弱

D. 病理表现无特异性

E. ESR升高

答案：

A. 错误

B. 疼痛位于太阳穴颞动脉走行部位

C. 触诊可发现颞动脉处肿胀、压痛，脉搏减少，与颈动脉粥样硬化无关

D. 错误

E. 血沉 > 50mm/h，是颞动脉炎的重要指征

解析： 颞动脉炎是一种颞动脉血管炎症，好发于50岁以上患者，其特征是在厚的动脉壁（内膜、中膜和外膜）内出现炎细胞积聚，主要是多核巨细胞。

问题3： 颞动脉炎若未经治疗可出现下列哪些并发症？

A. 听力下降

B. 暂时性或永久性视力丧失

C. 皮肤坏死

D. 痴呆

E. 梳头困难

答案：

A. 感音神经性听力下降可能是颞动脉炎的先兆或可同时发生

B. 暂时性或永久性视力丧失和其他眼部问题与视网膜中央动脉阻塞有关，这是由于炎症细胞（底层内膜内的巨细胞）导致血管管腔变窄所致

C. 皮肤坏死是一种罕见的并发症，由于相应血管管腔狭窄引起缺血所致

D. 痴呆是一种罕见的并发症，老年患者突发痴呆时应注意排查颞动脉炎的可能性

E. 尤其是对于长头发的女士，梳头可能非常困难，因为头部皮肤（尤其是颞部）对触摸非常敏感

病例6.10

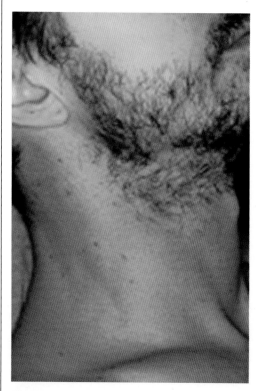

图6.10

主诉：男性，32岁，舌根和喉咙剧痛3个月。

现病史：舌根部和右侧腭咽部出现癌肿（未经手术治疗），行放化疗后即引发口腔黏膜炎，舌根部和咽喉部出现疼痛。治疗结束后2个月，口腔黏膜炎缓解，但喉咙疼痛仍然存在，并累及上下磨牙以及颞下颌关节。疼痛部位较深，持续数小时，清晨第1次尝试吞咽，以及深夜躺下睡觉时，疼痛更为剧烈。患者未记录无疼痛的天数。

既往史：近期诊断口咽癌，否认其他系统性疾病史。口咽癌可能与之前感染人乳头瘤病毒（HPV）有关，接受顺铂化疗（每周7次）和30次放疗。放化疗导致口咽黏膜炎（Ⅲ级），采取局部对症治疗（洋甘菊漱口液、保湿凝胶）。被动吸烟，否认饮酒史。

口腔检查：口腔内未见肿瘤或其他可引起局部疼痛的原因，如黏膜炎或感染。持续性口干和吞咽困难。按压右下颌下腺后面的颈部区域，引发深处剧痛，并放射至邻近的上颌磨牙、下颌磨牙和同侧耳朵。当患者被水呛到时，也会引起类似的疼痛。除因放疗导致弥漫性红斑和干燥外，颈部皮肤未发现其他病变（图6.10）。内镜检查和MRI均未发现口咽内有任何可疑病变。

问题1：该患者疼痛的原因是什么？
　A. 心绞痛
　B. 舌咽神经痛
　C. 口腔黏膜炎
　D. 吞咽痛
　E. 肿瘤（复发或新发）

答案：
　A. 错误
　B. 错误
　C. 错误
　D. 吞咽痛是主要原因，其特征是在吞咽时出现剧烈刺痛，部分为暂时性的，如感冒、流感感染或受伤；部分是由于慢性疾病引起的［如胃灼热或胃食管反流病（GERD）］；也可由免疫缺陷［如HIV获得性免疫缺陷综合征（AIDS）］引起；放疗，甚至食管癌等也可导致吞咽痛
　E. 错误

解析：根据患者的疼痛特征，如持续时间长（数小时），可排除舌咽神经痛，尽管舌咽神经痛的疼痛也较尖锐，但也可由吞咽诱发。心绞痛也会引起颈部和牙齿疼痛，但这种疼痛由运动诱发，而不是吞咽，且疼痛持续数分钟，休息后可消失。口腔和喉咙内没有溃疡或可疑病变，即可排除黏膜炎或肿瘤（复发或新发）的诊断。

问题2：吞咽痛和吞咽困难的主要区别是什么?

    A. 症状

    B. 位置

    C. 发病机制

    D. 自发缓解

    E. 易感人群

答案：

    A. 吞咽痛是一种由吞咽引起疼痛的状态，而"吞咽困难"是一个临床术语，用于描述吞咽过程中的各种困难，无论是否有疼痛

    B. 错误

    C. 错误

    D. 错误

    E. 错误

解析：两种情况都有共同的病因，如念珠菌或疱疹病毒感染、局部炎症（食管炎和咽脓肿）、HIV感染引起的免疫缺陷、化疗/放疗以及患者是否罹患肿瘤，与年龄和性别无关。

问题3：以下哪项/哪些实验室检查是确诊该疾病的必要手段?

    A. 内镜检查

    B. 活检

    C. MRI

    D. 血液检查

    E. 细胞培养

答案：

    A. 内镜检查是探查消化道病变（如狭窄、肿瘤、溃疡或感染）的最重要手段

    B. 活检常有助于确认咽部可疑病变

    C. MRI可以识别先前用内镜方法观察到的与诱发疼痛相关的病变变化

    D. 错误

    E. 错误

解析：血液检查和细胞培养可以排查可能诱发吞咽痛的各种免疫缺陷以及细菌和真菌感染等。

7

红色损害
Red Lesions

　　造成红色损害的病因多样（如创伤因素、感染因素、反应性增生、癌前或癌变），某些情况可能也是先天性或特发性的。红色损害可能由于局部血管上方口腔黏膜较薄，血管扩张或血管数量增加，或血液渗入口腔黏膜下所致（图7.0）。

　　表7列出了口腔红色损害的常见原因。

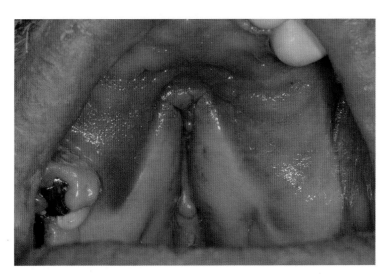

图7.0 腭部红斑型念珠菌病：长期佩戴可摘局部义齿所致

表7 导致口腔红色损害的常见原因　　　　　　　　　　　　　　　　　　　　　　　　（续表）

- 局部因素
  - 黏膜萎缩
  - 创伤
  - 烫伤
  - 地图舌
- 血管变化
  - ○ 血管增加
    - 血管瘤（紫色）
    - 慢性肾衰竭
    - 毛细血管扩张
    - 血管炎
    - 韦格纳肉芽肿
    - 过敏性紫癜
    - 结节性多动脉炎
  - ○ 血管脆弱性增加
    - 老年性紫癜
  - ○ 通透性增加
    - 埃勒斯–丹洛斯综合征
- 炎症
  - 烫伤
  - 义齿性口炎
  - 银屑病
  - 浆细胞龈炎
  - 扁平苔藓
  - 苔藓样反应
  - 红斑狼疮
  - 正中菱形舌炎
  - 剥脱性龈病损
  - 固定性药疹
- 感染
  - 艾滋病
  - 麻疹
  - 风疹
  - 感染性单核细胞增多症
  - 梅毒

- 念珠菌病
- 肿瘤
  - 癌症
  - 口腔红斑病
  - 黏膜上皮发育不良
  - 卡波西肉瘤
- 出血
  - 淀粉样变
- 弥漫性
  - 黏膜萎缩
    - 营养缺乏病（维生素B_{12}缺乏）
  - 血管变化
    - ○ 血管分布增加
      - 高球蛋白血症性紫癜
    - ○ 脆弱性增加
      - 维生素C缺乏症
      - 马方综合征
    - ○ 通透性增加
      - 埃勒斯–丹洛斯综合征
      - 药物过敏
  - 炎症
    - 克罗恩病中的结节性红斑
    - 结节病
  - 感染
    - 蜂窝织炎
    - 红斑型念珠菌病
  - 肿瘤形成
    - 华氏巨球蛋白血症
    - 白血病
    - 恶性组织细胞病
    - 多发性骨髓瘤
  - 出血
    - 红细胞增多症
    - 血小板减少症

病例7.1

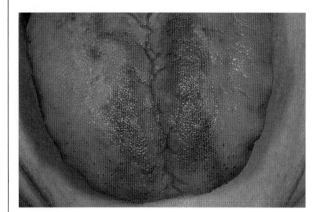

图7.1

主诉：女性，32岁，因口腔内出现大量红色损害而就诊。

现病史：2个月前，患者分娩后逐渐出现口腔红色病损，2周前加重。

既往史：缺铁性贫血，在妊娠期表现更为明显，服用常规铁剂控制病情，否认过敏史以及其他系统疾病史。上周因46牙根尖周感染使用广谱抗生素。素食者，否认吸烟史及饮酒史，近亲无类似的红色病损。

口腔检查：舌背（图7.1）、颊黏膜、双唇内侧和软腭见弥漫性红斑样病损，口腔黏膜萎缩，未见溃疡。患者觉口内持续烧灼感，进食辛辣食物加剧，无瘙痒或疼痛。余口腔、皮肤或其他黏膜未见异常。

问题1：该疾病的诊断是什么？

- A. 红斑型念珠菌病
- B. 口腔红斑病
- C. 食物过敏
- D. 维生素B$_{12}$缺乏
- E. 灼口综合征

答案：

- A. 错误
- B. 错误
- C. 错误
- D. 维生素B$_{12}$缺乏会导致口腔黏膜团块状充血、皮肤苍白、指甲脆弱，可引发神经系统和心脏疾病，如手脚刺痛、感觉异常、神经性疼痛、麻木、反射不良、心动过速和血压改变等。口腔黏膜呈局灶性或弥漫性充血，伴持续烧灼感
- E. 错误

解析：烧灼感也可见于灼口综合征、念珠菌病或食物过敏，但不同的是，灼口综合征的黏膜是正常的，不发红；抗生素引起的念珠菌病，其黏膜覆盖白色假膜或充血发红，食物过敏时常伴面部肿胀和瘙痒感。口腔红斑病表现为红色病损，但不同的是其为单发而不是多发，表面隆起呈天鹅绒样，持续时间久，通常见于吸烟者和酗酒者。

问题2：下列哪项不是引起维生素B$_{12}$缺乏的常见原因？

- A. 哮喘
- B. 胃切除术
- C. 妊娠
- D. 骨髓瘤
- E. 叶酸缺乏症

答案：

- A. 哮喘是不是引起维生素B$_{12}$缺乏的常见原因。维生素B$_{12}$缺乏仅见于少数哮喘患者，特别是伴发胃食管疾病的50～59岁女性
- B. 错误
- C. 错误
- D. 错误
- E. 错误

解析：维生素B$_{12}$缺乏最常导致恶性贫血，它是由于：①缺乏内因子；②胃部肿瘤切除术后；③酗酒导致吸收不良，④妊娠期需求增加，摄入不足所致。患者常合并叶酸缺乏症，导致红细胞体积增大，心脏和神经系统出现异常。

问题3：下列哪项/哪些不是维生素B$_{12}$缺乏的特征？

- A. 血涂片中存在镰状细胞
- B. 血清叶酸水平降低
- C. 胃活检组织中壁细胞数量少
- D. 血液中同型半胱氨酸和甲基丙二酸水平升高
- E. 胃液内因子增加

答案：

- A. 镰状细胞为镰状细胞贫血（镰刀形细胞）的特征，而非维生素B$_{12}$缺乏性贫血的特征
- B. 错误
- C. 错误
- D. 错误
- E. 胃液内因子是由壁细胞产生的，有助于维生素B$_{12}$的吸收，而维生素B$_{12}$缺乏与壁细胞数量减少密切相关

解析：希林试验最初用于检测维生素B$_{12}$缺乏，但最

近已被更简单的试验所取代，如测定血清中同型半胱氨酸或甲基丙二酸和内因子的蛋白水平。这些蛋白由壁细胞分泌，在对胃底和胃体进行活检时发现壁细胞数量减少。

病例7.2

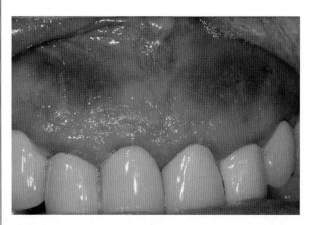

图7.2

主诉：女性，56岁，口腔烧灼感和瘙痒感。

现病史：2~3个月前，应用干扰素β1a治疗多发性硬化症时口腔出现烧灼感。

既往史：25年前被诊断为多发性硬化症，除右三叉神经第三支出现过几次非典型疼痛和双腿苔藓样皮疹外，一直没有任何症状。从去年开始每周服用一次干扰素，最近每天服用文拉法辛氢氧化物75mg。否认血液系统或其他严重疾病。偶吸烟及饮酒。

口腔检查：上前牙牙槽黏膜有两处弥漫性红斑伴浅表小溃疡，自觉轻度瘙痒但无疼痛（图7.2）。除双腿出现苔藓样反应外，其他口腔黏膜未见异常。

问题1：出现口腔病损的原因是什么？

A. 口腔红斑病

B. 浆细胞龈炎

C. 药物反应

D. 创伤性红斑

E. 多发性硬化症

答案：

A. 错误

B. 错误

C. 药物反应是最可能的原因。可疑药物应为干扰素，而非文拉法辛，因为是在使用干扰素数月后出现口腔黏膜椭圆形红斑，并伴有口腔和皮肤瘙痒

D. 错误

E. 错误

解析：牙龈充血很常见，可由局部外伤（创伤性红斑）、化妆品、食物过敏（浆细胞龈炎），甚至肿瘤（口腔红斑病）引起，但是这些病变不同于干扰素引起的充血病损，因为该患者无外伤史、过敏史以及病损多发伴表面发红，且进展缓慢。多发性硬化症表现为三叉神经非典型神经性疼痛，且无红色损害。

问题2：以下哪些检查可以用于诊断多发性硬化症？

A. 脑脊液分析

B. 尿液分析

C. 脑部MRI

D. 胸部X线片

E. 血液检查

答案：

A. 脑脊液分析能检测慢性炎症介质，如前列腺

素、趋化因子、髓磷脂、神经丝蛋白，以及电泳中存在寡克隆IgG区带

B. 错误

C. MRI显示弥散性脑脱髓鞘区，大脑类似水肿（急性期）或萎缩（慢性期）围绕的低信号或高信号病变

D. 错误

E. 错误

解析： 胸部X线检查、血液检查和尿液分析对多发性硬化症的确诊无意义，但可以排除其他疾病，如莱姆病、梅毒、艾滋病和其他影响神经系统的遗传性疾病。

问题3： 下列哪种现象是多发性硬化症的特征性表现？

A. 雷诺现象

B. On-off现象

C. 冰山现象

D. Uhthoff现象

E. Counter-steal现象

答案：

A. 错误

B. 错误

C. 错误

D. Uththoff现象的特点是，当多发性硬化症患者的身体暴露在高温环境中（天气、运动、发烧、桑拿）时，神经症状会加重

E. 错误

解析： 其他现象与多发性硬化症无关。具体来说，雷诺现象为结缔组织疾病患者暴露于低温时手指和脚趾的血管痉挛。帕金森病患者存在On-off现象，是接受左旋多巴治疗的患者在疾病的活动期和静止期之间切换。冰山现象并不仅仅是一种疾病的特征，而是群体中的一系列疾病（临床、临床前、亚临床和未确诊）的特征。脑血管病患者过度通气时，由于丧失对CO_2的自动调节，会出现Counter-steal现象。

病例7.3

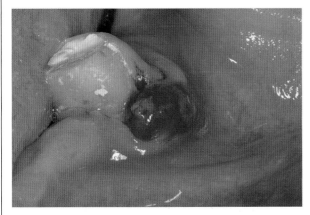

图7.3

主诉： 女性，64岁，因下颌第二磨牙牙龈红肿而被转诊。

现病史： 2周前，牙医帮其拆除断裂烤瓷桥后发现该病损。

既往史： 轻度糖尿病和高血压，饮食控制。3年前，前额处发现基底细胞癌，后经手术切除。否认其他严重疾病史、过敏史、手术史。

口腔检查： 37牙颊侧牙龈见红色、柔软且脆弱的增生物（图7.3），无触痛，触碰易出血，37牙髓活力测试无反应。口腔部分牙缺失，口腔卫生较差。口内及其他黏膜未见明显异常。

问题1： 该疾病可能的诊断是什么？

A. 牙龈癌

B. 巨细胞性龈瘤

C. 牙周脓肿

D. 创伤性纤维瘤

E. 血管瘤

答案：

A. 错误

B. 错误

C. 牙周脓肿表现为红色、脆弱、柔软的结节，位于死髓牙或具有深牙周袋牙齿的颊、舌侧，按压易出血，遗留窦道口，将根尖周感染引流到口腔中

D. 错误

E. 错误

解析：病损柔软即可排除牙龈癌。巨细胞性龈瘤和创伤性纤维瘤均靠近活髓牙，组织病理学显示巨细胞和纤维细胞（成熟与不成熟混合），而该患者活检结果为肉芽组织。

问题2：下列哪项/哪些检查不是诊断牙周脓肿必需的？

A. 活检

B. 牙髓活力测试

C. 牙周探诊

D. 根尖周X线检查

E. 细菌培养

答案：

A. 活检很少用于排除牙龈肿瘤（癌、肉瘤），仅适用于有恐癌或具有癌症病史的患者

B. 错误

C. 错误

D. 错误

E. 由于牙龈脓肿中分离出大量的细菌，如拟杆菌、密螺旋体、真杆菌、梭杆菌、肠链球菌、放线菌和粪肠球菌，因此细菌培养对诊断没有帮助

解析：牙医应明确牙周脓肿的原因，用牙髓活力测试、X线片和牙周探诊来鉴别牙髓坏死或根尖周感染，并对可疑牙进行根管治疗或牙周刮治。若治疗失败，可拔除该可疑牙齿。

问题3：下列哪些口腔疾病可出现肉芽肿性增生伴瘘管？

A. 牙中牙

B. 慢性颌骨骨髓炎

C. 种植体周围炎

D. 氟中毒

E. 硬皮病

答案：

A. 牙中牙的特点是牙釉质和牙本质内陷到牙乳头中，食物残渣很容易嵌塞在异常的牙齿表面，加速龋病进展，导致牙髓坏死和根尖周感染

B. 慢性颌骨骨髓炎的特征是骨膜炎症和骨质破坏严重，并伴有大量口内外肉芽肿

C. 种植体周围炎是导致种植体脱落的常见原因，其特征是种植体周围发炎导致骨丧失，形成类似于软的、易出血的牙龈脓肿

D. 错误

E. 错误

解析：某些疾病影响牙齿结构和颜色，如氟中毒或牙周韧带硬化水肿，但很少引起伴或不伴瘘管的根尖周或牙周脓肿。

病例7.4

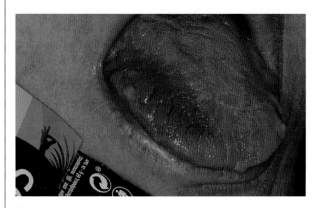

图7.4

主诉：女性，58岁，舌背发红。

现病史：3天前出现该病损，伴刺痛和烧灼感。在磨牙区颊黏膜处也出现了类似病损。

既往史：轻度糖尿病8年，长期服用文拉法辛片治疗抑郁症，花粉和牡蛎过敏（服用抗组胺药控制）。长期吸烟，近期尝试咀嚼肉桂/薄荷醇口香糖戒烟，每天将口香糖放置在右侧颊沟内数小时。

口腔检查：右侧舌背从舌尖延伸到叶状乳头区发红，界限清楚，其丝状乳头萎缩，触痛，质软，无渗血，颈部淋巴结肿大（图7.4）。对应颊黏膜见少量类似发红病损及浅糜烂，余口内黏膜未见明显异常。

问题1：该疾病的诊断是什么？

　A. 口腔红斑病

　B. 红斑型念珠菌病

　C. 浆细胞舌炎

　D. 肉桂引起的接触性口炎

　E. 地图舌

答案：

　A. 错误

　B. 错误

　C. 错误

　D. 肉桂引起的口腔炎是其原因。持续使用肉桂或薄荷醇产品会导致过敏性口炎，表现为如上述患者一样的伴水疱和糜烂的充血发红病损（急性期），或表现为增生性白色斑块（慢性期）。肉桂味口香糖滞留颊沟内会刺激颊黏膜和舌侧缘，当过量使用肉桂或薄荷味的牙膏或漱口水时，牙龈和口腔黏膜会出现更广泛和弥漫性的损害

　E. 错误

解析：肉桂相关疾病与其他疾病如地图舌、红斑型念珠菌病、口腔红斑病和浆细胞舌炎不同。肉桂引起的接触性舌炎常累及与刺激物（口香糖）接触的部位，而地图舌、红斑型念珠菌病、浆细胞舌炎和口腔红斑病的累及部位不确定。浆细胞舌炎也在口腔其他部位黏膜上出现类似的病损。红斑型念珠菌病的舌部病损与腭部病损契合。地图舌的边缘发白伴丝状乳头增生，形状易变。口腔红斑病具有天鹅绒样的外观，病程长，具有侵袭性，而在肉桂导致的接触性口炎中，病损柔软，发作于使用可疑刺激物以后。

问题2：下列哪种牙科材料较少引起过敏性口炎？

　A. 汞合金中的汞

　B. 义齿中的丙烯酸单体

　C. 固定义齿中的钯

　D. 印模材料中的乙胺活化剂

　E. 手套或橡皮障中的乳胶

答案：

　A. 错误

　B. 错误

　C. 钯很少引起接触性口炎，主要因为钯合金的

水溶性，尤其是镍，通常见于钯基合金附近

D. 错误

E. 错误

解析：接触性口炎是口腔黏膜通过一系列细胞免疫机制对暴露的牙科材料产生的迟发性超敏反应（Ⅳ型）。大量的汞剧毒，而汞合金填充物无剧毒。乳胶过敏在花粉过敏患者或在橡胶从业人员中常见。丙烯酸树脂和印模材料活化剂引起的过敏反应与口腔黏膜接触区域密切相关。

问题3：以下哪项/哪些不属于口腔迟发性超敏反应/Ⅳ型？

A. 浆细胞口炎

B. 天疱疮

C. 血管神经性水肿

D. 肉芽肿性疾病

E. 苔藓样反应

答案：

A. 错误

B. 天疱疮是一种Ⅱ型超敏反应，产生桥粒芯蛋白1和桥粒芯蛋3抗体，并结合上皮中的桥粒，导致上皮完整性丧失——棘层分离和上皮内疱形成

C. 血管性神经性水肿是一种Ⅰ型过敏性超敏反应

D. 错误

E. 错误

解析：超敏反应是由正常免疫系统产生的一系列反应，可分为4种类型：Ⅰ型包括哮喘、特应性或过敏反应；Ⅱ型包括自身免疫性疾病；Ⅲ型为免疫复合物沉积性疾病；Ⅳ型为接触性皮炎、多发性硬化症、乳糜泻。浆细胞龈炎、银汞合金引起的苔藓样反应和慢性肉芽肿都是Ⅳ型超敏反应。

病例7.5

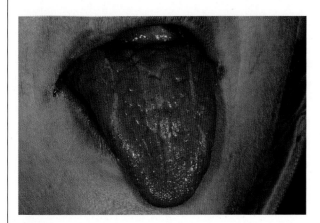

图7.5

主诉：男性，26岁，舌部发红伴烧灼感。

现病史：上呼吸道感染1周后出现烧灼感，并伴有舌部发红、灼烧和口角发炎。

既往史：患者为毒品（海洛因）成瘾者，由于经常出现呼吸道、口腔或生殖器真菌感染，最近确诊HIV病毒感染，尚未服用抗HIV病毒药物，近期因上呼吸道感染服用一个疗程的广谱抗生素。

口腔检查：舌部充血、敏感，触诊易出血（图7.5），口角发炎和结痂，未见其他口腔病损。颈部淋巴结肿大，可能与他先前的上呼吸道感染相关。未见皮肤病损及全身症状。

问题1：该患者舌部发红的原因是什么？

A. 恶性贫血

B. 过敏性口炎

C. 缺铁性贫血

D. 红斑型念珠菌病

E. 正中菱形舌炎

答案：

A. 错误

B. 错误

C. 错误

D. 红斑型念珠菌病是病因。因HIV感染、使用免疫抑制药物而出现免疫缺陷的人群和滥用抗生素者易继发真菌感染，表现为舌背、硬腭和口角处（口角炎）出现弥漫性充血，并伴有烧灼感

E. 错误

解析：红斑型念珠菌病常累及整个舌背，而正中菱形舌炎仅局限于舌背中部。弥漫性充血也见于缺铁性贫血和恶性贫血以及过敏性口炎。口角炎多见于缺铁性贫血，同时因丝状和菌状乳头萎缩，舌背光滑且有光泽，并伴有皮肤、口腔黏膜苍白、匙状甲，但该患者未见上述表现。过敏性口炎也出现弥漫性充血，但病损散在，有时伴有口腔溃疡和皮肤瘙痒。

问题2：以下哪项/哪些因素与口腔念珠菌病无关？

A. 流涎症

B. 咬合高度降低

C. 免疫功能缺陷

D. 胰高血糖素瘤

E. 吸烟

答案：

A. 流涎症的特征是口腔唾液分泌过多。唾液增多会清除口腔中的碎屑、细菌和真菌，不利于真菌定植

B. 错误

C. 错误

D. 错误

E. 错误

解析：白色念珠菌是最常见的真菌，可导致咬合垂直距离减小或贫血患者出现口角感染（口角炎），导致免疫缺陷患者（如HIV）/影响糖代谢的全身性疾病（糖尿病、胰高血糖素瘤）患者出现舌部或口腔其他部位（口腔念珠菌病）感染或口干症。药物（细胞毒性、类固醇、抗生素）以及吸烟等有害习惯会改变口腔微生物群，导致口腔黏膜易受真菌感染。

问题3：除白色念珠菌外，艾滋病患者中还可分离出哪些念珠菌？

A. 热带念珠菌

B. 克氏念珠菌

C. 光滑念珠菌

D. 近平滑念珠菌

E. 都柏林念珠菌

答案：

A. 错误

B. 错误

C. 错误

D. 错误

E. 都柏林念珠菌是一种机会性酵母菌，在少数免疫缺陷患者（＜3%）中被分离出来，但主要存在于艾滋病患者，用伏立康唑、伊曲康唑和两性霉素治疗效果较好，某些情况下氟康唑效果亦可

解析：无论患者的HIV感染状态如何，所有其他念珠菌都是可被分离出来的。

病例7.6

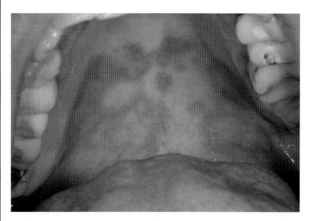

图7.6

主诉：女性，39岁，硬腭出现红色损害。

现病史：2个月前，患者呕吐后发现硬腭发红，伴轻微烧灼感，自行消退后无遗留瘢痕，反复发作数次。

既往史：慢性胃炎，经内镜检查发现幽门螺杆菌感染。否认其他严重疾病史，或化妆品或食物过敏史。实验室检查未发现血液系统疾病、结缔组织病或近期感染。

口腔检查：硬软腭见多处浅表、网状红色病损，其间含正常黏膜（图7.6）。病损持续1~2周后消退，短时间内复发，形状变化，伴轻度烧灼感。除舌背部分区域丝状乳头呈团块状萎缩伴白色边缘外，余口内黏膜、皮肤、其余黏膜未见明显异常，未见颈部淋巴结肿大。

问题1：该患者腭部病损出现的原因是什么？

A. 梅毒（梅毒黏膜斑）

B. 赖特综合征

C. 地图性口炎

D. 真性红细胞增多症

E. 银屑病

答案：

A. 错误

B. 错误

C. 地图性口炎是原因。这是一种良性疾病，表现为腭部反复出现环状充血区域，舌背和舌侧缘更常见，常持续数天至2周，症状较轻

D. 错误

E. 错误

解析：其他疾病，如真性红细胞增多症、梅毒、赖特综合征和银屑病，可能会出现类似的黏膜病损，但根据临床表现和实验室辅助检查易被排除。真性红细胞增多症的特征是血小板数量或功能异常；梅毒可在血清和全身性淋巴结中检测梅毒螺旋体抗体；赖特综合征与炎症性关节炎、结膜炎和宫颈炎相关；银屑病的特征为多处瘙痒、鳞屑性红色皮肤斑块、关节炎和指甲受累。

问题2：下列哪些不是地图性口炎的组织学特征？

A. 角化不全

B. 棘层肥厚

C. 上皮内中性粒细胞聚集

D. 胶样小体

E. 黏膜下纤维性变

答案：

A. 错误

B. 错误

C. 错误

D. 胶样小体是许多疾病的特征性组织学表现，如扁平苔藓、盘状红斑狼疮、结节病、多形红斑和大疱性类天疱疮，但不见于地图性口炎中。胶样小体表现为均质的嗜酸性角蛋白团块，主要被上皮与真皮交界处的免疫球蛋白IgM覆盖，是基底细胞凋亡后形成的

E. 黏膜下纤维性变常见于暴露在极端天气条件下（日光）、慢性贫血（铁）、咀嚼槟榔的

患者，特征是黏膜炎症导致成纤维细胞活性增加，胶原分解延迟以及纤维蛋白替代弹性蛋白

解析：地图性口炎的组织学包括角化不全，棘细胞层增生，多形白细胞在上皮细胞中聚集形成Munro氏小脓肿，无白色念珠菌菌丝定植。还可见浅表血管扩张，继发于慢性炎症细胞浸润的血管周围炎症。

问题3：以下哪种/哪些疾病可出现上皮内中性粒细胞微脓肿？

　　A. 银屑病

　　B. 疱疹样皮炎

　　C. 地图舌

　　D. 蕈样肉芽肿

　　E. 念珠菌病

答案：

　　A. 银屑病的特征是角质层内中性粒细胞的聚集（Munro氏小脓肿）

　　B. 错误

　　C. 地图舌有类似银屑病病理组织特征的微脓肿形成

　　D. 错误

　　E. 在急性口腔念珠菌病中，上皮浅层内大量念珠菌菌丝和中性粒细胞，最后聚集形成微脓肿

解析：微脓肿是上皮内或下的炎症细胞的局灶性聚集形成的。上皮内微脓肿来自中性粒细胞（银屑病和地图舌）、蕈样肉芽肿和嗜酸性粒细胞（嗜酸性食管炎）聚集。在天疱疮和疱疹样皮炎中，微脓肿位于真皮上层。

病例7.7

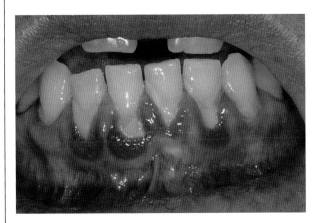

图7.7

主诉：女性，52岁，口臭和牙龈自发性出血。

现病史：6个月前，患者丈夫发现患者口臭，最初是在早上，后来逐渐持续一整天。牙龈出血最初是在刷牙时出现，但近期在无任何局部刺激情况下自发性出血。

既往史：超重，绝经。高胆固醇血症，轻度糖尿病，通过他汀类药物和饮食控制，否认其他系统疾病史、皮肤病或性病及过敏史。长期吸烟，每天＞30支，每天咀嚼重口味口香糖来缓解口臭。

口腔检查：牙龈红肿，龈乳头增大，部分区域牙龈萎缩，与牙结石堆积密切相关。下前牙唇侧牙龈（游离龈和附着龈）发红，探诊时易出血（图7.7）。口内或口外未见其他病损。患者呼气时，可闻到口臭。近期血液检查未见异常，全景片显示上下磨牙区牙槽骨重度丧失。

问题1：可能的诊断是什么？

　　A. 急性坏死性龈炎

　　B. 疱疹性龈口炎

C. 牙龈线形红斑

D. 慢性牙周炎

E. 浆细胞龈炎

答案：

A. 错误

B. 错误

C. 错误

D. 慢性牙周炎是病因，表现为牙龈慢性炎症（游离龈和附着龈），见于口腔卫生差的患者，并伴有牙龈增生或萎缩，刷牙时出血，牙槽骨丧失和牙周袋形成（袋深度＞3mm），以及牙齿松动

E. 错误

解析： 靠近牙菌斑和牙结石处发炎的牙龈可能变得松软，呈紫色或深红色，正如该慢性牙周炎患者表现。牙龈病损持续时间长，牙间乳头无坏死，牙龈及口腔黏膜其他部位无水疱或糜烂，可排除急性溃疡性牙周炎和原发性疱疹性龈口炎。没有全身症状表明不存在任何严重感染，如HIV感染。HIV感染可引起牙龈线形红斑，与牙菌斑或牙结石无关。舌部和口腔或生殖器黏膜的其他部位没有其他类似的病损，无过敏史，可排除浆细胞龈炎。

问题2： 下列哪项/哪些不是慢性牙周炎的特征性表现？

A. 牙龈炎症主要来自中性粒细胞和嗜酸性粒细胞

B. 牙周韧带破坏

C. 牙槽骨吸收

D. 牙周袋形成

E. 上皮附着迁移到根尖

答案：

A. 在慢性牙周炎中，牙龈炎症的特征是大量慢性炎性细胞（如淋巴细胞、浆细胞和巨噬细胞）的聚集。嗜酸性粒细胞很少见，而中性粒细胞仅在牙周脓肿时出现

B. 错误

C. 错误

D. 错误

E. 错误

解析： 牙槽骨丧失是牙周炎的标志，由宿主免疫和对各种病原菌的炎症反应介导，导致牙周韧带破坏，牙龈上皮向根方迁移和牙周袋形成。

问题3： 下列哪种细菌在慢性牙周炎的发生、发展中起重要作用？

A. 以色列放线菌

B. 牙龈卟啉单胞菌

C. 梅毒螺旋体

D. 大肠埃希菌

E. 幽门螺杆菌

答案：

A. 错误

B. 牙龈卟啉单胞菌是一种革兰阴性厌氧菌，是一种普通的口腔菌种，在慢性牙周炎的发生、发展中起着重要作用。它通过产生酶、胶原酶和脂多糖等导致牙槽骨丧失

C. 错误

D. 错误

E. 错误

解析： 上述细菌均能在正常牙龈和牙龈炎中被分离出来，但是仅在其他病理状况中发挥重要作用，如放线菌病（以色列放线菌）、梅毒（梅毒螺旋体）、泌尿和消化系统感染（大肠埃希菌）和胃炎或消化性溃疡（幽门螺杆菌）。

病例7.8

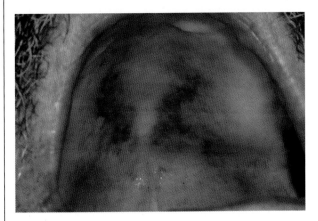

图7.8

主诉：男性，62岁，腭部出现2处红色斑块。

现病史：1周前，患者摘除新制作的上颌义齿时，发现腭部红色斑块。据患者的牙医描述，3周前为制作新义齿取模时未发现腭部异常。

既往史：轻度高血压，服用ACE抑制剂控制；5年前行心脏二尖瓣置换手术，后每天服用抗血小板药物硫酸氢氯吡格雷。否认血液系统疾病史及他严重疾病史，否认过敏史。曾吸烟和喝酒，曾经喜欢吃烫食。

口腔检查：硬腭两侧沿腭中缝对称分布2处红色的、平伏的、无痛的、瘀斑样损害（图7.8），按压不褪色，去除上颌义齿1周后病损消退。口内或其他黏膜没有发现类似病损，未见淋巴结肿大（局部或全身），血液检测未见异常。

问题1：可能的诊断是什么？

A. 传染性单核细胞增多症

B. 抗血小板药物副作用

C. 血小板减少性紫癜

D. 创伤性瘀斑

E. 卡波西肉瘤

答案：

A. 错误

B. 错误

C. 错误

D. 创伤是该瘀斑形成的原因，可能是牙医在为新义齿制作时取印模的过程中造成的，也可能是由新义齿不适合挤压所致

E. 错误

解析：血液检查结果正常，口腔、皮肤及其他黏膜无类似出血性病损，无全身症状及淋巴结肿大，因此较易排除血小板减少性紫癜、抗血小板药物反应或传染性单核细胞增多症。卡波西肉瘤病损好发于腭部，但与义齿无关。

问题2：以下哪种疾病不会导致口腔经常出现瘀斑？

A. Osler–Weber–Rendu综合征

B. 肝硬化

C. 急性白血病

D. 淀粉样变

E. Gardner–Diamond综合征

答案：

A. 错误

B. 错误

C. 错误

D. 错误

E. Gardner–Diamond综合征，又称疼痛性瘀伤综合征，见于有人格障碍的中青年女性，其特征是瘙痒，随后出现疼痛性瘀斑，尤其是腿部、躯干和面部，但很少累及口腔黏膜

解析：由于血管脆弱等多种因素，淀粉样变的口腔瘀斑表现为黏膜下的大面积出血（＞1cm）；血管扩张（Osler–Weber–Rendu综合征）、维生素K吸收受损（肝硬化）、代谢废物（肾衰竭）或循环

中异常白细胞（白血病）均可引起出血倾向增加。

问题3：下列哪些综合征的临床特征中不包括瘀斑？

    A. 蓝色橡皮疱样痣综合征

    B. 埃勒斯–丹洛斯综合征

    C. 史–约综合征

    D. 抗磷脂综合征

    E. 奥尔布赖特综合征

答案：

    A. 错误

    B. 错误

    C. 史–约综合征是一种累及皮肤的严重疾病，具有特征性的靶样病损，口、眼、生殖器、胃肠道和上呼吸道黏膜散在非典型溃疡，但无瘀斑

    D. 错误

    E. 奥尔布赖特综合征的特征是多处骨性纤维异常增生和性早熟，以及牛奶咖啡色色素沉着，但没有瘀斑

解析：埃勒斯–丹洛斯综合征以部分血管破裂为特征，可引发一系列并发症，从局部单纯瘀斑到主动脉等大而重要的血管受累。蓝色橡皮疱样痣综合征是皮肤、口腔黏膜和胃肠道的一系列多灶性静脉畸形，可发展为严重贫血、鼻出血和皮肤以及口腔瘀斑。静脉血栓形成、坏死性血管炎和瘀斑通常是抗磷脂综合征的首发体征。

病例7.9

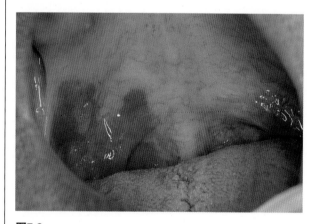

图7.9

主诉：男性，72岁，软腭出现一处红色斑块。

现病史：4天前，患者因咽喉痛自检时发现软腭红色斑块。

既往史：前列腺肥大（用非那雄胺有较好疗效）、轻度贫血（补充维生素B_{12}），否认其他严重疾病史、血液病史、皮肤病史和过敏史。喜欢吃烫食和茶，近期无热灼伤。吸烟（>40支/月）和饮酒（>5瓶/天）多年。

    口腔检查：从右侧软腭向同侧支柱区域延伸见大面积鲜红色斑块（图7.9）。病损平伏，边界不规则，质软，无触痛，无出血倾向。口内及其他黏膜未见类似病损，未见颈部淋巴结肿大。

问题1：可能的诊断是什么？

    A. 口腔红斑病

    B. 浆细胞口炎

    C. 维生素B_{12}缺乏症

    D. 黏膜炎

    E. 梅毒（二期）

答案：

    A. 该疾病诊断为口腔红斑病，它是一个临床术语，用于描述无法在临床上或病理学上诊断为其他疾病的情况。多见于中老午男性、重度吸烟者，好发于软腭、古背和颊黏膜。在

组织学上，病损大多显示为重度异常增生、原位癌甚至浸润癌

  B. 错误

  C. 错误

  D. 错误

  E. 错误

解析：浆细胞口炎、维生素B_{12}缺乏症、梅毒，甚至早期黏膜炎等疾病也可表现为腭部红色病损，但根据临床特征和病史可鉴别。在黏膜炎中，充血区域较弥散，且继发于放疗后。梅毒的病损多发，且伴淋巴结肿大。浆细胞口炎和维生素B_{12}缺乏可出现多发性充血病损，但这两种疾病患者具有过敏史和血清维生素B_{12}浓度异常。

问题2：针对该类红色病损，牙医应首选哪种治疗?

  A. 抗真菌治疗

  B. 更换汞合金填充物

  C. 无（仅随访）

  D. 抗生素

  E. 活检

答案：

  A. 错误

  B. 错误

  C. 错误

  D. 错误

  E. 必须进行活检以明确是否出现异常增生或原位癌甚至是浸润癌。大多数病损（＞40%）在活检时已经是原位癌或浸润癌

解析：经组织病理学确诊后，应立即转诊并完全切除该红色病损。若为异常增生，必须用激光或手术刀进行切除；若为癌，切除范围应从病灶边缘扩展至少1cm。抗真菌药物或抗生素治疗无效，更换汞合金填充物只能缓解苔藓样反应，不能缓解口腔红斑病。

问题3：下列哪种/哪些疾病不是癌前病变?

  A. 鲍温病

  B. 乳腺佩吉特氏病

  C. 银屑病

  D. 口腔红斑病

  E. 鲍温样丘疹病

答案：

  A. 错误

  B. 错误

  C. 银屑病的特征性表现为红色瘙痒的带鳞屑斑块，可累及全身，好发于前臂后部皮肤、小腿皮肤、指甲，很少累及口腔黏膜。银屑病属于慢性炎症性疾病，可癌变，但恶变风险不高

  D. 错误

  E. 错误

解析：癌前病变是具有高风险发展成癌症的疾病，包括皮肤的鲍温病和鲍温样丘疹病，乳腺佩吉特氏病和阴茎、包皮或外阴的增殖性红斑。口腔白斑病比红斑病发展成口腔癌的风险更低（分别为30%和90%）。

病例7.10

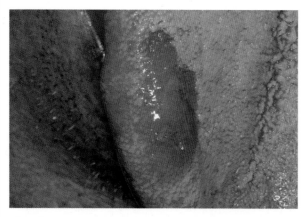

图7.10

主诉：男性，21岁，右舌部疼痛。

现病史：5天前，因意外咬舌而出现一个小的创伤性溃疡。2天来，患者为加速溃疡愈合而涂抹捣碎的生大蒜后，觉病情加重。

既往史：健壮青年，否认吸烟史，过去8年中发作过几次口腔溃疡。否认系统疾病史、过敏史、用药史。

口腔检查：46牙对应的右侧舌缘见一个红色的、界限清楚的浅表溃疡，周缘充血（图7.10），触诊疼痛，有烧灼感。患者及近亲口腔、皮肤上未见类似病损或颈部淋巴结肿大。

问题1：可能的原因是什么？

A. 复发性阿弗他溃疡

B. 化学性灼伤

C. 地图舌

D. 硬下疳

E. 固定性药疹

答案：

A. 错误

B. 化学性灼伤是可能的原因，各种大蒜成分（如单硫化物、二硫化物和三硫化物等）直

接接触口腔黏膜后，其最终代谢物在体外实验中可引起细胞炎症，在体内可导致形成小水疱，水疱最终破裂，形成浅表溃疡

C. 错误

D. 错误

E. 错误

解析：固定性药疹和地图舌易被排除，因为该患者近期未接受任何药物治疗，且病程短暂，病损无变化，患者仅感轻微不适。虽然疼痛是复发性阿弗他溃疡的常见症状，但复发性阿弗他溃疡的病损通常为多个，呈复发性，溃疡周缘见红晕。硬下疳是一种无痛性溃疡，伴发颈部淋巴结肿大，但该患者无上述情况。

问题2：化学性灼伤的严重程度与下列哪些情况无关？

A. 化学物的浓度

B. 化学物的颜色

C. 接触频率

D. 化学物的pH

E. 化学物形态

答案：

A. 错误

B. 化学物的颜色与其毒性和灼伤严重程度无关，颜色与吸收能量时电子激发相关

C. 错误

D. 错误

E. 错误

解析：酸或碱与黏膜直接接触后会导致黏膜坏死，其严重程度取决于pH、形态（固体、液体、气体）、浓度、持续作用时间和频率以及人体组织

类型。

问题3: 以下哪项/哪些不属于组织坏死?

　　A. 凝固

　　B. 液化

　　C. 坏疽

　　D. 细胞凋亡

　　E. 皂化

答案:

　　A. 错误

　　B. 错误

　　C. 错误

　　D. 细胞凋亡是一种生理现象,有时会因外部因素(毒素、感染、烧伤)而加速,并在愈合过程中起到防御作用

　　E. 错误

解析: 坏死是一种损伤类型,导致活体组织中的细胞过早死亡。酸通过凝固性坏死引起化学灼伤,形成焦痂,而碱引起液化并大量产生黏性液体。坏疽是凝固性坏死的一种形式,出现在血供不足的组织中;而在脂肪坏死中可见皂化,其中细胞膜的甘油三酯通过酶产生甘油和脂肪酸。

8

唾液紊乱（流涎/口干）
Saliva Disturbances（Xerostomia/Sialorrhea）

唾液是口腔中大、小唾液腺分泌的液体，在进食、吞咽、尝味、消化以及预防龋齿和各种口腔感染等过程中发挥着重要作用（图8.0a和b）。

表8.1和表8.2列出了与唾液紊乱相关的最常见和重要的情况。

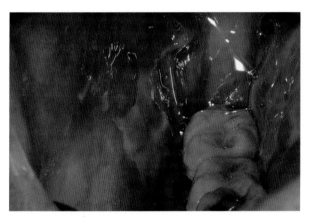

图8.0a 移植物抗宿主病（GvHD）患者唾液增多

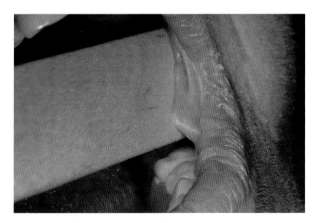

图8.0b 口干症

表8.1 流涎：最常见和重要的情况

- 局部
  - 疼痛的口腔溃疡
  - 口内异物
- 全身：
  - 与正常情况相关
    - 妊娠
  - 与头部疾病相关
    - 食管炎
    - 病毒性迷路炎
    - 手术或阻塞（舌、食管或咽部）
  - 与神经相关
    - 阿尔茨海默病
    - 面瘫
    - 神经肌肉协调性差
    - 其他身体残疾
  - 与精神疾病相关
    - 精神分裂症
  - 与药物相关
    - 抗胆碱酯酶
    - 抗精神病药物
  - 与化学物接触相关
    - 硫酸铜
    - 重金属
    - 汞
    - 士的宁
  - 与毒素相关
    - 昆虫叮咬
    - 狂犬病

表8.2 口干：最常见和重要的情况 （续表）

- 脱水
  - 正常情况
    - 张口呼吸
    - 饮水量低
  - 病理情况
    - 出汗过多
    - 呕吐
    - 发烧
    - 腹泻
    - 出血
    - 利尿
    - 烧伤
- 疾病伴发症状
  - 遗传
    - 囊性纤维化
    - 唾液腺发育不全
  - 感染
    - HCV
    - HIV
  - 自身免疫性疾病
    - 干燥综合征
    - 结节病
    - 淀粉样变
    - 移植物抗宿主病
  - 内分泌
    - 尿崩症
    - 糖尿病
  - 神经
    - 胆碱能神经异常
  - 精神疾病
    - 焦虑症
    - 抑郁症
    - 神经性贪食症
- 医疗副作用
  - 药物
    - 具有抗胆碱能或拟交感神经作用的药物
  - 治疗
    - 放疗
    - 化疗

病例8.1

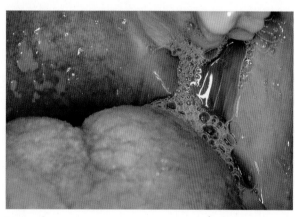

图8.1

主诉：男性，48岁，被他的肿瘤科医生转诊，以诊治喉咙痛和流涎增多。

现病史：患者鼻咽癌第1次化疗后的最后1周，出现喉咙痛、口内唾液增加。

既往史：鼻咽癌（累及范围较广），最初采用大剂量化疗以快速缩小体积，随后是放化疗联合治疗。用抗组胺药物和饮食分别控制过敏性鼻炎和轻度高血压。既往每天吸8支烟，否认饮酒史。

口腔检查：软腭和咽喉后部散在数个浅表溃疡，覆盖淡黄色假膜（图8.1），自觉疼痛。颊黏膜及舌背轻度白色水肿，部分区域丝状乳头增生。口腔后部及咽喉部积聚大量唾液。

问题1：该患者唾液过多的主要原因是什么？

A. 化疗性口炎

B. 鼻咽癌

C. 过敏

D. 戒烟

E. 抗组胺药副作用

答案：

A. 大剂量化疗会导致患者口腔和咽喉出现并发症，如弥漫性充血和溃疡。患者自觉溃疡处疼痛及咽喉疼痛，导致吞咽非常困难，因此患者更喜欢将唾液积聚在口内，给人一种唾液分泌过多的假象

B. 错误

C. 错误

D. 错误

E. 错误

解析：由于肿瘤或过敏引起的张口呼吸会诱发口干症，吸烟会加剧口干。该患者鼻咽部大范围肿瘤阻塞鼻道，致其改为口呼吸，可引起口干症而不是唾液分泌过多。同样，过敏性鼻炎是一种以流鼻涕/鼻塞为特征的季节性疾病，会导致口呼吸和暂时性口腔干燥，抗组胺药也会加重口干。大量吸烟会增加口腔干燥感，只有戒烟才能恢复。

问题2：流涎的特点是什么？

A. 唾液分泌和吞咽正常

B. 唾液分泌正常和吞咽异常

C. 唾液分泌增加和吞咽异常

D. 唾液分泌减少和吞咽正常

E. 唾液分泌增加和吞咽正常

答案：

A. 错误

B. 神经肌肉疾病、药物和有化学毒性物质会干扰咀嚼肌功能，从而导致吞咽困难，最终导致口内唾液积聚。从口角流出过多唾液称之为流涎

C. 流涎的特征是口内唾液溢出唇缘，主要是由于唾液分泌增加和唾液吞咽不足引起的

D. 错误

E. 即使在吞咽功能正常的患者中，唾液产生和分泌增加超过唇缘也表现为流涎

问题3：下列哪些颅神经通过副交感神经纤维负责唾液分泌？

A. 面神经

B. 舌咽神经

C. 嗅神经

D. 前庭蜗神经

E. 迷走神经

答案：

A. 面神经的副交感传出纤维经下颌下神经节释放乙酰胆碱，作用于下颌下腺和舌下腺以及口、咽、鼻咽的小唾液腺的毒蕈碱M_3受体，产生低蛋白浆液性唾液

B. 岩小神经的副交感神经纤维来自舌咽神经的鼓神经丛，延伸到耳神经节。节后纤维汇聚进入腮腺，当其被激活时，可分泌大量水样唾液

C. 错误

D. 错误

E. 错误

解析：仅有的传递副交感神经的颅神经是动眼神经、面神经、舌咽神经和迷走神经，但动眼神经和迷走神经不影响唾液腺的分泌。嗅神经和前庭蜗神经不携带副交感神经纤维。

病例8.2

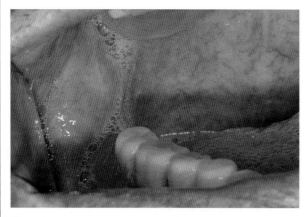

图8.2

主诉：男性，68岁，近1个月口内唾液增多。

现病史：1个月前，患者在佩戴义齿后发现唾液增多。

既往史：30岁时即患过敏性哮喘，50多岁时患帕金森病，全身应用类固醇治疗哮喘危象，每天规律服用卡比多巴控制帕金森病引发的震颤。

口腔检查：无牙颌，佩戴全口义齿。上颌义齿过度延伸到软腭，软腭处曾感染真菌即行抗真菌治疗。磨牙后区积聚大量唾液（图8.2），干扰患者说话，患者情绪焦虑。

问题1：该患者口内唾液增多的原因是什么？

　　A. 真菌感染
　　B. 衰老
　　C. 全口义齿边缘过长带来的刺激
　　D. 帕金森病
　　E. 过敏性哮喘

答案：

　　A. 错误
　　B. 错误
　　C. 首次佩戴全口义齿后导致唾液分泌过多为一过性现象，因为大脑会将义齿识别为食物，刺激唾液分泌将其溶解。若患者不适应口内

新义齿，也可能会导致唾液分泌增加
　　D. 流涎是帕金森病患者的常见表现，是舌部运动迟缓、食管吞咽困难或行动不便和姿势异常的结果，并非唾液流率增加所致
　　E. 错误

解析：衰老被认为是导致各种感官和功能缺陷的原因，包括流涎。一些疾病（如过敏性哮喘或念珠菌病）会导致口干症，但不会导致流涎。

问题2：还有哪些习惯可能与该患者的流涎有关？

　　A. 进食蘑菇
　　B. 放置槟榔在唇沟里
　　C. 每天咀嚼大量肉桂味口香糖
　　D. 户外活动
　　E. 口腔打孔

答案：

　　A. 毒蘑菇中的毒素会引起多种症状——轻微的，如流涎、痉挛和腹泻；更严重的，如昏迷，若不加以治疗，可能会危及患者生命
　　B. 槟榔叶通常含有毛果芸香碱，它是一种可增加唾液分泌的毒蕈碱类似物
　　C. 错误
　　D. 错误
　　E. 错误

解析：咀嚼肉桂味口香糖可在短时间内起到刺激唾液分泌的作用，然而长期咀嚼可能会激发肉桂产品的局部过敏反应，称之为肉桂相关性口腔炎，表现为弥漫性充血或红白相间病损及浅表糜烂，可出现灼烧、刺痛感，但不会出现流涎。口腔打孔饰品作为异物，只会在短时间内增加唾液。各种户外运动可通过增加出汗导致脱水。

问题3：唾液成分包含哪些?

- **A.** 水
- **B.** 电解质
- **C.** 蛋白质
- **D.** 酶
- **E.** 含氮物

答案：

- **A.** 水占唾液的95%，用于润滑口腔黏膜，在咀嚼和吞咽过程中软化食物，将各种味觉刺激转移到味觉感受器，以及将抗菌药物和其他化学物质运送到口腔各部位

- **B.** 钙、磷酸盐、钠、钾和氟等电解质作用于牙齿的脱矿与再矿化

- **C.** 蛋白质和黏蛋白的作用是清洁、聚集与附着各种口腔微生物到牙齿表面（牙菌斑形成和成熟）

- **D.** 淀粉酶和脂肪酶等被用于消化含淀粉与脂肪食物

- **E.** 尿素和氨（含氮成分）可调节唾液的pH与缓冲能力

病例8.3

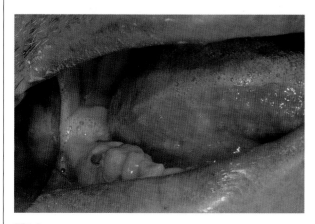

图8.3

主诉：男性，42岁，出现急性腹痛，伴有唾液分泌增多、恶心、呕吐和腹泻。

现病史：患者述几天前出现短暂腹痛，进食油腻食物后加重，在过去12小时内持续疼痛。

既往史：否认系统疾病史及用药史。饮食缺乏水果和蔬菜，但富含脂肪食物，大量饮酒（＞150g/d）。

口腔检查：中年男子伴严重腹痛、恶心和疲劳。口内未见损伤，卫生状况较差，大部分剩余的牙齿均进行了填充修复或牙冠修复。流涎，酒精诱发的口臭（图8.3）。生化血液检查显示胰酶和肝酶升高，其余血液检查未见异常。

问题1：导致该患者流涎的原因是什么?

- **A.** 酒精性胰腺炎
- **B.** 营养不良
- **C.** 阑尾炎
- **D.** 消化性溃疡
- **E.** 肠道感染

答案：

- **A.** 酒精性胰腺炎是过度饮酒导致的一种严重并发症，可通过粪便和血液中淀粉酶及脂肪酶升高证实。该疾病可能会对腺体造成不可逆转的损害，并易诱发糖尿病甚至癌症，表现为腹部肿胀、剧烈腹痛，伴恶心、呕吐、流涎，偶有发热
- **B.** 错误
- **C.** 错误
- **D.** 错误
- **E.** 错误

解析：阑尾炎和肠道感染通常伴白细胞计数升高，而在该患者中未发现。该患者无贫血或血便，即可排除营养不良和消化性溃疡。

问题2： 流涎还可导致哪些临床表现?

A. 口周皮炎

B. 口角感染

C. 肌肉疲劳

D. 接触性唇炎

E. 唇部干燥

答案：

A. 口周皮肤与唾液接触会导致局部刺激、充血和脱屑（口周皮炎）

B. 唾液渗出导致口角湿润，有利于该区域的病原菌生长（如金黄色葡萄球菌等细菌和白色念珠菌等真菌），并造成充血、浅表溃疡或覆盖有血痂的皲裂（口角炎）

C. 由于口腔内唾液增多，患者每分钟吞咽的次数过多，导致相关肌肉疲劳

D. 嘴唇过多唾液干燥后会导致嘴唇失去保护屏障，引起嘴唇发炎，称为接触性唇炎

E. 错误

解析： 嘴唇干燥是口干症的表现，而不是流涎症的表现。

问题3： 下列哪些药物会导致流涎?

A. 乙酰胆碱酯酶抑制剂

B. 拟副交感神经药物

C. 抗精神病药物

D. 止吐药

E. 降压药

答案：

A. 用于治疗阿尔茨海默病的药物，如多奈哌齐、卡巴拉汀和加兰他敏，可抑制乙酰胆碱酯酶的作用并增加乙酰胆碱的聚集，乙酰胆碱是唾液产生的主要毒蕈碱M_3受体兴奋剂

B. 拟副交感神经药物，如毛果芸香碱，被广泛用于口干症患者尤其是干燥综合征患者，以增加唾液分泌

C. 氯氮平等抗精神病药物可能会引起流涎，因为它们对M_3和M_4腺毒蕈碱受体以及交感神经系统的拮抗性α-2肾上腺素能受体具有激动作用

D. 错误

E. 错误

解析： 止吐药，如东莨菪碱，剂量为0.3～0.65mg每天3次或每天4次，可缓解恶心和呕吐及减少唾液分泌。卡托普利和依那普利等抗高血压药物会引起口干症。

病例8.4

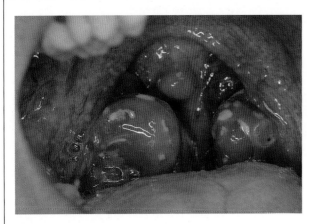

图8.4

主诉： 一名18岁学生出现咽喉痛、发烧和流涎。

现病史： 3天前开始出现发烧和扁桃体红肿，进而出现吞咽困难。

既往史： 大一学生，否认系统疾病史及过敏史或用药史，否认吸烟史及饮酒史。

口腔检查： 扁桃体发红肿胀，表面见白色分泌物，伴酸痛、高烧、口臭、流涎和颈部淋巴结肿大（图8.4）。培养物中分离出链球菌，未发现针

对EB病毒的异嗜性抗体。给予广谱抗生素见效非常快。

问题1：导致该患者流涎的原因是什么？

A. 扁桃体炎

B. 传染性单核细胞增多症

C. 疱疹性咽峡炎

D. 白喉

E. 急性假膜型念珠菌病

答案：

A. 扁桃体炎是病因。这是一种扁桃体的急性感染，由多种病原体引起，并伴有扁桃体疼痛、发炎以及全身症状。肿大的扁桃体占据了口咽入口大部分区域，导致吞咽困难，因此大量唾液聚集在该患者口内，并给人一种唾液分泌增加（流涎）的假象

B. 错误

C. 错误

D. 错误

E. 错误

解析：扁桃体肿大是感染的特征，如细菌感染、白喉、传染性单核细胞增多症和疱疹性咽峡炎，以及真菌感染如急性假膜型念珠菌病等。在诊断中排除传染性单核细胞增多症，是因为该患者未出现全身性淋巴结炎或其他器官（肝脏、脾脏、皮肤）受累，且实验室检查单核细胞无明显增多、EB病毒培养阴性，单核细胞增多试验阴性。因为该患者的炎症超过扁桃体，形成特征性的假膜和黏膜出血，故可排除白喉。念珠菌病可累及扁桃体和口咽部，表现为大量白色假膜，但全身症状较轻，故可排除念珠菌病。除扁桃体外，软腭和口咽后部没有小水疱与溃疡，即可排除疱疹性咽峡炎。

问题2：扁桃体炎若不经过治疗，可出现哪些严重并发症？

A. 猩红热

B. 扁桃体周围脓肿

C. 中耳炎

D. 风湿热

E. 肾小球性肾炎

答案：

A. 错误

B. 错误

C. 错误

D. 风湿热是由A型链球菌引起的咽喉痛（尤其是扁桃体炎）的严重并发症，表现为心脏、关节、皮肤和大脑炎症，导致主动脉炎和充血性心脏病以及脑膜脑炎

E. 链球菌性肾小球肾炎是链球菌感染（脓疱病、扁桃体炎）的并发症，表现为肾小球和肾脏小血管的炎症，可导致肾衰竭

解析：由细菌（A型链球菌）引起的扁桃体炎会导致皮肤炎症（猩红热）以及中耳局部感染（中耳炎）或扁桃体和间隙之间区域的炎症（扁桃体周围脓肿）。早期诊断和抗菌治疗可降低患严重并发症的风险。

问题3：下列哪些病毒可导致急性扁桃体炎？

A. 鼻病毒

B. 腺病毒

C. EB病毒

D. 狂犬病毒

E. 疱疹病毒5型

答案：

A. 鼻病毒常引起咽喉、耳和鼻窦感染，较少引起肺炎和细支气管炎

B. 腺病毒，尤其是1型、2型、4型、5型、16型会导致发热性渗出性扁桃体炎

C. 错误

D. 错误

E. 错误

解析：虽然EB病毒和疱疹病毒5型属于同一病毒家族并引起咽喉痛，但它们分别引起不同的疾病，如传染性单核细胞增多症和巨细胞包涵体病。狂犬病毒是一种影响中枢神经系统而不是扁桃体的致命病毒。

病例8.5

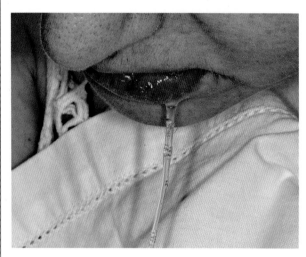

图8.5

主诉：女性，36岁，因流涎不止被母亲送来就诊。

现病史：近8年来，患者出现流涎，当基础疾病严重时，流涎症状则加重。

既往史：8年前，患严重的运动神经疾病（肌萎缩性脊髓侧索硬化症），目前只能对症治疗。否认吸烟史及饮酒史。

口腔检查：一名坐在轮椅上的女性，难以控制自身身体。口腔保持张开状态，流涎明显（图8.5）。口内未见其他病损，口腔卫生良好。

问题1：导致该年轻女性流涎的原因是什么？

　　A. 重金属中毒

　　B. 妊娠

　　C. 脑肿瘤

D. 肌萎缩性脊髓侧索硬化症

E. 胰腺炎

答案：

　　A. 错误

　　B. 错误

　　C. 错误

　　D. 肌萎缩性脊髓侧索硬化症是病因。这属于一种罕见的神经系统疾病，常累及负责控制行走、站立、说话、咀嚼甚至吞咽的随意肌运动神经元，导致运动肌肉不能正常工作，从而严重影响患者的生活质量。吞咽减少会导致唾液积聚和流涎

　　E. 错误

问题2：除肌萎缩性脊髓侧索硬化症外，下列哪些神经系统疾病会导致流涎？

　　A. 重症肌无力

　　B. 面瘫

　　C. 格林-巴利综合征

　　D. 三叉神经痛

　　E. 帕金森病

答案：

　　A. 重症肌无力是一种神经血管疾病，可导致骨骼肌（包括咀嚼和吞咽肌）无力，进而影响吞咽

　　B. 面瘫的特点是支配面部表情的全部或部分肌

肉麻痹，导致嘴唇闭合不全，从而使唾液从患者口中流出

C. 格林-巴利综合征是一种急性炎症性损害神经根的脱髓鞘疾病，首先累及下肢，逐渐累及躯体上部分。面部受累时可表现为偏头痛、构音障碍和流涎

D. 错误

E. 由于与吞咽相关的肌肉功能障碍，帕金森病患者常出现流涎，而非唾液分泌过多所致

解析： 三叉神经痛表现为急性单侧电击样疼痛发作，累及三叉神经的一个或两个分支，流涎不是其典型的表现。大多数时候在疼痛开始之前，可伴随着欣快感和其他前驱症状。

问题3： 神经系统疾病通过下列哪些方式导致流涎？

A. 口唇闭合不完全

B. 低吸入压力

C. 吸入和吞咽之间的延迟时间过长

D. 腭反射障碍

E. 环咽肌失弛缓症

答案：

A. 面部肌肉麻痹导致口唇闭合不完全，唾液或食物从患者口中溢出

B. 不完全或低吸入压力是肌肉疾病或神经疾病的常见症状

C. 吸入和吞咽之间的延迟导致大量唾液积聚，随之从患者口内流出

D. 腭反射（全部或部分）障碍是神经肌肉疾病的常见表现，由于与咀嚼和吞咽相关的肌肉功能异常，导致积聚的唾液从患者口中流出

E. 环咽肌失弛缓症是一种罕见的临床并发症，在吞咽过程中食管上括约肌不能充分打开，因害怕呛到或咳嗽而导致唾液在口腔内积聚

病例8.6

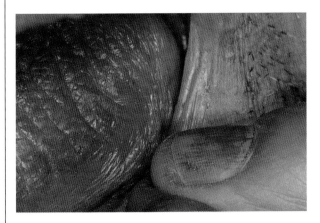

图8.6

主诉： 男性，52岁，因严重口干就诊。

现病史： 1年前，因高血压在心脏病科就诊后，随即出现口干症状。

既往史： 高血压和高脂血症，应用厄贝沙坦、氢氯噻嗪、饮食和他汀类药物控制。18岁起开始吸烟（主要是香烟，＞2包/日），每天喝5杯咖啡。

口腔检查： 瘦弱中年男性，口内干燥，几乎无唾液，颊黏膜萎缩（图8.6）。舌背发红，表面见许多沟裂，触痛，口角发红。手指和指甲上因手持香烟出现烟草性色素沉着，余口内和口周皮肤未见明显异常。

问题1： 该患者出现口干症的原因是什么？

A. 吸烟

B. 抗高血压药物

C. 利尿剂

D. 真菌感染

E. 过量饮用咖啡

答案：

A. 吸烟可以通过两种方式影响唾液分泌。一方面，长期吸烟引起口干症，唾液分泌减少，唾液质量差；另一方面，短期吸烟会刺激唾液腺，使其分泌增加。烟草中的氧自由基和氮自由基以及挥发性醛可能会破坏唾液中的各种生物分子，而淀粉酶可能会改变吸烟者唾液的成分，从而导致口干症

B. 错误

C. 利尿剂可显著降低唾液流速和成分，导致服用该药的患者出现真菌感染、黏膜病损及龋齿发生率升高

D. 唾液减少可能会改变口腔微生物群，增加念珠菌病等机会性感染的风险

E. 喝咖啡会通过两种方式影响口腔唾液分泌。每天喝1～2杯有助于体内平衡，但过度饮用会导致利尿（尚有争议）、心悸、呼吸改变甚至头晕

解析： 厄贝沙坦很少影响唾液分泌，但会导致膀胱、胸部和背部疼痛、尿色深、寒颤与出冷汗。

问题2： 下列哪些口腔疾病与吸烟有关？

A. 口腔癌

B. 腭部白角化病

C. 黏膜下纤维性变

D. 急性溃疡性牙龈炎/牙周炎

E. 光化性唇炎

答案：

A. 烟草是公认的口腔癌病因，因为它含有亚硝胺、多环芳烃和芳香胺等致癌物质。所有形式的烟草单独或与其他致癌因素（如酗酒）一起在口腔癌的发展中发挥重要作用

B. 腭部白角化病或尼古丁性口炎是口腔黏膜（尤其是腭部）对烟草成分及热量的反应，与使用烟斗或反向吸烟者的口腔表现不同。表现为白色过度角化斑片，夹杂充血的腭腺开口

C. 错误

D. 吸烟通过影响血管和细胞成分，诱发急性坏死性龈炎/牙周炎

E. 错误

解析： 长期接触非常辛辣、烫的食物，特别是槟榔碱（槟榔的主要成分）会导致黏膜下纤维性变。嘴唇长期暴露于太阳辐射（主要是UVB）可能会诱发光化性唇炎。这两种情况都有发展为口腔癌的趋势（光化性唇炎的可能性大于黏膜下纤维化），但均与吸烟无关。

问题3： 下列哪些因素会影响吸烟引起的唾液分泌减少？

A. 患者的年龄

B. 每天吸烟的数量

C. 吸烟的年限

D. 患者的性别

E. 患者的用药史

答案：

A. 老年患者出现各种身体功能下降；其中，唾液的产生和分泌减少，这在吸烟患者中更为明显

B. 吸烟释放的热量会导致口干症，尤其是忽视口腔健康、饮食不良和饮酒量增加但饮水量少的患者中

C. 长期吸烟与唾液流率降低有关

D. 错误

E. 烟草可能会加剧某些药物引起的口干

解析： 在动物实验和人体研究中，性别对唾液分泌没有影响。

病例8.7

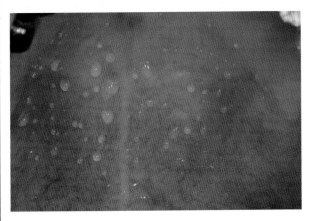

图8.7

主诉：男性，32岁，发现腭黏膜大量水滴样病损。患者在舌根癌（未行手术治疗）放化疗结束后，常规口腔复诊时发现该病损。

现病史：舌根和会厌（会厌谷）间发现癌症，经顺铂化疗（6次）和7000cGy放疗（35次），治疗结束后第7周发现腭黏膜大量水滴样透明液体积聚。

既往史：3个月前确诊舌根癌，否认其他系统疾病史。人乳头瘤病毒（HPV）阳性，确诊肿瘤后戒烟。

口腔检查：腭黏膜散在多处透明水滴样病损，无疼痛不适（图8.7）。咽后部见浅表糜烂面，伴疼痛，伴口干和金属味。

问题1：出现该病损的原因是什么？

A. 副肿瘤性天疱疮

B. 原发性疱疹性口炎

C. 小唾液腺功能受损

D. 多形性红斑

E. 义齿过敏性口炎

答案：

A. 错误

B. 错误

C. 在放化疗完成后的恢复阶段，可从受损小唾液腺开口处释放大量浓稠唾液

D. 错误

E. 错误

解析：尽管包含透明液体的水疱、大疱是各种口腔疾病的特征（如原发性疱疹性口炎、多形性红斑和副肿瘤性天疱疮等），但这些疾病很容易被排除，因为这些疱不局限于腭部，且疱损处黏膜通常充血且敏感。义齿过敏性口炎与义齿密切相关，但该患者未佩戴义齿。

问题2：唾液分泌不足对下列哪些功能影响较小？

A. 味觉

B. 摄入

C. 吞咽

D. 言语

E. 口腔内稳态

答案：

A. 错误

B. 错误

C. 错误

D. 唾液润滑口腔黏膜，有利于舌运动，但只有在口腔严重干燥的情况下，舌部运动受限才会影响言语

E. 错误

解析：唾液及唾液酶（如淀粉酶和脂肪酶）参与消化各种含有淀粉和脂肪的食物。此外，其矿物质含量在口腔稳态中发挥重要作用，通过中和食物、饮料和药物中的酸性物质，防止龋齿的发展。唾液中高比例的水分（＞95%）能够在咀嚼过程中润湿食物，并加速吞咽。唾液用于溶解各种味觉刺激物并

将其运输到味觉感受器，在味觉感受过程中发挥基本作用。

问题3：头颈部肿瘤放疗期间唾液含量有哪些变化？

    A. 电解质的变化

    B. 碳酸氢盐浓度增加

    C. 免疫球蛋白浓度降低

    D. 淀粉酶浓度增加

    E. 乳酸脱氢酶浓度增加

答案：

    A. 钠离子、氯化物、钙离子和镁离子的浓度增

加，而钾仅受到轻微影响

    B. 错误

    C. 错误

    D. 虽然化疗/放疗期间淀粉酶浓度较高，但唾液流速降低到一定程度后，也可能导致免疫缺陷

    E. 放疗期间乳酸脱氢酶浓度的增加似乎与肿瘤坏死趋势的增加相关

解析：在放疗期间，唾液中碳酸氢盐的浓度很低，因此导致pH较低，对牙菌斑产生酸的缓冲能力较弱。相反，IgA和IgM免疫球蛋白浓度的增加具有抗菌作用，但随着唾液分泌减少而被抵消。

病例8.8

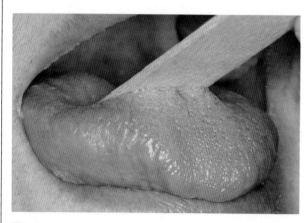

图8.8

主诉：女性，67岁，因口腔干燥就诊。

现病史：8个月前进行椎间盘手术后，嘴唇开始出现干燥，逐渐发展到整个口腔，导致进食和说话困难。

既往史：严重抑郁症，2型糖尿病（控制不佳），分别用度洛西汀和二甲双胍治疗；背痛，应用非甾体抗炎药治疗。否认吸烟史及饮酒史。饮水较少。

口腔检查：超重，站立困难，口内唾液量减少，唾液浓稠，压舌板难以从其舌背分离（图8.8）。口、眼及其他黏膜未见明显异常。

问题1：下面哪项/哪些是该患者出现口干的原因？

    A. 脱水

    B. 药物

    C. 糖尿病控制不佳

    D. 老年

    E. 脊柱手术

答案：

    A. 脱水可能是由于饮水量减少，或因发热、出汗过多、腹泻或出血和烧伤而导致体液流失，进而造成口干症

    B. 抗抑郁药物作用于毒蕈碱受体可导致唾液流速降低

    C. 2型糖尿病控制不佳可导致多达62%的患者口干，可能与多尿和脱水相关

    D. 错误

    E. 错误

解析：老年患者出现口干并非因为实际年龄，而是因为系统性疾病所致。脊柱手术不影响与唾液分泌

相关的周围神经到中枢神经系统的通路，因此手术可排除。

问题2：口干症的主要并发症有哪些？

　　A. 口臭

　　B. 龋齿

　　C. 牙龈疾病

　　D. 吞咽困难

　　E. 病毒感染

答案：

　　A. 口臭是常见且明显的，尤其是晨间，口干可导致各种导致口臭的厌氧菌生长

　　B. 唾液清洁能力降低会促进致癌微生物的生长

　　C. 唾液减少可降低抗菌作用，促进牙龈和牙体表面病原菌生长，导致牙周感染

　　D. 唾液减少导致吞咽坚硬食物困难

　　E. 错误

解析：在口腔黏膜中，唾液过少会促进细菌和真菌等各种病原菌的侵入及生长，而不是病毒。由于引发口干症的主要疾病导致了免疫缺陷，病毒感染是相对次要的。

问题3：下列哪些血液检查是诊断唾液分泌不足的常规检查手段？

　　A. 抗核抗体检测

　　B. 葡萄糖检测

　　C. 心磷脂抗体检测

　　D. SSA/SSB抗体检测

　　E. 壁细胞抗体检测

答案：

　　A. 抗核抗体检测，即ANA试验，可广泛用于诊断各种自身免疫性疾病，如干燥综合征、红斑狼疮和类风湿关节炎，这些疾病与唾液分泌不足密切相关

　　B. 糖尿病是一种与唾液分泌不足密切相关的疾病，可通过血液中葡萄糖水平升高诊断

　　C. 错误

　　D. 抗SSA/SSB自身抗体可用于检测干燥综合征，它是一种自身免疫性疾病，与唾液产生/分泌减少密切相关

　　E. 错误

解析：心磷脂抗体检测可用于检测新发血栓形成、探究反复流产的原因以及评估抗磷脂综合征。壁细胞抗体可区分恶性贫血与其他类型贫血。

病例8.9

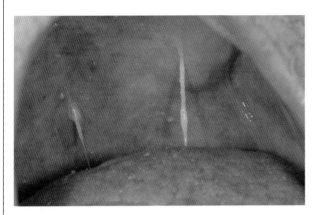

图8.9

主诉：男性，69岁，因口干1年就诊。

现病史：同时出现口干和膀胱失禁，情绪重度焦虑，生活质量降低。

既往史：高脂血症、高血压和前列腺良性肥大，分别通过特殊饮食和阿托伐他汀、哌唑嗪、索利那新等药物进行控制。偶尔会在背痛严重时服用布洛芬等非甾体抗炎药。3个月前服用阿奇霉素等抗生素治疗非典型肺炎，同期戒烟。

口腔检查：超重，无牙颌，口干严重，口腔黏

膜萎缩，唾液非常黏稠，形成泡沫或丝状物（图8.9），不能佩戴使用义齿。否认皮肤干燥或眼干，唾液腺无肿大。

问题1：下列哪种/哪些药物可能会导致该患者口干？

    A. 抗血脂药（阿托伐他汀）

    B. 抗高血压药（哌唑嗪）

    C. 膀胱失禁药物（索利那新）

    D. 非甾体抗炎药（布洛芬）

    E. 抗生素大环内酯类（阿奇霉素）

答案：

    A. 错误

    B. 错误

    C. 索利那新具有抗毒蕈碱作用，用于治疗膀胱过度活动症并常引起口干症

    D. 错误

    E. 错误

解析：其他药物都与唾液分泌无关。

问题2：下列哪项/哪些是口干症的表现？

    A. 泡沫状黏稠的唾液

    B. 口腔黏膜萎缩

    C. 中切牙龋齿

    D. 唾液腺肿胀

    E. 龈乳头坏死

答案：

    A. 唾液量少浓稠，呈现泡沫状，以至于勺子或压舌板（金属/木质）可粘在口腔黏膜上

    B. 口干症严重时，导致口腔黏膜萎缩，丝状乳

头脱失，舌背光滑、分叶状、发红

    C. 龋齿常见，甚至在下中切牙也可出现

    D. 大唾液腺肿胀是由干燥综合征、糖尿病、艾滋病或酒精中毒引起的严重口干症患者的常见症状

    E. 错误

解析：龈乳头坏死是坏死性牙龈炎的标志。它是牙周组织感染的一种特殊形式，与患者口腔卫生差和营养不良有关，与口干症无关。

问题3：下列哪项不属于唾液腺的解剖结构？

    A. Stensen导管

    B. Wharton导管

    C. Bartholin's导管

    D. Rivinus导管

    E. Bellini导管

答案：

    A. 错误

    B. 错误

    C. 错误

    D. 错误

    E. Bellini导管又称乳头状管，是肾脏集合管的远端部分，在水重吸收和电解质平衡中起重要作用

解析：Stensen导管将唾液从腮腺输送到口腔，而Wharton导管更长更细，将唾液从下颌下腺和舌下腺引流到口底。Bartholin's导管是舌下导管中最大的，而外阴中的Bartholin's导管也有相似的名称。Rivinus导管是舌下腺的8~20个排泄管。

病例8.10

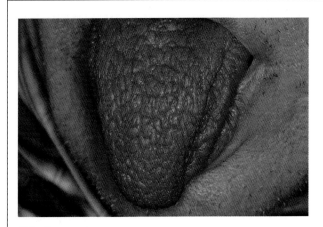

图8.10

主诉：男性，58岁，因患严重口干症2年就诊。

现病史：2年前出现口干，夜间入睡后加重，导致夜间易醒。

既往史：偏头痛，应用强效止痛药有一定效果。这些药物通常与胃保护剂一起服用，以治疗陈旧但已痊愈的消化性溃疡。否认过敏史、其他用药史、吸烟史以及饮酒史等有害习惯。

口腔检查：舌部非常干燥，呈分叶状，发红（图8.10），对触诊敏感，并伴有口角炎及眼、鼻和面部皮肤干燥，大唾液腺或颈部淋巴结无肿大。唇部活检显示小唾液腺萎缩和散在的慢性炎症。血液中检测到抗SSA抗体和抗SSB抗体，未检测到SACE抗体。

问题1：该患者出现口干症的原因是什么？

A. 严重脱水

B. 肾透析

C. 结节病

D. 干燥综合征

E. 药源性口干

答案：

A. 错误

B. 错误

C. 错误

D. 干燥综合征是一种慢性自身免疫性疾病，累及唾液腺和泪腺以及其他外分泌腺，导致口干和眼干。它可以是自发性的（原发性），或继发于其他自身免疫性疾病（继发性），症状取决于严重程度和受累器官

E. 错误

解析：根据病史，患者的口干症与严重的体液流失、肾脏疾病或药物应用无关。唇腺活检中缺乏非干酪样肉芽肿，血清中血管紧张素转换酶（SACE）浓度低，即可排除结节病。

问题2：确诊该疾病必须下列哪些检测？

A. 活检

B. 唾液流率测定

C. MRI

D. Schirmer's试验

E. 唾液化学成分测定

答案：

A. 下唇内表面的小唾液腺活检显示广泛的淋巴细胞浸润伴生发中心，间质纤维化和腺泡萎缩

B. 错误

C. 腮腺MRI显示呈盐和胡椒粉征或蜂窝状外观，是干燥综合征的特征性表现

D. 错误

E. 错误

解析：唾液流率测定和唾液化学成分测定可显示唾液流率降低和其组成改变，但这种唾液紊乱不仅见于干燥综合征，也可由其他唾液腺疾病或药物引起。Schirmer's试验无法区分眼干是由干燥综合征引起还是与其他疾病（如类风湿关节炎、维生素A缺乏症、角膜感染或肿瘤）相关。

问题3：下列哪种/哪些很少用于该疾病的治疗？

    A. 催涎剂

    B. 干扰素

    C. 人工唾液

    D. 类固醇

    E. 干细胞疗法

答案：

    A. 错误

B. 干扰素 α 仅用于原发性干燥综合征合并神经系统受累的患者，常采用低剂量口服给药，它通过产生抗RNA结合蛋白SSA/SSB的自身抗体激活适应性免疫系统，增加非刺激性全唾液流量，且不伴显著不良反应

C. 错误

D. 错误

E. 在小鼠模型和原发性干燥综合征患者中，静脉给予同种异体间充质干细胞，通过作用于T细胞来抑制自身免疫，以恢复唾液腺功能

解析：在轻症病例中，催涎剂（如毛果芸香碱和西维美林）作为毒蕈碱激动剂增加唾液分泌，而人工唾液（如纤维素或羧甲基纤维素）可润滑口腔黏膜。在重症病例中，全身应用类固醇（如泼尼松和泼尼松龙）得到广泛应用。

9

肿胀（弥散性/结节性）
Swellings（Diffuse/Lumps）

口内的肿胀是一组异质性病变，表现为局限性肿胀（肿块）或弥漫性肿胀，包含先天性、反应性、感染性及自身免疫性，甚至肿瘤（良性或恶性）原因。某些肿胀伴有疼痛，并伴随局部炎症，需要治疗；而有些肿胀则没有症状，只需要定期随访。有时肿胀仅持续几天或几周，有的则持续2个月以上（图9.0），并引起严重的并发症，甚至危及患者生命。

表9列出了引起肿胀（弥漫性或单发性肿胀）的主要病因。

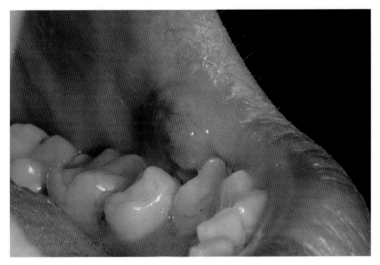

图9.0 创伤性纤维瘤

Clinical Guide to Oral Diseases, First Edition. Dimitris Malamos and Crispian Scully.
© 2021 John Wiley & Sons Ltd. Published 2021 by John Wiley & Sons Ltd.
Companion website: www.wiley.com/go/malamos/clinical_guide

表9 肿胀和结节形成的主要原因 （续表）

◆ 先天性因素	■ 囊肿
• 外生性骨疣	• 免疫相关因素
• 骨突	■ 淀粉样变
○ 上颌	■ 肉毒杆菌病
■ 腭隆突	■ 遗传性血管神经性水肿
○ 下颌	■ 克罗恩病和其他口唇肉芽肿病
■ 下颌骨	■ 梅尔克森–罗森塔尔综合征
• 血管	■ 过敏性血管神经性水肿
■ 血管瘤	■ 昆虫叮咬
■ 淋巴管瘤	• 肿瘤
◆ 获得性因素	○ 良性
• 解剖性病因	– 口腔黏膜
■ 未脱落的牙齿	■ 乳头状瘤
• 反应性病因	■ 神经纤维瘤
■ 异物	■ 纤维性肿块
• 创伤性病因	– 骨骼
■ 局部外伤	■ 骨纤维发育不良
■ 创伤性/创伤后水肿	■ 巨颌症
■ 血肿	■ 佩吉特氏病
■ 外科手术相关气肿	○ 恶性
• 感染性病因	– 口腔黏膜
■ 脓肿	■ 癌
■ 放线菌病	■ 淋巴瘤
■ 淋巴结炎	■ 肉瘤
■ 面部肿胀（皮肤/牙齿）	■ 黑色素瘤
■ 口腔感染	– 骨骼
■ 蜂窝织炎	■ 骨肉瘤
■ 组织间隙感染	■ 淋巴瘤
• 炎症性病因	• 药物
■ 化脓性和其他肉芽肿	

病例9.1

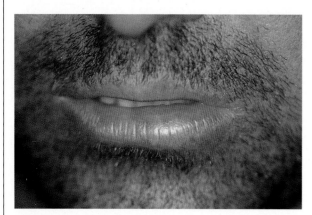

图9.1

主诉：男性，28岁，因下唇弥漫性肿胀就诊。

现病史：2小时前，患者吃完沙拉后立即出现

左下唇肿胀，并逐渐扩散至整个左下唇，左口角有烧灼感和刺痛感。否认家族遗传史。

既往史：否认系统疾病史及过敏史，否认滥用药物史，否认吸烟史及饮酒史。患者是一名建筑工人，长期暴露在太阳辐射下。

口腔检查：下唇从左口角延伸到唇中线见弥漫性肿胀，并扩散至邻近皮肤（图9.1）。口腔、其他黏膜及面部皮肤未见类似病变。肿胀在最初的2小时内快速增大，在接下来的1小时内逐渐缓解。肿胀区触之柔软，无痛，但影响患者容貌。

问题1：可能的原因是什么？

A. 过敏性唇炎

B. 肉芽肿性唇炎

C. 外伤

D. 甲状腺功能减退

E. 血管神经性水肿

答案：

A. 错误

B. 错误

C. 错误

D. 错误

E. 血管神经性水肿是由于黏膜下血管渗漏而致肿胀反复急性发作，常累及面部、口腔、呼吸道或腹腔和生殖器官等不同部位，伴烧灼感与轻度疼痛，无明显瘙痒或红斑

解析：过敏性唇炎和外伤除肿胀外，常伴充血、溃疡或脱屑等，与化妆品、食物或药物引起的各种过敏或近期头部受伤有关，因此被排除。肉芽肿性唇炎和甲状腺功能减退引起的肿胀是慢性的，在3~4周逐渐增大，不易消退，此与该患者主要症状和体征不同，也被排除在外。

问题2： 诊断该疾病时，下列哪项实验室检查不常用？

A. C1酯酶抑制剂

B. D–二聚体

C. C4水平

D. CH50水平

E. 甲状腺检查

答案：

A. 错误

B. 错误

C. 错误

D. 错误

E. 甲状腺检查（T3、T4、TSH和甲状腺自身抗体）广泛用于评估甲状腺功能，但不能区分肿胀是由于血管神经性水肿还是甲状腺功能减退所引起的

解析：C1酯酶抑制剂、总补体CH50和补体C4水平在两种类型的血管神经性水肿（遗传或获得性）中均有改变。D–二聚体在遗传性血管神经性水肿发作时升高。

问题3： 在下列哪种类型的血管神经性水肿中C1酯酶抑制剂蛋白会减少？

A. 获得性特发性

B. 后天药物引起的

C. 遗传性血管神经性水肿Ⅰ型

D. 遗传性血管神经性水肿Ⅱ型

E. 遗传性血管神经性水肿Ⅲ型

答案：

A. 错误

B. 错误

C. 血管神经性水肿Ⅰ型是由SERPING1基因突变引起的，该基因突变导致C1抑制蛋白水平降低

D. 错误

E. 错误

解析：遗传性血管神经性水肿Ⅱ型引起功能障碍，而非C1抑制蛋白水平的改变；而Ⅲ型仅影响凝血因子Ⅻ；药物性和特发性血管神经性水肿是获得性疾病，其发病机制与该蛋白无关。

病例9.2

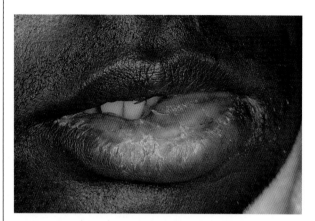

图9.2a

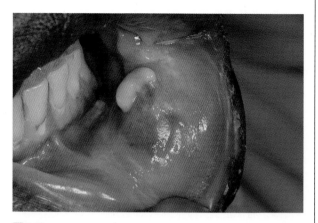

图9.2b

主诉：一名尼日利亚男性，25岁，因下唇肿胀疼痛而就诊。

现病史：3天前，患者咬伤嘴唇之后出现肿胀。初始时为小的创伤性溃疡伴轻微肿胀，随后肿胀逐渐增大，挤压时有脓液流出，伴有刺痛和发热。

既往史：否认过敏史、吸烟史及饮酒史。患者是一名农民，每天暴露在太阳辐射下，很少接触杀虫剂。

口腔检查：下唇弥漫性肿胀（图9.2a），伴疼痛，其中唇部左侧肿胀更为明显，压迫时有脓液渗出（图9.2b）。颌下淋巴结肿大，伴发热。

问题1：可能的诊断是什么？
　A. 腺性唇炎
　B. 唇脓肿
　C. 唇疱疹
　D. 唾液腺囊肿
　E. 光化性痒疹

答案：
　A. 错误
　B. 唇脓肿，其特点是唇缘黏膜下有脓液积聚。

唇部损伤导致致病菌进入唇部，引起局部炎症并产生脓液
　C. 错误
　D. 错误
　E. 错误

解析：唾液腺囊肿和唇疱疹易被排除，因其内容液是透明的，而不是脓液。腺性唇炎是慢性疾病，其特点是从导管口排出透明液体，而光化性痒疹除累及唇部，常伴发瘙痒性皮疹，炎性丘疹、斑块或溃疡。

问题2：唇疱疹与唇脓肿的区别是什么？
　A. 发病速度
　B. 持续时间
　C. 症状
　D. 治疗
　E. 诱发因素

答案：
　A. 唇疱疹常在数小时内发病，而唇脓肿则在唇部症状发作后几天内出现
　B. 唇疱疹可以在10～14天自愈，唇脓肿若未

经治疗可持续更长时间

C. 错误

D. 在免疫功能正常的患者中，唇疱疹具有自限性，而唇脓肿则需要手术引流并应用抗生素

E. 错误

解析：唇疱疹和唇脓肿都表现为唇部充血肿胀伴疼痛，继发于精神生活事件、创伤及其他严重疾病，如免疫缺陷、糖尿病、感染性或肿瘤。

问题3：唇脓肿是下列哪些疾病的并发症？

A. 蜂窝织炎

B. 芽生菌病

C. 丹毒

D. 结核病

E. 疖

答案：

A. 蜂窝织炎是由葡萄球菌引起的皮肤和黏膜的感染性疾病。黏膜内的葡萄球菌和溶血性链球菌，可在包括唇在内的不同地方形成小脓肿

B. 错误

C. 丹毒是由化脓性链球菌引发的上皮细菌感染，扩散到浅表的皮肤淋巴管引起皮肤脓肿，有时会蔓延到唇部

D. 错误

E. 疖是葡萄球菌感染毛囊后引起的，可从下颌扩散到嘴唇

解析：冷脓肿缺乏急性炎症表现（即红肿和疼痛），主要见于结核病和深部真菌感染，如酵母菌病。

病例9.3

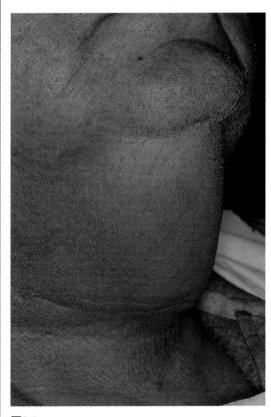

图9.3

主诉：男性，67岁，超重，在结束扁桃体癌的放化疗后出现颈部弥漫性肿胀。

现病史：在放化疗的最后几个疗程中逐渐出现肿胀，造成头部紧张及活动困难，颈部瘙痒。

既往史：右侧扁桃体癌，2个月前行扁桃体切除术，术后接受6次化疗（顺铂）和30次放疗。由于在工作中长期接触石棉而导致高血压和慢性肺病，5年前曾患肺癌。否认过敏史、吸烟史及饮酒史。

口腔检查：颈部弥漫性肿胀，从下颌下缘延伸至胸骨切迹（图9.3）。病损皮肤呈深褐色、干燥、无弹性，有一些区域皮肤剥脱，无感染迹象。口内湿润度非常差，舌背丝状乳头萎缩，伴散在的浅表溃疡（黏膜炎）。

问题1：该疾病的诊断是什么？

A. 水囊瘤

B. 淋巴水肿

C. 甲状腺功能减退

D. 鳃裂囊肿

E. 肥胖症

答案：

A. 错误

B. 淋巴水肿。该病变的特点是淋巴引流异常，导致颈部淋巴液逐渐积聚，这是由于在癌症治疗过程中，局部淋巴结被切除或因炎症或阻塞所致

C. 错误

D. 错误

E. 错误

解析： 从该患者颈部肿胀的位置和发病时间来看，可以排除其他诊断。水囊瘤通常位于左后三角区，而鳃裂囊肿位于颈部两侧、胸锁乳突肌前，上述两种病变都是先天性的，在年轻时即会出现。淋巴水肿是在放疗后期出现的，弥漫性肿胀可覆盖整个颈部和口腔。在甲状腺功能减退和肥胖症患者中，也会出现弥漫性肿胀，但不局限于颈部，还可出现在面部和身体的其他部位。

问题2： 下列哪项/哪些检查可用十评估颈部肿胀?

A. 用卷尺测量肿胀程度

B. 颈部超声检查

C. 肾功能检查

D. 皮肤过敏试验

E. 静脉胆管造影

答案：

A. 用卷尺测量患者颈部有助于评估肿胀变化

程度

B. 超声检查有助于评估颈部组织内液体积聚情况

C. 错误

D. 错误

E. 错误

解析： 静脉胆管造影用于探查肝脏内部或外部的大胆管，该疾病不需要此项检查。皮肤过敏试验通过用各种化学物质刺穿皮肤来确定过敏原，肾功能检查可用来评估肾小球滤过率以排除肾脏疾病。

问题3： 针对患者的颈部淋巴水肿应进行哪些治疗?

A. 调节饮食

B. 运动

C. 吸脂术

D. 激光

E. 抗生素

答案：

A. 错误

B. 锻炼和局部按摩有助于缓解液休积聚

C. 错误

D. 错误

E. 错误

解析： 抗生素和低剂量激光治疗用于控制局部或全身感染，防止口腔黏膜炎。吸脂术可用于缓解水肿，特别是在手臂和腿部，但很少用于颈部。

病例9.4

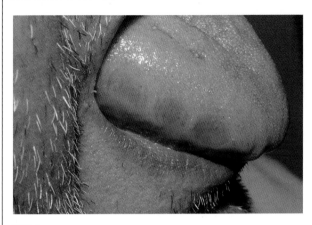

图9.4

主诉：同性恋男子，58岁，因舌体肿胀就诊。

现病史：2个月来，患者舌体逐渐肿胀，导致进食、吞咽及说话困难。

既往史：轻度高血压和高胆固醇血症，分别通过ACE抑制剂药物和特殊饮食来控制。2年前，检测出HIV感染，目前无症状。

口腔检查：舌体有弥漫性肿胀，质软，舌侧缘见齿痕（图9.4），无局部感染表现。皮肤和其他黏膜未见肿胀、感染或过敏表现。未见颈部淋巴结肿大。

问题1：该患者舌体肿胀的原因是什么？

　　A. HIV感染

　　B. 舌脓肿

　　C. ACE抑制剂药物引起的血管神经性水肿

　　D. 舌淋巴管瘤

　　E. 舌肉瘤

答案：

　　A. 错误

　　B. 错误

　　C. 血管神经性水肿是ACE抑制剂药物的副作用，表现为舌以及口腔、口咽等部位的肿

胀，严重时可危及生命

　　D. 错误

　　E. 错误

解析：该患者的舌体肿胀不伴疼痛、充血、溢脓和不适等感染相关表现，未见棕红色肿胀区域或可擦去的白色假膜，即可排除舌脓肿、舌肉瘤及HIV感染引起的肿胀。淋巴管瘤常累及舌体，但通常在患者出生或儿童早期即发病。

问题2：下列哪些疾病引发的舌体肿胀可能危及患者生命？

　　A. 昆虫叮咬

　　B. 食物过敏

　　C. 癌症

　　D. 舌下腺结石

　　E. 海绵状血管瘤

答案：

　　A. 昆虫叮咬可引起过敏反应，严重时可能会导致舌体肿大，影响呼吸，从而危及患者生命

　　B. 错误

　　C. 癌症若不经治疗可能会在局部长大或通过邻近淋巴结扩散到远端器官，危害患者生命

　　D. 错误

　　E. 海绵状血管瘤破裂可引起严重出血，患者应寻求最近的医院帮助，避免失血性休克

解析：舌下腺结石可引起局部疼痛和肿胀，食物过敏可引起口腔和口周或眼眶肿胀，但这两种情况不会危及患者生命。

问题3：下列哪些药物不会引起舌体肿胀？

　　A. 金盐类制剂

B. 萘普生

C. 甲巯酮

D. 泼尼松龙

E. 顺铂

答案：

A. 错误

B. 错误

C. 错误

D. 泼尼松龙被广泛用于过敏或自身免疫反应引起的舌体肿胀

E. 顺铂被广泛用于各种癌症的化疗，很少引起过敏反应

解析：消炎药如萘普生、金盐类制剂和甲巯酮可引起严重的副作用，包括舌体肿胀。

病例9.5

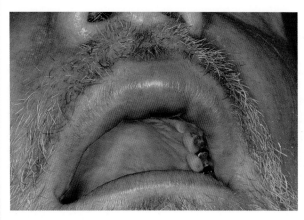

图9.5

主诉：男性，89岁，上前牙拔除3天后，上唇出现肿胀。

现病史：上唇逐渐肿胀，2天前肿胀达到顶峰，伴有疼痛和烧灼感。

既往史：轻微的抑郁症，应用选择性5-羟色胺再摄取抑制剂（帕罗西汀）控制。青霉素和阿司匹林过敏，拔牙时服用一个疗程红霉素和马来酸氯苯那敏。每天2包香烟，每餐2瓶啤酒。

口腔检查：上唇中部，从上唇缘至拔除的上前牙牙槽黏膜处肿胀，鼻部下方更为明显，触诊痛（图9.5）。口内未见明显异常，拔牙区牙槽黏膜弥漫性肿胀，伴有血肿，口腔卫生状况不佳，见大量牙结石，可触及少许颏下淋巴结。

问题1：导致该患者嘴唇肿胀的原因是什么？

A. 医源性创伤

B. 血管神经性水肿

C. 唇脓肿

D. 肉芽肿性唇炎

E. 过敏性唇炎

答案：

A. 拔牙时上唇外伤可引发血肿形成，导致肿胀、充血和局部疼痛（急性炎症的表现）

B. 错误

C. 错误

D. 错误

E. 错误

解析：血管神经性水肿有时可由局部创伤诱发，但不伴有血肿，不符合该患者体征。患者肿胀发病时间短，没有其他病变或脓性渗出物，排除了过敏性唇炎及唇脓肿的诊断。

问题2：下列哪些因素可在健康人群中引起面部肿胀？

A. 高盐饮食

B. 营养不良

C. 怀孕

D. 晒伤

E. 长时间站立

答案：

A. 进食高盐食物导致液体潴留和水肿

B. 蛋白质和电解质摄入不足导致营养不良，可影响淋巴系统的回流，从而导致营养不良性面部水肿，在饥饿人群中更为明显

C. 孕妇面部肿胀是一种常见现象，尤其是在妊娠第3个月，与这一时期液体潴留增加有关。突发面部肿胀可能是先兆子痫的早期征兆，先兆子痫是由高血压引起的疾病，患者尿液可出现蛋白质

D. 晒伤导致面部肿胀以及皮肤干燥和水疱，特别是在肤色白皙的人群中更易发生

E. 错误

解析： 长时间站立与腿部肿胀有关，是由于循环功能失调导致的液体潴留，但不会引起脸部肿胀。

问题3： 除外伤外，下列哪些原因会导致局部软组织肿胀？

A. 脓肿

B. 蚊虫叮咬

C. 药物过敏

D. 充血性心脏病

E. 甲状腺功能减退

答案：

A. 各种致病菌导致的感染会引起局部脓肿，表现为肿胀、充血和疼痛

B. 昆虫释放的化学物质（如甲酸）可引起局部过敏反应，表现为发红、瘙痒和肿胀。肿胀直径通常 <5cm，严重时可出现弥漫性肿胀，有时伴呼吸困难

C. 错误

D. 错误

E. 错误

解析： 在先天性心脏病和甲状腺功能减退中，系统用药会导致全身肿胀而非局部肿胀。药物过敏可导致肥大细胞的激活和脱颗粒，释放介质（细胞因子），增加血管的通透性和液体潴留。先天性心脏病会导致外周回流到心脏的血液循环困难。甲状腺功能减退会导致体温降低。这些疾病都可导致液体在体内积聚，最终出现凹陷性水肿。

病例9.6

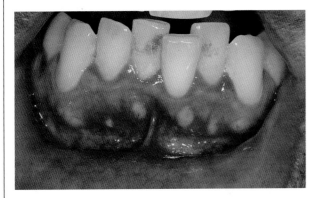

图9.6

主诉： 女性，32岁，下前牙牙龈上出现多个白色结节。

现病史： 定期牙科检查时意外发现下前牙牙龈结节，无疼痛不适。

既往史： 既往体健，否认系统性疾病、外伤史及过敏史。否认饮酒史，有吸烟史（10支/天）。否认家族遗传史。

口腔检查： 下前牙牙龈上见多处白色增生物，直径为2~5mm，质地较硬，与牙槽骨粘连（图9.6）。口内其他部位无类似病变。口腔影像学检查和血液常规检查未见异常。

问题1： 可能的诊断是什么？

　　A. 结节性硬化症

　　B. 牙龈囊肿

　　C. 多发性外生骨疣

　　D. 多发性错构瘤综合征

　　E. 多发性牙龈纤维瘤

答案：

　　A. 错误

　　B. 错误

　　C. 错误

　　D. 错误

　　E. 多发性牙龈纤维瘤是一种牙龈病变，常累及于下颌前牙牙龈及牙槽黏膜，表现为多处不可移动的、无症状的白色小结节

解析： 外生性骨疣和牙龈囊肿累及牙龈且界限清晰，黏膜下分别为骨质或液体。结节性硬化症和多发性错构瘤综合征，除累及牙龈外，也可累及口腔和皮肤等其他部位，即可被排除。

问题2： 下列哪项/哪些检查可用于诊断此病？

　　A. 活体组织检查

　　B. 口内X线片

　　C. 牙髓活力测试

　　D. 玻片压诊法

　　E. 医学摄影

答案：

　　A. 活体组织检查利用常规显微镜检查病损，该疾病表现为黏膜下浅层成熟结缔组织局灶性堆积

　　B. 口内X线片可鉴别牙槽骨顶部是骨性或是纤维性生长，从而将外生骨疣与多发性牙龈纤维瘤区别开来

　　C. 错误

　　D. 错误

　　E. 错误

解析： 牙髓活力测试、玻片压诊法和医学摄影对诊断纤维增生无用，牙髓活力测试（热或电）可测定牙髓神经活力，玻片压诊法可判定口腔黏膜受压后的颜色改变，医学摄影可记录病损变化。

问题3： 以下哪种综合征与多发性纤维瘤无关？

　　A. 多发性错构瘤综合征

　　B. 家族性多发性结肠息肉-骨瘤-软组织瘤综合征

　　C. 痣样基底细胞癌综合征

　　D. 尖头并指综合征

　　E. 重症先天性中性粒细胞减少症

答案：

　　A. 错误

　　B. 错误

　　C. 错误

　　D. 尖头并指综合征的特点是颅骨（颅缝早闭）、手足（并指/趾）和上颌骨（高腭弓和假性下颌前突）的畸形，但不伴多发性牙龈纤维瘤

　　E. 重症先天性中性粒细胞减少症是一组以骨髓造血功能紊乱为特征的疾病，可引起生殖系统中性粒细胞减少，但不伴纤维瘤

解析： 多发性错构瘤综合征、家族性多发性结肠息肉-骨瘤-软组织瘤综合征和罕见的痣样基底细胞癌综合征可出现包括纤维瘤在内的多发性错构瘤。多发性错构瘤综合征的特点是在皮肤、口腔和内脏器官上出现大量的错构瘤，乳腺癌、甲状腺癌和子宫癌的风险增加。家族性多发性结肠息肉-骨瘤-软组织瘤综合征的表现为结肠息肉、骨瘤和表皮囊肿。痣样基底细胞癌综合征表现为神经和内分泌系统异常伴颌骨内出现角质细胞。

病例9.7

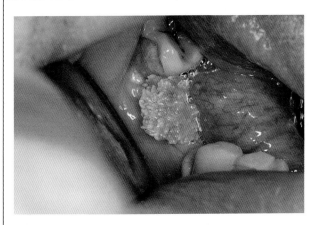

图9.7

主诉：男性，42岁，发现右下颌磨牙附近龈乳头状病损。

现病史：1年前出现右下颌磨牙附近龈乳头状病损，呈乳头状结节，无症状，近2个月突然增大。

既往史：高血压、高胆固醇血症，通过特殊饮食控制。否认药敏史，否认吸烟史及饮酒史。

口腔检查：右下颌第一磨牙和第二前磨牙已被拔除，其后方牙龈见粉白色病损，最大直径3.5cm，表面呈乳头状，基底较宽（图9.7），触诊质软，无触痛。口腔其余黏膜及生殖器未见异常。

问题1：可能的诊断是什么？

　　A. 小唾液腺乳头状囊腺瘤

　　B. 乳头状瘤

　　C. 尖锐湿疣

　　D. 寻常疣

　　E. 局灶性上皮增生（Heck's病）

答案：

　　A. 错误

　　B. 乳头状瘤，是一种良性病变，具有外生性、轮廓清晰等特点，由多个菜花状的突起组成，组织病理学特征为上皮增生，由薄的纤

维血管基质支撑

　　C. 错误

　　D. 错误

　　E. 错误

解析：乳头状瘤应与临床表现具有乳头状形态的病变（如寻常疣、尖锐湿疣和局灶性上皮增生）或组织学上具有乳头状结构（如小唾液腺的乳头状囊腺瘤）鉴别。小唾液腺乳头状囊腺瘤是一种良性肿瘤，但与乳头状瘤相反，其表现为单发的、局限的、光滑的肿胀，由囊腔组成，腔内有一些乳头状突起，被厚厚的纤维囊包裹着。局部性上皮增生的特点是口腔黏膜上有许多乳头状增生，由HPV 13和HPV 32感染引起。寻常疣和尖锐湿疣表面粗糙，通常在手足或生殖器的皮肤表面伴有类似的病损。

问题2：乳头状瘤和纤维瘤的区别是什么？

　　A. 发病机制

　　B. 临床特征

　　C. 症状

　　D. 恶性转化

　　E. 复发的趋势

答案：

　　A. 发病机制不同，慢性刺激是纤维瘤形成的原因。而HPV 6是大多数乳头瘤的原因

　　B. 虽然两种病变都有蘑菇状的外观，但它们的表面质地完全不同，纤维瘤是光滑的，乳头瘤是粗糙的

　　C. 错误

　　D. 错误

　　E. 错误

解析：纤维瘤和乳头状瘤都是发生在口腔内的无症

状良性肿瘤，没有复发和恶变的倾向。

问题3：下列哪些病毒与乳头状瘤有关？

　　A. HPV 6和HPV 11

　　B. 柯萨奇病毒A

　　C. HSV 1和HSV 2

　　D. HPV 16和HPV 18

　　E. 轮状病毒A

答案：

　　A. 在60％的乳头瘤病例中分离出了HPV 6和HPV 11

　　B. 错误

　　C. 错误

　　D. 错误

　　E. 错误

解析：在生殖器尖锐湿疣中可分离出HPV 16和HPV 18，这些病毒是大部分宫颈癌、口腔癌、下咽癌和喉癌的"元凶"。柯萨奇病毒A、HSV 1、HSV 2分别是导致疱疹性咽峡炎和带状疱疹的病因，而轮状病毒A是导致幼儿腹泻最常见的病毒。

病例9.8

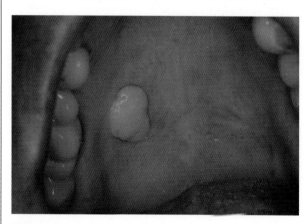

图9.8

　　主诉：女性，32岁，因腭部肿块前来就诊。

　　现病史：患者8个月前在自检时发现该病损，此后病损稳定。

　　既往史：患者是一名健康的年轻教师，无系统性疾病史。热爱游泳和跑步，有健康的饮食习惯，爱吃蔬菜和坚果，否认吸烟史及饮酒史。

　　口腔检查：硬腭右侧近第二前磨牙和第一磨牙处可见直径为1cm×2cm病损（图9.8），表面光滑，质韧，颜色正常，带蒂，易从腭黏膜上分离，无痛，触诊不出血。口腔和其他部位黏膜上未见类似病损。牙髓活力测试和口内X线检查未发现任

何病变。活检结果显示，病损由增生的纤维结缔组织组成，细胞数量很少，无异型性，表面覆盖正常黏膜。

问题1：该疾病的诊断是什么？

　　A. 多形性腺瘤

　　B. 脂肪瘤

　　C. 牙龈脓肿

　　D. 创伤性纤维瘤

　　E. 无色素性黑色素瘤

答案：

　　A. 错误

　　B. 错误

　　C. 错误

　　D. 创伤性纤维瘤是最常见的口内良性病变，为质地坚韧、无症状的结节，表面光滑，有时伴有溃疡，好发于容易受到慢性刺激和创伤的唇、舌与腭等部位

　　E. 错误

解析：脂肪瘤和牙龈脓肿在临床上容易被排除，因

为这两种病变的质地都很柔软，其中牙龈脓肿的牙髓活力测试为阴性，口腔内X线检查显示应伴根尖周的透射影。无色素性黑色素瘤也可被排除，因为该病损生长迅速，且没有卫星灶。多形性腺瘤的临床病程很长，和该患者的纤维瘤类似，需要进行活检鉴别诊断。活检是诊断的金标准，因为纤维瘤的组织学特点是结缔组织过度增生，而脂肪瘤的特点是脂肪细胞聚集，无色素性黑色素瘤的特点是不典型的肿瘤性黑色素细胞，多形性腺瘤的特点是肿瘤性上皮细胞和肌上皮细胞在黏液样或软骨样基质中，部分与不完整的纤维囊相连接。

问题2：下列哪种/哪些口内肿瘤属于创伤性纤维瘤？

- **A.** 口腔黏膜下纤维性变
- **B.** 巨细胞性纤维瘤
- **C.** 外周性骨化纤维瘤
- **D.** 妊娠性牙龈瘤
- **E.** 义齿引起的纤维性增生

答案：

- **A.** 错误
- **B.** 巨细胞性纤维瘤是一种肿瘤，其特征是在纤维性基质中存在大量的多核巨细胞
- **C.** 外周性骨化纤维瘤的特点是增生的血管结缔组织与类骨质和骨相互交织
- **D.** 错误
- **E.** 义齿引起的纤维性增生是由于不合适的义齿引起的、广泛的结缔组织增生，伴有轻度至重度的炎症，表现为沿唇沟和颊沟出现黏膜纤维性褶皱

解析：黏膜下纤维性变的特征是口腔黏膜增厚导致口内弹性下降，由于长期食用槟榔引起慢性炎症，导致黏膜下层逐渐出现弥漫性纤维化。妊娠期龈炎主要发生于怀孕3个月的孕妇，表现为未成熟的肉芽肿，与雌激素分泌增加、局部刺激及细菌有关。

问题3：口腔纤维瘤和纤维瘤病的区别是什么？

- **A.** 发病年龄
- **B.** 病损数量
- **C.** 症状
- **D.** 临床表现
- **E.** 复发率

答案：

- **A.** 口腔纤维瘤可出现在任何年龄，主要是在30～50岁，而3/4的纤维瘤病发生在10岁以下
- **B.** 口腔纤维瘤通常病损单一，而纤维瘤病病损多发，其纤维肿块界限不清，生长速度不一
- **C.** 错误
- **D.** 口腔纤维瘤是良性病变，没有恶性转化的倾向，而一些纤维瘤病可在局部造成邻近骨的吸收，具有侵蚀性
- **E.** 完全切除的口腔纤维瘤不会复发，而口腔纤维瘤病变的复发率为30%，多发生于术后1年内

解析：当两种病变范围较小时均没有明显症状，但当病变较大则会影响咀嚼等功能。

病例9.9

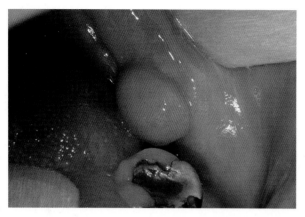

图9.9

主诉：男性，45岁，因其左侧口腔黏膜上出现一个软性结节而转诊至此。

现病史：患者自觉无症状，于牙科检查中发现。

既往史：有特应性皮炎和过敏性鼻炎，发作期时应用类固醇和抗组胺药物控制。

口腔检查：左上颌邻近27口腔黏膜上见一处粉红色至黄色的软性结节，无痛，表面黏膜未见异常，触诊时有轻微波动感（图9.9），按压不出血。口腔、皮肤或其他部位黏膜上未见类似病损。

问题1：可能的诊断是什么？

　　A. 纤维瘤

　　B. 肌瘤

　　C. 深部黏液囊肿

　　D. 血管瘤

　　E. 脂肪瘤

答案：

　　A. 错误

　　B. 错误

　　C. 错误

　　D. 错误

　　E. 脂肪瘤是一种良性肿瘤，主要见于口腔前庭

及舌体，很少见于腭部。由于其内含脂肪并被较薄的口腔黏膜覆盖，病变呈黄色至粉红色，触诊柔软，有波动感

解析：根据病变的柔软程度和颜色等临床特征可排除纤维瘤和血管瘤，因为纤维瘤颜色正常，触诊坚硬；血管瘤通常为深红蓝色；而黏液囊肿半透明，触诊有波动感。肌瘤在口腔黏膜上比脂肪瘤少见，肌瘤的诊断需以组织学检查结果为依据。

问题2：以下哪种/哪些疾病不属于脂肪瘤？

　　A. 纤维脂肪瘤

　　B. 皮样囊肿

　　C. 血管脂肪瘤

　　D. 脂肪母细胞瘤

　　E. 骨脂肪瘤

答案：

　　A. 错误

　　B. 皮样囊肿不属于脂肪瘤，尽管其囊壁内有脂肪细胞和毛囊以及腺体（汗腺和皮脂腺）

　　C. 错误

　　D. 错误

　　E. 错误

解析：当肿瘤内除脂肪组织之外，还包含成熟的结缔组织（纤维脂肪瘤）、血管（血管脂肪瘤）或骨化生（骨脂肪瘤）都可以被认为是脂肪瘤的一种类型。脂肪母细胞瘤是一种含棕色脂肪细胞的良性肿瘤，主要见于3岁以下的儿童。

问题3：下列哪些综合征与多发性脂肪瘤有关？

　　A. 多发性错构瘤综合征

　　B. Osler-Weber-Rendu综合征（遗传性出血性毛细血管扩张症）

C. Magic综合征（口腔、外阴溃疡和软骨炎综合征）

D. 普罗特斯综合征

E. Peutz-Jeghers综合征（黑斑息肉综合征）

答案：

A. 多发性错构瘤综合征的特点是在身体各部位出现包括脂肪瘤在内的多发性肉瘤

B. 错误

C. 错误

D. 普罗特斯综合征是一种罕见的疾病，其特点是皮肤、骨骼和脂肪组织（脂肪瘤）不对称地过度生长，有因深静脉血栓而死亡的风险

E. 错误

解析： 其他三种综合征的表现中不包括脂肪瘤。Osler-Weber-Rendu综合征的特征是血管形成异常；Magic综合征表现为口腔、外阴溃疡和多发性软骨炎；而黑斑息肉综合征的特点是肠道内出现错构瘤，唇和口腔内出现色素斑，但没有脂肪瘤。

病例9.10

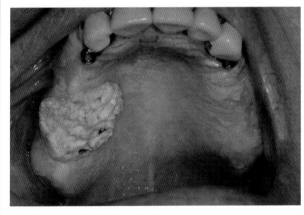

图9.10

主诉： 女性，73岁，发现口内肿块。

现病史： 患者在2个月前戴假牙时发现右上颌牙槽黏膜上出现肿块，病损逐渐向腭部扩展。

既往史： 5年前，患慢性淋巴细胞白血病（Rai Ⅰ期），未进行治疗，长期观察随访。轻度抑郁症，服用选择性5-羟色胺再摄取抑制剂。否认吸烟史及饮酒史。

口腔检查： 右上颌前磨牙至磨牙区的牙槽黏膜上见一个表面呈菜花状的白色肿块，病损从颊沟延伸至腭部（图9.10）。病损与深层骨膜粘连，无痛，触之坚韧。从病变中心取部分组织进行活检，

表现为增生性乳头状棘上皮，伴轻度不典型性，侵入黏膜下层的浅层部分。口腔和其他部位黏膜未见类似病损，未见颈淋巴结肿大。

问题1： 可能的诊断是什么？

A. 疣状白斑病

B. 乳头状瘤

C. 疣状癌

D. 巨大寻常疣

E. 疣状黄瘤

答案：

A. 错误

B. 错误

C. 疣状癌是低级别的鳞状细胞癌，表现为外生的白色肿块，外观呈特征性的菜花状，触诊坚韧，有浅层浸润的倾向，同时有低转移风险

D. 错误

E. 错误

解析： 该病变质地坚韧且与骨膜粘接牢固，则恶性

肿瘤可能性大，进一步活检可以将其与其他疣状病变（如乳头状瘤、疣、疣状黄瘤，甚至疣状白斑病）相鉴别。组织病理学来说，黏膜下层存在大量脂肪组织细胞是疣状黄瘤的特征；在上皮细胞中检测到病毒颗粒是疣和寻常疣的标志；薄的上皮钉突，下层结缔组织有"可推动边界"是乳头状瘤的特征；疣状白斑病中常见球状上皮钉突伴有上皮异型性，但无浸润钉突。

问题2：下列哪项/哪些组织学特征不是该肿瘤的特征？

    A. 上皮细胞萎缩

    B. 球状上皮钉突

    C. 异常有丝分裂数量增加

    D. 癌细胞侵袭神经末梢

    E. 角蛋白栓塞

答案：

    A. 上皮细胞肥大而非萎缩是导致典型菜花状增生的原因

    B. 错误

    C. 该病损内有丝分裂的数量减少，在增生上皮内异常有丝分裂的数量更少

    D. 肿瘤细胞的神经侵袭性是有局部深层侵袭倾向的恶性肿瘤的特征。疣状细胞瘤侵袭深度浅，因此很少见到侵犯神经

    E. 错误

解析：上皮细胞增生具有特征性，颗粒层和棘层增生形成球状上皮钉突，其中见少许细胞角化或角化珠形成。

问题3：下列哪些临床特征用以鉴别疣状癌和疣状白斑病？

    A. 症状

    B. 好发年龄

    C. 病损类型（单发或多发）

    D. 患者免疫状态

    E. HPV感染史

答案：

    A. 错误

    B. 两种病变均好发于男性，但疣状癌多累及50岁以下的人群，而疣状白斑病则好发于老年人

    C. 疣状癌的病损通常是单发，而疣状白斑病往往多发

    D. 口腔疣状癌好发于免疫缺陷人群，而口腔白斑病则无此特点

    E. 错误

解析：这两种乳头状病变通常均无疼痛，仅觉粗糙感，病损组织内均可查及HPV 6、HPV 11和HPV 18型病毒。

10

味觉异常
Taste Deficits

味觉异常在临床实践中很常见，可导致患者食欲不振、营养不良，使其生活质量下降。味觉异常分为器质性和功能性味觉异常。器质性味觉异常包括味觉丧失（无味觉）、味觉减退（对所有味觉的敏感性下降）和味觉亢进（味觉敏感性增强）。功能性味觉异常包括味觉障碍或味觉倒错（对某种味道的不愉快感知）和味幻觉（在没有相关物质的情况下对某种味道的感知）。味觉异常可以是永久性的，也可以是暂时性的，功能性异常比器质性异常更常见（图10.0）。

导致味觉异常的最重要原因列举在表10中。

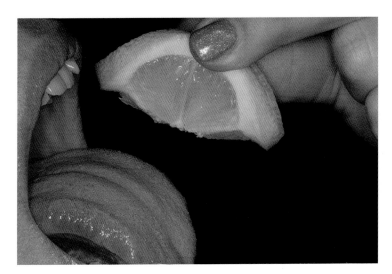

图10.0 用柠檬汁测试酸味感知

表10 引起味觉异常的最重要的原因
（续表）

- ◆ **味觉丧失（完全味觉丧失）**
  - ● 特发性
  - ● 疾病
    - ○ 神经性
      - ■ 面神经麻痹
      - ■ 家族性自主神经异常
      - ■ 多发性硬化症
    - ○ 感染
      - ■ 原发性阿米巴性脑膜炎
    - ○ 内分泌
      - ■ 甲状腺功能减退
      - ■ 糖尿病
      - ■ 库欣综合征
    - ○ 营养不良
      - ■ 维生素B_3缺乏
      - ■ 维生素B_{12}缺乏
      - ■ 锌缺乏
  - ● 药物
    - ○ 降压药
      - ■ 氯吡格雷
    - ○ 抗风湿药
      - ■ 青霉胺
    - ○ 抗肿瘤药
      - ■ 顺铂
    - ○ ACE抑制剂
      - ■ 卡托普利
    - ○ 其他
      - ■ 氮草斯汀
      - ■ 克拉霉素
  - ● 生活习惯
    - ■ 吸烟/酗酒
- ◆ **味觉减退（味觉部分丧失）**
  - ● 衰老
  - ● 习惯
    - ■ 吸烟/酗酒
  - ● 疾病
    - ○ 口腔疾病
      - ■ 疱疹性龈口炎
      - ■ 真菌性口炎
      - ■ 恶性肿瘤
      - ■ 地图舌
      - ■ 扁平苔癣
    - ○ 神经性疾病
      - ■ 阿尔茨海默病
      - ■ 帕金森病
    - ○ 肾脏疾病
      - ■ 肾衰竭
    - ○ 肝脏疾病
      - ■ 肝衰竭
    - ○ 手术
      - ■ 喉切除术
      - ■ 鼓索手术

- ○ 药物
  - ■ 口干症所致
  - ■ 化疗
  - ■ 抗肿瘤抗体
  - ■ 博来霉素
- ○ 创伤
  - ■ 颅面损伤
- ◆ **味觉障碍或味觉倒错（味觉扭曲）**
  - ● 特发性
  - ● 药物
    - ○ 局部药物
      - ■ 氯己定漱口水
    - ○ 全身药物
      - ■ 抗生素
        - – 甲硝唑
        - – 四环素
      - ■ 抗高血压药物
        - – 血管紧张素转换酶
        - – 钙离子通道阻滞剂
      - ■ 抗组胺药
        - – 氮卓斯汀
        - – 依美斯汀
      - ■ 抗精神病药物
        - – 锂碳酸
- ◆ **恶味（不愉快的味道）**
  - ● 局部因素
    - ○ 牙齿
      - ■ 龋坏
    - ○ 牙周
      - ■ 牙龈炎
      - ■ 牙周炎
    - ○ 口腔黏膜
      - ■ 复发性阿弗他口炎
      - ■ 大疱性疾病
  - ● 全身因素
    - ○ 咽
      - ■ 咽炎
    - ○ 肺
      - ■ 脓肿
      - ■ 支气管扩张
      - ■ 肺结核
    - ○ 胃肠道
      - ■ 胃炎
    - ○ 胰腺
      - ■ 糖尿病
    - ○ 药物
      - ■ 口干症引起
- ◆ **味幻觉（假的或虚幻的味道）**
  - ● 心理性
    - ■ 癫痫
    - ■ 精神分裂症

病例10.1

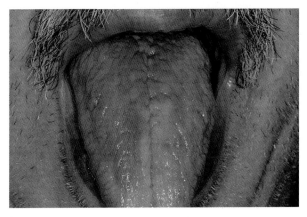

图10.1

主诉：男性，62岁，味觉完全丧失。

现病史：2个月前，自觉难以辨别食物中的苦味和咸味，逐渐不能区分馊的、酸的和鲜的食物。

既往史：慢性高血压和高胆固醇血症，服药控制良好。3个月前诊断为口咽癌伴同侧颈部淋巴结转移，由于原发肿瘤部位存在外科手术禁忌证，因此接受了一个疗程的放疗和顺铂化疗，为期7周。有多年吸烟史及饮酒史。

口腔检查：舌背乳头部分消失（图10.1），并伴口干、充血，软腭-口咽部和颊黏膜见趋于愈合的溃疡（黏膜炎），伴疼痛。颈部皮肤色深、无弹性、干燥、未触及的明显肿大淋巴结。

问题1：引起该患者味觉异常的主要原因是什么？

A. 衰老

B. 抗高血压药物

C. 口干症

D. 黏膜炎

E. 放化疗副作用

答案：

A. 错误

B. 错误

C. 错误

D. 错误

E. 据报道，接受放化疗的头颈部肿瘤患者中可出现短暂的（部分或全部）味觉丧失，这是由于味蕾形态和自我更新时间的变化造成的。这种味觉异常的严重程度与患者的健康状况以及治疗的类型和时间有关

解析：正常情况下（如衰老），同时伴有其他病理情况［如抗高血压药物引起的口干症或局部炎症（黏膜炎）］，会继发性地或间接性地对味蕾的自我更新和患者的味觉感知造成影响。

问题2：化疗期间，下列哪种味觉首先受累？

A. 甜味

B. 咸味

C. 酸味

D. 苦味

E. 鲜味

答案：

A. 错误

B. 癌症治疗3周后的患者多感觉食物或饮品很咸

C. 错误

D. 化疗患者首先感知到的味觉异常是苦味

E. 错误

解析：在放化疗期间，患者对甜味、鲜味以及对酸味最后受累。

问题3：导致头颈部肿瘤放化疗患者味觉改变的机制是什么？

A. 味觉细胞凋亡的减少

B. 味觉细胞凋亡的增加

C. 味觉细胞形态的改变

D. 口腔内微生物菌群的破坏

E. 参与味觉前体细胞分化的调节通路

答案：

A. 错误

B. 在放化疗期间，味觉细胞凋亡的增加是导致味觉缺失的原因

C. 放疗会破坏味觉细胞的微绒毛，从而降低对各种味觉刺激的识别，而化疗不会

D. 化疗会改变口腔和肠道的微生物菌群，导致炎症和味觉的改变

E. 肿瘤治疗通过在IV型味觉细胞中调节Hedgehog通路（SHH）导致味觉前体细胞和成熟味觉细胞的数量减少

解析： 味蕾的寿命为10~14天，口腔癌治疗可导致味蕾凋亡增加。

病例10.2

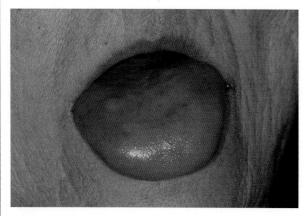

图10.2

主诉： 女性，68岁，口腔烧灼感和味觉丧失5个月。

现病史： 上述两种症状几乎同时出现，口腔烧灼感持续，进食辛辣食物时加重，味觉丧失是从失去甜味开始，逐渐丧失所有味觉。

既往史： 桥本甲状腺炎、哮喘病和陈旧性消化道溃疡。否认吸烟史及饮酒史。素食，每天只喝2~3杯水。

口腔检查： 舌体光滑，萎缩充血（萎缩性舌炎），伴口干，口角痂壳（图10.2）。面部皮肤苍白，无其他皮肤病损。应用各种味觉刺激物对其舌背进行检测，显示所有味觉均明显减弱。腭穹隆和舌背棉拭子检测显示白色念珠菌，血液检测发现缺铁性贫血和维生素B$_{12}$缺乏性贫血。

问题1： 导致该患者味觉异常的最主要原因是什么？

A. 念珠菌感染

B. 口干症

C. 饮食

D. 桥本甲状腺炎

E. 药物

答案：

A. 错误

B. 错误

C. 饮食中缺乏维生素B$_{12}$和铁等元素可影响味觉细胞的自我更新周期，导致丝状和菌状乳头脱失。维生素B$_{12}$缺乏也可影响将味觉传递到中枢神经系统的周围神经功能

D. 错误

E. 错误

解析： 各种情况，如念珠菌感染、桥本甲状腺炎或药物都可间接改变味觉。念珠菌病通过释放炎症细胞因子，甲状腺炎通过减少镁、硒等各种营养元素，药物通过传递化学物质等方式改变味蕾功能。

唾液分泌不足会减少黏膜润滑，从而减少各种味觉刺激物质进入味蕾。

口腔黏膜都包含味蕾，但它们由不同的神经支配。

问题2：下列哪些舌乳头与味觉无关？

A. 菌状乳头

B. 丝状乳头

C. 轮廓乳头

D. 叶状乳头

E. 腭部味蕾

答案：

A. 错误

B. 丝状乳头数量众多，形似圆锥形小绒毛，平行排列，它是唯一不含味蕾的乳头，主要负责触觉

C. 错误

D. 错误

E. 错误

解析：除丝状乳头外的所有舌乳头，腭黏膜和其他

问题3：哪种味觉乳头更容易受营养不良的影响？

A. 舌轮廓乳头

B. 舌丝状乳头

C. 软腭味觉乳头

D. 舌叶状乳头

E. 舌菌状乳头

答案：

A. 错误

B. 舌丝状乳头数量庞大，在机体缺乏铁和维生素时会首先消失

C. 错误

D. 错误

E. 舌菌状乳头紧接在舌丝状乳头之后消失，但在铁或维生素补充治疗后，菌状乳头首先恢复

解析：贫血对轮廓乳头和叶状乳头的影响较小。

病例10.3

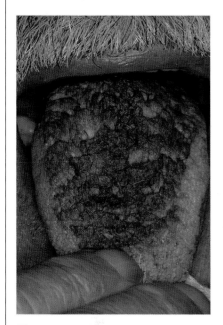

图10.3

主诉：男性，81岁的老人舌背变成棕色，伴部分味觉丧失。

现病史：1个月前，患者行包茎手术并服用广谱抗生素，几天后发现舌背变色。2周以来自觉味觉减退。

既往史：轻度高血压，2型糖尿病，前列腺不适（行经尿道前列腺切除术）。长期吸烟史（2包/天），每天喝4杯以上咖啡。

口腔检查：舌背见一层深褐色毛状覆盖物，舌背中份及后份尤为明显。拿烟的手指也有类似棕色变色（图10.3）。味觉测试显示，苦味变得敏感，但甜味和酸味的味觉迟钝。

问题1：导致该患者味觉减退的原因可能是什么？

    A. 棕毛舌

    B. 念珠菌病

    C. 糖尿病

    D. 药物相关

    E. 衰老

答案：

    A. 棕毛舌很常见，多累及老年男性，而非女性。主要与口腔卫生差、口干、使用过抗生素或强效漱口水，以及吸烟和饮酒等习惯有关。表现为舌乳头伸长导致各种刺激传送到味觉受体的过程出现异常，进而味觉减退

    B. 错误

    C. 错误

    D. 错误

    E. 错误

解析：衰老往往导致感觉障碍，且不局限于一种感官（即味觉），多是慢性的，逐渐加重，然而该患者无以上病史。念珠菌病继发于控制不良的糖尿病或药物，有时会影响味觉，但该患者的临床特征不符合念珠菌病。

问题2：导致棕毛舌的原因是什么？

    A. 叶状乳头伸长

    B. 菌状乳头的数量增加

    C. 丝状乳头的凋亡减少

    D. 轮廓乳头的角化增加

    E. 丝状乳头的数量减少

答案：

    A. 错误

    B. 错误

    C. 毛舌是由于丝状乳头的过度增生和伸长导致的。乳头顶部角蛋白过度产生和积累，脱落（凋亡）减少，白色念珠菌和其他显色细菌的聚集使其拥有特有的棕色、黄色、白色、黑色

    D. 错误

    E. 错误

解析：轮廓乳头或菌状乳头肿大常见于各种舌炎（感染、过敏、吸烟），但在毛舌中不可见。丝状乳头自我更新的速度降低会导致其数量增加或形态改变。

问题3：丝状乳头的功能是什么？

    A. 触觉

    B. 支持其他味蕾

    C. 尝苦味

    D. 尝鲜味

    E. 尝甜味

答案：

    A. 丝状乳头数量众多，遍布舌背，它可接触并感知食物。口感是食物和饮料在口中的感觉，它不仅与食物和饮料的味道有关，还与质地有关，而丝状乳头似乎在其中起着重要作用

    B. 错误

    C. 错误

    D. 错误

    E. 错误

解析：丝状乳头不能识别苦味、甜味和鲜味，因为它们不含味蕾。

病例10.4

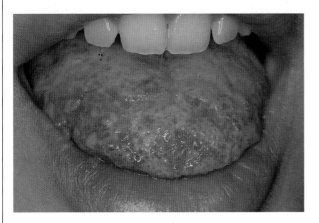

图10.4

主诉：女性，22岁，口腔溃疡疼痛，伴流涎、口臭和味觉减退。

现病史：5天前出现口腔溃疡，3天前出现口臭和部分味觉丧失。

既往史：既往体健，否认严重皮肤疾患、过敏或类似的疾病。否认吸毒及饮酒史，但有吸烟史，每天5~6支。

口腔检查：舌背多处疼痛性溃疡和内含透明液体的小水疱（图10.4），伴牙龈红肿、流涎、口臭和颈部淋巴结炎。有高热（体温＞38℃）以及前驱期的不适症状，发病后2天出现部分的味觉丧失。牙列完整，无牙体充填物和龋病。

问题1：导致该患者味觉减退的原因可能是什么？

A. 吸烟

B. 疱疹病毒感染

C. 食物过敏

D. 口腔卫生不良

E. 多形红斑

答案：

A. 错误

B. 疱疹性龈口炎表现为小水疱破溃和牙龈充血

引起的大量疼痛性溃疡，伴随全身症状（发热＞38℃和不适症状），有时伴味觉异常。某些病毒（如Ⅰ型和Ⅱ型疱疹病毒、水痘－带状疱疹病毒、乙肝、丙肝和戊肝病毒、肠道病毒、HIV、流行性腮腺炎病毒以及风疹病毒）有时与味觉改变有关，它们通过激活多种炎症受体（TLRs）产生多种细胞因子（包括干扰素）来影响味蕾的凋亡。这些细胞因子可能会减少味蕾的数量，并改变不同类型味觉细胞的比例，最终导致味觉异常

C. 错误

D. 错误

E. 错误

解析：多形红斑很容易被排除，因为多形红斑无任何严重前驱症状和颈部淋巴结炎，而该患者有上述情况。因此，吸烟和口腔卫生不良被排除。食物过敏可表现为疱性病损中，但患者平时不发热。

问题2：下列哪些病毒感染会导致味觉异常？

A. 疱疹病毒

B. HIV病毒

C. 流感病毒

D. 传染性脓疱病毒

E. 黄热病毒

答案：

A. Ⅰ型、Ⅲ型和Ⅵ型疱疹病毒感染有时会引起味觉异常

B. 感染HIV病毒患者常出现味觉改变，它与感染的严重程度有关，或者由药物引起

C. 流感是一种非常常见的、由流感病毒引起的人类感染，可出现高烧、肌肉痛、咳嗽、喉咙痛、流鼻涕等症状，有时还会出现味觉

减退

D. 错误

E. 错误

解析：传染性脓疱病毒感染可引起手指、手臂、面部和生殖器的化脓性皮疹，但无全身症状。黄热病表现为反复发热，伴寒战、食欲不振、恶心、腹痛和肝损伤以及具有特征性的皮肤发黄。这两种病毒都是通过受感染的绵羊/山羊（传染性脓疱病毒）和雌蚊（黄热病毒）传播给人类，但不导致味觉异常。

问题3：病毒诱导味觉减退的机制是什么？

A. 病毒与味觉细胞的结合

B. 口干症

C. 味觉周围神经炎症

D. 病毒引起的大脑颞叶中枢神经改变

E. 味觉周围神经麻痹

答案：

A. 味觉受体，尤其是Toll样受体3和Toll样受体

4会被病毒颗粒激活，启动一系列信号级联反应，最终产生各种细胞因子，这些细胞因子可加速细胞凋亡，改变味蕾更新

B. 某些病毒（如丙肝病毒、腮腺炎病毒、巨细胞病毒或HIV病毒）可引起唾液腺腺泡的炎症和萎缩，导致唾液分泌减少（口干症）。口干症会减少引起味觉的化学物质的润滑和向味蕾的传递，从而间接影响味觉

C. 病毒［如水痘–带状疱疹病毒（VZV）］感染周围味觉神经，引起沿途感觉神经发炎，巨噬细胞和中性粒细胞聚集。这些细胞释放出许多因子，影响各种与味觉异常有关的传递通路

D. 错误

E. 错误

解析：大脑的味觉皮层位于额叶而不是颞叶。味觉神经是感觉神经而不是运动神经。神经性病毒（如VZV）可以导致肌肉运动瘫痪，但不会改变其感觉功能。

病例10.5

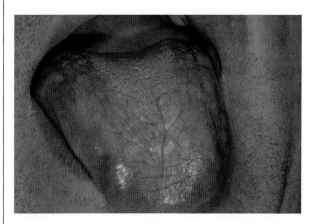

图10.5

主诉：男性，58岁，舌部痛及味觉异常8个月。

现病史：8个月前，患者饮用热咖啡烫伤舌

头，随即出现疼痛症状，至今未消退，近期出现部分味觉丧失。

既往史：溃疡性结肠炎、轻度高血压和毒性弥漫性甲状腺肿，应用柳氮磺吡啶、卡托普利和卡比马唑进行治疗。1年前，皮肤科医生发现患者双腿和肘部皮肤瘙痒，使用保湿霜和类固醇霜缓解瘙痒。18岁起长期吸烟（1包/天），每餐饮2杯酒。

口腔检查：舌背见大面积白色斑片及萎缩区，其大小及深度不一，周缘见细小白纹（图10.5）。颊黏膜及下唇内侧见充血糜烂，间杂白色损害。各种味觉测试显示，该患者对甜味、酸味和苦味刺激的反应降低。

问题1：引起该患者味觉减退的原因是什么？

    A. 口腔白斑病

    B. 念珠菌病

    C. 长期吸烟

    D. 口腔扁平苔癣

    E. 热灼伤

答案：

    A. 错误

    B. 错误

    C. 错误

    D. 口腔扁平苔癣，特别是萎缩型扁平苔癣是导致味觉减退的原因。本病的特征是萎缩的口腔黏膜覆盖白色、充血或溃疡类病损，周围有特征性的白色斑纹。当病损累及舌背时，可导致味蕾丧失，进一步导致味觉改变（味觉减退）

    E. 错误

解析：热灼伤会破坏味蕾，但影响短暂，而该患者的热灼伤发生在数个月前。吸烟引起的口干症可能改变味觉，但患者从18岁开始吸烟，而味觉病程较短。吸烟引起的白角化或念珠菌病也可引起味觉障碍，但它们具有典型临床特点。

问题2：下列哪种短期治疗可用于缓解味觉减退？

    A. 茶碱（鼻腔给药或口服）

    B. 锌替代疗法

    C. 维生素B_{12}注射

    D. 抗真菌药物

    E. 戒烟

答案：

    A. 错误

    B. 错误

    C. 维生素B_{12}替代疗法已被广泛用于恶性贫血患者，该疾病会导致舌头疼痛、充血和舌乳头萎缩，并伴味蕾丧失。替代疗法能迅速恢复味蕾正常更新

    D. 抗真菌药物能减轻念珠菌感染及舌部炎症，迅速恢复舌部功能

    E. 戒烟数周后，唾液分泌和味觉可得到恢复

解析：长期（＞1年）服用茶碱和锌补充剂可改善味觉减退。

问题3：导致该患者味觉减退的可能机制是什么？

    A. 味蕾数量的减少

    B. 唾液成分的改变

    C. 局部炎症

    D. 味觉周围神经功能的改变

    E. 大脑颞叶味觉感知的改变

答案：

    A. 味蕾数量的减少可能与舌黏膜萎缩和被扁平苔癣白色病变替代有关

    B. 错误

    C. 扁平苔癣的特征是由淋巴细胞和巨噬细胞组成的慢性炎症细胞带状浸润。炎症细胞释放各种细胞因子，与上皮层甚至味蕾中基底细胞凋亡增加有关

    D. 错误

    E. 错误

解析：唾液成分会随着衰老和各种病理或药物的使用而改变，它们通过改变味觉刺激物质向味觉受体的传递而导致味觉异常。虽然扁平苔癣可在情绪紊乱（抑郁、压力）时加重，但其诱发的味觉减退似乎与味觉刺激从外周味觉神经传入大脑的传递和感知无关。

病例10.6

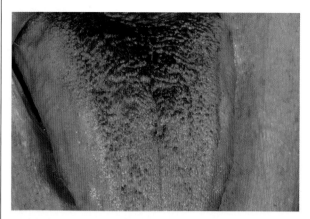

图10.6

主诉： 男性，58岁，舌体变色及味觉异常。

现病史： 患者舌背变色局限于丝状乳头，舌背中后1/3处更为明显，在过去3周内自觉有苦味。

既往史： 严重牙周病，曾接受洁治、刮治和牙周手术治疗，最近一次牙周手术在1个月前，自此戒烟，并每天使用氯己定漱口水。

口腔检查： 舌背丝状乳头呈黑色毛状，舌中后份更明显（图10.6）。下颌切牙和磨牙的牙颈部见类似变色。舌尖及唇部刺痛，并伴有苦味。味觉测试显示对含盐刺激物的反应降低。口腔、皮肤及其他黏膜未见其他病变。

问题1： 导致该患者出现味觉障碍的可能原因是什么？

A. 黑毛舌

B. 氯己定漱口水

C. 牙周手术

D. 有色细菌

E. 吸烟

答案：

A. 错误

B. 对大多数患者来说，定期使用氯己定漱口水会影响味觉，口内出现苦涩和刺痛的感觉

C. 错误

D. 错误

E. 错误

解析： 牙周手术多涉及深牙周袋刮除，不影响味觉功能。有色细菌主要造成舌体和牙表面染色，不影响味蕾的数量和功能。若患者继续保持大量吸烟的习惯，可能导致黑毛舌及口腔充满苦味。

问题2： 长期使用氯己定漱口水会影响哪些味觉？

A. 酸

B. 甜

C. 咸

D. 苦

E. 鲜

答案：

A. 错误

B. 错误

C. 长期使用氯己定漱口水会减少对咸味的感知

D. 苦味感知从使用氯己定漱口水的第1天开始就逐渐减退，1周内达到谷值

E. 错误

解析： 其他三种味道（甜、酸和鲜味）通常不受到氯己定影响。

问题3： G蛋白偶联的味觉受体在以下哪种味觉中被激活的呢？

A. 鲜

B. 甜

C. 酸

D. 苦

E. 咸

答案：

A. 鲜味是由各种味觉因子与味蕾细胞中的G蛋白偶联受体（TAS1R1和TAS1R3）结合而产生的。这些受体对谷氨酸，特别是谷氨酰胺反应灵敏，并可通过肌苷和鸟苷一磷酸结合而增强味觉

B. 甜味是由味觉细胞顶端表面G蛋白偶联受体（GPCRs）的激活引起的，导致c-AMP浓度增加，通过级联反应的激活导致细胞内Ca^{2+}的上升，从而导致神经递质的释放

C. 错误

D. 苦味化合物，如生物碱〔奎宁、咖啡因、尿素、盐（$MgSO_4$）〕与GPCRs结合，激活味蛋白或磷脂酶C（PLC），导致味觉细胞内Ca^{2+}增加，然后释放递质

E. 错误

解析：酸味或咸味是由游离的H^+或Na^+产生的，与GPCRs受体无关。

病例10.7

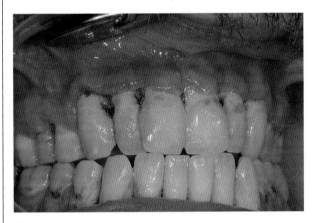

图10.7

主诉：男性，27岁，口内味觉异常就诊。

现病史：2周前，患者发生急性牙龈炎，伴口内刺激金属味，患者由于牙周病就诊。1周前，开始行牙周治疗，自己口内刺激金属味加重。

既往史：2年前确诊克罗恩病，时常出现严重的肠道疼痛伴血便腹泻发作，伴体重下降和贫血，目前应用柳氮磺胺吡啶治疗。实验室检查未见免疫缺陷。每天吸2~3支大麻烟，用以缓解肠道症状。

口腔检查：牙龈严重萎缩和破坏，龈乳头坏死，假膜覆盖，伴有严重口臭、流涎和味觉异常（图10.7）。牙周病医生诊断为急性坏死性牙周炎，嘱服用甲硝唑，但治疗效果不佳，龈乳头缺失，口内金属味加重。

问题1：导致该患者出现口内金属味的原因是什么？

A. 急性坏死性牙周炎

B. 吸烟

C. 药物诱导

D. 克罗恩病

E. HIV感染

答案：

A. 急性坏死性牙周炎是导致该患者牙龈发炎后产生难闻的金属味的主要原因。细胞因子的释放可影响味蕾更新和味觉感知

B. 错误

C. 抗生素，尤其是甲硝唑，会引起口内金属味，一旦停药，金属味即消失

D. 错误

E. 错误

解析：吸烟、克罗恩病和HIV感染等免疫缺陷病很容易被排除，因为该患者味觉异常的病程与吸烟及克罗恩病的病程不匹配，而重复3次检查均未发现HIV感染。

问题2：下列哪些情况可引起口内金属味？

　　A. 妊娠

　　B. 鼻窦感染

　　C. 口腔黏膜下纤维性变

　　D. 痴呆

　　E. 念珠菌病

答案：

　　A. 妊娠，特别是在前3个月，口内经常出现金属味，婴儿出生后逐渐消退

　　B. 上呼吸道感染，特别是急性或慢性鼻窦炎，可引起嗅觉和味觉的变化

　　C. 错误

　　D. 痴呆是一组大脑疾病，其特征是思维能力下降，有时与味觉改变有关（大脑中参与味觉的脑叶受到影响）

　　E. 错误

解析：在口腔黏膜下纤维性变和念珠菌病中，甜、咸、苦、酸有显著改变，但不会出现口内金属味。

问题3：除抗生素外，下列哪些药物会引起口内金属味？

　　A. ACE抑制剂

　　B. 锂

　　C. 抗病毒药物

　　D. 镇痛药

　　E. 抗惊厥药

答案：

　　A. ACE抑制剂（如卡托普利），可用来治疗高血压和心力衰竭，其可能引起金属味或部分味觉丧失

　　B. 锂被广泛用于治疗双相情感障碍，在小部分患者（1%）中会引起口内金属味，特别是在短期服用该药物（＜1个月）的吸烟人群中

　　C. 错误

　　D. 错误

　　E. 错误

解析：抗病毒药物的副作用表现为紧张、注意力不集中、腹泻、恶心、呕吐；抗惊厥药物可以引发头晕、嗜睡、震颤、恶心；胃部不适、口腔溃疡和口腔干燥可由止痛药引起。上述药物很少诱发口内金属味，有报道称在多次恶心或呕吐后可出现口内金属味道。

病例10.8

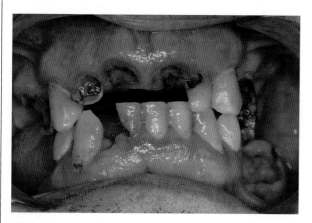

图10.8

主诉：男性，69岁，味觉异常数个月。

现病史：全天感觉口内混杂酸味和苦味，进食时不缓解，夜间加重，刷牙后会略有改善。1年前诊断舌癌，曾接受一个疗程的放疗导致味觉完全丧失。此后，味觉逐渐恢复，但出现味觉异常。

既往史：严重高血压和前列腺肥大，曾接受α受体阻滞剂治疗。1年前，因舌癌切除部分舌根，并接受了30次放疗。

口腔检查：口内大量龋齿，慢性龈炎，左下颌

磨牙区牙槽骨暴露，有死骨分离迹象（图10.8）。对酸味很敏感，并伴随不好的味道。舌体运动受限，因其曾行舌部分切除术，而不是由于肿瘤复发。

问题1：导致该患者口内恶味的原因是什么？
- **A.** 下颌骨坏死
- **B.** 龋齿
- **C.** 癌症外科手术治疗
- **D.** 牙周炎
- **E.** 放疗引起的口干症

答案：
- **A.** 骨坏死是放疗的常见并发症，是由于颌骨内的小血管受损，进而形成难以愈合的溃疡，深部及死骨。死骨通常引发感染，导致疼痛、口臭和恶味
- **B.** 各种口腔细菌（主要是变形链球菌和乳酸菌）消化食物残渣产酸，造成龋病，并释放出导致臭味（嗅觉和味觉）的物质
- **C.** 舌切除术（部分或全部）广泛用于治疗舌癌，但可引起舌体运动困难，不能发挥"搅拌"作用，导致食物不能从牙间隙中流出，进而释放物质导致口臭和恶味
- **D.** 牙周炎是一种可影响牙周组织（牙龈和骨骼）的慢性炎症，其炎症产物会激活味觉受体，导致恶味
- **E.** 放疗引起的口干症可能是其原因，因为它干扰了各种味觉物质到味觉受体的传递，传递中断可能会影响味觉

解析：以上或多或少是患者味觉异常的原因。

问题2：新名词"Torquegeusia"用于描述哪种味觉？
- **A.** 金属味
- **B.** 酸味
- **C.** 咸味
- **D.** 甜味
- **E.** 苦味

答案：
- **A.** "Torquegeusia"是金属味的一个新术语，由Henkin和Frezier在1989年首次描述
- **B.** 错误
- **C.** 错误
- **D.** 错误
- **E.** 错误

解析：Torquegeusia的特点是，即使进食美味食物或饮料，但感觉却是苦、酸、咸和金属味。

问题3：下列哪些味觉类型与高血压的关系最为密切？
- **A.** 甜味
- **B.** 酸味
- **C.** 苦味
- **D.** 咸味
- **E.** 鲜味

答案：
- **A.** 错误
- **B.** 错误
- **C.** 错误
- **D.** 咸味，其敏感度变化可被用来预测高血压的发病
- **E.** 错误

解析：甜味或鲜味或苦味等其他口味偶尔也与血压变化有关。

病例10.9

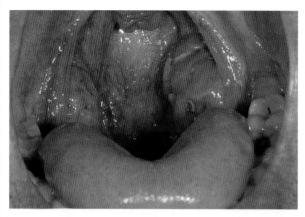

图10.9

主诉：女性，24岁，因喉咙痛和味觉异常就诊。

现病史：4天前，出现喉咙疼痛、高烧、说话和进食困难、口臭、味觉异常以及颈部淋巴结肿大。患者觉口内持续苦味，醒来及喝咖啡时加重。

既往史：否认系统疾病史、吸毒、吸烟及饮酒史，从事幼教工作，经常与儿童（可能经常遭受细菌或病毒感染）密切接触。

口腔检查：扁桃体肿胀光亮，表面见黄白色脓点（图10.9），吞咽疼痛，伴发热、疲惫和颈部淋巴结肿大。口咽部充血，大量小唾液腺发炎呈水滴状，内含透明液体。口臭明显，伴不适的、苦的味觉。血液检测显示ESR升高，白细胞计数增加，培养检测示化脓性链球菌，病毒筛查为阴性。

问题1：导致该患者出现味觉异常的原因是什么？

A. 传染性单核细胞增多症

B. 链球菌性咽扁桃体炎

C. 疱疹性咽峡炎

D. 扁桃体隐窝

E. 扁桃体周围脓肿

答案：

A. 错误

B. 链球菌性咽扁桃体炎或猩红热是一种非常常见的儿童和成人咽喉部感染性疾病，表现为发热、流鼻涕、喉咙痛、扁桃体肿大、颈部淋巴结肿大，伴口臭和异味

C. 错误

D. 错误

E. 错误

解析：扁桃体隐窝表现为白色或黄色斑点，由巨噬细胞、白细胞和各种细菌组成，通常无症状。咽痛和全身症状也见于扁桃体周围脓肿、传染性单核细胞增多症和疱疹性咽峡炎，但这些情况被排除，因为上述疾病的炎症不局限；EBV感染（单核细胞增多症）的病毒和血象筛查均为阴性，且该病例不村子疱疹性咽峡炎的口腔溃疡表现。

问题2：下列哪些微生物是猩红热的主要病原菌？

A. 化脓性链球菌

B. 金黄色葡萄球菌

C. 海洋分枝杆菌

D. 苍白螺旋体

E. 流感病毒A和B

答案：

A. 化脓性链球菌（Streptococcus pyogenes）是一种革兰阳性细菌，属于溶血性链球菌A组，是细菌性咽炎的主要病因

B. 错误

C. 错误

D. 错误

E. 错误

解析：金黄色葡萄球菌是上呼吸道的常驻菌群，可引起气管炎，而不会引发咽炎。甲型流感是病毒性咽炎而不是细菌性咽炎。海洋分枝杆菌与皮肤肉芽

肿有关，苍白螺旋体则是梅毒的致病微生物。

问题3：细菌性咽炎和病毒性咽炎的临床特征有哪些不同？

- **A.** 体温
- **B.** 扁桃体肿大
- **C.** 腹泻
- **D.** 疲倦
- **E.** 淋巴结

答案：

- **A.** 高热（>38℃）是细菌性咽炎的特征
- **B.** 细菌感染可导致扁桃体肿胀和渗出
- **C.** 腹泻是病毒性咽炎的特征
- **D.** 错误
- **E.** 错误

解析：咽炎（细菌或病毒）的特征是急性疼痛、喉部充血，伴随全身不适，疲倦和颈部淋巴结肿大等全身症状。

病例10.10

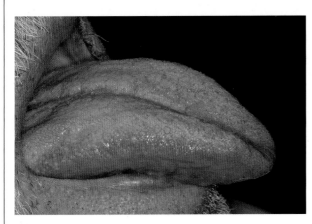

图10.10

主诉：男性，69岁，无论进食何种食物均感味觉异常。

现病史：3年前出现味觉异常，饮水时觉口内持续的甜或苦味，夜间加重。

既往史：自从妻子去世后，患者出现严重的抑郁症，1年来，每天服用60mg度洛西汀治疗。通过饮食控制轻度低血压。有吸烟史及饮酒史，爱好园艺。

口腔检查：舌背丝状乳头增生（图10.10）。皮肤或其他黏膜上未见病损。在未受其他任何味觉刺激情况下，不好的味觉可自行消除（味幻觉）。

问题1：导致该患者出现味幻觉的原因是什么？

- **A.** 糖尿病神经病变
- **B.** 药物诱导（度洛西汀）
- **C.** 吸烟
- **D.** 抑郁
- **E.** 毛舌

答案：

- **A.** 错误
- **B.** 错误
- **C.** 错误
- **D.** 抑郁症及相关药物氯氟䓬乙酯可引起幻觉，导致的味觉异常并非真性的，而是一种幻觉
- **E.** 错误

解析：味幻觉也可见于糖尿病神经病变患者，但与本例患者不同的是，这种神经病变总是与慢性、严重和无法控制的疾病有关。其他治疗抑郁症的药物（如度洛西汀）或者其他疾病，如毛舌和吸烟习惯，都能在一定程度上改变味觉，引起味觉障碍，但不会引起味幻觉。

问题2：除抑郁症外，还有哪些神经系统疾病与味幻觉有关?

A. 精神分裂症

B. 帕金森病

C. 双相情感障碍

D. 多发性硬化症

E. 癫痫

答案：

A. 精神分裂症是一种精神疾病，其特征是行为异常，无法理解现实，思想模糊混乱，包括幻听等虚假感觉，有时还会出现味幻觉

B. 嗅觉和味觉的丧失是帕金森病的早期征兆，这是一种进行性神经系统疾病，影响身体运动，严重的可累及眶-额皮质等中枢神经并引起幻觉

C. 双相情感障碍及相关药物（如碳酸锂），可能会导致味觉改变，从完全丧失到产生幻觉

D. 多发性硬化症有时表现为味觉障碍，这与脑部多发性硬化症并发症相关

E. 癫痫发作之前，患者常觉口内出现特殊的味道（幻觉）

问题3：味幻觉患者的味觉感受器有哪些变化?

A. 味觉受体数量减少

B. T2R味觉受体基因表达增加

C. T1R味觉受体基因表达减少

D. 味觉受体中味蛋白水平增加

E. 味觉细胞微绒毛数量减少

答案：

A. 错误

B. 许多味幻觉患者的T2R受体基因表达增加

C. 错误

D. 错误

E. 错误

解析：味幻觉与味蕾的形态和数量的改变无关，也与味觉受体释放的味蛋白无关。

11

溃疡性损害
Ulcerations

口腔溃疡非常常见，是由局部创伤、感染、肿瘤、自身免疫性疾病和全身疾病（尤其是肠道、血液及皮肤）以及各种药物的副作用引起的口腔病变。溃疡可以是单发或多发的，可能只影响口腔咀嚼黏膜或整个口腔，复发或非复发、伴或不伴全身症状。显微镜下，溃疡表现为上皮全层缺失，当仅黏膜上皮浅表缺损时，则表现为糜烂。口腔溃疡可为原发性的，或继发于疱破裂而形成，本章仅包括原发性口腔溃疡（图11.0）。

表11列出了溃疡的常见及重要的病因。

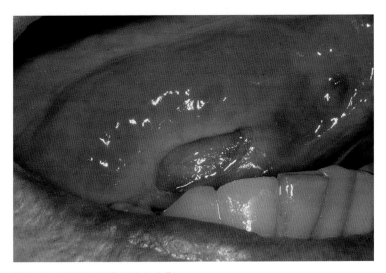

图11.0 舌创伤性溃疡的愈合期

表11 溃疡常见及重要的病因 （续表）

◆ 局部因素
- 创伤性
  - 机械性
    - 人为
  - 灼伤
    - 化学性
    - 热灼伤
    - 电灼伤
    - 辐射
- 肿瘤
  - 癌
  - 肉瘤
  - 黑色素瘤
- 复发性阿弗他溃疡及类复发性阿弗他溃疡
  - 复发性阿弗他溃疡（单一的）
  - 类复发性阿弗他溃疡（综合征的一部分）
    - 白塞病
    - MAGIC综合征（口腔/生殖器溃疡伴软骨炎）
    - Sweet综合征
    - PFAPA综合征（周期性发热–阿弗他口炎–咽炎–淋巴结炎）

◆ 系统性疾病
- 皮肤性
  - 糜烂型扁平苔藓
  - 多形性红斑
  - 获得性表皮松解症
- 血液性
  - 贫血
  - 铁缺乏
  - 中性粒细胞减少症
  - 白血病
  - 骨髓纤维化
  - 脊髓发育不良
  - 多发性骨髓瘤
- 血管性
  - 巨细胞动脉炎
  - 结节性多动脉炎
  - 韦格纳肉芽肿
  - 坏死性涎腺化生
  - 中线肉芽肿

- 结缔组织
  - 红斑狼疮
  - 混合性结缔组织病
  - 费尔蒂综合征
- 自身免疫
  - 天疱疮
  - 类天疱疮
  - 疱疹样皮炎
  - 线状IgA病
  - IgA大疱性皮病
  - 慢性溃疡性口炎
  - 移植物抗宿主病
- 传染性
  - 细菌性
    - 结核
    - 非典型性分枝杆菌感染
    - 梅毒
    - 放线菌病
    - 土拉杆菌病
    - 瘤型麻风
    - 坏死性溃疡性龈炎
  - 病毒
    - 人类免疫缺陷病毒（HIV）
    - 单纯疱疹
    - 水痘
    - 带状疱疹
    - 手足口病
    - 疱疹性咽峡炎
    - 传染性单核细胞增多症
    - 巨细胞病毒
  - 寄生虫
    - 利什曼原虫
  - 真菌
    - 曲霉菌病
    - 隐球菌
    - 毛霉菌病
    - 孢子菌病
  - 肿瘤学
    - 朗格汉斯组织细胞增生症

◆ 药物所致
  - 化学烧伤
  - 骨坏死

病例11.1

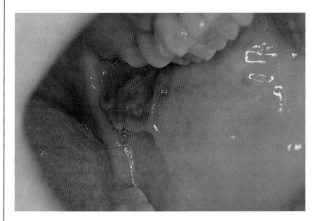

图11.1

主诉：女性，27岁，左颊黏膜溃疡伴疼痛1周。

现病史：进食零食时出现左颊疼痛，下颌运动及进食果汁或辛辣食物时疼痛加重，自检发现左颊溃疡。

既往史：因月经量大引起铁缺乏性贫血，变应性鼻炎，分别用含铁片剂和抗组胺喷雾剂控制。否认其他严重的血液系统、皮肤或肠道疾病史，偶吸烟和饮酒。

口腔检查：左颊黏膜可见一溃疡，最大径2cm，触痛，质软，基底部颗粒状，边缘充血隆起，与28阻生牙对应（图11.1）。口腔其他黏膜、皮肤和其他黏膜（生殖器、眼睛）未见溃疡、大疱或其他病损，否认既往溃疡史。无发烧、全身不适及局部/全身性淋巴结肿大。拔除28阻生牙10天后，溃疡完全愈合。

问题1：导致该患者出现口腔溃疡的原因是什么？

A. 创伤

B. 硬下疳

C. 重型阿弗他溃疡

D. 疱疹性咽峡炎

E. 口腔癌

答案：

A. 原因为局部创伤，因进食时阻生第三磨牙咬伤颊黏膜所致。创伤性溃疡多单发，疼痛，触诊柔软，无浸润，全身症状不明显，近期有局部创伤史。该患者溃疡突发，拔除患牙后痊愈

B. 错误

C. 错误

D. 错误

E. 错误

解析：根据溃疡的临床特征可排除其他疾病：该病损质地柔软，故可排除口腔癌，因口腔癌通常质地较硬，浸润感，早期无症状，可引起颈部淋巴结肿大。该患者无局部淋巴结肿大和症状（疼痛），即可排除梅毒性溃疡。近期无烫伤，也无既往口腔溃疡史，即可排除烧伤和复发性阿弗他溃疡的诊断。

问题2：下列哪些原因可引起急性创伤性溃疡？

A. 机械性损伤

B. 化学反应

C. 热灼伤

D. 电流

E. 太阳辐射

答案：

A. 通过不良习惯（研磨、吮吸）、尖锐残冠及不合适的义齿可造成机械性损伤，导致组织坏死，形成疼痛性溃疡

B. 强酸或强碱等固体/液体形式的化学物质，可导致组织凝固和坏死，从而形成水疱或溃疡

C. 热灼伤是由于口腔黏膜与受热物体密切接触，进而导致组织坏死和溃疡，与温度、持

续时间和患者的抵抗力有关

　　D. 电流导致的口溃疡很罕见，多发于特殊群体（儿童、残疾人），病情往往很严重，需要住院治疗及特殊护理

　　E. 错误

解析：长期暴露在太阳辐射下会导致口腔损伤，主要累及下唇红（光化性唇炎，痒疹）。短时间暴露会导致嘴唇干燥和色素过度沉着，而长期暴露可导致更严重的损害，如慢性溃疡，部分具有癌变倾向。

问题3：下列哪些患儿好发创伤性溃疡？

　　A. 青少年糖尿病（1型）

　　B. 神经纤维瘤

　　C. Riga-Fede综合征

　　D. Kostmann病

　　E. Sweet综合征

答案：

　　A. 错误

　　B. 错误

　　C. Riga-Fede综合征常累及舌腹及唇内侧，是由黏膜与过早萌出的乳切牙持续摩擦引起的

　　D. 错误

　　E. 错误

解析：糖尿病、Kostmann病、Sweet综合征患者可表现为口腔溃疡，但上述疾病在发病机制上与创伤性溃疡不同，它们与愈合减缓（糖尿病）、严重中性粒细胞减少（Kostmann病）或急性中性粒细胞减少（Sweet综合征）导致的免疫缺陷有关。神经纤维瘤病表现为多发性神经纤维瘤，咖啡样色素沉着和利氏结节，但不伴口腔溃疡。

病例11.2

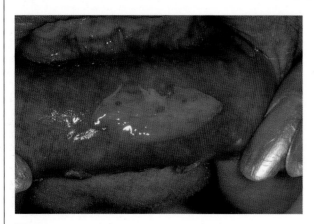

图11.2

主诉：女性，38岁，进食烫的油炸土豆后出现口腔疼痛。

现病史：患者进食一个非常烫的炸土豆后，下唇红及下唇内侧黏膜出现水疱，最终破裂遗留浅表溃疡，表面覆盖黄白色假膜。

既往史：否认严重的皮肤病史、过敏史或用药史。喜欢咬嘴唇和进食烫食，否认吸烟史及饮酒史。

口腔检查：下唇充血，舌尖触诊敏感，下唇内侧黏膜见一大的浅表溃疡，表面覆盖白色假膜（图11.2）。假膜易去除，遗留出血性溃疡，溃疡表浅，触痛，质软。无全身症状，口腔其他部位、皮肤或其他黏膜未见类似病变，否认既往溃疡史。

问题1：导致出现该溃疡的原因是什么？

　　A. 咬指甲所致溃疡

　　B. 黏膜类天疱疮

　　C. 疱疹性龈口炎

　　D. 固定性药疹

　　E. 热灼伤

答案：

A. 错误

B. 错误

C. 错误

D. 错误

E. 病因是热灼伤。热灼伤好发于下唇和舌尖，由于口腔黏膜直接接触烫食（如油炸土豆）而引起坏死。由于血管坏死而导致局部组织凝固及坏死（假膜），周围可见淤血及充血，但该病例不典型

问题2： 下列哪种/哪些治疗效果最佳?

A. 观察

B. 药物预防

C. 疼痛管理

D. 敷料

E. 软食

答案：

A. 错误

B. 错误

C. 疼痛持续存在并影响患者生活，如进食、说话及大笑，因此需要早期使用对乙酰氨基酚，或非甾体抗炎药，或联用类固醇（局涂或口服）

D. 错误

E. 针对口腔溃疡患者，推荐常温、清淡饮食（无辛辣、酸或碱等刺激成分）

解析： 由于病损浅表，未累及肌肉或骨骼等黏膜下深层组织，且唾液中含有大量抗菌成分，故不需要敷料和抗生素覆盖。

问题3： 下列哪些因素可影响口腔损伤的严重程度?

A. 患者年龄

B. 致病物特性

C. 接触持续时间

D. 接触频率

E. 患者性别

答案：

A. 儿童和年龄较大的患者（＞65岁）反应较年轻人迟钝，移除致病物所花的时间更长，因此热灼伤往往更严重

B. 材料的稠度（液体vs复合物）和热传导率（快速vs不良）等特性可影响口腔损伤程度

C. 口腔暴露时间越长，凝固性损伤越大，坏死程度越严重

D. 热传递引起的口腔损伤通常可累积，在头颈部癌症患者放疗第二周可出现口腔黏膜炎

E. 错误

解析： 性别似乎与热灼伤的严重程度无关，尽管事实上男性的口腔黏膜更具抵抗力，因为男性更常暴露于大量吸烟、饮酒及有化学物质的工作环境中。

病例11.3

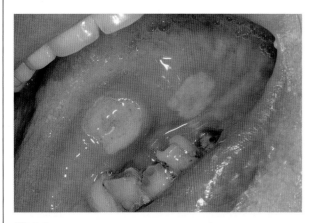

图11.3

主诉：女性，55岁，舌侧缘和颊黏膜出现溃疡伴疼痛5天。

现病史：5天前，舌侧缘和颊黏膜突然出现溃疡，并伴疼痛、口臭和流涎，影响进食、吞咽和说话。初始仅出现2个小的溃疡，5天来溃疡数量和大小逐渐增加。

既往史：类风湿关节炎（40岁时确诊），服用泼尼松、甲氨蝶呤和芬利等免疫抑制剂进行治疗。阿司匹林和青霉素过敏。否认系统疾病史及家族史。

口腔检查：舌缘和颊黏膜可见散在浅表溃疡。病损呈圆形，边界清晰，边缘无充血，覆盖白色假膜，触痛（图11.3），左舌缘溃疡与下颌尖牙和前磨牙残冠对应。未见皮肤或其他黏膜病损或局部/全身性淋巴结肿大。

问题1：导致该患者出现口腔溃疡的原因是什么？
A. 创伤性溃疡
B. 复发性阿弗他溃疡
C. 多形性红斑
D. 原发性疱疹性龈口炎
E. 甲氨蝶呤导致

答案：
A. 错误
B. 错误
C. 错误
D. 错误
E. 长期使用甲氨蝶呤治疗类风湿关节炎有助于减缓关节损伤及保护关节功能，但当该药物用量（＞14%）突然增加时也会引起口腔疼痛性溃疡

解析：该患者口腔溃疡分布在与缺损牙齿无关部位的区域，没有红晕、全身症状及既往口腔溃疡史，较易排除创伤、复发性阿弗他溃疡、原发性疱疹性龈口炎或多形红斑。

问题2：甲氨蝶呤被广泛用于治疗下列哪些疾病？
A. 银屑病
B. 多发性硬化症
C. 颞下颌关节紊乱
D. 白血病
E. 基底细胞癌

答案：
A. 在银屑病中，它的作用是攻击快速分裂的细胞和减少局部皮肤炎症
B. 甲氨蝶呤因可减少多发性硬化症的复发和进展，而作为一种补充治疗，但疗效不如IFN-α
C. 错误
D. 它可用于治疗急性淋巴细胞白血病，有助于阻断白血病扩散到中枢神经系统
E. 错误

解析：使用甲氨蝶呤可出现一系列并发症，故不做

为治疗首选。治疗TMJ疾病首选非甾体抗炎药，治疗基底细胞癌首选手术。

问题3：甲氨蝶呤致口腔溃疡的主要机制是什么？

    A. 与叶酸竞争

    B. 加重局部缺血

    C. 诱导外周血细胞凋亡

    D. 口腔菌群的变化

    E. 减少局部炎症

答案：

    A. 甲氨蝶呤诱导口腔溃疡的机制是该药物与叶酸竞争进入细胞，并阻止快速分裂细胞（如上皮细胞）的DNA和RNA合成。因此，可导致组织修复障碍，最终导致组织坏死，形成溃疡

    B. 错误

    C. 错误

    D. 错误

    E. 错误

解析：甲氨蝶呤除了拮抗叶酸外，还通过作用于免疫/炎性细胞增殖和凋亡来减轻局部炎症，通过作用于外周血活化的T细胞的免疫/炎性细胞增殖和凋亡来减轻局部炎症，并影响各种细菌的定植和增加局部缺血。

病例11.4

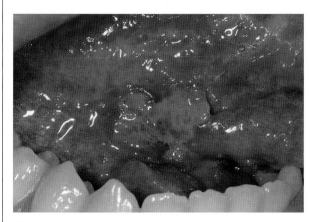

图11.4

主诉：男性，32岁，因舌部巨大溃疡就诊。

现病史：10天前，舌背出现溃疡，严重影响饮食和说话。戒烟后口内经常出现溃疡，每次持续5~8天。

既往史：否认系统疾病史、过敏史或用药史。他是一名长跑运动员，戒烟5年。

口腔检查：与前磨牙相对的右舌缘黏膜处见一巨大溃疡，疼痛，导致流涎和舌体运动困难，影响吞咽和说话。溃疡形状不规则，范围大（直径＞2cm），柔软，覆盖白色薄假膜，周缘充血，边缘隆起（图11.4）。同侧下颌下淋巴结肿大，无发热和疲倦。生殖器或其他黏膜未见溃疡或疱。口腔卫生状况良好。

问题1：导致出现溃疡的原因是什么？

    A. 创伤

    B. 白塞病

    C. 重型复发性阿弗他溃疡

    D. 硬下疳

    E. 口腔癌

答案：

    A. 错误

    B. 错误

    C. 重型复发性阿弗他溃疡，其临床特征是溃疡面积大（＞1cm），疼痛，反复发作，溃疡周缘充血，溃疡持续2周以上，可累及口腔的任何部位，咀嚼黏膜好发，患者恐癌。复发性阿弗他溃疡的发作频率增加可能与戒烟

有关，该患者也如此

D. 错误

E. 错误

解析： 根据该患者溃疡的特点，如触诊质软及既往口腔溃疡史等，可与口腔癌、白塞病、梅毒或创伤性溃疡鉴别。口腔癌的溃疡质硬，可引起局部淋巴结肿大。白塞病患者出现口腔及生殖器溃疡。梅毒溃疡是无痛性的，伴发系统淋巴结肿大。创伤性溃疡需有近期局部外伤史。根据临床特点、无既往皮肤损害、无全身淋巴结肿大及局部外伤史，可分别排除口腔癌、白塞病、梅毒和创伤性溃疡。

问题2： 不同类型的复发性阿弗他溃疡的鉴别要点在于？

A. 位置

B. 数量

C. 其他黏膜受累

D. 并发症

E. 大小

答案：

A. 重型复发性阿弗他溃疡主要累及硬腭和牙龈，而轻型复发性阿弗他溃疡、疱疹样型复发性阿弗他溃疡和相关口腔综合征则主要累及非角化口腔黏膜

B. 疱疹样型复发性阿弗他溃疡数量众多（＞10个），轻型复发性阿弗他溃疡有1~5个溃疡，重型复发性阿弗他溃疡有1或2个溃疡，而与综合征相关的溃疡数量不定

C. 白塞病可出现生殖器溃疡，并累及其他黏膜，单纯复发性阿弗他溃疡仅累及口腔

D. 重型复发性阿弗他溃疡反复发作累及的黏膜处可出现瘢痕

E. 溃疡大小决定复发性阿弗他溃疡的类型：重型复发性阿弗他溃疡的直径最大，轻型复发性阿弗他溃疡的直径小于1cm，疱疹样型复发性阿弗他溃疡直径最小（＜0.6cm）

问题3： 下列哪些综合征可出现复发性阿弗他溃疡？

A. Riga-Fede综合征

B. 周期性发热-阿弗他口炎-咽炎-淋巴结炎（PFAPA）综合征

C. 白塞病

D. 干燥综合征

E. 颌面部骨发育不全综合征

答案：

A. 错误

B. PFAPA综合征以每6～8周周期性发热、阿弗他口炎、咽炎和颈淋巴结炎为特征，是儿童周期性发热的最常见原因

C. 该综合征是一种罕见的可引起全身血管炎的疾病，包括复发性阿弗他溃疡、生殖器溃疡、眼睛/关节/内脏炎症以及皮肤病损

D. 干燥综合征是一种慢性自身免疫性疾病，影响汗腺，尤其是唾液腺和泪腺，表现为口干、眼干、皮肤或鼻部干燥、口腔溃疡、肌肉和关节功能障碍，亦可累及肾、肺、肝和胰腺

E. 错误

解析： Riga-Fede综合征与创伤有关，不属于复发性阿弗他溃疡，病损累及嘴唇和舌尖，与接触过早萌出的乳牙有关，无复发性。颌面部骨发育不全综合征表现为耳朵、眼睛、颧骨畸形，以及下颌骨发育不全伴错𬌗，但不会出现复发性阿弗他溃疡。

病例11.5

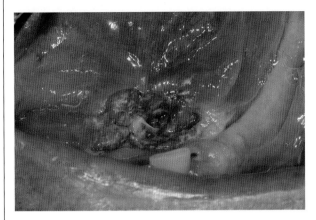

图11.5

主诉：男性，68岁，口底出现溃疡。

现病史：1周前，患者行右肺肿瘤支气管镜检查时发现口底溃疡。

既往史：尿道乳头状癌（2个月前手术切除），1个月前体检时发现的肺下段小细胞肺癌。这两种肿瘤与患者长期吸烟（＞2包/天）和酗酒（＞5杯葡萄酒/餐）有关。

口腔检查：口底舌系带延伸至左舌缘见溃疡，最大直径3.5cm，无触痛。溃疡质韧，边缘不规则，周缘隆起，基底颗粒状，浸润（图11.5），舌体运动受限。颈部淋巴结肿大且不活动。

问题1：该患者的口底溃疡属于哪种疾病？

    A. 结核性溃疡

    B. 巨细胞动脉炎溃疡

    C. 口腔癌

    D. 嗜酸性溃疡

    E. 重型复发性阿弗他溃疡

答案：

    A. 错误

    B. 错误

    C. 口腔癌。口腔癌病程长，溃疡大小、部位、

症状不尽相同，但溃疡固定并伴有颈部单侧或双侧淋巴结肿大。口腔癌由肿瘤上皮细胞组成，其细胞分化程度及有丝分裂活性不同，肿瘤上皮细胞可浸润到黏膜下层

    D. 错误

    E. 错误

解析：根据该溃疡质硬的特点，故可排除重型复发性阿弗他溃疡及嗜酸性溃疡。根据无肺部体征和症状的特点，即可排除结核及巨细胞动脉炎。

问题2：下列哪些是口腔癌的组织学特征？

    A. 有丝分裂数目增加

    B. 肿瘤细胞浸润黏膜下层

    C. 基底细胞核深染

    D. 大量嗜酸性粒细胞

    E. 干酪样肉芽肿

答案：

    A. 错误

    B. 根据基底膜是否完整及黏膜下层是否有肿瘤上皮细胞浸润来鉴别浸润性癌、原位癌及上皮异常增生

    C. 错误

    D. 错误

    E. 错误

解析：有丝分裂数量增加、异常有丝分裂、核深染不是口腔癌的特征性组织病理学表现，但可见于上皮异常增生组织。口腔癌上皮细胞弥散分布，不会形成淋巴细胞、浆细胞和巨噬细胞浸润的肉芽肿。口腔癌组织中少见嗜酸性粒细胞，但在嗜酸性溃疡中可见大量嗜酸性粒细胞浸润。

问题3：在罹患多种恶性肿瘤的患者中，原发肿瘤与继发的、独立的原发肿瘤的共同特征是什么？

- **A.** 增殖指数
- **B.** 相似的危险因素
- **C.** 发病时间
- **D.** 遗传易感性
- **E.** 类似发病部位

答案：

- **A.** 错误
- **B.** 一些因素（如长期吸烟、酗酒或长期暴露于太阳辐射中）会增加患者全身罹患多种癌症

的风险

- **C.** 错误
- **D.** 某些肿瘤具有共同的肿瘤抑制基因，增加了多种器官发展为肿瘤的风险
- **E.** 错误

解析：在罹患多种恶性肿瘤的患者中，不同的原发肿瘤具有各自特点。首先，发病时间不同，从几个月至几年不等。其次，累及部位不同，可在许多远端器官中发现转移灶。最后，增殖能力及组织学特征不同。

病例11.6

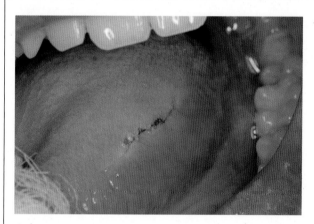

图11.6

主诉：男性，8岁，舌缘出现不规则疼痛深溃疡数周。

现病史：患儿进食不适，其目前发现患儿舌缘溃疡，至今未愈。

既往史：否认系统疾病史，患儿在其弟弟出生后偶尿床及夜间磨牙。

口腔检查：左舌背见一深在的线性溃疡，深达舌肌，无炎症反应，舌缘见齿痕（图11.6）。溃疡区疼痛，口内未见类似溃疡，颊黏膜见轻度白角化。口腔卫生良好，牙列整齐，无龋齿。

问题1：导致该患者出现溃疡的原因是什么？

- **A.** 复发性阿弗他溃疡
- **B.** 医源性创伤
- **C.** 沟纹舌
- **D.** 自伤性溃疡
- **E.** Riga–Fede综合征

答案：

- **A.** 错误
- **B.** 错误
- **C.** 错误
- **D.** 自伤性溃疡，精神压力大、抑郁或智力迟钝的患者通过咬舌、嘴唇或其他口腔黏膜引起的非典型口腔病损。白角化症、夜间磨牙及尿床表明该患儿心理状态欠佳，且有自伤能力
- **E.** 错误

解析：沟纹舌是舌背的一种正常变异，其特征是沿舌背长轴出现大量裂隙，偶引发灼烧或疼痛等症状。该患者否认既往口腔溃疡史，溃疡周缘无

红晕，即可排除复发性阿弗他溃疡。该患者口腔卫生良好，不需要牙科治疗，故可排除医源性创伤。Riga-Fede综合征主要见于年幼的乳牙早萌儿童。

问题2：下列哪些特征有助于诊断自伤性溃疡？
- **A.** 溃疡的特殊外形
- **B.** 自伤史
- **C.** 病损和致病原接触
- **D.** 症状与体征不符
- **E.** 原因不明

答案：
- **A.** 由于患者使用牙齿、指甲、牙签，甚至牙刷等不同物体多次损伤口腔黏膜，所以自伤性溃疡的形状通常较奇特
- **B.** 其他部位自伤史可帮助临床医生判断
- **C.** 自伤性溃疡是由于接触致病原所致，如牙齿靠近黏膜出现咬伤或者摩擦
- **D.** 当症状与病损不符时，应考虑自伤性溃疡的可能性
- **E.** 排除常见因素后，应注意排查自伤性溃疡的可能性

问题3：自伤行为可导致下列哪些疾病？
- **A.** 白角化症
- **B.** 脱屑性唇炎
- **C.** 刺激性纤维瘤
- **D.** 牙龈退缩
- **E.** 光化性唇炎

答案：
- **A.** 白角化症是由牙齿慢性刺激口腔黏膜所致，表现为过度角化，表面发白粗糙，但无上皮异常增生
- **B.** 脱屑性唇炎是由于患者每天多次舔嘴唇，导致嘴唇出现角质脱落、结痂和脱屑
- **C.** 刺激性纤维瘤是由残根、残冠或不良修复体反复摩擦或咬伤黏膜引起的慢性刺激所致
- **D.** 牙龈萎缩常见于刷牙用力过度的患者，表现为牙龈从牙冠处退缩，并伴创伤性溃疡
- **E.** 错误

解析：长期的太阳辐射暴露可导致唇部病变（光化性唇炎），与患者的行为无关。部分患者病情轻微，如色素沉着或上皮脱落，部分患者病情严重，可出现唇部慢性萎缩或溃疡，并具有较高的恶性转化风险。

病例11.7

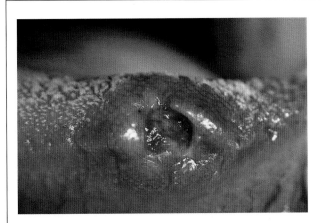

图11.7

主诉：女性，32岁，发现舌部溃疡2周。

现病史：用餐时意外咬舌后出现舌部溃疡，初始时病损很小，10天来溃疡逐渐扩大，影响舌体运动。

既往史：否认系统疾病史，曾行2次剖宫产手术，否认吸烟史及饮酒史。

口腔检查：右舌缘与46牙对应处见溃疡（最大直径 > 2cm），周缘无充血。病损最初表现小结节，后逐渐扩大，中心出现深在溃疡，边缘隆起

（图11.7）。病损无浸润感，无局部淋巴结肿大，患者担心患口腔癌。活检显示溃疡底部有大量的嗜酸性粒细胞，溃疡边缘被正常鳞状上皮细胞增殖，放射学检查未见骨骼异常。活检后使用类固醇制剂涂抹溃疡，溃疡迅速愈合。

问题1：该疾病应诊断为？

A. 口腔癌

B. 疣状角化不良

C. 嗜酸性溃疡

D. 朗格汉斯组织细胞增多症

E. 非霍奇金淋巴瘤

答案：

A. 错误

B. 错误

C. 嗜酸性溃疡是一种良性的、自限性的疼痛性溃疡，溃疡边缘隆起，基底大量纤维素。其病因尚不清楚，可能由创伤所致。组织病理学特征为黏膜及黏膜下层见大量正常嗜酸性粒细胞浸润

D. 错误

E. 错误

解析：根据该疾病的临床病程，X线检查未见异常，在黏膜和黏膜下层存在大量正常的嗜酸性粒细胞，无角化不良等特征，可排除口腔癌、非霍奇金淋巴瘤、组织细胞增多症和疣状角化不良的诊断。

问题2：嗜酸性溃疡的最佳治疗方案是什么？

A. 无

B. 抗生素

C. 手术切除

D. 去除致病因素

E. 类固醇

答案：

A. 错误

B. 错误

C. 对于大多数病例来说，手术切除是唯一选择。在某些情况下，病变在初次就诊后几天内自行消失

D. 错误

E. 错误

解析：该疾病对局部或全身抗生素治疗无效。在去除创伤因素（如残根、残冠或填充物）及局部应用类固醇缓解炎症后，病损可能缩小。

问题3：除嗜酸性溃疡外，下列哪些口腔疾病可出现嗜酸性粒细胞积累？

A. 浆细胞瘤

B. 硬下疳

C. 原发性朗格汉斯组织细胞增多症X

D. 口腔苔藓样反应

E. 口腔白斑病

答案：

A. 错误

B. 错误

C. 错误

D. 嗜酸性粒细胞在苔藓样反应的炎性浸润中占主导，而在扁平苔藓中不占主导

E. 在口腔白斑病中，黏膜下层嗜酸性粒细胞数量增加可能预示恶性转化潜力增大

解析：浆细胞瘤的主要病理特征是不同分化程度的浆细胞大量积聚，而不是嗜酸性粒细胞。在梅毒基底见大量成熟浆细胞。嗜酸性肉芽肿通常累及肺部而非口腔，且与吸烟密切相关，而该患者否认吸烟史。

病例11.8

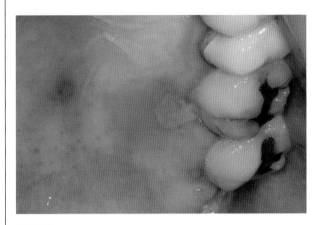

图11.8

主诉：女性，22岁，发现硬腭少量浅表溃疡。

现病史：3周前出现硬腭溃疡，伴疼痛、牙龈出血，以及体重减轻、全身不适和夜间发热等。

既往史：上个月出现几次流鼻血和喉咙痛（服用抗菌含片缓解）。否认吸烟史及饮酒史。热爱游泳，近1个月来感觉身体疲倦，故未游泳。

口腔检查：颊黏膜和磨牙腭侧牙龈处见少量浅表溃疡。溃疡边缘不规则，周缘稍充血，无触痛（图11.8）。口腔黏膜及皮肤苍白，颈部淋巴结肿大。牙龈、口腔其他黏膜及皮肤未见出血。溃疡仅限于口腔黏膜，无疱性损害。血液检查显示部分血细胞减少及贫血，故转诊至血液科。

问题1：该患者出现口腔溃疡的原因是什么？

　　A. 复发性阿弗他溃疡

　　B. 复发性疱疹性口炎

　　C. 黏膜类天疱疮

　　D. 急性白血病

　　E. 多形红斑

答案：

　　A. 错误

　　B. 错误

　　C. 错误

　　D. 急性白血病是最常见的累及年轻人群的血液系统恶性肿瘤。其特征是骨髓内幼稚恶性细胞（母细胞）浸润替代正常骨髓细胞，引起贫血、白细胞减少，最终导致血小板减少。因此，贫血是引起该患者疲倦和全身不适的原因，而白细胞减少可增加感染的风险（特别是来自口腔细菌），血小板减少导致鼻和牙龈出血。口腔溃疡很常见，溃疡表浅，疼痛，周缘炎症反应轻，无红晕，疼痛性病变，外周血中白细胞数量少

　　E. 错误

解析：急性白血病的口腔溃疡不典型，易与复发性阿弗他溃疡、复发性疱疹性口炎、多形红斑和黏膜类天疱疮区分，且后几种疾病多不伴严重全身症状，如体重减轻、发热和全身淋巴结肿大等。此外，口腔和其他黏膜以及皮肤未出现水疱，可排除黏膜类天疱疮或多形红斑。该患者口腔溃疡单个、孤立、面积大，并非成簇小溃疡，故可排除复发性疱疹性口炎。

问题2：未经治疗的急性白血病患者还可出现哪些口腔表现？

　　A. 牙龈色素沉着

　　B. 瘀点/瘀斑

　　C. 牙龈肿胀

　　D. 腭部苍白

　　E. 含铁血黄素沉着症

答案：

　　A. 错误

　　B. 白血病患者伴血小板减少或肝衰竭时常出现瘀点/瘀斑，这是由于肿瘤母细胞浸润所致

　　C. 牙龈肿胀很常见，由于白血病细胞在牙龈处浸润积聚，或由于正常白细胞减少导致对细

菌的局部免疫力降低，导致牙龈炎或牙周炎所致

D. 腭部苍白源自白血病引起的严重贫血，常伴有面部和皮肤苍白

E. 错误

解析： 含铁血黄素沉着症的特征是含铁血黄素在各种组织中积聚，多累积地中海贫血、镰状细胞性贫血甚至严重白血病定期输血患者的口腔黏膜。含铁血黄素沉着症表现为蓝色、棕色、黑色的弥漫性黏膜色素沉着，它和牙龈色素沉着不同，后者通常是局限性的，且与患者的种族和吸烟习惯有关。

问题3： 下列哪种情况会增加急性白血病的患病风险？

A. 范可尼贫血

B. 神经纤维瘤病（NF）

C. Kostmann综合征

D. Gorlin综合征

E. Osler–Rendu–Weber综合征

答案：

A. 范可尼贫血是一种由16种基因突变引起的罕见遗传性疾病，这16种基因相关蛋白在DNA修复中起着重要的作用。范可尼贫血增加骨髓增生异常综合征、再生障碍性贫血、急性髓系白血病以及包括口腔癌在内的特定肿瘤的风险

B. 1型神经纤维瘤病（NF-1）可增加患青少年骨髓单核细胞白血病的风险，后者可发展为急性髓系白血病

C. Kostmann综合征是一组以先天性中性粒细胞减少症为特征的疾病，对粒细胞集落刺激因子（G-CSF）反应良好。随着时间的推移，这种疾病发展为急性髓系白血病或骨髓增生异常综合征的风险增加

D. 错误

E. 错误

解析： Gorlin综合征和Osler–Rendu–Weber综合征均与急性白血病无关，可分别发展为皮肤基底细胞癌和乳腺癌。

病例11.9

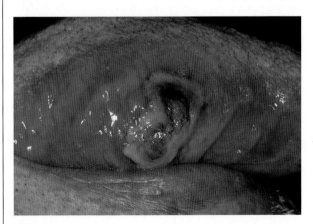

图11.9

主诉： 男性，58岁，口腔反复溃疡伴疼痛5年。

现病史： 5年前出现溃疡性结肠炎危象，此后口腔反复出现溃疡，好发于舌、嘴唇，很少累及颊部。每次出现1~3个溃疡，疼痛，持续大约10天，影响进食及说话。

既往史： 轻度高血压，曾用厄贝沙坦治疗。溃疡性结肠炎，特殊饮食和柳氮磺胺吡啶/类固醇治疗（危重时）。有吸烟史，自确诊溃疡性结肠炎以来，每天吸烟不超过15支。

口腔检查： 右舌缘见1个边界清晰的溃疡，覆盖着黄褐色的假膜，直径1.5cm，自觉疼痛，伴有流涎和口臭（图11.9）。因溃疡性结肠炎，故经常腹痛、腹泻，伴体重减轻。除结肠活动性溃疡外，尤淋巴结炎（局部或全身）或其他黏膜病变。

问题1：导致该患者出现口腔溃疡的原因是什么？

A. 药物诱导

B. 重型复发性阿弗他溃疡

C. 硬下疳

D. 溃疡性结肠炎

E. 创伤性溃疡

答案：

A. 错误

B. 错误

C. 错误

D. 口腔溃疡是溃疡性结肠炎的常见肠外表现，它与复发性阿弗他溃疡类似，但是溃疡性结肠炎的口腔溃疡常早于胃肠道症状或同时出现，且与溃疡性结肠炎疾病活动一致

E. 错误

解析：柳氮磺胺吡啶和厄贝沙坦会引起一系列副作用（如皮肤起疱、结痂、皮肤灼痛和触痛），但不会引起口腔溃疡。该患者溃疡不是由头部创伤引起的，也不伴淋巴结肿大或口腔及其他黏膜皮肤的损伤，因此可排除创伤、口疮和梅毒。

问题2：除口腔溃疡外，溃疡性结肠炎还可引发哪些口腔疾病？

A. 舌/口腔黏膜烧灼感

B. 口腔色素沉着

C. 舌苔增厚

D. 增殖性化脓性口炎

E. 味觉异常

答案：

A. 口腔（尤其是舌部）烧灼感，是溃疡性结肠炎患者吸收不良引起维生素B_{12}缺乏，进而出现贫血而引发的症状

B. 错误

C. 一些炎症性肠病患者可出现舌苔增厚

D. 增殖性化脓性口炎的特征是充血、水肿和大量黄色脓疱，好发于炎症性肠病（溃疡性结肠炎或克罗恩病）患者

E. 许多溃疡性结肠炎患者的嗅觉和味觉功能减退，与疾病活动或治疗无关。患者多觉口内酸味

问题3：下列哪种皮肤疾病与溃疡性结肠炎有关？

A. 结节性红斑

B. 坏疽性脓皮病

C. 银屑病

D. 黄褐斑

E. 毛细血管扩张

答案：

A. 结节性红斑是溃疡性结肠炎最常见的皮肤病变，在肠疾病发作前，腿部和手臂皮肤上出现伴压痛的红色结节

B. 坏疽性脓皮病表现为胫骨、踝关节甚至手臂上出现成簇的小水疱，水疱会扩散和破裂，形成疼痛性溃疡，免疫抑制剂治疗效果可

C. 银屑病患者患溃疡性结肠炎和其他自身免疫性肠道疾病的风险增加，因为致病基因类似，临床病程和治疗方法相似

D. 错误

E. 错误

解析：黄褐斑表现为面部深褐色斑点，是由服用避孕药、妊娠和激素治疗引起的，与溃疡性结肠炎无关。毛细血管扩张是小血管扩张，常见于静脉畸形、肝硬化和硬皮病等全身性疾病，与溃疡性结肠炎、暴露于极端环境因素（冷、热）、放化疗或类固醇治疗无关。

病例11.10

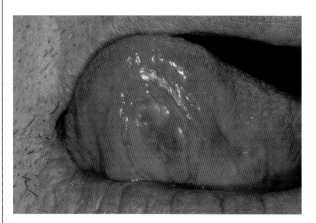

图11.10a

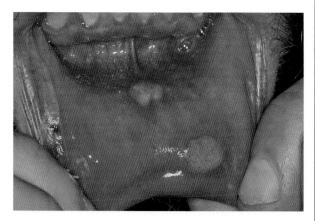

图11.10b

主诉：男性，56岁，同性恋，舌腹出现无痛性溃疡。

现病史：患者自检发现舌腹溃疡，3天前自检发现腹股沟溃疡。

既往史：自青春期开始出现生殖器感染，阴茎和肛门皮肤患尖锐湿疣，接受冷冻疗法和局部应用5%咪喹莫特乳膏治疗。长期吸大麻和烟草，每天都饮用多杯咖啡和啤酒。

口腔检查：舌腹中央有一个大的无痛性溃疡，溃疡浅表，基底稍充血红肿伴渗血（图11.10a）。下唇见质软的白色黏膜斑（图11.10b），进食或吸烟时引起烧灼感。除全身性淋巴结肿大外，无发热、不适等全身症状。腹股沟皮肤见细小的、不规则的无症状溃疡，其他黏膜未见异常。病损分泌物培养显示大量螺旋体生长，而非白色念珠菌。

问题1：导致出现该溃疡的病因是什么？

A. 热灼伤

B. 梅毒

C. 复发性阿弗他溃疡

D. 念珠菌病

E. 药疹

答案：

A. 错误

B. 梅毒，是梅毒螺旋体感染的二期表现，表现为巨大的无痛溃疡，与许多溃疡类似，但伴不适和全身淋巴结肿大等全身症状

C. 错误

D. 错误

E. 错误

解析：该溃疡的病史和临床特征不同于其他溃疡，如热灼伤（否认近期因热咖啡或过度吸烟造成热损伤史）；复发性阿弗他溃疡（无复发史）；药物诱导（否认用药史，尖锐湿疣治疗仅涉及皮肤，不涉及口腔）和念珠菌病（培养阴性）。

问题2：下列哪项或哪些是该感染的二期临床表现？

A. 尖锐湿疣

B. 非瘙痒性皮疹

C. 硬下疳

D. 树胶肿

E. 鞍鼻

答案:

- **A.** 错误
- **B.** 在躯干和四肢出现局限性或弥漫性、对称的非瘙痒性皮疹，逐渐演变成黄斑丘疹和脓疱，见于二期梅毒早期
- **C.** 错误
- **D.** 错误
- **E.** 错误

解析：硬下疳是一期梅毒的表现，而树胶肿是三期梅毒的表现。尖锐湿疣是一种性传播疾病，需与扁平湿疣鉴别，前者由HPV引起，后者由梅毒螺旋体感染引起。鞍鼻是先天性梅毒的特征。

问题3：下列哪些口腔疾病与螺旋体感染有关?

- **A.** 面瘫
- **B.** 急性坏死性龈炎
- **C.** 剥脱性龈病损
- **D.** 放线菌病
- **E.** 牙髓坏死

答案:

- **A.** 据报道，莱姆（螺旋体）感染后的年轻患者可出现面部麻痹
- **B.** 螺旋体（特别是齿垢密螺旋体）在急性坏死性龈炎和牙周炎中起着至关重要的作用
- **C.** 错误
- **D.** 错误
- **E.** 在乳牙/恒牙的坏死牙髓中可分离出大量螺旋体

解析：虽然螺旋体常见于各种牙周病的炎性牙龈中，但与剥脱性龈病损无关，剥脱性龈病损不是一种疾病，而是一种口腔表现，在扁平苔藓和黏膜类天疱疮以及其他自身免疫性大疱性疾病中多见。放线菌病可引起口腔、肺部、乳房或胃肠道疼痛脓肿，是一种罕见的细菌感染，主要由以色列放线菌和德国放线菌感染所致，而非梅毒螺旋体。

12

疱性损害
Vesiculobullous Lesions

大疱性疾病是一组异质性疾病，指在口腔黏膜内出现水疱或大疱性损害或合并皮肤、其他黏膜出现疱的疾病。疱在咀嚼过程中易破裂，遗留较大表浅溃疡，伴疼痛。病毒感染、皮肤黏膜疾病、免疫相关性疾病、自身免疫性疾病，甚至遗传疾病也可出现出血性或透明大疱，其组织病理学及免疫病理学表现具有特征性。早期诊断和早期治疗可以挽救大疱性疾病患者的生命（图12.0）。

表12列出了常见且重要的大疱性疾病。

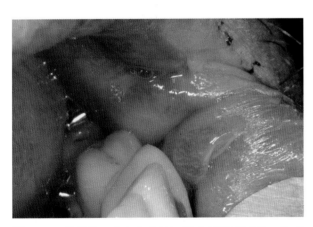

图12.0 黏膜类天疱疮患者的下唇内侧黏膜可见一处完整水疱

表12 常见且重要的大疱性疾病

水疱-大疱

- 真性水疱
  - 急性病损
    - ○ 与创伤相关
      - ▪ 创伤性血疱
      - ▪ 热灼伤

（续表）

  - ○ 与炎症相关
    - ▪ 多形红斑
    - ▪ 中毒性表皮坏死松解症
    - ▪ 急性发热性嗜中性皮病（Sweet综合征）
    - ▪ 史-约综合征
  - ○ 与感染有关
    - − 病毒
      - ▪ 单纯疱疹病毒
      - ▪ 水痘−带状疱疹病毒
      - ▪ 肠道病毒
    - − 细菌
      - ▪ 葡萄球菌性烧伤样皮肤综合征
  - ○ 与免疫相关
    - ▪ 表皮内IgA脓疱病
    - ▪ 妊娠疱疹
    - ▪ 副肿瘤性天疱疮
- 慢性病损
  - ○ 与遗传相关
    - ▪ 家族性良性天疱疮
    - ▪ 大疱性表皮松解症
  - ○ 与免疫相关
    - ▪ 寻常型天疱疮
    - ▪ 落叶型天疱疮
    - ▪ 良性黏膜类天疱疮
    - ▪ 大疱性类天疱疮
    - ▪ 疱疹样皮炎
    - ▪ 线形IgΛ病
    - ▪ 淀粉样变
  - ○ 与炎症相关
    - ▪ 疱型扁平苔藓
- 假性水疱
  - ▪ 脓肿
  - ▪ 囊肿（软组织、骨组织）
  - ▪ 黏液腺囊肿（单个或多个）

Clinical Guide to Oral Diseases, First Edition. Dimitris Malamos and Crispian Scully.
© 2021 John Wiley & Sons Ltd. Published 2021 by John Wiley & Sons Ltd.
Companion website: www.wiley.com/go/malamos/clinical_guide

病例12.1

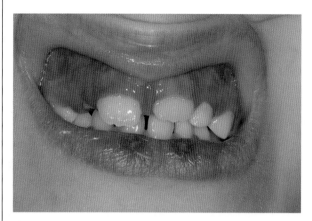

图12.1

主诉：男性，7岁，口腔及嘴唇出现溃疡伴疼痛。

现病史：患儿家属代诉，患儿连续发热（＞38℃）3天后出现全身不适及咽喉痛。家属发现患儿全口牙龈充血，口内布满数个水疱。水疱透明，容易破裂，破裂后变成溃疡，疼痛明显。否认既往口腔溃疡史，患儿姐姐近期出现过一次类似流感的疾病，2周前，患儿姐姐下唇口角区出现几个小水疱，伴瘙痒。

既往史：否认系统疾病史及药敏史。患儿喜爱游泳、足球等体育活动，从上学开始，患儿养成咬指甲的习惯。

口腔检查：舌背、颊黏膜及下唇可见少许溃疡，牙龈充血发红，可见少量水疱。牙龈敏感，探诊出血，部分萌出恒牙牙龈探诊出血最明显（图12.1）。流涎伴口臭。颈淋巴结肿大，皮肤散在红疹。

问题1：该疾病的诊断是什么？

A. 因咬指甲造成的创伤性溃疡

B. 多形红斑

C. 复发性阿弗他溃疡

D. 水痘

E. 原发性疱疹性龈口炎

答案：

A. 错误

B. 错误

C. 错误

D. 错误

E. 原发性疱疹性口炎是由疱疹病毒感染引起的（主要是Ⅰ型疱疹病毒），表现为口内多个透明小水疱，水疱易破裂，遗留溃疡，疼痛明显。此外，原发性疱疹性口炎还可出现牙龈充血及前驱症状，如身体不适、发热和颈部淋巴结肿大。复发性疱疹性口炎表现为唇疱疹或疱疹性口炎。原发性疱疹性口炎常较复发性疱疹性口炎病情严重

解析：前驱症状的存在可排除因咬指甲造成的创伤性溃疡，而颈部淋巴结肿大、发热，以及否认既往口腔溃疡史，可排除多形红斑和复发性阿弗他溃疡的诊断。相同的前驱症状和类似的口腔病损会使临床医生迟疑，是疱疹病毒感染还是水痘病毒感染？然而，水痘的皮疹表现更严重和广泛，以大量红色肿块、小水疱、脓疱和结痂为特征，最初出现在面部和躯干，随后出现在四肢，而疱疹性皮疹则更多地局限于躯干。

问题2：下列哪些病毒易侵犯健康的年轻患者造成口腔损害？

A. Ⅰ型单纯疱疹病毒（HSV 1）

B. Ⅱ型单纯疱疹病毒（HSV 2）

C. EB病毒（EBV或HH 4）

D. 6型疱疹病毒（HH 6）

E. 巨细胞病毒（CMV或HH 5）

答案：

A. Ⅰ型单纯疱疹病毒是最常见的疱疹病毒，通

常发生于口腔、头部和腰部以上的皮肤

B. Ⅱ型单纯疱疹病毒主要累及生殖器和腰部以下的皮肤，但也可通过口交性行为发作于口腔

C. EB病毒是造成年轻健康患者发生传染性单核细胞增多症的主要原因。这是一种以咽喉痛、局部或全身淋巴结肿大、牙龈炎、口腔炎、肝脾功能障碍，并伴有全身不适和疲倦为特征的疾病

D. 错误

E. 错误

解析：人群中大多数人可感染巨细胞病毒和6型疱疹病毒，但口腔很少受累。巨细胞病毒仅会导致免疫缺陷患者出现非典型口腔溃疡，而6型疱疹病毒（A和B亚型）可感染3～5岁儿童，导致腹泻、高烧和特征性皮疹（红疹），但从不累及口腔。

问题3：下列哪些实验室检查可以鉴别原发性和复发性疱疹病毒感染?

A. Tzanck试验

B. PCR技术

C. 组织活检

D. 病毒培养

E. 疱疹病毒抗体滴度测定

答案：

A. 错误

B. 错误

C. 错误

D. 错误

E. 比较疱疹病毒的抗体效价是有效的。Ⅰ型疱疹病毒或Ⅱ型疱疹病毒的IgG抗体在感染的早期阶段为阴性，但在2～3周后可逐渐检测到，并且持续存在。IgM抗体可在早期感染中出现后消失，但随着感染的复发，IgM抗体可再次出现

解析：无论感染处于何种阶段，上述所有检测方法均有益于检测口腔病损中疱疹病毒。Tzanck试验可通过检测涂片中含有的嗜酸性包涵体的多核巨型上皮细胞，将这种感染与其他大疱性疾病区分开来。组织活检显示棘层松解及上皮内疱，散在的棘细胞伴有气球样变性和病毒包涵体颗粒。病毒培养耗时，且需要特殊、昂贵的培养基。PCR技术在识别病毒病因方面具有准确性和独特性，但需要特殊、昂贵的技术支持，且无法区分疾病处于哪种阶段（原发性或复发性）。

病例12.2

主诉：女性，5岁，出现口腔溃疡伴疼痛4天。

现病史：口腔溃疡出现的2天前，患儿在幼儿园出现发烧、恶心和食欲不振等不适症状。患儿母亲上呼吸道感染刚愈。

既往史：患儿在幼儿园期间，仅发生过几次胃肠道和呼吸系统疾病，通过特殊饮食和退烧药治愈。无其他严重的健康问题。

口腔检查：下唇内侧黏膜见有多处浅表溃疡（图12.2a），舌部和颊黏膜见针尖样小水疱，咽喉充血发红。指尖、脚趾皮肤脱屑（图12.2b），发热（37.8℃）。手掌和脚掌见红色皮疹，局部或全身淋巴结无肿大，身体其余皮肤未见红色皮疹。

问题1：该疾病最可能的诊断是什么?

A. 复发性阿弗他溃疡

B. 手足口病

C. 原发性疱疹性龈口炎

D. 水痘

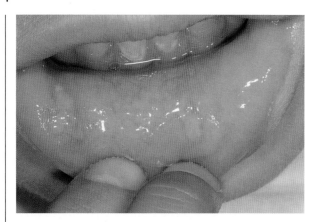

图12.2a

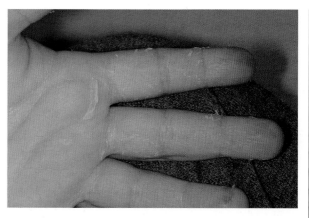

图12.2b

E. 川崎病

答案：

A. 错误

B. 手足口病是一种好发于儿童的急性病毒感染性疾病，以发热、不适、恶心，手部、足部和口腔出现小水疱为特征。这些水疱易破裂，形成浅表溃疡，影响说话和进食

C. 错误

D. 错误

E. 错误

解析： 患川崎病和原发性疱疹性龈口炎的儿童也会发热，但与手足口病有所不同。在川崎病中，发热温度更高（高达39℃），持续时间更长，并伴严重的结膜炎、颈部淋巴结炎、唇部肿胀发红和舌部肿胀（草莓样舌）。而在原发性疱疹性龈口炎中，病损累及口腔，很少出现足部和手部病变。复发性阿弗他溃疡、水痘及手足口病的口腔病损类似，但也有不同。复发性阿弗他溃疡一般没有前驱症状和发热，而水痘的皮疹主要出现在面部和躯干，很少出现在手部和足部。

问题2： 手足口病的病原微生物是什么？

A. 乳头状瘤病毒A16

B. 柯萨奇病毒A16

C. 肠道病毒71型

D. 甲型流感病毒

E. 诺如病毒

答案：

A. 错误

B. 柯萨奇病毒A16是引起儿童手足口病的最常见的病毒

C. 肠道病毒71型是引起儿童手足口病伴神经系统问题的第二大常见病毒

D. 错误

E. 错误

解析： 乳头状瘤病毒可导致儿童皮肤感染（如皮肤和黏膜上的疣），而甲型流感病毒和诺如病毒可分别导致流感和胃肠炎。

问题3： 手足口病患儿的常见并发症有哪些？

A. 无

B. 无菌性脑膜炎

C. 脑炎

D. 指甲脱落

E. 听力损失

答案：

A. 手足口病是一种具有自限性且无不伴严重并

发症的病毒感染性疾病。除服用退热药、止痛药及软流质饮食缓解症状外，无须特殊治疗

B. 错误

C. 错误

D. 错误

E. 错误

解析： 手足口病患儿很少出现脑膜炎、脑炎等并发症，一旦出现必须立即到就近的儿童医院治疗。重症手足口病患儿可出现指甲脱落，但未曾见听力损失相关报道。

病例12.3

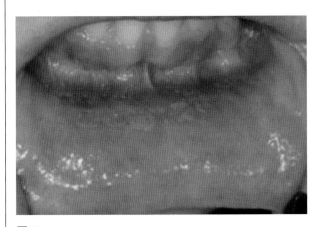

图12.3

主诉： 女性，21岁，下唇内侧出现烧灼感。

现病史： 患者行右下颌第一磨牙根管治疗后的几小时内出现烧灼感。牙医曾行局部麻醉、橡皮障以及次氯酸钠冲洗等治疗。患者开始觉得下唇瘙痒，后来逐渐发展为全口烧灼感。

既往史： 春季易过敏，患病时需服用抗组胺药物缓解。否认抽烟、饮酒，无辛辣食物刺激史。热爱长跑。

口腔检查： 下唇内侧充血区域出现多个透明小水疱（图12.3）。舌尖和唇侧牙龈上弥漫性充血，未见水疱。余口内黏膜、皮肤以及其他部位黏膜（眼和生殖器）均未见异常。

问题1： 该疾病最可能的诊断是什么？

A. 疱疹性龈口炎

B. 多形红斑

C. 化学性灼伤

D. 良性黏膜类天疱疮

E. 接触性口炎

答案：

A. 错误

B. 错误

C. 错误

D. 错误

E. 接触性口炎出现在口腔内与过敏原密切接触的区域，是对各种食品添加剂、牙科和美容材料、口服药物与橡胶的迟发型变态反应（Ⅳ型），表现为口内黏膜肿胀、烧灼感、充血、表面出现水疱或溃疡、间杂红色或白色条纹或斑片。患者口腔黏膜与橡皮障直接接触可能是该患者出现过敏的原因，而非次氯酸钠

解析： 次氯酸钠可能引起严重刺激或化学灼伤，但橡皮障可隔绝它与口腔黏膜的直接接触。病损局限于与橡皮障接触的黏膜，即可排除多形红斑、黏膜类天疱疮和疱疹性龈口炎等疾病。上述疱性疾病的临床表现不尽相同，原发性疱疹性龈口炎的特征是发热和淋巴结肿大；多形红斑好发于年轻患者，表现为皮肤各种形式的急性溃疡和靶形红斑；黏膜类天疱疮好发于中老年患者，表现为口腔和皮肤出现慢性溃疡伴水疱。

问题2：使用下列哪种手段可以确诊？

A. 病史

B. 临床检查

C. 活检

D. 血液检查

E. 斑贴试验

答案：

A. 错误

B. 错误

C. 错误

D. 错误

E. 斑贴试验是临床医生使用最广泛的区分接触性或特应性皮炎患者的各种过敏原的方法。将少量可疑过敏原物涂抹到患者的上背部，48小时后观察结果

解析：接触性口炎的诊断通常建立在仔细询问病史和临床检查上，极少采用活检或者血液检查。然而，致病过敏原的鉴定只有通过各种过敏试验才能得到证实，其中斑贴试验起着重要的作用。

问题3：治疗急性接触性口炎主要通过以下哪种方法？

A. 去除致病过敏原

B. 更换银汞合金充填物

C. 全身应用大剂量类固醇药物

D. 含薄荷或肉桂的漱口水含漱

E. 含抗真菌药物的混悬液含漱

答案：

A. 去除致病过敏原是接触性口炎的首选治疗方案。有接触性口炎病史的患者，在使用新的口腔保健产品、富含色素或香味剂的食物、已知存在口腔副作用的药物及既往过敏的牙科材料时，应非常谨慎

B. 错误

C. 错误

D. 错误

E. 错误

解析：局部使用类固醇药物对慢性接触性口炎有效，而抗真菌药物无效。每天使用含肉桂的漱口水是导致肉桂接触性口炎的原因。更换旧的银汞合金充填物只能改善靠近充填物的苔藓样反应，并非所有接触性口炎由银汞充填物激发。

病例12.4

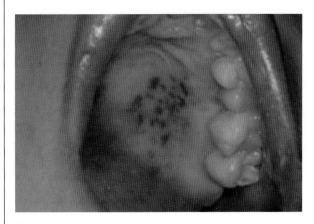

图12.4

主诉：女性，32岁，出现左腭部疼痛2天。

现病史：7天前患者曾行洁牙治疗，2天前左腭部出现疼痛。

既往史：既往体健，否认过敏史及用药史。从20多岁开始吸烟，10支/天。饮食正常，偏好烫、辣、硬食物。

口腔检查：从前磨牙至第一磨牙近中线的左硬腭黏膜见成簇溃疡（图12.4）。溃疡表面覆盖假膜，间杂少量透明小水疱。其余口腔黏膜及颈部淋巴结未见异常。

问题1：该疾病最可能的诊断是什么？

A. 热食烫伤

B. 硬牙刷创伤

C. 梅毒（二期）

D. 疱疹样型复发性阿弗他溃疡

E. 疱疹型口炎（复发性）

答案：

A. 错误

B. 错误

C. 错误

D. 错误

E. 疱疹性口炎（复发性）正确。疱疹性口炎（复发性）可在局部创伤（牙科手术、牙周刮治或拔牙）、暴露在寒冷或炎热环境、压力，以及疲劳（繁重的工作或疾病导致）等影响下，激活潜伏在半月神经节内的HSV 1型病毒或者HSV 2型病毒，诱发成簇溃疡形成。临床表现为腭部、舌部和唇部出现簇状小水疱，易破裂，形成细小浅表溃疡，伴有轻微的前驱症状（烧灼感或刺痛感），但不伴发热、区域性淋巴结肿大和其他症状

解析：进食烫、辣的饮料或食物常导致患者腭部出现热灼伤创，进而出现创伤性溃疡，溃疡面积大，黏膜充血发红，与接触热源部位一致。不正确的刷牙方式可能会导致类似溃疡，但该患者病损可见透明小水疱，且该患者无刷牙创伤史，因此可排除。患处未出现剧烈疼痛及溃疡周缘红晕，即可排除疱疹型复发性阿弗他溃疡。腭部及其他口腔黏膜未见无痛性蜗牛样切迹，无区域性淋巴结肿大，故可排除二期梅毒。

问题2：对于免疫功能低下的患者，治疗该疾病最有效的方法是什么？

A. 无

B. 止痛药

C. 抗逆转录病毒药物

D. 抗生素

E. 丙种球蛋白

答案：

A. 错误

B. 错误

C. 阿昔洛韦、更昔洛韦和泛昔洛韦等抗逆转录病毒药物对免疫功能缺陷患者有效，可以缩短疱疹病毒感染的持续时间、症状和并发症。在耐药病例中，膦甲酸或阿昔洛韦静脉给药是最佳选择。阿昔洛韦或泛昔洛韦在预防复发性疱疹性口炎方面可能起效，其剂量和持续给药时间取决于免疫功能缺陷的程度

D. 错误

E. 错误

解析：免疫功能低下患者的口腔病损更具侵袭性和持久性，疼痛更明显，使用退热药、止痛药或麻醉剂（包括喷雾剂或黏性凝胶中的利多卡因）是抗病毒治疗的补充治疗。丙种球蛋白可用于治疗严重带状疱疹，不适用于治疗单纯疱疹。

问题3：下列哪种/哪些疾病与单纯疱疹病毒感染无关？

A. 疱疹样湿疹

B. 多形红斑

C. 疱疹样型复发性阿弗他溃疡

D. 阿尔茨海默病

E. 贝尔麻痹

答案：

A. 错误

B. 错误

C. 疱疹样型复发性阿弗他溃疡是复发性阿弗他溃疡的一个亚型，因其病损与原发性疱疹性口炎类似而得名。但与之不同的是，疱疹样

型复发性阿弗他溃疡无水疱期，疼痛更加明

显，溃疡数量更多，发病机制也不同

　　D. 错误

　　E. 错误

解析：周围感觉神经（如三叉神经或部分颅神经）感染疱疹病毒，分别与贝尔麻痹和阿尔茨海默病有关。在特应性皮炎患者中，引起上呼吸道感染的通常是疱疹，多见于多形红斑和疱疹样湿疹。

病例12.5

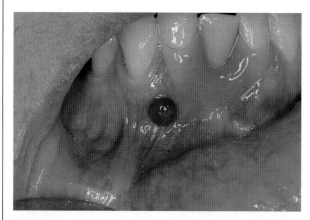

图12.5

　　主诉：男性，48岁，右下颌切牙和尖牙之间的唇侧牙龈上出现一个血疱。

　　现病史：4个月来，患者发现右下颌切牙和尖牙之间的唇侧牙龈上出现一个血疱，位置固定，无症状。血疱有时会因出血而变小，进食时血疱大小无变化。

　　既往史：高脂血症、轻度甲状腺功能减退，分别使用阿托伐他汀和左甲状腺素进行治疗。无血液系统、皮肤或肠道疾病，否认过敏史。长期吸烟，20支/天。

　　口腔检查：右下颌侧切牙和尖牙的附着牙龈处见一处最大直径为3mm的血疱（图12.5）。右下颌侧切牙和尖牙可见复合树脂修复，右下颌尖牙牙髓活力测试无反应。口腔卫生状况良好，患者因事故失去了右下颌中切牙，采用活动义齿修复。口腔X线片示：未见其他牙齿或颌骨异常。口腔、皮肤和其他部位黏膜未见类似出血性病损。

问题1：该疾病最可能的诊断是什么？

　　A. 牙龈囊肿

　　B. 血小板减少症

　　C. 牙源性窦道

　　D. 创伤性血疱

　　E. 根侧牙周囊肿

答案：

　　A. 错误

　　B. 错误

　　C. 坏死的尖牙形成的窦道是正确答案。患者发生车祸后，牙髓逐渐坏死，继发炎症，引起根尖周炎，最后转移到牙龈，形成类似血疱的肥大窦道

　　D. 错误

　　E. 错误

解析：鉴别诊断主要包括牙龈囊肿和根侧牙周囊肿。这两种病变都与牙齿有关，但不同之处在于，牙龈囊肿仅累及牙龈，尚未波及颌骨；根侧牙周囊肿位于可疑牙根外侧的牙槽骨内，很少穿透颌骨到达邻近的牙龈。无严重的血液系统疾病，无口腔其他部位（如腭部和舌部）出现血疱则可排除血小板减少症和创伤性血疱。

问题2：下列哪些检查可用于便捷地鉴别瘘道？

　　A. 牙髓活力测试

　　B. 口内X线片

C. 窦道活检

D. 窦道内分泌物拭子培养

E. CT或MRI

答案：

A. 牙髓活力测试常用于鉴别牙髓坏死

B. 窦道内插入牙胶尖，向内推至有阻力感，随后拍摄口内X线片，可帮助临床医生明确窦道来源

C. 错误

D. 错误

E. 错误

解析： 从病损处刮取分泌物或活检等方法不常用，仅用鉴定特定细菌感染。CT或MRI用于排除早期颌骨肿瘤或确定窦道来源。

问题3： 下列哪些疾病与牙源性窦道有关？

A. 放线菌病

B. 双膦酸盐引起的颌骨坏死

C. 结核性骨髓炎

D. 纤维性结构不良

E. 肢端肥大症

答案：

A. 放线菌病是一种由抗酸厌氧菌（放线菌）引起的细菌感染，其特征是肉芽肿性炎症，并形成多个脓肿和窦道，可排出由细菌、透明菌丝和脓细胞组成的硫黄颗粒

B. 窦道形成是双膦酸盐引起的颌骨坏死的早期征兆

C. 结核性骨髓炎是一种非常罕见的颌骨疾病，表现为多个经久不愈的瘘管，伴轻微的皮肤充血和颈部淋巴结肿大

D. 错误

E. 错误

解析： 纤维性结构不良（单纯性和多发性）和肢端肥大症可导致骨增生，但不伴骨性炎症和窦道形成。

病例12.6

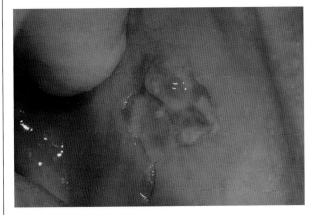

图12.6a

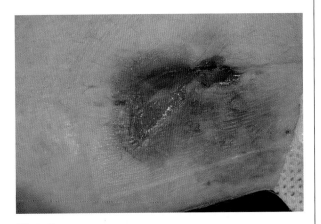

图12.6b

主诉： 女性，67岁，口腔出现大疱，疱很快破裂形成大面积的腔溃疡。

现病史： 6个月来，患者口内经常出现溃疡，头部、腹部和腿部皮肤可见大疱，使用抗生素漱口

水、类固醇药物，甚至制霉菌素悬浮剂无效。近1个月内口腔溃疡向喉咙及口底延伸。

既往史： 高脂血症和骨质疏松症，通过饮食、每天步行和药物（他汀类药物和维生素D$_3$）控制。

口腔检查： 左颊黏膜见一处较大的浅表溃疡（图12.6a）。口底、舌背、软腭、扁桃体和咽部可见类似糜烂伴疼痛。轻轻摩擦外观正常的牙龈可出现水疱。脐部见一处较深且经久不愈的溃疡（图12.6b），腿部皮肤见多处萎缩性色素沉着，为溃疡愈合后的痕迹。

问题1： 该疾病最可能的诊断是什么？
- **A.** 多形红斑
- **B.** 黏膜类天疱疮
- **C.** 药物所致口腔溃疡
- **D.** 寻常型天疱疮
- **E.** 白塞病

答案：
- **A.** 错误
- **B.** 错误
- **C.** 错误
- **D.** 寻常型天疱疮正确。其特征是持续性疼痛的口腔溃疡以及皮肤和其他部位黏膜上出现类似的病损。溃疡具有向外扩展的趋势，常见于口底、腭部、头部、腹部和腿部的皮肤。溃疡继发于水疱出现，因咀嚼过程中水疱很容易破裂，故口内很少见到完整水疱。应长期大剂量口服类固醇药物治疗。寻常型天疱疮若不治疗可能危及患者生命
- **E.** 错误

解析： 根据口腔溃疡持续时间长、患者的年龄较大和易破溃的水疱等特点，可排除白塞病和多形红斑，因为这两种疾病都好发于年轻人，持续几周时间，具有自限性。黏膜类天疱疮主要累及口腔、眼睛和生殖器黏膜，不常发作于皮肤，疱壁包含上皮

全程，不易破溃，而在天疱疮中，由于水疱位于上皮内，因此易破溃。

问题2： 寻常型天疱疮的组织病理学特征是什么？
- **A.** 棘细胞层上部松解
- **B.** 上皮下疱
- **C.** 基底层完整，呈墓碑状排列
- **D.** 免疫荧光检测基底膜带出现IgG抗体和补体C$_3$
- **E.** 嗜酸性粒细胞、浆细胞和棘层微脓肿

答案：
- **A.** 错误
- **B.** 错误
- **C.** 基底细胞完整，并与基底膜的半桥粒保持附着，在基底膜区和大疱之间形成特征性的栅栏区域
- **D.** 错误
- **E.** 错误

解析： 寻常型天疱疮的大疱位于上皮内，主要位于棘层的下部，而落叶型天疱疮位于棘层的上部，常伴有嗜酸性粒细胞和棘细胞的微脓肿。直接免疫荧光显示IgG抗体位于寻常型天疱疮的上皮细胞表面，而黏膜类天疱疮则出现于基底膜带区域。

问题3： 上皮内微脓肿可见于下列哪些疾病？
- **A.** 落叶型天疱疮
- **B.** 韦格纳肉芽肿
- **C.** 增殖性化脓性口炎
- **D.** 地图舌
- **E.** 扁平苔藓

答案：
- **A.** IgA落叶型天疱疮的特征是上皮上部出现上皮内疱，以及大量角化不良细胞与中性粒细胞混合形成微脓肿

B. 错误

C. 增殖性化脓性口炎的组织学特征是上皮内和/或上皮下由中性粒细胞和嗜酸性粒细胞形成微脓肿，并伴棘层松解和上皮裂隙

D. 地图舌具有脓疱型银屑病的组织学特征，如角化不全、棘层肥厚和中性粒细胞迁移形成

浅表微脓肿

E. 错误

解析： 扁平苔藓无微脓肿形成，可见大量慢性炎症细胞在真皮浅层呈带状浸润，而在韦格纳肉芽肿中，慢性炎症细胞可在真皮深处聚集形成肉芽肿。

病例12.7

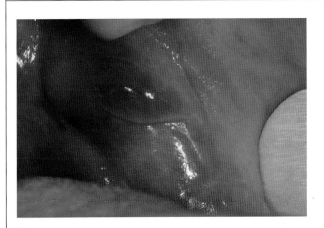

图12.7a

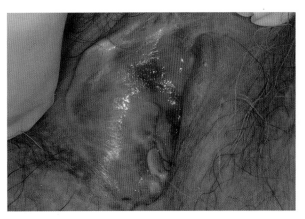

图12.7b

主诉： 女性，70岁，口内出现慢性溃疡。

现病史： 5年前，患者口内第1次出现溃疡，持续时间短，未经治疗自行消退。此后，口内多次出现溃疡，持续时间增长，疼痛明显。患者家属未出现类似病损。

既往史： 10年前患心脏病，患高血压、轻度高脂血症和2型糖尿病，服用降压药物和特殊饮食进行控制。否认过敏史，不吸烟、不喝酒。近期，生殖器及眼睛曾出现过疼痛。

口腔检查： 口内黏膜见多个浅表溃疡及一处透明水疱（图12.7a）。大阴唇见一处浅表溃疡（图12.7b），左眼内侧睑球粘连，余皮肤或其他部位黏膜未见明显异常。

问题1： 该疾病最可能的诊断是什么？

A. 黏膜类天疱疮

B. 寻常型天疱疮

C. 大疱性类天疱疮

D. 白塞病

E. 梅毒（二期）

答案：

A. 黏膜类天疱疮正确。这是一种自身免疫性大疱性疾病，主要累及口腔黏膜，也可累及眼睛、咽、喉和生殖器，较少累及皮肤。因咀嚼导致水疱易破溃，遗留溃疡，故水疱在口腔黏膜内较少见，溃疡愈合缓慢，可留/不留瘢痕

B. 错误

C. 错误

D. 错误

E. 错误

解析：根据口腔病损持续时间长、水疱完整及其他症状可排除梅毒（二期）。根据患者的年龄和口内完整水疱可排除白塞病，白塞病多累及年轻人群，口腔表现为复发性阿弗他溃疡，眼部出现视网膜炎或血管炎，而非翼状胬肉。该患者口内有完整水疱，皮肤上没有水疱，且病程长，无严重并发症，故可排除其他大疱性疾病，如天疱疮和大疱性类天疱疮。

问题2：黏膜类天疱疮具有以下哪些临床特征?

A. 完整水疱

B. 仅在咀嚼黏膜出现溃疡

C. 瘢痕

D. 前驱症状

E. 颈部淋巴结肿大

答案：

A. 黏膜类天疱疮表现为上皮下疱，不似天疱疮（上皮内疱）易破溃，有时可在口内见完整水疱，当其破溃时，遗留浅表溃疡伴疼痛

B. 错误

C. 瘢痕形成常见于慢性重型黏膜类天疱疮患者，因此得名瘢痕性类天疱疮。眼部、咽部和喉部的瘢痕可能导致失明、声音嘶哑或气道阻塞

D. 错误

E. 错误

解析：溃疡可见于口腔黏膜的任何部位，尤其是牙龈、舌部、腭部和颊部黏膜，溃疡疼痛。原发性疱疹性龈口炎与本病不同的是，前者可出现前驱症状及颈部淋巴结肿大。

问题3：黏膜类天疱疮与大疱性类天疱疮有何不同?

A. 病损分布在黏膜而非皮肤

B. 自身抗体类型

C. 水疱类型（上皮内或上皮下）

D. 瘢痕形成

E. 类固醇药物疗效

答案：

A. 黏膜类天疱疮主要累及口腔黏膜（＞80%）、眼部（65%），极少累及皮肤（25%~30%）。大疱性类天疱疮主要影响下腹部、大腿或腋窝的皮肤，只有30%~40%的病例累及口腔黏膜

B. 这两种疾病都含抗大疱性类天疱疮抗原BP180和BP 230的循环自身抗体，但黏膜类天疱疮还含有抗层粘连蛋白5、整合素$\alpha_6\beta_4$和Ⅶ型胶原的抗体

C. 错误

D. 错误

E. 错误

解析：黏膜类天疱疮和BP均为慢性自身免疫性大疱性疾病。水疱位于上皮下，易破溃，遗留浅表痛性溃疡，对类固醇药物（局部和全身）反应良好，但有瘢痕形成的倾向。

病例12.8

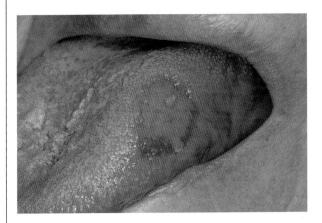

图12.8a

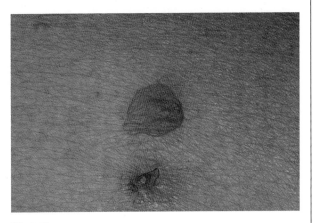

图12.8b

主诉：女性，68岁，左舌缘出现一小水疱，破裂后形成溃疡伴疼痛。

现病史：近1年来，患者腹部、腿部皮肤出现过几次水疱，之后皮肤出现瘙痒或合并红斑性荨麻疹、靶样病损、苔藓样病损或结节样病损。近6个月来，口腔病损伴随皮肤病损出现，各种抗病毒或抗真菌药物无效。家属没有出现类似病损。

既往史：慢性骨质疏松症（通过维生素D₃和阿仑膦酸钠片控制）、高血压（使用β-受体阻滞剂控制）和轻度糖尿病（通过节食控制）。近3年曾出现一次肾脏感染，使用抗生素进行治疗。右胸部患严重的带状疱疹，通过抗病毒药物和止痛药治疗。

口腔检查：左舌缘见一处充血发红溃疡，触痛，溃疡边缘见一处完整小水疱（图12.8a）。水疱透明，检查时破溃。大腿和手臂见水疱性皮疹，水疱完整或水疱破裂后表面被覆痂壳，余未见异常（图12.8b）。无颈部淋巴结肿大、发烧或全身不适。

问题1：该疾病最可能的诊断是什么？

A. 水痘

B. 妊娠类天疱疮

C. 瘢痕性类天疱疮

D. 天疱疮

E. 大疱性类天疱疮

答案：

A. 错误

B. 错误

C. 错误

D. 错误

E. 大疱性类天疱疮正确。大疱性类天疱疮主要累及皮肤，较少影响口腔和其他部位黏膜，表现为多发性水疱，最初出现在腹部、大腿和手臂的皮肤，随后可累及口腔，多发于65岁以上患者。在水疱发生前，可出现红斑性荨麻疹或银屑病样皮疹

解析：患带状疱疹之前必定先患过水痘，该患者皮肤和口腔病损出现的3年前，已被诊断为带状疱疹，因此可排除水痘。与妊娠有关的妊娠性类天疱疮、常发生于口腔和其他部位黏膜而非皮肤的黏膜类天疱疮等其他类天疱疮也被排除在外。与该患者的病损相比，天疱疮的病损更具侵袭性，并且可扩散到全身。

问题2：寻常型天疱疮与大疱性类天疱疮的区别在于?

A. 症状

B. 病损分布

C. 抗体的类型和定位

D. 水疱的位置

E. 病情与血清自身抗体水平的关系

答案：

A. 错误

B. 这两种疾病都是自身免疫性疾病，其特征是在口腔黏膜、皮肤和其他部位黏膜形成水疱，最终破溃，并遗留浅表痛性溃疡。在大疱性类天疱疮中，病损主要发生在皮肤而不是口腔，而在天疱疮中病损主要（＞80%）发生在口腔。且与天疱疮相比，大疱性类天疱疮更易出现完整水疱

C. 在寻常型天疱疮中，黏膜病损中的自身抗体主要是抗桥粒芯蛋白（Dsg 1和Dsg 3）的Dsg 3。在大疱性类天疱疮中，自体抗体抗半桥粒芯蛋白，如XVII型胶原（BP 180）和肌张力异常蛋白（BP 230抗体）。自身抗体与特定蛋白结合导致T细胞释放细胞因子，导致补体激活和中性粒细胞募集，同时产生蛋白水解酶，进而促进水疱形成

D. 寻常型天疱疮的特征是上皮内疱位于棘层下部，落叶型天疱疮的特征是上皮内疱位于棘层上部。而在类天疱疮（瘢痕性或大疱性）中，水疱出现在上皮下层

E. 血清Dsg 1和Dsg 3滴度与天疱疮的严重程度保持一致，但与类天疱疮无关

解析：这两种大疱性疾病（天疱疮或类天疱疮）都表现为口腔、皮肤和其他部位黏膜上出现脆弱水疱破溃后引起的痛性溃疡。

问题3：大疱性类天疱疮不存在以下哪些类型?

A. 小疱型

B. 泛发性大疱型

C. 脓疱型

D. 增殖型

E. 结节型

答案：

A. 错误

B. 错误

C. 脓疱是直径为5~10mm且含有脓液的病损，可见于许多急性皮肤病或慢性病，但不见于大疱性类天疱疮

D. 错误

E. 错误

解析：大疱性类天疱疮的皮损可以有多种形式，如①泛发性大疱型，身体任何部位都有散在大疱，主要分布在皮肤的屈侧；②小疱型，在荨麻疹或红斑性基底部有一群小水疱；③结节型；④在腋窝、腹股沟或颈部罕见的增殖型。

病例12.9

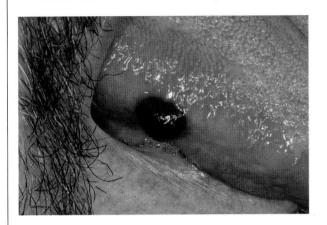

图12.9a

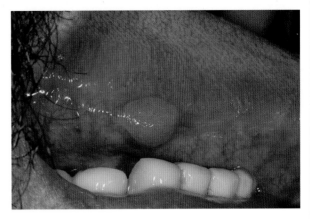

图12.9b

主诉：男性，35岁，右侧舌缘出现一个暗红色水疱。

现病史：1天前晚上，患者进食辛辣食物后右舌缘出现一个暗红色水疱。亲属无类似病史。

既往史：曾发作几次轻微的过敏性哮喘，吸入类固醇药物后好转。否认皮肤或其他系统性疾病，否认药物过敏史。

口腔检查：右舌缘见一处暗红色大血疱，与右下颌第二前磨牙相对，无症状。软腭、右颊分别见一处相似血疱（图12.9a）。2天后，血疱在咀嚼过程中破溃，留下浅表溃疡（图12.9b）。口腔、皮肤或其他部位黏膜未见异常，血常规正常。

问题1：该疾病最可能的诊断是什么？

　A. 血小板减少性紫癜

　B. 创伤性血疱

　C. 线状IgA皮肤病

　D. 疱型扁平苔藓

　E. 大疱性表皮松解症

答案：

　A. 错误

　B. 该疾病特征是血疱出现在软腭、舌部和颊黏膜，也可出现在悬雍垂、会厌和咽部。它是一种急性无症状疾病，与糖尿病患者或使用类固醇吸入器患者在食物摄入过程中的创伤有关

　C. 错误

　D. 错误

　E. 错误

解析：身体其他部位无白色病损（网状、肥大型或萎缩型）或大疱可排除疱型扁平苔藓和线状IgA皮肤病。无血液系统疾病史，尤其是血小板异常，可排除血小板减少性紫癜。患者四肢无大疱，则可排除大疱性表皮松解症。

问题2：哪些临床特征可以区分血小板减少性紫癜的血疱与其他疾病（包括创伤性血疱）的血疱？

　A. 鼻出血

　B. 色素沉着过度

　C. 瘀斑

　D. 牙龈出血

　E. 甲营养不良

答案：

A. 鼻出血是血小板减少性紫癜的常见表现，也可见于高血压、异物或鼻部肿瘤，但从未见于创伤性血疱

B. 错误

C. 瘀斑或皮下出血常出现在血小板减少症、凝血障碍、血管疾病、局部创伤或用药的患者，但不见于大疱性疾病

D. 牙龈出血是牙周病，出血性疾病如血小板减少症、创伤、维生素缺乏症以及一些牙龈良恶性肿瘤的特征性表现

E. 错误

解析： 甲营养不良是主要由真菌感染（＞50%）、创伤、先天性畸形或皮肤疾病（如扁平苔藓或银屑病）引起的指甲质地或成分的改变，与血小板减少症无关。色素沉着过度在血小板减少症患者中很少见，其与既往药物摄取有关，与疾病本身无关。

问题3： 创伤性血疱的最佳治疗方法是什么？

A. 无

B. 类固醇药物

C. 抗生素

D. 伊马替尼（格列卫）

E. 艾曲波帕

答案：

A. 除使用含有洋甘菊或温和抗菌漱口水以缓解血疱破裂引起的不适外，不需要其他治疗

B. 错误

C. 错误

D. 错误

E. 错误

解析： 类固醇药物用于治疗各种大疱性疾病，其中一些药剂类型（喷雾剂）与创伤性血疱有关。抗生素、伊马替尼和艾曲波帕对创伤性血疱无效，因为它们分别用于治疗局部或全身感染，慢性髓性白血病和急性淋巴细胞白血病等血液病，以及血小板减少症的血小板生成。

病例12.10

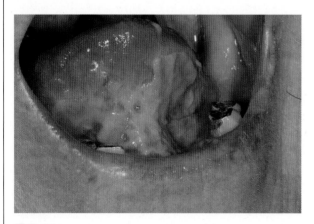

图12.10

主诉： 女性，72岁，口底出现大面积溃疡2周，当时正在服用广谱抗生素治疗右腿血栓形成的深溃疡。

现病史： 外科医生对患者腿部深溃疡行抗生素（青霉素）治疗后，患者口内逐渐出现大水疱，后破溃形成溃疡，已持续10天。

既往史： 轻度高血压和尿崩症，可通过饮食和药物（分别是厄贝沙坦和胰岛素注射）控制。腿部血栓导致深溃疡，使用广谱抗生素和抗凝剂（利伐沙班片）治疗。否认其他系统病史，否认过敏史。不吸烟、不喝酒。

口腔检查： 口底见大面积溃疡，表面被覆白色

假膜，触痛（图12.10），腭部和颊部溃疡见少许溃疡。溃疡出现前为大的表浅水疱，面部和四肢皮肤也出现小水疱。指甲、眼部或生殖器未受累。

问题1：该疾病最可能的诊断是什么？

    A. 药物诱导的大疱性疾病

    B. 热烧伤

    C. 葡萄球菌性烫伤样皮肤综合征

    D. 复发性阿弗他溃疡

    E. 慢性溃疡性口炎

答案：

    A. 药物诱导的大疱性疾病正确。青霉素和其他抗生素，如头孢菌素、喹诺酮类药物和利福平可导致水疱形成，易破溃，留下浅表溃疡和充血发红鳞状斑块，主要见于躯干

    B. 错误

    C. 错误

    D. 错误

    E. 错误

解析：虽然葡萄球菌是从腿部慢性溃疡中分离出的病原菌之一，但葡萄球菌性烫伤样皮肤综合征很容易被排除，因为患者没有前驱症状如发热、不适和过敏。患者无既往类似溃疡史，溃疡周围未见红晕或白色病损，患者没有进食过烫食物史，即可排除复发性阿弗他溃疡、慢性溃疡性口炎和热烧伤。

问题2：哪些临床表现指向青霉素是这种大疱性疾病的致病因素？

    A. 大疱是在服用抗生素后不久出现的

    B. 停用可疑抗生素后，大疱立即消失

    C. 服用抗生素后症状有所改善

    D. 无既往大疱性疾病史

    E. 类固醇药物效果可

答案：

    A. 大疱在服用青霉素几天后出现，2～3周或更长时间后消失或消退

    B. 错误

    C. 错误

    D. 药物诱导的大疱性疾病需排除大疱性疾病病史

    E. 错误

解析：水疱在几天后消失，而不是立即消失，因为循环抗体需要几天的时间才能失活。类固醇药物对所有自身免疫性大疱性疾病均有效，而不仅仅是对药物诱导的大疱性疾病。

问题3：下列哪种药物与大疱的形成最相关？

    A. 类固醇药物

    B. 青霉素

    C. 青霉胺

    D. 卡托普利

    E. 硫唑嘌呤

答案：

    A. 错误

    B. 错误

    C. 青霉胺被广泛用于治疗类风湿关节炎，其巯基（SH）与桥粒芯蛋白1和桥粒芯蛋白3的SH部分相互作用，修饰它们的抗原，进而导致自身抗体产生和大疱形成

    D. 错误

    E. 错误

解析：类固醇和硫唑嘌呤被广泛用于治疗各种大疱性疾病，而青霉素和卡托普林的诱导作用可能较青霉胺轻。

13

白色损害
White Lesions

白色损害可见于先天性、炎症性、反应性或肿瘤性疾病，光线通过厚的增生性上皮或黏膜下层散射而发白。一些白色损害是暂时的，与患者的习惯有关，如吸烟、进食辛辣食物或肉桂类产品，其他则是全身性疾病或肿瘤的慢性表现，需进行特殊治疗（图13.0）。

表13列出最常见、最重要的口腔白色病损。

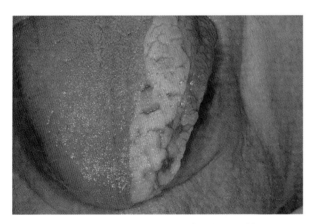

图13.0 口腔白斑病：舌腹及左舌缘见白色斑块。

表13 最常见、最重要的口腔白色病损

- ◆ 先天性
  - 解剖结构变异
    - 迷脂症
    - 白色水肿

（续表）

- 疾病
  - Darier病（毛囊角化病）
  - 先天性角化不良
  - 遗传性良性上皮内角化不良
  - 厚甲症
  - Howel-Evans综合征
  - 白色海绵状斑痣
- ◆ 获得性
  - 炎症
    - 感染性
      - 念珠菌病
      - 毛状白斑
      - 梅毒性白斑
      - Koplic斑
      - 乳头状瘤
      - 尿毒症性口炎
    - 创伤性
      - 摩擦性角化病
      - 化学性灼伤
      - 热灼伤
      - 瘢痕
  - 免疫相关
    - 皮肤
      - 扁平苔藓
      - 硬化性苔藓
      - 皮肌炎
    - 肠道或其他器官
      - 增殖性化脓性口炎
  - 肿瘤
    - 潜在恶性
      - 白斑病
    - 恶性
      - 癌

Clinical Guide to Oral Diseases, First Edition. Dimitris Malamos and Crispian Scully.
© 2021 John Wiley & Sons Ltd. Published 2021 by John Wiley & Sons Ltd.
Companion website: www.wiley.com/go/malamos/clinical_guide

病例13.1

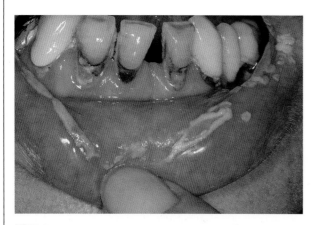

图13.1

主诉：女性，58岁，发现口内广泛白色病损。

现病史：患者在服用广谱抗生素治疗呼吸道感染后，口内出现烧灼感和吞咽困难，已持续时间1.5周。

既往史：慢性哮喘5年，使用沙丁胺醇吸入治疗和类固醇药物（危急时）控制病情。轻度高血压，服用厄贝沙坦75mg/d。中度抑郁症，服用米氮平。否认过敏史，吸烟40年（每天＞30支），肺部患有疾病。近2周出现肺炎，服用抗生素（阿莫西林和克拉维酸）和泼尼松龙5mg/os 1周。

口腔检查：唇部、舌部、颊沟和软腭见黄白色乳膏状斑块，棉签可轻易擦除，遗留充血发红黏膜（图13.1）。无颈部或全身淋巴结肿大。进食辛辣食物和吸烟时出现烧灼感。咽部、喉部和身体其他部位未见类似病损。口腔卫生欠佳，口内见多颗龋齿及慢性牙周炎。

问题1：该疾病最可能的诊断是什么？

A. 扁平苔藓

B. 软垢

C. 念珠菌病

D. 上皮代谢异常

E. 口腔白斑病

答案：

A. 错误

B. 错误

C. 假膜型念珠菌病正确。它的特点是大量的白色斑块，可轻易拭去，并留下充血发红黏膜面

D. 错误

E. 错误

解析：虽然白色海绵状斑痣（好发于儿童）和扁平苔藓（好发于中年人）表现为弥漫性白色病损，但这两种疾病都很容易被排除，因为它们的病损固定，不能擦掉。上皮代谢异常的特点是白色乳膏状鳞屑，易拭去，但不会遗留充血发红黏膜面。而软垢是由食物残渣、唾液蛋白、脱落的上皮细胞和细菌混合而成，主要位于牙龈上，不散布在口腔中。口腔白斑病的病损突起于口腔黏膜表面，不能擦掉，故可排除。

问题2：以下哪些实验室检查最有助于诊断？

A. 胸部X线片

B. 拭子/培养

C. 生化试验

D. 口腔活检

E. 针刺试验

答案：

A. 错误

B. 可疑病损区域行拭子/培养可证实假丝酵母菌的存在

C. 错误

D. 白色念珠菌菌丝出现在上皮浅层，表现为鲜红色菌丝，过碘酸雪夫染色（PAS）阳性

E. 错误

解析：口咽念珠菌病是一种非常常见的真菌感染性疾病，其诊断是基于临床特征，并可通过检测培养皿中念珠菌菌丝来确诊。其他检查，如胸部X线片和针刺试验，用以鉴别肺部疾病与白塞病。

问题3：下列哪些疾病可能影响念珠菌病的治疗？
  A. 心房纤颤
  B. 桥本甲状腺炎
  C. 痛风
  D. 佝偻病
  E. 高脂血症

答案：
  A. 某些抗真菌药物的使用可能会对服用华法林的患者产生影响。因为华法林具有抗凝作用，可用于心房纤颤和预防脑卒中
  B. 错误
  C. 错误
  D. 错误
  E. 高脂血症可用多种经细胞色素P450途径代谢的他汀类药物治疗。而细胞色素P450途径代谢可被一些药物抑制，包括抗生素（大环烷酸）和抗真菌药物（唑类）。因此，在抗真菌治疗期间使用各种唑类药物时需暂停使用各种他汀类药物

解析：桥本甲状腺炎、痛风和佝偻病是不同的疾病，它们的临床表现或治疗不会干扰抗真菌治疗。

病例13.2

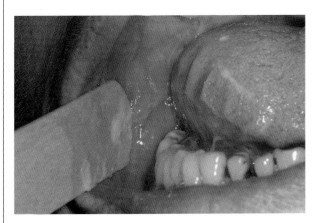

图13.2

主诉：男性，32岁，因担心3周前感染性传播性疾病而要求口腔检查。

现病史：患者非常在意自己的口腔卫生和口气，定期使用强效漱口水和含有肉桂的口香糖。已婚，并从未发生过婚外性行为，但仍担心患性病。

既往史：过敏性鼻炎，曾在发病严重时服用抗组胺药片和鼻腔喷雾剂；无其他健康问题。吸烟（每天最多4支），饮酒（每周最多3杯）。

口腔检查：口内见多条白色假膜，可轻易擦去；压舌板按压颊沟和双唇内侧黏膜检查未见异常（图13.2）。口内、皮肤、生殖器及淋巴结（局部或者全身）未见异常。由于性病恐惧症，患者每天多次使用含有高浓度酒精的漱口水来杀灭口腔微生物，希望能降低患性病的风险。

问题1：该疾病最可能的诊断是什么？
  A. 肉桂诱发性口炎
  B. 淋病
  C. 念珠菌病
  D. 上皮代谢异常
  E. 过敏性口炎

答案：
  A. 错误
  B. 错误
  C. 错误

D. 上皮代谢异常，也称为黏膜剥落，是由于每天使用刺激性物质，如漱口水、香料和极热的食物、酒精含量高的饮料或腐蚀性牙膏而致。这是一种临床表现，而不是一种疾病

E. 错误

解析：其他疾病，如肉桂诱发性口炎、念珠菌病和过敏性口炎，除了口腔黏膜脱落外，还伴有烧灼感和其他症状与体征，因此可排除。淋病是一种性传播疾病，通常累及生殖器而非口腔，口腔受累时表现包括弥漫性充血和多发性疼痛性浅表溃疡，但该患者无上述特征。

问题2：在上皮代谢异常组织涂片中通常可检出哪些细胞类型？

  A. 上皮细胞

  B. 炎性细胞

  C. 成纤维细胞

  D. 假丝酵母菌菌丝

  E. Tzank细胞

答案：

  A. 涂片可见多种上皮细胞

  B. 炎性细胞常见，其与上皮细胞混杂

  C. 错误

  D. 假膜中常可检出白色念珠菌和各种其他细菌

  E. 错误

解析：Tzank细胞是一种气球样上皮细胞，可出现于病毒感染病损中，而不是上皮代谢异常。成纤维细胞很少见，因为涂片过程较温和，大部分上皮层和黏膜下层可保持完整。

问题3：下列哪些疾病可出现上皮代谢异常？

  A. 扁平苔藓

  B. 念珠菌病

  C. 口腔鳞状细胞癌放疗后

  D. 史–约综合征

  E. Darier病（达里埃病、毛囊角化病）

答案：

  A. 错误

  B. 错误

  C. 常见于接受放射和/或化疗的头颈部癌症患者

  D. 易被诊断为中毒性表皮坏死松解症（莱尔综合征）的一部分

  E. 错误

解析：Darier病（达里埃病、毛囊角化病）也可出现上皮代谢异常，但也有其他组织学特征，如角质层中出现颗粒，形成圆体和谷粒；出现棘层肥厚和乳头状瘤样增生，以及真皮上部大量淋巴细胞浸润。扁平苔藓以黏膜增生或萎缩与增生相结合为特征，念珠菌病表现为念珠菌菌丝和炎性细胞在上皮细胞聚集，但两种疾病均不表现上皮代谢异常。

病例13.3

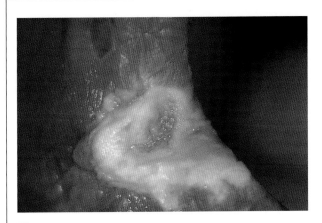

图13.3

主诉：男性，42岁，发现双侧口角内侧无症状白色斑块。

现病史：2年前因口腔检查时，发现双侧口角内侧有白色斑块，至今未有变化。

既往史：患者是一名手工业者，因酗酒导致脂肪肝并出现肝酶（血清谷草转氨酶和谷丙转氨酶）升高。近期诊断出早期2型糖尿病，通过饮食可部分控制病情。糖尿病最初由阴茎慢性真菌感染而怀疑，近3个月出现多尿/多饮症状。无其他皮肤病损或颈部淋巴结病。无过敏史。

口腔检查：颊部近口角处见较厚的黄白色斑块（图13.3）。斑块部分增厚，触诊柔软，不能刮除，无其他口腔和皮肤病损。口腔卫生欠佳，经过大量修复后患者牙列完整。

问题1：该疾病最可能的诊断是什么？
- A. 扁平苔藓（斑块型）
- B. 口腔白斑病（无异常增生）
- C. 口角炎
- D. 增殖性念珠菌病
- E. 癌

答案：
- A. 错误

- B. 错误
- C. 错误
- D. 增殖性念珠菌病是一种慢性真菌感染导致的疾病，在免疫缺陷或患糖尿病等严重疾病的患者中，通常表现为厚的白色斑块，常累及发炎的黏膜
- E. 错误

解析：病损位于颊黏膜内侧，而不是位于口角，因此很容易排除口角炎。患者口腔、皮肤或其他部位黏膜无其他类似的病损可排除扁平苔藓。鉴别口腔白斑病、口腔癌、慢性增殖性念珠菌病需活检。

问题2：以下哪些组织学特征常见于增殖性念珠菌病？
- A. 基底上层见念珠菌菌丝
- B. 口腔上皮增生
- C. 黏膜下层见慢性炎症细胞
- D. 基底细胞变性
- E. 胶样小体

答案：
- A. 错误
- B. 由于棘层增厚和/或角化不全，上皮出现增生，临床表现为厚厚的白色斑块，且距真皮下的小血管距离远
- C. 错误
- D. 错误
- E. 错误

解析：增殖性念珠菌病或念珠菌性白斑是一种慢性真菌感染性疾病，它与单纯性白斑在颜色、部位等临床特征上有相同之处，不同之处在于，念珠菌白斑的上皮浅层中见念珠菌丝，其可引起上皮和黏膜下层的慢性炎症。本病对多种抗真菌药物反应良

好，但有恶变倾向较高。基底细胞变性和胶样小体是扁平苔藓的特征性组织学表现；除念珠菌性白斑以外，大多数皮肤病可见真皮内炎性细胞积聚。

问题3：下列哪些综合征与增殖性念珠菌病有关？

A. 多内分泌腺自身免疫综合征

B. 阿斯伯格综合征

C. 慢性皮肤黏膜综合征

D. 唐氏综合征

E. 库欣综合征

答案：

A. 多内分泌腺自身免疫综合征（Ⅰ型）是一组异质性自身免疫性疾病，可累及多个内分泌腺，常导致甲状旁腺功能减退、原发性肾上腺功能不全和慢性增殖性念珠菌病

B. 错误

C. 这是一组以口腔、其他部位黏膜和皮肤出现慢性真菌感染为特征的异质性疾病

D. 错误

E. 错误

解析：阿斯伯格综合征（社交困难）、唐氏综合征（全部或部分21号染色体出现第3条复制）和库欣综合征（皮质醇水平升高）等疾病增加了机会性感染的风险，尤其是念珠菌感染。然而，这些感染通常轻微，对抗真菌药物反应良好，且很少发生深部或慢性感染。

病例13.4

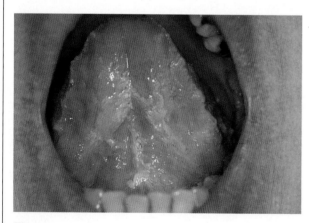

图13.4

主诉：女性，35岁，口内出现白色病损2个月。

现病史：病变最初出现在舌部，后来逐渐出现在颊部，伴有尿毒症口臭和烧灼感。

既往史：近2年来，由于慢性肾小球肾炎引起严重的高血压，服用血管紧张素转换酶抑制剂和维生素D$_3$等药物控制。否认吸烟史及饮酒史，但常用各种漱口水漱口。

口腔检查：舌背及舌腹出现白色斑片，不能擦去，局部使用制霉菌素混悬液无效。口腔卫生尚可，自觉味觉异常，伴有烧灼感（图13.4）。（尿毒症性）口臭明显。余口腔黏膜未见相似病损。

问题1：该疾病最可能的诊断是什么？

A. 过度使用漱口水所致口炎

B. 白色海绵状斑痣

C. 摩擦性角化病

D. 尿毒症口炎

E. 毛状白斑

答案：

A. 错误

B. 错误

C. 错误

D. 尿毒症口炎出现在严重肾衰竭［慢性肾衰竭（CRF）：肌酐 > 4mg/dL］患者中，表现为多发性浅表溃疡或类似白斑的不可擦去的

白色斑块，并伴有烧灼感、尿毒症性口臭和瘙痒。尿毒症性口炎是CRF患者尿毒症的罕见并发症，被认为是氨通过细菌脲酶的作用释放到唾液尿素中，继而引起化学性灼伤。口炎有四种类型：①溃疡型；②出血型；③非溃疡性假膜型；④过度角化型。该患者最后一次访视时即为过度角化型

 E. 错误

解析：白色损害区域无摩擦因素，且年幼时无类似病损，则可排除摩擦性角化病和白色海绵状斑痣。毛状白斑主要位于舌缘，而不是舌背，其与免疫缺陷有关，与肾衰竭无关。过度使用漱口水所致口炎可出现白色病损，但很容易擦去（上皮代谢异常），该患者病损不能被擦去。

问题2：最佳治疗方法是什么？

 A. 肾透析
 B. 类固醇药物
 C. 含过氧化物漱口液
 D. 复合维生素
 E. 干扰素

答案：

 A. 当肌酐超过4mg/dL和/或肾小球滤过率（GFR）低于20～25mL/min时，需进行肾透析。口腔病损将会在透析开始后的1个月内消失
 B. 错误

 C. 使用含有过氧化物漱口液可以改善口腔病损。因为厌氧菌是产生氨和口臭的主要原因，过氧化物可通过释放出氧气，抑制厌氧菌生长
 D. 错误
 E. 错误

解析：干扰素、维生素或类固醇等药物发挥作用方式不同，且与肾功能无关，因此不用于尿毒症性口炎的治疗。

问题3：慢性肾衰竭的皮肤表现是什么？

 A. 皮肤色素沉着
 B. 萎缩
 C. 钙化
 D. 指甲改变
 E. 脱发

答案：

 A. 该类患者皮肤黝黑，是由于尿色素和含铁血黄素积聚所致
 B. 错误
 C. 钙化主要会影响慢性肾衰竭患者的下肢，以多发性血管钙化和皮肤坏死为特征
 D. 指甲出现频繁变化，如黑甲、博氏线、角化过度或甲营养不良
 E. 错误

解析：皮肤或黏膜萎缩、脱发与肾衰竭无关。

病例13.5

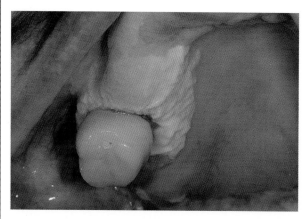

图13.5

主诉：女性，67岁，发现腭部白色病损。

现病史：口腔全科医生（GDP）在为患者更换上颌局部义齿时发现腭部病损。

既往史：自幼患过敏性哮喘，严重时需服用沙丁胺醇和倍氯米松吸入剂。高脂血症和高血压，通过饮食控制。否认抽烟史及饮酒史。

口腔检查：右上颌第二磨牙牙龈周围见一处皱纸状的白色斑片，较厚，表面粗糙。旧义齿固位良好，在与其卡环摩擦处的白色斑片较厚，并延伸至颊沟和硬腭（图13.5）。患者自觉无不适，口内或口外无明显异常。

问题1：该疾病最可能的诊断是什么？

　A. 烟碱性口炎

　B. 移植物抗宿主病

　C. 急性假膜性念珠菌病

　D. 无色素性黑色素瘤

　E. 口腔白斑病

答案：

　A. 错误

　B. 错误

　C. 错误

　D. 错误

　E. 口腔白斑病为一种不可拭去的白色斑片，且在临床或病理上不表现为任何一种已知的疾病。口腔白斑病可表现为均匀的白色斑块（均质型）、白色隆起（疣状）或萎缩性红斑性病损上出现白色斑点（红白斑）。口腔白斑病的恶变风险约为5%，不同亚型预后不同，均质型白斑恶变风险最低，而红白斑恶变风险最高。在口腔白斑病中，临床分型、上皮异常增生程度，以及生物标志物［如Ki-67、抑癌基因p53、视网膜母细胞瘤蛋白（pRb）或细胞周期蛋白D（Cyclin D）等］，已成为口腔白斑病恶变的预测指标

解析：口腔白斑病需与其他口腔白色疾病进行鉴别诊断，如急性假膜性念珠菌病、移植物抗宿主病、烟碱性口炎和无色素性黑色素瘤等。其中，该疾病持续时间长，不易擦除，可排除假膜性念珠菌病；患者无吸烟史、无手术史，可排除烟碱性口炎和移植物。无色素性黑色素瘤表现为一种不规则的肿块或斑块，主要位于腭部，颜色不均一（从白色到正常），生长迅速，有卫星状病损和颈部淋巴结肿大，但该患者无上述表现。

问题2：下列哪些组织学特征不属于口腔白斑病？

　A. 棘层松解

　B. 角化不全

　C. 基底细胞极性消失

　D. 异常有丝分裂象

　E. 固有层慢性炎性细胞带状浸润

答案：

　A. 棘层松解是细胞间连接的丧失，即桥粒引起

角质形成细胞之间的黏附性丧失，是天疱
疮、多形红斑和疱疹感染的特征性表现

B. 错误

C. 错误

D. 错误

E. 口腔白斑病的固有层通常见炎症反应，但炎
症细胞散在分布血管周围，不像扁平苔藓呈
致密带状浸润

问题3：下列哪些疾病与口腔白斑病有关？

A. 局灶性上皮增生（Heck病）

B. 先天性角化不良

C. 着色性干皮病

D. 遗传性出血性毛细血管扩张症

E. Albright综合征

答案：

A. 错误

B. 先天性角化不良又称Zinsser-Cole-
Engmann综合征，以皮肤色素异常沉着、
甲营养不良和口腔白斑病为特征

C. 错误

D. 错误

E. 错误

解析：其他疾病的临床特征不包含口腔白斑病，如
局灶性上皮增生（Heck病）表现为多发性白色或粉
色增生性丘疹或结节，而不是斑块；着色性干皮病
基底细胞癌伴皮肤病损时，其癌变倾向增高；遗传
性出血性毛细血管扩张症和Albright综合征可见纤
维异常增生和咖啡牛奶色皮损。

病例13.6

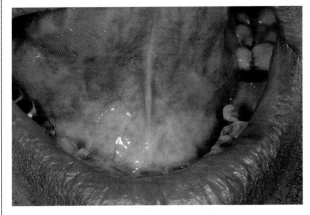

图13.6

主诉：男性，32岁，出现烧灼感、口干和弹性
下降1年。

既往史：患者体型瘦弱但健康，无系统性病
史，无过敏史。来自南亚地区，不喝酒，但有每天
咀嚼潘马萨拉（一种印度混合香料）和槟榔混合物
的习惯。2年前患者的弟弟确诊舌癌，无其他家族
病史。

口腔检查：软腭、颊部和舌下黏膜见大范围白
色斑片（图13.6），舌部及悬雍垂运动受限。因口
干和吃硬、辣食物导致下唇内侧出现几处表浅溃
疡。口内见大量银汞合金修复体，咀嚼槟榔处黏膜
见一深棕色色素沉着区。

问题1：该疾病最可能的诊断是什么？

A. 舌下白角化症

B. 口腔黏膜下纤维性变

C. 黏膜瘢痕

D. 黏膜色素沉着

E. 白水肿

答案：

A. 错误

B. 口腔黏膜下纤维性变是一种潜在恶性疾患，

其特征是上皮下炎症和黏膜下层纤维化导致舌体运动受限。口腔黏膜下纤维性变有4个组织学阶段：①最早期（Ⅰ期）特征是细小胶原纤维水肿明显，血管充血，固有层内出现中性粒细胞和嗜酸性粒细胞；②早期（Ⅱ期）表现为早期玻璃样变；③中期（Ⅲ期）表现为中等程度的玻璃样变和多数血管狭窄；④后期（Ⅳ期）胶原完全玻璃样变性，成纤维细胞消失，血管完全闭锁

C. 错误

D. 错误

E. 错误

解析：舌下白角化症病损表浅，位于上皮内，不累及固有层和结缔组织；而白水肿的病损随着黏膜伸展而消失。黏膜文身或黏膜瘢痕易被排除，因其损害局限，且该患者无文身或外伤史。

问题2：下列哪些疾病属于癌前状态?

A. 口腔红斑病

B. 梅毒

C. 口腔白斑病

D. Paterson-Kelly综合征

E. 念珠菌病

答案：

A. 错误

B. 梅毒性白斑是三期梅毒的一种罕见表现，舌背出现白色斑块，癌变风险高。梅毒螺旋体引起局部炎症，合并某些易被忽视的因素（如营养不良、饮酒或吸烟等），可大大增加口腔癌发生率

C. 错误

D. 铁缺乏与口腔癌和咽癌有关，特别是在北纬地区的妇女中，因铁缺乏引发癌症已在动物模型研究和人体试验中已得到证实。铁缺乏可导致氧化应激增加，进而增加口腔癌风险

E. 念珠菌性白斑似乎有很高的恶变潜能，因为真菌可能通过：①代谢各种外部致癌物；②通过改变口腔微环境和诱导慢性炎症而参与癌症发生

解析：口腔白斑病和口腔红斑病是癌前病损，不是癌前状态，恶变风险最高。

问题3：口腔黏膜下纤维性变的最关键治疗方法是什么?

A. 戒除咀嚼槟榔

B. 类固醇药物

C. 胎盘素

D. 透明质酸酶

E. γ-干扰素

答案：

A. 停止咀嚼潘马萨拉和槟榔混合物的习惯有助于阻止槟榔混合物产生的各种致癌物对口腔黏膜的局部刺激

B. 错误

C. 错误

D. 错误

E. 黏膜下注射干扰素（IFN）具有很强的抗纤维化作用，可逆转黏膜下纤维性变

解析：透明质酸酶和胎盘素的作用很小，而类固醇药物只适用于严重的黏膜下纤维性变患者，用以缓解症状和促进浅表溃疡愈合。

病例13.7

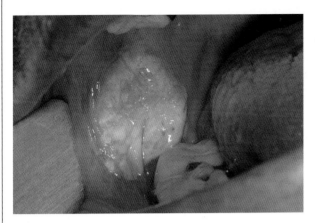

图13.7

主诉：男性，46岁，口腔出现白色病损6个月。

既往史：轻度高血压和过敏性鼻炎。具有糖尿病倾向，可通过饮食控制。检查发现有乙肝抗体，无严重肝脏问题。

口腔检查：颊部、舌背、舌侧缘、下唇内侧、上颌磨牙牙龈见大小不一、形状各异的白色病损。部分病损周缘可呈网状，部分病损中央萎缩，少数病损成斑块状（图13.7）。口腔病损出现2个月后，皮肤、阴茎和阴囊出现瘙痒性皮疹。

问题1：该疾病最可能的诊断是什么？

A. 复发性阿弗他溃疡

B. 扁平苔藓

C. 烧伤

D. 移植物抗宿主病

E. 扁平湿疣

答案：

A. 错误

B. 口腔扁平苔藓是一种慢性皮肤黏膜疾病，其特征是病损周缘可见网状白纹、萎缩、溃疡，甚至不可擦去的厚斑块，如该病例所

见。此外，生殖器可出现相似的病损、皮肤瘙痒性皮疹和/或甲部病损，如甲萎缩、纵脊、裂隙、远端开裂和甲粗糙

C. 错误

D. 错误

E. 错误

解析：其他口腔疾病在颜色和形状上与该疾病有相似之处：复发性阿弗他溃疡、烧伤和扁平湿疣可见均白色假膜覆盖，但其白色假膜易擦去，遗留充血黏膜。移植物抗宿主病不能擦去，但也易被排除，因为口腔及皮肤未见类似病损，无手术史。

问题2：下列哪些方法不适用于诊断扁平苔藓？

A. 组织活检

B. 培养

C. 玻片压诊法

D. 皮肤斑贴试验

E. 伍德灯检查

答案：

A. 错误

B. 错误

C. 玻片压诊法可用于区分皮肤病损是血管性、痣还是出血性病损，即用玻璃片对病损施压，并观察颜色变化

D. 错误

E. 伍德灯检查有助于区分色素性和非色素性皮肤病，红细胞性紫癜的牙齿变色，以及检测真菌和其他皮肤寄生虫

解析：组织活检有助于从其他慢性疾病，甚至是肿瘤中排除这种皮肤病；培养可以分离出改变病损临床特征的病原菌；苔藓样反应病损与该患者的病损

有很大的相似之处，皮肤斑贴试验可鉴别引起苔藓样反应皮损的可能过敏原。

问题3：胶样小体是下列哪些疾病的特征性表现？

　A. 扁平苔藓

　B. 疱疹样皮炎

　C. 盘状红斑狼疮

　D. 大疱性类天疱疮

　E. 移植物抗宿主皮肤病（GVHSD）

答案：

　A. 扁平苔藓炎症明显区域内见大量胶样小体，

可出现圆形PAS+嗜酸性粒细胞。来源于上皮深层的凋亡上皮细胞

　B. 错误

　C. 盘状红斑狼疮中也可见凋亡的上皮细胞，其在表皮上部呈簇出现

　D. 错误

　E. 错误

解析：GVHSD、大疱性类天疱疮和疱疹样皮炎是3种病因不同的疾病，常累及口腔，表现为大疱性病损。这些疾病具有相同组织学特征（如空泡性变、角化不良和弥漫性炎症浸润），但无胶样小体。

病例13.8

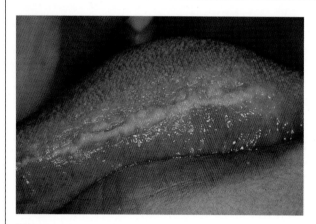

图13.8

　主诉：一名21岁学生舌缘和颊部出现白色病损。

　现病史：牙医在为患者拔除右上颌第三磨牙时，意外发现患者舌缘和颊部出现白色病损。

　既往史：寻常型痤疮，正在服用抗生素米诺环素（50mg/d），局部使用2%过氧化苄凝胶，无其余严重系统性疾病。无过敏史、吸烟史和饮酒史。有咬舌和咬颊的不良习惯，在大学期末考试期间加重。家属无类似病损。

　口腔检查：舌缘（图13.8）和颊部可见较厚的

线状黄白色斑块，可用棉签部分移除，并留下轻微刺痛、瘙痒和灼热感。舌部可见部分舌乳头萎缩或增生，颊部病损位于咬颊线处，病损突出而粗糙。其余口腔黏膜未见相似病损。

问题1：该疾病最可能的诊断是什么？

　A. 念珠菌病

　B. 扁平苔藓

　C. 尿毒症口炎

　D. 白色海绵状斑痣

　E. 摩擦性角化病

答案：

　A. 错误

　B. 错误

　C. 错误

　D. 错误

　E. 这种角化病是口腔黏膜的良性增生，是由于黏膜与锋利的牙齿或修复体之间长期且持续的摩擦刺激所引起

解析：其他疾病与该患者的病损相似，但由于该患者年龄较小、健康状况良好，身体其余部位及家属均无类似病损，因此很容易被排除。具体来讲，尿毒症口炎和念珠菌病常累及伴严重疾患的患者，而白色海绵状斑痣和扁平苔藓有相似的白色病损，但发病年龄不同，白色海绵状斑痣出现在儿童，扁平苔藓出现在成人。

问题2：下列哪项最有益于确定病因？
- **A.** 病史
- **B.** 临床特征
- **C.** 组织病理学报告
- **D.** 培养报告
- **E.** 血液检查报告

答案：
- **A.** 考虑到患者咬口腔黏膜的习惯和无其他家族史（如白色海绵状斑痣），有益于临床医生诊断
- **B.** 错误
- **C.** 错误
- **D.** 错误
- **E.** 错误

解析：临床特征（如病损的位置、颜色、是否可擦去）比血液检查或培养结果更有助于将这种反应性角化病与其他白色病损区分开来，从而确定其病因。

问题3：下列哪些疾病可表现为摩擦性角化病？
- **A.** Lesch Nyhan综合征
- **B.** 癫痫
- **C.** 家族性自主神经功能障碍
- **D.** 掌跖角化病
- **E.** Munchausen综合征

答案：
- **A.** Lesch Nyhan综合征是一种遗传性疾病，由次黄嘌呤–鸟嘌呤磷酸核糖转移酶缺乏所致，导致神经功能障碍，如肌张力减退、肌张力障碍和不受控制的自我伤害（咬舌）
- **B.** 错误
- **C.** 家族性自主神经功能障碍的特征是自主神经系统出现各种异常，导致舌部不能自主运动，从而引起舌缘摩擦性角化病
- **D.** 掌跖角化—牙周破坏综合征，又名掌跖角化病，是一种罕见的疾病。以足底和手掌形成鳞片状斑块为特征，并与早期牙周炎有关，可导致乳牙和恒牙的早期丧失，口腔角化病和甲营养不良
- **E.** 错误

解析：癫痫和Munchausen综合征的特征是创伤性溃疡，而不是由无意识或故意咬黏膜引起摩擦性角化病。

病例13.9

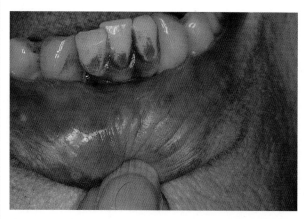

图13.9

主诉：女性，46岁，发现嘴唇出现白色浅表病损。

现病史：患者改变吸烟习惯时嘴唇出现白色浅表病损，并伴烧灼感1年。

既往史：由于工作中长期接触粉尘和石棉，患者患高脂血症和慢性呼吸衰竭。从20岁起抽烟，不饮酒。

口腔检查：下唇内侧（图13.9）、口底和腭部见表浅的白色斑片，不可擦去，吸烟可使病损加重，且与下前牙变黄有关。

问题1：该疾病最可能的诊断是什么?

   A. 扁平苔藓

   B. 烟碱性口炎

   C. 白水肿

   D. 热烧伤

   E. 黏膜下纤维性变

答案：

   A. 错误

   B. 烟碱性口炎正确。这是由慢性刺激和慢性炎症引起的表浅、不规则白色斑块，好发于抽烟患者的唇部、口底和腭部。这些损伤是由

吸烟过程中释放的热量与各种烟草制品和/或致癌物进入口腔黏膜共同作用导致

   C. 错误

   D. 错误

   E. 错误

解析：虽然烟草是引起角化病和黏膜下纤维性变的主要病因，但其发病机制和临床表现各不相同。在烟碱性口炎中，病损表浅，主要位于上皮层内（单纯增生不伴异常增生）；而在黏膜下纤维性变中，病损位于黏膜下层的纤维间质（纤维化），且其他病因（如辛辣食物等）也可导致这种变化。扁平苔藓可出现白色病损，周围见白纹；而热烧伤可出现急性疼痛性溃疡，溃疡表面覆盖假膜；白水肿表现为白色弥漫性病损，黏膜伸展后病损消失。

问题2：烟碱性口炎患者可伴发哪些口腔疾患?

   A. 黑毛舌

   B. 复发性阿弗他溃疡

   C. 牙齿着色

   D. 牙周病

   E. 口干症

答案：

   A. 吸烟导致丝状乳头肿胀和伸长，与烟碱着色和黑色细菌共同作用出现黑毛舌

   B. 错误

   C. 吸烟引起牙齿着色是外源性色素沉着，主要累及牙齿表面的粗糙区域，可通过刮治和牙齿抛光轻松去除

   D. 牙周病如牙龈炎或牙周炎在吸烟者中更常见。因为吸烟导致局部血液循环不畅（毛细血管收缩），以及人体对牙菌斑的免疫反应降低（各种炎性细胞的功能降低）所致

E. 口干症常出现在重度吸烟者和饮酒者。吸烟及饮酒可导致唾液流量减少

解析：吸烟使口腔黏膜对创伤性刺激的耐受性更强，可以解释为吸烟者口腔溃疡的发生率低于不吸烟患者。

问题3：抽烟会影响下列哪些身体功能？

A. 加速伤口愈合

B. 增加黑色素生成

C. 减少唾液流量

D. 增强味觉或嗅觉

E. 抵抗真菌能力

答案：

A. 错误

B. 在吸烟所致色素沉着中，黑素细胞位于上皮的下部，组织切片中看起来类似咖啡豆。受到刺激时会产生黑色素，这是色素沉着疾病的基本特征

C. 烟草可能通过降低唾液流速，导致口干症，从而增加颈部龋齿、牙龈炎症和口臭的发生率

D. 错误

E. 错误

解析：烟草引起口腔病损的类型和概率主要取决于烟草使用的类型（常规、反向和电子烟），其可单独发挥作用或合并其他危险因素，如饮酒和不良饮食习惯。吸烟会加速病原菌和真菌的生长，因为它可降低唾液清洁效果和抑制局部免疫反应（血管收缩和存在惰性炎症细胞）。局部血管收缩可能导致伤口延迟愈合，吸烟可通过加速味觉和嗅觉感受器的凋亡来破坏味觉和嗅觉感受器。

病例13.10

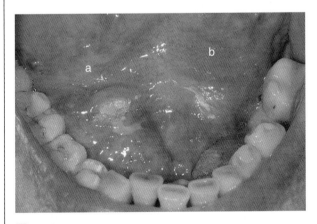

图13.10

主诉：女性，67岁，因其口腔全科医生（GDP）建议前来检查口底2处白色斑块。

现病史：1个月前，患者偶然发现口底2处白色病损，至今未有变化。

既往史：轻度骨质疏松症，每周规律服用维生素D_3补充剂；无其余系统性疾病。从17岁开始吸烟（＜10支/d），不饮酒。

口腔检查：舌系带旁口底及颌下腺导管上方见2处白色病损（图13.10）。其中一处白色病损和45牙、56牙对应，触诊质韧，边缘轻微隆起，表面呈疣状（病损a）。另一处白色病损较浅、光滑，正对35牙（病变b）。颈部右侧胸锁乳突肌前可触及一个不可移动的质硬淋巴结。

问题1：该疾病最可能的诊断是什么？

A. 癌

B. 口腔白斑病

C. 扁平苔藓

D. 梅毒

E. 银屑病

答案：

A. 病损a是可能为伴有颈部淋巴结转移的癌，其特点是质韧、边界清晰的白色溃疡，最大直径1.5cm，表面呈乳头状

B. 病损b是口腔白斑病。2处病损均与患者吸烟密切相关。组织活检须标明是否存在上皮异常增生（病损b）以及肿瘤分化程度和转移等信息（病损a）

C. 错误

D. 错误

E. 错误

解析：缺乏其他口腔和皮肤病损可排除扁平苔藓和银屑病。扁平湿疣是一种浅表皮损，不像该病例表面呈疣状表面及质硬的基底，因此被排除。

问题2：口腔白斑病的哪些临床特征提示恶性转变？

A. 大小

B. 部位

C. 颜色

D. 症状

E. 病损的均质性

答案：

A. 病损≥4cm是多数白斑病恶变的重要预测因素，因为病损面积越大，其发生异常增生的概率越大

B. 位于口底和磨牙后区的病损具有更高的恶变

风险

C. 单纯红色病损或与白色病损混合存在，较单纯白色病损更易发生恶性转变

D. 错误

E. 组织周围出现白色病损，若不可擦去或触诊质硬，则应怀疑癌变

解析：无论病损大小或症状如何，癌或伴异常增生白色病损都可出现症状，因为只有在病变晚期，局部神经受到压迫或侵犯，或继发感染时，才会出现症状。

问题3：下列哪种类型的口腔癌预后最好？

A. 高分化口腔鳞癌

B. 低分化口腔鳞癌

C. 口腔基底细胞样鳞癌

D. 口腔梭形细胞腺癌

E. 口腔疣状癌

答案：

A. 错误

B. 错误

C. 错误

D. 错误

E. 口腔疣状癌的预后最好，它表现为白色菜花样新生物，由分化良好的球状复层上皮组成，异常增生少，基底膜完整或不连续

解析：不同组织学类型的口腔癌好发部位各不相同。梭形细胞癌和低分化癌的预后比基底细胞样鳞癌和高分化鳞癌差。口腔癌（高、中、低分化）多见于舌和口底；疣状癌多见于颊部和硬腭；口腔基底样鳞癌多见于舌根和口底。

14

黄色损害
Yellow Lesions

黄色损害可见于多种疾病，如发育性、代谢性、感染性疾病，甚至是囊肿和肿瘤（良性或恶性）。上述疾病的病损通常呈黄色，表现为弥漫性黄斑病损（黄疸、胡萝卜素血症）；丘疹性病损（福代斯斑、脂蛋白血症和淀粉样变性）；丝状乳头过度生长（黄毛舌）、脓疱（未经治疗的溃疡性结肠炎）；囊肿（皮样囊肿、淋巴上皮囊肿）和肿瘤（脂肪瘤/纤维脂肪瘤/脂肪肉瘤）（图14.0）。

表14列出了表现为黄色损害的常见及重要疾病。

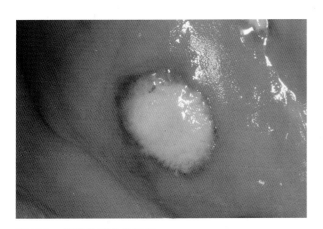

图14.0 复发性阿弗他溃疡

表14 表现为黄色损害的常见及重要疾病

◆ 先天性
- 局部
    - 福代斯斑
- 弥漫性
    - 由血红蛋白病引起的黄疸
◆ 获得性
- 局部
    - 肿瘤
        - 良性
            - 脂肪瘤
            - 黄瘤
        - 恶性
            - 脂肪肉瘤
    - 囊肿
        - 皮样囊肿
        - 表皮样囊肿
        - 淋巴上皮囊肿
    - 免疫相关
        - 复发性阿弗他溃疡
    - 感染
        - 增殖性化脓性口炎
    - 反应性
        - 黄毛舌
- 弥漫性
    - 色素沉着
        - 肝病引起的黄疸
        - 淀粉样变
        - 胡萝卜素血症
    - 药物引起
        - 含铋药物

病例14.1

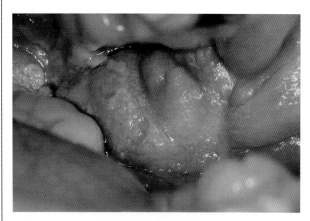

图14.1

主诉：男性，67岁，在接受了一个疗程的放化疗后，肿瘤医生建议其进行口腔检查。

现病史：2个月前，左侧扁桃体柱区域发现面积较大的肿瘤，随后行手术切除及皮瓣移植，术后行一个疗程的放化疗，3周前已结束。

既往史：高血压和前列腺增生（药物治疗），右肾囊肿（观察随访）。

口腔检查：口腔黏膜充血，其表面溃疡愈合，口内黏膜干燥，张口度减小。手术区域呈分叶状，部分区域颜色正常，其中左侧磨牙后及扁桃体柱区可见大面积黄色病损，其表面光滑，无症状（图14.1）。其余口腔、皮肤或其他黏膜未见类似的病损，MRI示肿瘤完全消失。

问题1：该患者的口内黄色损害是什么？

    A. 放疗引起的纤维化

    B. 颊脂垫

    C. 口腔黏膜炎愈合期

    D. 肿瘤

    E. 移植皮瓣

答案：

    A. 错误

    B. 错误

    C. 错误

    D. 错误

    E. 答案是皮瓣移植。该移植物取自患者手臂内侧，含有表皮、真皮和黏膜下脂肪，因此与口腔黏膜其他部分颜色不同（呈黄白色）

解析：口腔黄色损害可能是癌等多种恶性疾病的表现，也可能是治疗并发症引起的，如放疗引起的纤维化、黏膜炎——口腔溃疡上覆黄色假膜以及术后移植物覆盖黏膜。放疗引起的纤维化表现为条索状而不是斑块。肥胖人群的颊黏膜存在过多脂肪，它不同于婴儿的棕色脂肪，其积累的脂肪主要位于上半身，脊柱向肩膀侧。患者由于接受之前的放化疗已经变得极瘦弱，因此不可能是脂肪。且最近的MRI显示为阴性，没有新的转移。

问题2：该患者使用的是哪种皮瓣？

    A. 部分厚皮瓣移植

    B. 局部皮瓣移植

    C. 远位皮瓣移植

    D. 全厚皮瓣移植

    E. 游离皮瓣移植

答案：

    A. 部分厚皮瓣移植用于术后修复口腔黏膜缺损

    B. 错误

    C. 该皮瓣取自患者皮肤的内侧，距离口腔较远

    D. 错误

    E. 错误

解析：该患者口腔手术部位广泛，因此不能用全厚皮瓣移植修复，因为全厚皮瓣移植只能用于小的缺损。也不能使用局部皮瓣或游离皮瓣移植，因为无

法在邻近受体部位获得如此大的供体区域，这些区域由于先前的放疗已出现血管功能受损，且无法行微血管手术。

问题3：下列哪种皮瓣常用于口腔黏膜修复而不用于下颌修复？

　　A. 颊部或脂肪瓣

　　B. 鼻唇瓣

　　C. 面动脉肌黏膜瓣

　　D. 腓骨瓣

　　E. 肩胛皮瓣

答案：

　　A. 颊部或脂肪瓣最常用于修复颊部黏膜/口咽重建，磨牙后和软腭缺损

　　B. 鼻唇瓣用于修复上颌前、口底及口鼻缺损

　　C. 面动脉肌黏膜瓣用于修复上颌前份、口底及唇部缺损

　　D. 错误

　　E. 错误

解析：腓骨瓣和肩胛皮瓣用于下颌修复。

病例14.2

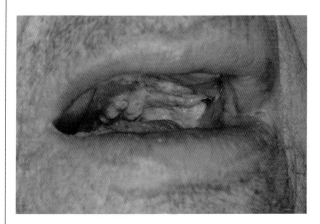

图14.2a

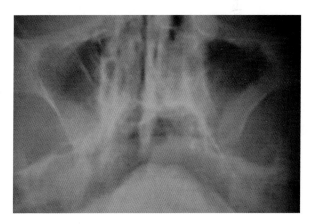

图14.2b

主诉：男性，69岁，发现腭部黄色硬结。

现病史：该病损已存在6个多月，初始无症状，近2个月来出现牙关紧闭、疼痛，影响进食。

既往史：高血压（服用ACE抑制剂），2型糖尿病（通过饮食和二甲双胍控制），鼻出血和鼻窦充血（使用一个疗程的抗生素无效）。有吸烟史及饮酒史（每天用餐时喝2~3瓶啤酒）。

口腔检查：软硬腭可见一处大面积边缘不规则的黄色斑块，延伸至左侧腭舌弓和同侧口咽部（图14.2a）。病损固定，部分质硬，部分质软，触之易出血。张口受限（最大张口度为8mm），患者张口时伴尖锐的疼痛。

口内还可见一处白色斑块（舌下白角化症），可扪及一处较大的固定的颌下淋巴结，余口腔黏膜未见明显异常。检查未见鼻出血，但鼻窦X线显示左侧鼻窦黏膜增厚（图14.2b）。由于张口度有限，只取涂片，未行活检，显微镜下检查发现大量鳞状细胞癌细胞与慢性炎症细胞混合，但无真菌和嗜酸性粒细胞。

问题1：导致出现黄色损害的病因什么？

    A. 口腔癌

    B. 鼻窦癌

    C. 嗜酸性肉芽肿

    D. 慢性细菌性鼻窦炎

    E. 深部真菌病

答案：

    A. 口腔癌常累及腭部，可侵犯同侧鼻窦，导致鼻塞和出血、局部疼痛和张口受限，有时出现颈部转移

    B. 错误

    C. 错误

    D. 错误

    E. 错误

解析：涂片检查未见纤毛上皮细胞，鼻窦X线检查显示鼻窦解剖结构不规则，可排除窦部瘤变，而抗生素治疗无效排除了细菌性鼻窦炎的诊断。未查见真菌或大量的嗜酸性粒细胞分别排除了深部真菌感染（如毛霉菌病）和嗜酸性肉芽肿的诊断。

问题2：除了癌，还有哪些疾病会累及腭部？

    A. 梅毒（三期）

    B. 结核

    C. 中线肉芽肿

    D. 淋巴瘤

    E. 放线菌病

答案：

    A. 梅毒树胶肿是由梅毒螺旋体引起的血管炎（闭塞性动脉炎）诱发的增生性硬化病变，可导致局部坏死，进而导致腭部坏死

    B. 原发性硬腭结核是一种罕见的、可危及生命的分枝杆菌感染性疾病，表现为边缘不齐的溃疡，通常继发于肺结核

    C. 致命性中线肉芽肿是一种面中部坏死性病变，可引起鼻漏、鼻出血、鼻僵硬和鼻塞

    D. 结外淋巴瘤在腭部很少见，通常表现为单独的大面积无痛溃疡或为播散性病变口腔表征

    E. 放线菌病是一种由放线菌引起的慢性感染性疾病，可出现肉芽肿性溃疡伴硫黄样颗粒

问题3：鼻窦毛霉菌病的主要诱因是什么？

    A. 糖尿病

    B. 花粉症

    C. 营养不良

    D. 病毒性鼻窦炎

    E. 骨髓炎

答案：

    A. 控制不佳的糖尿病常伴有酮症酸中毒，米根霉产生的酮还原酶可利用患者的酮体，因此是毛霉菌病的诱因之一

    B. 错误

    C. 营养不良会使患者的免疫功能降低，使其易受包括毛霉菌病在内的感染，病情往往更严重

    D. 错误

    E. 错误

解析：花粉症、病毒性鼻窦炎、骨髓炎患者的全身免疫功能佳，不利于毛霉菌孢子在口腔和鼻腔黏膜定植并感染。相反，恶性肿瘤（如白血病或淋巴瘤）、艾滋病、肾衰竭行肾移植以及其他器官移植等需要长期服用类固醇或使用免疫抑制剂者，易患厚毛窦部霉菌病。

病例14.3

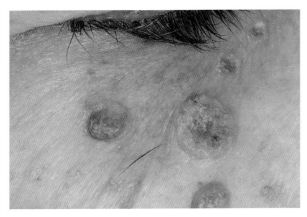

图14.3

主诉：女性，58岁，面部多发黄色结节性溃疡性病损。

现病史：4年前，右鼻孔皮肤出现一处小的、无症状生长的增生物，后逐渐扩散至脸颊。

既往史：从事野外工作，长期暴露于日光照射导致慢性皮炎，余无特殊。否认过敏史，无用药史，否认吸烟史及饮酒史。

口腔检查：双侧面颊部皮肤见大量黄色圆形结节伴中央溃疡（图14.3）。患者自觉无症状，病损大小不一，不能擦去，伴轻度光化性唇炎。余皮肤或口腔黏膜未见异常。

问题1：该疾病的诊断是什么？

  A. 光化性角化病

  B. 角化棘皮瘤

  C. 基底细胞癌

  D. 传染性软疣

  E. 脂溢性皮炎

答案：

  A. 错误

  B. 错误

  C. 基底细胞癌是最常见的皮肤癌，表现为小结节伴中央溃疡（结节型）；伴棕色或黑色斑点（色素型）、扁平或轻微凹陷（纤维化或硬化型），以及鳞状或红色斑点（浅表型）。这种癌与患者在野外工作长期暴露于日光照射密切相关

  D. 错误

  E. 错误

解析：缺乏其他皮肤病变可排除光化性角化病和脂溢性皮炎，而依据多发性病损可排除角化棘皮瘤。传染性软疣也可出现大量中央凹陷的增生物，但病损面积较小，并伴有瘙痒感，该患者未出现上述表现。上述表现的最终诊断必须基于组织学特征，基底细胞癌的特征是具有轻度异型性的基底样上皮细胞肿瘤，角化棘皮瘤为表皮凹陷并向真皮内增生，中央可见角质栓，而传染性软疣内含丰富的Henderson-Paterson小体。真皮弹性组织变性是光化性角化病和脂溢性皮炎样银屑病的特征。

问题2：下列哪项指标可以鉴别银屑病和该患者所患的疾病？

  A. 部位

  B. 分布

  C. 症状

  D. 与日光照射的关系

  E. 对传统治疗的反应

答案：

  A. 银屑病斑块常见于皮肤伸肌面，面部少见，而基底细胞癌常见于面部及日晒部位

  B. 基底细胞癌通常累及单个区域，而银屑病为对称的多发性病损

  C. 银屑病通常伴有瘙痒，而浅表基底细胞癌则无症状

D. 日光照射暴露可诱导形成基底细胞癌，但可改善银屑病皮损

E. 传统的治疗方法（局部润肤剂、水杨酸、类固醇和紫外线）对治疗银屑病效果好，但对基底细胞癌无效

问题3：以下哪些皮肤病会增加罹患基底细胞癌的风险？

A. 着色性干皮病

B. 痣样基底细胞癌综合征

C. 白化病

D. 毛囊角化病

E. 银屑病

答案：

A. 着色性干皮病是一种罕见的常染色体隐性遗传性光敏性疾病，其修复紫外线辐射引起的

DNA损伤的能力受损，并增加发展为皮肤肿瘤（如基底细胞癌、鳞状细胞癌或黑色素瘤）的风险

B. 痣样基底细胞癌综合征的特征是在青春期或青壮年期出现大量痣样基底细胞癌，与牙源性角化囊性瘤、心脏纤维瘤和髓母细胞瘤相关，有时伴有肋骨和颅骨异常

C. 眼皮肤白化病是一种常染色体隐性遗传性疾病，与黑素细胞分化有关，易导致面部皮肤发生癌症，包括基底癌和鳞癌

D. 错误

E. 在皮肤白皙、暴露于煤焦油和日光照射的患者中，银屑病转化为基底细胞癌风险增加

解析：毛囊角化病是一种常染色体显性遗传性皮肤病，以面部、头皮、胸部和背部的角化性丘疹为特征，与基底细胞癌无关。

病例14.4

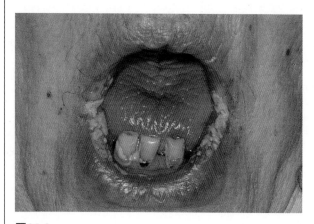

图14.4

主诉：女性，72岁，发现双侧口角黄色假膜斑块。

现病史：因肺炎发作而使用一个疗程抗生素，1周后口角出现病损。

既往史：糖尿病（未得到控制）和慢性支气管

炎。有吸烟史（20岁开始，每天2包），饮食中缺少蔬果，但富含肉类和甜食（尽管血糖很高）。

口腔检查：双侧口角处见广泛黄色奶油状病损，易剥离，遗留浅表溃疡和充血。口腔黏膜广泛充血，舌背较明显，未见明显萎缩（图14.4），伴烧灼感和轻度吞咽困难。余口腔黏膜未见明显异常，未见颈部淋巴结肿大。口腔卫生差，佩戴的义齿过旧且不贴合。

问题1：该疾病的病因是什么？

A. 药物引起的念珠菌病

B. 营养缺乏

C. 艾滋病

D. 糖尿病

E. 缺铁性贫血

答案：

A. 既往使用抗生素是引起口腔黏膜和口角处形成假膜的原因

B. 错误

C. 错误

D. 错误

E. 错误

解析： 营养缺乏、糖尿病、缺铁性贫血可引起口角慢性感染，并分别引起萎缩性舌炎、口干和口腔溃疡。该患者在使用抗生素后1周出现口角病损，因此可排除以上诊断。

问题2： 以下哪些疾病与念珠菌感染无关？

A. 口角炎

B. 义齿性口炎

C. 正中菱形舌炎

D. 地图舌

E. 牙龈线形红斑

答案：

A. 错误

B. 错误

C. 错误

D. 地图舌是一种病因不明的舌部炎症，以舌背局限性乳头萎缩为特征，形成类似地图的圆圈，形状可随时间改变

E. 错误

解析： 念珠菌感染与义齿相关（义齿诱发）口角炎（口角炎）、舌正中部炎症（菱形舌炎），甚至艾滋病患者的龈缘炎症（牙龈线形红斑）有关。

问题3： 抗生素增加念珠菌病患病风险的可能机制是什么？

A. 念珠菌生长过度

B. 局部破坏

C. 念珠菌转化为更具侵袭性的形式

D. 唾液pH的变化

E. 宿主反应的变化

答案：

A. 抗生素可杀灭与念珠菌拮抗的细菌，从而使得念珠菌在体内/体外过度生长

B. 局部破坏可能有助于念珠菌定植和生长

C. 抗生素可筛选对局部组织侵袭性更强的念珠菌种

D. 错误

E. 抗生素可通过降低抗体合成和吞噬活性来改变宿主反应

解析： 胃液中pH变化较唾液中的pH变化更影响微生物定植和生长。

病例14.5

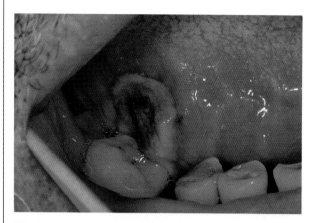

图14.5

主诉：男性，46岁，发现右侧舌缘一处黄色病损，伴疼痛。

现病史：4天前，因进食龙虾咬伤舌部。

既往史：无严重疾病史或过敏史。有吸烟史（18岁开始，2包/天）。

口腔检查：46牙对应舌缘可见一处大面积、浅表、圆形、界清的病损（图14.5）。病损上覆黄褐色假膜，拭去后遗留一处出血性疼痛性溃疡，伴进食和吞咽困难。余口内黏膜未见明显异常。否认既往口腔黏膜疾病史。未查见颈部淋巴结肿大或其他黏膜病变。

问题1：该疾病的诊断是什么？

- **A.** 口腔癌
- **B.** 重型复发性阿弗他溃疡
- **C.** 创伤性溃疡
- **D.** 结核性溃疡
- **E.** 硬下疳

答案：

- **A.** 错误
- **B.** 错误
- **C.** 答案是创伤性溃疡，其表现为一处界限清晰的溃疡，由尖锐、粗糙的食物或残根残冠刺激口腔黏膜引起，去除刺激因素后可消退
- **D.** 错误
- **E.** 错误

解析：由于病损质软，易排除口腔癌。根据无颈部淋巴结肿大、无严重感染症状、无既往口腔溃疡史，可排除硬下疳、结核性溃疡和重型复发性阿弗他溃疡。

问题2：创伤性溃疡和嗜酸性溃疡的区别？

- **A.** 患者年龄
- **B.** 溃疡部位
- **C.** 病因
- **D.** 症状
- **E.** 组织病理学特点

答案：

- **A.** 创伤性溃疡可见于任何年龄段，而嗜酸性溃疡好发于年轻患者
- **B.** 错误
- **C.** 错误
- **D.** 错误
- **E.** 存在大量嗜酸性粒细胞是嗜酸性溃疡的组织病理表现，但在单纯的创伤性溃疡中很少见到

解析：这两种疾病均与局部创伤有关，可见于口腔黏膜的任何部位，症状较轻。

问题3：创伤性溃疡和复发性阿弗他溃疡的组织病理学特点区别在于？

- **A.** 溃疡表面有脓性纤维蛋白渗出物
- **B.** 边缘假上皮瘤样增生
- **C.** 溃疡内存在病菌
- **D.** 基底部有肉芽组织

E. 炎症深度

性溃疡的炎症可深达肌纤维，导致局部萎缩

答案：

A. 错误

B. 错误

C. 错误

D. 错误

E. 复发性阿弗他性溃疡的炎症较浅表，而创伤

解析： 两种疾病都有脓性纤维蛋白渗出物覆盖，在临床上表现为黄白色的假膜，并存在各种病菌，其基底由肉芽组织伴淋巴细胞、组织细胞、嗜酸性粒细胞和少量浆细胞组成，边缘邻近上皮增生伴少量有丝分裂。

病例14.6

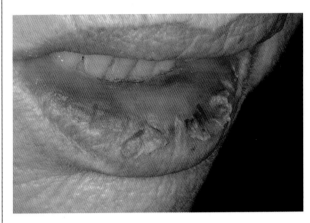

图14.6

主诉： 女性，62岁，发现下唇黄色痂皮和脱屑。

现病史： 1个月前，患者在寒冷的天气中采摘橄榄时出现唇痂。既往出现过2次类似的唇部脱屑，均发作于心理压力大时。

既往史： 患者丈夫去世后，即患轻度抑郁症（服用舍曲林控制）和轻度糖尿病（服用二甲双胍控制）。否认过敏史及其他皮肤病史。有吸烟史（10~15支烟/天），无舔唇或咬唇习惯。

口腔检查： 唇部（主要为下唇）可见大面积的鳞屑和黄色剥脱上皮，并伴有刺痛和烧灼感（图14.6）。剥脱上皮大小不一，去掉后可见下方正常黏膜。余口腔黏膜或皮肤未见明显异常。

问题1： 该疾病的诊断是什么？

A. 光化性唇炎

B. 过敏性唇炎

C. 自伤性唇炎

D. 腺性唇炎

E. 脱屑性唇炎

答案：

A. 错误

B. 错误

C. 错误

D. 错误

E. 脱屑性唇炎是唇部的一种炎症性疾病，其特征是唇红部产生过多的角质，呈片状，易被舔掉或撕掉，与暴露在极端天气条件下有关，并严重影响年轻女性患者的精神和心理，易导致抑郁或压力

解析： 因患者户外工作时间短，无舔唇或使用唇部化妆品的习惯，且未见小唾液腺出现红肿、脓性渗出等炎症表现，可排除光化性、过敏性、自伤性及腺性唇炎。

问题2： 下列哪些疾病与脱屑性唇炎有关？

A. 精神疾患

B. 艾滋病

C. 肝病

D. 营养缺乏

E. 甲状腺功能减退

答案：

A. 患有严重焦虑或抑郁的年轻女性常伴发脱屑性唇炎

B. 艾滋病患者常出现脱屑性唇炎，其与念珠菌感染有关

C. 错误

D. 错误

E. 错误

解析：甲状腺功能减退会导致唇部肿胀，但不会产生角质过多和鳞屑，而营养缺乏和肝病会引起口角炎，不是脱屑性唇炎。

问题3：下列哪些检查可用于确诊脱屑性唇炎？

A. 培养法

B. 点刺试验

C. 活检

D. 无

E. 镜检

答案：

A. 错误

B. 错误

C. 错误

D. 无，因为脱屑性唇炎的诊断依赖临床特征和病史

E. 错误

解析：其他临床检查（镜检、点刺试验）或实验室检查（培养法或活检）在脱屑性唇炎中很少使用，仅用于排除其他疾病，如念珠菌病、过敏性唇炎和光化性唇炎或各种唇部色素沉着。

病例14.7

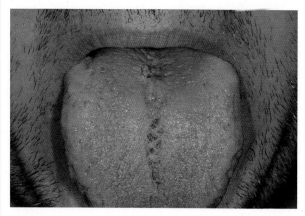

图14.7

主诉：男性，26岁，发现舌部发黄。

现病史：3天前使用柠檬含片缓解喉咙痛，随后发现舌部表面发黄。

既往史：近期因病毒性咽炎接受治疗以缓解症状。无长期用药史，否认过敏史。有吸烟史及饮酒史（仅限于社交活动）。

口腔检查：舌苔较厚，呈黄色，部分可刮除（图14.7），伴轻度口干和口臭。余口腔黏膜、皮肤或眼睛未见类似病损。

问题1：该患者舌部发黄的原因是什么？

A. 黄疸

B. 黄毛舌

C. 药物

D. 吸烟

E. 饮食

答案：

    A. 错误

    B. 黄毛舌的特征是丝状乳头伸长，易被细菌覆盖并产生黄色色素，其与脱落细胞和黄色食物残渣混杂

    C. 错误

    D. 错误

    E. 错误

解析：由于患者很少吸烟，最近也没有改变饮食习惯或服用任何药物，可排除吸烟、饮食或药物导致舌部变色的可能性。黄疸为系统性疾病，可生成胆红素，导致皮肤、巩膜和口腔黏膜变黄，该患者并无上述表现。

问题2：还有哪些疾病会引起黏膜变黄？

    A. 黄疸

    B. 脂蛋白血症

    C. 含铁血黄素沉着症

    D. 胡萝卜素血症

    E. 维生素B_{12}缺乏症

答案：

    A. 黄疸导致泛黄，其特征是胆红素积累增加，导致皮肤和巩膜发黄

    B. 脂蛋白血症的特征是脂蛋白在组织中积聚，导致大量黄色的、不连续的蜡样病损，称为黄瘤

    C. 错误

    D. 胡萝卜素血症是一种因过量摄入类胡萝卜素引起的疾病，导致年轻患者的皮肤弥漫发黄，与黄疸不同的是，它不会累及患者的巩膜

    E. 错误

解析：含铁血黄素沉着症的特征是血铁黄素在组织中沉积，引起弥漫性深蓝色变色，而维生素B_{12}缺乏引起口腔黏膜弥漫性红斑和舌乳头萎缩。

问题3：哪些药物会导致黏膜发黄？

    A. 利福平

    B. 金制剂

    C. 秋水仙碱

    D. 含铋药物

    E. 氯喹

答案：

    A. 利福平是一种抗生素，用于治疗慢性感染，如结核病或麻风病，单独使用或与其他抗生素联合使用，会导致皮肤和口腔黏膜变黄

    B. 错误

    C. 错误

    D. 错误

    E. 错误

解析：抗疟疾药物（如氯喹）、抗风湿药（如金制剂）和抗炎药被广泛使用，它们通过作用于皮肤和黏膜的黑素细胞而引起（色素沉着过度而非色素减退）色素沉着，但从不引起黄色色素沉着。含铋药物被用于胃炎和其他肠道疾病患者的替代疗法，会导致类似银质沉着症的黑色色素沉着。

病例14.8

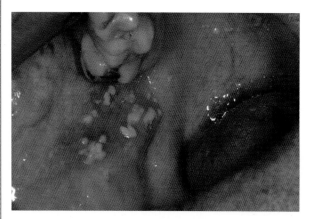

图14.8

主诉：男性，67岁，口内出现散在黄白色病损2周。

现病史：3周前因上呼吸道感染，使用广谱抗生素和鼻腔消肿喷雾剂治疗，2周前，出现口内黄白色病损。病损散在分布，上颌佩戴局部义齿。

既往史：慢性糖尿病（每天注射胰岛素，控制不佳）、慢性支气管炎（严重时使用支气管扩张剂和类固醇治疗）。近期的上呼吸道感染使其慢性鼻窦炎加重，使用抗生素治疗。长期吸烟史。

口腔检查：充血发红的口腔黏膜上（主要位于硬腭、颊和舌部）散在分布黄色奶油状物质（图14.8），伴口腔灼烧感和金属味。除阴茎发痒、充血外，其他口腔黏膜和皮肤未见病损。

问题1：该疾病的诊断是什么？
A. 急性假膜型念珠菌病
B. 软垢
C. 扁平苔藓
D. 抗生素过敏
E. 烟碱性口炎

答案：
A. 急性假膜型念珠菌病的特点是黄/白色假膜

易被拭去，遗留发红、出血的黏膜。这是念珠菌病的最常见类型，可见于婴儿、服用抗生素或免疫抑制剂者、免疫功能低下的患者（如糖尿病）
B. 错误
C. 错误
D. 错误
E. 错误

解析：烟碱性口炎、扁平苔藓等疾病的特征为患者口内存在不能被拭去的黄白色病损，且烟碱性口炎黄白色病损范围内散在红色点状物（腭部小唾液腺开口），而扁平苔藓的白色病损呈网状。可排除软垢，因其主要位于上颌义齿下方，而不是颊/舌黏膜等通过咀嚼运动易去除软垢的部位。

问题2：下列哪些念珠菌感染最严重？
A. 真菌性关节炎
B. 腹腔念珠菌病
C. 真菌性心内膜炎
D. 皮肤黏膜念珠菌病
E. 念珠菌血症

答案：
A. 错误
B. 错误
C. 真菌性心内膜炎是第二严重的真菌感染，死亡率高，因难以排除其他原因导致的心内膜炎，其诊断困难且易被延误
D. 错误
E. 念珠菌血症是最严重的真菌感染，可播散至身体各处，引起严重并发症，导致患者长期住院，甚至死亡。这种血液真菌感染可伴发热和肾衰竭，逐渐导致休克。通过血液中分

离出致病性真菌即可诊断，可给予氟康唑、卡泊芬净或两性霉素静注滴注

解析：其他3种真菌感染的危害有限，累及皮肤和黏膜（皮肤黏膜念珠菌病）；腹部（腹腔念珠菌病）和关节或骨骼（真菌性关节炎），不会危及患者生命。

问题3：白色念珠菌通过下列哪些途径可转变为致病性白色念珠菌？

A. 黏附于宿主表面

B. 形态转换

C. 逃逸吞噬作用

D. 降解宿主组织

E. 破坏宿主免疫细胞

答案：

A. 念珠菌与宿主细胞的黏附通过黏附素介导

B. 随着温度、pH、饥饿和CO_2的变化，真菌形态从厚壁孢子转变为菌丝

C. 通过血细胞增多、吞噬溶酶体的中和作用及细胞焦亡进行逃逸

D. 通过水解酶［如分泌的天门冬氨酸蛋白酶（Seps）、脂肪酶及其他蛋白酶］降解组织

E. 细胞分泌溶解肽破坏宿主免疫细胞

病例14.9

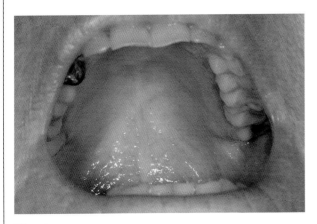

图14.9

主诉：女性，56岁，她的牙医建议评估其口内黏膜发黄。

现病史：3周前，在一次常规口腔检查中，首次发现口内黏膜发黄，近期无变化。

既往史：β-地中海贫血导致严重贫血（通过定期输血、补充铁螯合剂和叶酸治疗）。8年前行脾切除术，1个月前诊断充血性心脏病。否认吸烟史及饮酒史。

口腔检查：口腔黏膜（主要是腭部）呈淡黄色（图14.9），皮肤呈暗黄褐色。口腔黏膜呈弥漫性色素沉着，其他口腔黏膜、皮肤及其他黏膜未见异常。

问题1：该患者口内发黄的原因是什么？

A. 含铁血黄素沉着症

B. 药物引起

C. 吸烟

D. β-地中海贫血

E. 充血性心脏病

答案：

A. 错误

B. 错误

C. 错误

D. β-地中海贫血是一组遗传性疾病，其特征是血红蛋白β链的产生减少或缺失导致严重的溶血性贫血。该疾病红细胞受损，血红蛋白水平下降，但血液中未结合的胆红素升高，可达2~3mg/dL，故使口腔黏膜苍白、

变黄

E. 错误

解析：含铁血黄素沉着症和充血性心脏病有不同的发病机制，含铁血黄素沉着症是由于长期使用铁片或输血使体内组织的铁沉积增加，而充血性心脏病是由于心脏泵血不足而引起的，这两种情况都表现为口腔黏膜呈蓝色。吸烟和服用含铋药物可导致黄色或棕色色素沉着，但该患者从未长期吸烟或使用这些药物。

问题2：β-地中海贫血的主要临床特征是什么？

A. 黄疸

B. 低血素性贫血

C. 肾肿大

D. 骨骼变化

E. 精神发育迟滞

答案：

A. 黄疸是由于血液和软组织中胆红素浓度增加而引起的特征性表现

B. 低色素性贫血是由于血红蛋白合成异常导致红细胞裂解增多所致

C. 错误

D. 严重的未经治疗的患者可出现骨骼变化，以颅骨和面骨骼增大（上颌骨增大常见）、肋骨扩张、皮质变薄、骨质疏松为特征

E. 错误

解析：该疾病可出现肝脾大而非肾肿大。肾肿大继

发于肾结石，少数地中海贫血患者中可出现肾肿大。精神发育迟滞很少见，其通常见于α-地中海贫血和相关的ATR-16或ATR-X综合征患者。

问题3：哪些实验室检查是确诊β-地中海贫血所必需的？

A. 肝功能检查

B. 腹部超声

C. 颅骨X线

D. 血红蛋白分析

E. 人类白细胞抗原（HLA）分型

答案：

A. 错误

B. 错误

C. 错误

D. 血红蛋白分析显示β-地中海贫血异常的类型和程度，如在重型地中海贫血中，HbA非常低或不存在，HbF和HbA 2升高；而在中间型地中海贫血中，HbA降低，HbF和HbA 2升高；在轻型地中海贫血中，主要升高的是HbA、HbF和HbA 2

E. 错误

解析：其他实验室检查可辅助诊断，但不能确诊：血细胞计数（WBC）可提示小细胞性贫血；肝功能检查，可发现乳酸脱氢酶（LDH）和胆红素（总/非结合）升高；颅骨X线提示板障增宽及面部畸形；超声检查提示脾脏、颅骨增大；而HLA分型提示了患者的遗传关联。

病例14.10

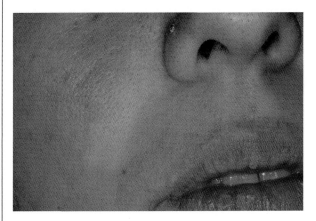

图14.10

主诉：女性，18岁，右侧鼻孔和上唇旁皮肤变黄。

现病史：因右上颌尖牙行局部麻醉注射去龋后出现右鼻孔和上唇旁皮肤变黄。

既往史：否认过敏史，无严重疾病史，无服用药物史，否认吸烟史及饮酒史；业余时间爱好打排球。

口腔检查：右上颌唇上方至右侧鼻孔区域可见弥漫性皮肤变黄，压之不褪色，并伴局部麻木（图14.10）。口腔和其他黏膜内未见类似的变色。1小时后皮肤颜色恢复正常。

问题1：该疾病的诊断是什么？

　　A. 血管性水肿

　　B. 血肿

　　C. 面部发白

　　D. 黄疸

　　E. 胎记

答案：

　　A. 错误

　　B. 错误

　　C. 面部发白是局部麻醉的一种罕见并发症，因含有收缩血管物质（如肾上腺素）的麻药被注射到血管（该患者中为上颌动脉）中引起

　　D. 错误

　　E. 错误

解析：根据起病急、病程短，以及近期皮肤或其他黏膜上没有创伤史，皮肤黏膜无类似病损，无面部肿胀，可排除胎记、创伤性血肿、黄疸和血管性水肿的诊断。

问题2：除了面部变色，局部麻醉还可导致哪些严重并发症？

　　A. 张口受限

　　B. 面瘫

　　C. 唾液分泌过多

　　D. 血肿

　　E. 血管性水肿

答案：

　　A. 张口受限是一种罕见的并发症，当局部麻醉药注射进入翼下颌肌肉和间隙时会出现

　　B. 当麻醉阻滞面部肌肉时，可发生面瘫，导致麻痹和面部表情缺失

　　C. 错误

　　D. 血肿发生在麻醉液体或针头造成局部血管或软组织损伤后

　　E. 血管性水肿是一种罕见的并发症，麻醉过程中引起面部肿胀和变色

解析：唾液分泌过多是一种轻微的并发症，好发于焦虑的患者，麻醉引起口内异物感，患者试图将其通过舌头运动吐出来。

问题3：单次口内注射局部麻醉药后引起的肾上腺素反应特点是什么？

　　A. 收缩压/舒张压增高

B. 震颤

C. 心律失常

D. 头痛

E. 心悸

由机体体温调节引起的不适或术后疼痛引发

C. 错误

D. 头痛常见于全身麻醉患者而非局部麻醉患者

E. 当含有肾上腺素的麻醉剂通过小血管进入心脏后，使心脏跳动过快，即出现心悸

答案：

A. 错误

B. 震颤是麻醉（局部或全身）后的常见症状，

解析： 当麻醉药剂量大时，可能引起血压变化（升高）和心律失常。

第二部分
Section 2

15

颊黏膜损害
Buccal Mucosa

颊黏膜损害的病损范围包括口角到翼突下颌缝，上下颌牙槽嵴之间的区域，可见于众多疾病，包括先天性、反应性、炎症性、自身免疫性甚至是需要特殊治疗的肿瘤疾病。某些损害属于正常的解剖结构变异，无须治疗，仅需安慰患者（图15.0a和b）。

表15列出了最常见和最重要的颊黏膜损害。

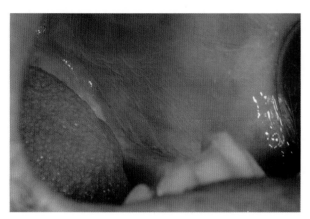

图15.0a 白色水肿

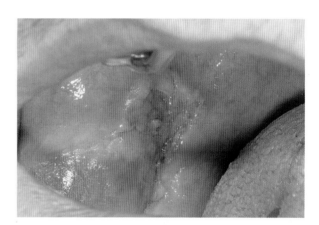

图15.0b 口腔癌

表15 最常见及最重要的颊黏膜损害 （续表）

◆ 先天性
- 白色病损
  - 白色海绵状斑痣
- 红色/蓝色病损
  - 血管瘤
- 黄色病损
  - 异位皮脂腺
◆ 获得性
- 创伤性
  - 颊白线
  - 白色水肿
  - 纤维状肿块
  - 口腔白角化病
  - 黏液腺囊肿
- 肿瘤性
  - 口腔白斑病
  - 口腔红斑病
  - 癌
  - 淋巴瘤
  - 肉瘤
- 炎症
  - 腮腺导管乳头炎
    - 结石
  - 复发性阿弗他溃疡
- 感染
  - 细菌引起
    - 坏疽性口炎

- 梅毒
- 结核
  - 真菌引起的
    - 急性假膜型或红斑型
    - 慢性增殖性/多发性/皮肤黏膜念珠菌病
    - 深部真菌病，如曲霉菌病、毛霉菌病或隐球菌病
  - 病毒引起的
    - 单纯疱疹病毒1和单纯疱疹病毒2
    - HPV
    - HIV
- 系统性疾病口腔表征
  - 皮肤
    - 扁平苔藓
    - 红斑狼疮
    - 慢性溃疡性口炎
    - 大疱性疾病
  - 血液
    - 贫血
  - 肠道
    - 肉芽肿性疾病
  - 内分泌系统
    - 甲状旁腺功能亢进（软组织钙化）
    - 甲状旁腺功能减退（慢性念珠菌病）、甲状腺功能亢进（水肿）、肾上腺皮质功能减退（艾迪生病、色素沉着）
    - 胰腺（糖尿病、扁平苔藓、深部真菌病）
- 过敏
  - 肉桂诱发性口炎

病例15.1

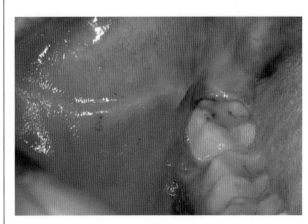

图15.1

主诉：男性，44岁，双颊黏膜出现白色无症状病损。

现病史：1个月前，患者自行检查口腔时发现双颊发白，无明显不适，病损稳定。

既往史：轻度胃炎（饮食控制和抗酸药物治疗），焦虑症（劳拉西泮药物和心理治疗）。否认过敏史，偶吸烟及饮酒。

口腔检查：双颊黏膜呈乳白色，用力牵拉后白色病损消失。从磨牙后垫延伸至口角区见一白色线状病损（图15.1），该病损沿咬合线分布，磨牙区明显，不能擦去。唇黏膜可见类似乳白色病变。余口腔、皮肤或其他黏膜未发现其他病损。

问题1：该病损是什么？

A. 颊白线

B. 咬颊症

C. 扁平苔藓

D. 口腔白斑病

E. 白色水肿

答案：

    A. 颊白线为口腔黏膜在咬合线水平处的线状隆起，多见于有牙齿或佩戴义齿的患者，主要是由于精神压力、摩擦或吸烟时吮吸所致

    B. 错误

    C. 错误

    D. 错误

    E. 白色水肿是一种正常现象，而非病理状态，通常发生在非裔加勒比海人和吸烟者，表现为弥漫性白色病损，可随牵拉而消失

解析： 颊白线呈线状，与其他病变如白色水肿不同，白色水肿是一种弥漫性病变，在牵拉下消失；口腔白斑病和咬颊症为白色斑块，表面光滑或波纹状，不可擦去，可分别出现在任何部位或摩擦区域。扁平苔藓具有特征性的网状外观，常伴有瘙痒性皮疹，本例患者中未发现上述情况。

问题2： 上述两种疾病的最佳治疗手段是什么？

    A. 无

    B. 抗真菌治疗

    C. 手术

    D. 类固醇治疗

    E. 拔除邻近牙齿

答案：

    A. 这两种病变都是无害的，因此不需要治疗

    B. 错误

    C. 错误

    D. 错误

    E. 错误

解析： 考虑到这两种病损都不是真菌感染（如念珠菌病）或黏膜皮肤疾病（如扁平苔藓）的表现，故无须使用抗真菌药物或类固醇（局部或全身）。手术切除病变或拔除邻近牙齿的收益小，因为致病原因（吮吸、摩擦）仍然存在。

问题3： 上述两种病损的共同组织学特征是什么？

    A. 上皮细胞增生

    B. 上皮内棘细胞水肿

    C. 黏膜下层重度纤维增生

    D. 上皮下局限性轻度炎症

    E. 基底层存在念珠菌菌丝

答案：

    A. 咬合线处（颊白线）或大范围黏膜上出现上皮增生（白色水肿）

    B. 错误

    C. 错误

    D. 摩擦或吮吸黏膜可能会导致上皮下出现局限性轻度炎症

    E. 错误

解析： 棘层细胞水肿是白色水肿的一种特征性表现，而非颊白线。这两种情况的炎症都不严重，未深入肌层，使用特殊染色易检测到上皮上的白色念珠菌和其他致病菌。

病例15.2

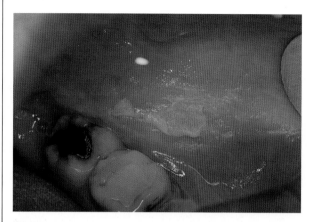

图15.2

主诉：女性，27岁，双颊黏膜出现黄白色脱屑。

现病史：8年来，双颊黏膜出现黄白色脱屑，口腔质地改变引起患者不适。病情时轻时重，当出现生活事件精神压力大时，病情加重。

既往史：否认系统性疾病史，否认过敏史。否认吸烟史及饮酒史，有咬颊习惯。

口腔检查：咬合线处见大范围、不透明至透明的白色斑块，无症状，部分可被刮除，并引起烧灼感（图15.2）。扇形舌，舌侧缘见类似上皮增生病损。余口腔、皮肤或其他黏膜未见异常，近亲也无类似病损。

问题1：可能的诊断是什么？

A. 口腔白斑病

B. 先天性厚甲症

C. 念珠菌病

D. 扁平苔藓

E. 咬颊症

答案：

A. 错误

B. 错误

C. 错误

D. 错误

E. 咬颊症是由于牙齿不断摩擦或吮吸邻近口腔黏膜（唇部、颊部或舌部），导致角化过度，无恶变倾向，也称为摩擦性角化症

解析：与该患者的病损相比，急性念珠菌病的白色损害易被去除，留下充血发红的黏膜；而口腔白斑病的病损不能被擦去，其病因及预后也不相同，故可排除。在扁平苔藓和先天性厚甲症中也可出现不能擦去的白色病损，但这些病损通常见于年龄较大者（扁平苔藓）和儿童（先天性厚甲症），并且出现特征性皮肤损害和指甲损害，而在本例患者中未见。

问题2：下列哪些病变与患者不良习惯有关？

A. 颊白线

B. 叶状乳头肿大

C. 扇贝舌

D. 舌尖充血发红

E. 毛舌

答案：

A. 颊白线是颊黏膜上的白色线状损害，由于颊黏膜不断被吮吸或长期与邻近牙齿摩擦而产生

B. 舌侧缘不断与邻近牙齿摩擦可引起叶状乳头充血肿大

C. 舌侧缘齿痕表现为波浪形的凹痕（扇贝舌）

D. 舌尖因上下前牙不断摩擦导致慢性刺激，表现为充血肿胀，甚至乳头消失，并伴有刺痛或烧灼感

E. 错误

解析：毛舌的特征是丝状乳头伸长，形成毛被样，而非斑块，且只见于舌背。毛舌是由于口腔清洁不良、使用抗生素（如甲硝唑或强效漱口水）、放疗以及过度吸烟、饮酒、喝咖啡或茶造成的。

问题3：该疾病的组织学特征是什么？
- **A.** 过度不全角化
- **B.** 真菌而非细菌在上皮层定植
- **C.** 上皮内重度炎症
- **D.** 上皮异常增生
- **E.** 角质层可见裂隙

答案：
- **A.** 过度不全角化非常常见
- **B.** 错误
- **C.** 错误
- **D.** 错误
- **E.** 角质层裂隙很常见

解析：摩擦性角化症病损上皮层见大量致病菌定植，包含但不限于真菌（如念珠菌性白斑）。摩擦性角化症的炎症较轻，主要位于真皮上部。该病损为良性病变，无上皮异常增生。

病例15.3

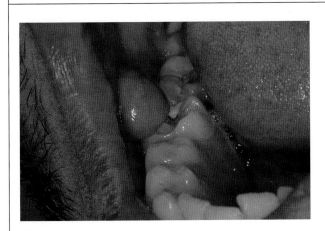

图15.3

主诉：男性，32岁，发现右颊黏膜肿块。

现病史：3个月前，进食咬伤右颊后出现肿块，柔软无症状。肿块在接下来1个月内逐渐长大，后稳定。

既往史：否认严重疾病史，否认过敏史，无服用药物史。否认吸烟史及饮酒史，无不良习惯。

口腔检查：右下颌第一磨牙对应的颊黏膜可见一处结节，质软，有蒂，无症状，无波动感，触之稍敏感，颜色正常，表面光滑无溃疡，最大径1.5cm（图15.3）。余口腔、皮肤或其他黏膜未见类似病损，未见颈部淋巴结肿大。

问题1：该病损是什么？
- **A.** 黏液腺囊肿
- **B.** 缝龈瘤
- **C.** 刺激性纤维瘤
- **D.** 化脓性肉芽肿
- **E.** 外周性牙源性纤维瘤

答案：
- **A.** 错误
- **B.** 错误
- **C.** 该疾病为刺激性纤维瘤。它是一种良性反应性病变，多见于颊黏膜咬合线处，呈圆形、无症状肿块，表面光滑，颜色正常，有时因反复创伤而溃烂
- **D.** 错误
- **E.** 错误

解析：刺激性纤维瘤需与下列口腔黏膜良性病变进行鉴别诊断，如黏液腺囊肿、缝龈瘤、化脓性肉芽肿和外周性牙源性纤维瘤。鉴别点在于：①部位：纤维瘤和化脓性肉芽肿可累及口腔任何部位，而缝龈瘤紧靠不贴合义齿的边缘；②质地：黏液腺囊肿

和化脓性肉芽肿质软，纤维瘤质韧，外周性牙源性纤维瘤质硬；③组成：黏液腺囊肿是囊性病变，内衬薄的肉芽组织，囊腔内为小唾液腺分泌的PAS+ve黏蛋白。化脓性肉芽肿主要由肉芽组织（血管新生）组成。纤维瘤由纤维结缔组织和针状牙骨质或骨组成。

问题2：该疾病的临床诊断标准是什么？

    A. 创伤史

    B. 症状

    C. 发展迅速

    D. 质地坚韧

    E. 对抗生素的早期反应

答案：

    A. 创伤合并慢性刺激（如摩擦或吮吸）被认为是口腔纤维瘤的主要病因

    B. 错误

    C. 错误

    D. 纤维瘤由致密的纤维结缔组织组成，因此质地较坚韧

    E. 错误

解析：口腔纤维瘤多无症状，只有当继发溃疡时才会出现疼痛，病损体积在接下来数月达到顶峰。因口腔致病菌不参与其发病，故抗生素治疗无效。

问题3：该病损的组织学特征是什么？

    A. 周围见包膜

    B. 上皮增生，部分区域萎缩

    C. 黏膜下层见肉芽组织

    D. 见纤维结缔组织，其中纤维细胞数量不定

    E. 弹性组织变性

答案：

    A. 错误

    B. 上皮增生，角化过度，部分区域萎缩，甚至出现溃疡

    C. 错误

    D. 致密纤维结缔组织为主要成分，内含大量成纤维细胞，少数成熟成纤维细胞和少许散在的慢性炎症细胞

    E. 错误

解析：新血管形成（肉芽组织）是化脓性肉芽肿的特征性表现，光化性唇炎中出现纤维取代弹性蛋白，纤维脂肪瘤中存在纤维被膜，而纤维瘤无包膜。

病例15.4

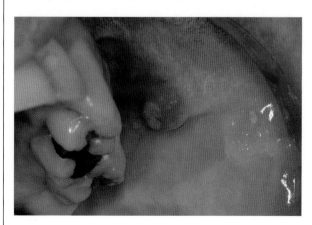

图15.4

主诉：女性，36岁，发现左颊黏膜肿块，伴疼痛。

现病史：6天前发现左颊肿块，充血发红，中央浅表溃疡。

既往史：过敏性鼻炎（因花粉过敏）和缺铁性贫血（因月经过多严重失血）。在过去的几年里，发作几次偏头痛，服用强效止痛药有效。否认过敏史，除治疗偏头痛的止痛药和治疗贫血的铁补充剂外，无其他使用药物史。偶吸烟和饮酒。

口腔检查：左颊黏膜可见一处增生物，充血发红，伴中央溃疡，上覆黄色假膜。腮腺乳头区域可触及肿块，质软（图15.4），无腮腺肿大，近期无外伤史。舌尖及右上颌第一磨牙前庭沟处共见2处小的疼痛性溃疡，上覆黄色假膜，周围红晕。未发现颈部淋巴结肿大。既往口腔溃疡史，溃疡多在10天内自然愈合。

问题1：该疾病的诊断是什么？

  A. 纤维性唾液腺炎

  B. 溃疡性纤维瘤

  C. 发作于腮腺乳头处的复发性阿弗他溃疡

  D. 腮腺导管结石

  E. 涎腺炎

答案：

  A. 错误

  B. 错误

  C. 该溃疡引起腮腺乳头疼痛和发炎，但无腮腺肿大。检查发现2个类似的溃疡，既往口腔溃疡史及自限性均指向复发性阿弗他溃疡

  D. 错误

  E. 错误

解析：根据病损质地软、病程短、无创伤史，排除腮腺导管结石和溃疡性纤维瘤。涎腺炎（急性或慢性）和纤维性唾液腺炎均可出现腮腺乳头炎症，但伴发腺体肿大疼痛，挤压腺体有脓液或黏液栓排出，该患者未出现上述病变。

问题2：下列哪些因素可加重患者病情？

  A. 偏头痛

  B. 过敏性鼻炎

  C. 吸烟

  D. 缺铁性贫血

  E. 月经

答案：

  A. 错误

  B. 错误

  C. 错误

  D. 复发性阿弗他溃疡与各种贫血有关，尤其是铁和维生素B_{12}缺乏引起的贫血

  E. 错误

解析：偏头痛或过敏性鼻炎不会引起复发性阿弗他溃疡，但缓解偏头痛的各种止痛药可能会诱发复发性阿弗他溃疡。此外，吸烟可增强口腔上皮对局部创伤的抵抗，导致口腔溃疡发生率下降。复发性阿弗他溃疡可能与月经周期前的激素水平改变有关，与月经周期无关。

问题3：下列哪些因素会导致大唾液腺导管增粗？

  A. 吸烟

  B. 脱水

  C. 口腔卫生不佳

  D. 酒精中毒

  E. 饥饿

答案：

  A. 错误

  B. 身体脱水与唾液流速低有关，可导致细菌性涎腺炎，并伴有唾液腺及导管疼痛肿胀

  C. 由于口腔卫生不佳，致病菌易通过主导管的开口进入导管系统，最后进入唾液腺，导致腺体发炎、肿胀，脓液流出，也可从发炎增粗的导管重流出

  D. 错误

  E. 错误

解析：酒精中毒和饥饿可导致非感染性唾液腺肿大。吸烟会引起小唾液腺开口发炎，即烟碱性口炎，主要累及硬腭，但不会引起大唾液腺导管口发炎。

病例15.5

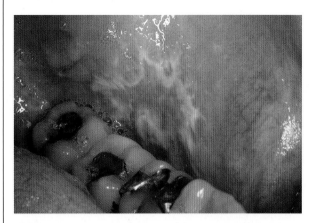

图15.5

主诉：女性，56岁，发现双颊黏膜发白。

现病史：3个月前，牙医检查患者牙齿时发现双颊发白，至今病损无变化。

既往史：2型糖尿病（控制饮食和二甲双胍治疗）和轻度高血压（钙离子通道阻滞剂控制）。否认过敏史，无其他系统性疾病史，否认吸烟史，无其他不良习惯。

口腔检查：双颊、舌背及下唇红可见白色斑块及网状白纹（图15.5），无症状，患者舔颊黏膜时觉粗糙感，皮肤及生殖器未见异常。

问题1：可能的诊断是什么？

A. 网状型扁平苔藓

B. 口腔白斑病

C. 银汞合金相关的苔藓样反应

D. 慢性念珠菌病

E. 慢性溃疡性口炎

答案：

A. 应诊断为网状型扁平苔藓。该疾病是一种慢性炎症性黏膜皮肤疾病，皮肤病损可先于或晚于口腔病损。病损大小不一，对称，珠光白色，呈网状，主要累及双颊黏膜和舌部，少见于牙龈、唇部和腭部

B. 错误

C. 错误

D. 错误

E. 错误

解析：慢性溃疡性口炎常表现为溃疡，而非网状白纹。口腔白斑病和慢性增殖型念珠菌病的白色病损局限，外缘无网状白纹。银汞合金相关的苔藓样反应与扁平苔藓病损类似，但该患者病损广泛分布，周缘未见银汞合金填充物。

问题2：下列哪种类型在口腔扁平苔藓中罕见或不发生？

A. 倒转型

B. 线状型

C. 溃疡型

D. 肥厚型

E. 红皮病型

答案：

A. 倒转型累及乳腺下、腋窝、屈肌和腹股沟区，但从不累及口腔黏膜，表现为红斑性角化斑块，界限不清，部分伴有苔藓样改变或色素沉着

B. 错误

C. 错误

D. 错误

E. 红皮病非常罕见，患者全身状况差，累及皮肤并出现瘙痒性红色丘疹或斑块，但从未累及口腔

解析：线状型以线状白色病损为特征，肥厚型多表现为白色斑块。溃疡型表现为萎缩/溃疡，周缘见网

状白纹。上述3种类型在口腔黏膜中很常见。

问题3：口腔扁平苔藓的主要发病机制是什么？

- **A.** T细胞积聚
- **B.** 朗格汉斯细胞的激活
- **C.** 细胞因子的产生
- **D.** 基底细胞凋亡
- **E.** 释放金属蛋白酶

答案：

- **A.** 错误
- **B.** 错误
- **C.** 错误
- **D.** 活化的CD8⁺T细胞触发基底细胞凋亡是扁平苔藓发生最重要的机制
- **E.** 错误

解析：上述所有机制参与扁平苔藓的发生、发展：朗格汉斯细胞被激活，CD4⁺T和CD8⁺T细胞在上皮和真皮上部积聚，在IL-2和IFN-γ细胞因子诱导下激活CD8⁺T细胞，从而引起基底细胞凋亡。各种金属蛋白酶破坏基底膜，加速细胞凋亡，导致结缔组织基质降解，从而加重上皮损伤。

16

口底黏膜损害
Floor of the Mouth

口底呈马蹄形，位于舌下方和由颏舌骨肌和下颌舌骨肌组成的肌肉隔膜上方。它包含下颌下腺、舌下腺的导管、舌动脉、静脉和神经。口底是各种先天性和后天性疾病的好发部位，某些疾病可危及患者生命，如舌下间隙感染或癌症。某些病损的位置表浅，仅通过体格检查即可诊断（图16.0），但大多数病损累及深部组织，需要成像技术（超声检查、X线、计算机断层扫描或MRI）来评估病损范围和性质。

表16列出了好发于口底的常见和重要的疾病（舌系带过短即绊舌）。

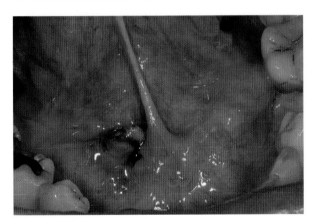

图16.0 右舌下腺导管外伤

表16 常见和重要的口底疾病

◆ 先天性
- 脉管
  - ■ 血管瘤
  - ■ 淋巴管瘤
- 囊肿
  - ■ 皮样
  - ■ 表皮样
  - ■ 淋巴上皮样
- 发育
  - ■ 绊舌（舌系带过短）
- 涎腺
  - ■ 唾液腺发育不全
◆ 获得性
- 炎症
  - ■ 脓肿
    - – 牙源性
    - – 软组织源性
  - ■ 涎腺炎
  - ■ 涎石症
  - ■ 舌下囊肿
- 脉管
  - ■ 静脉湖
- 瘤形成
  - ■ 口腔白斑病
  - ■ 癌
  - ■ 转移癌
  - ■ 间充质来源肿瘤
    - – 良性
    - – 恶性

Clinical Guide to Oral Diseases, First Edition. Dimitris Malamos and Crispian Scully.
© 2021 John Wiley & Sons Ltd. Published 2021 by John Wiley & Sons Ltd.
Companion website: www.wiley.com/go/malamos/clinical_guide

病例16.1

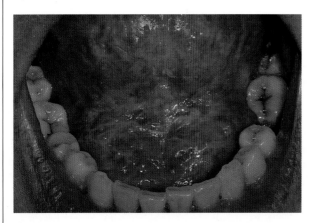

图16.1

主诉：女性，38岁，因发现口底白色病损而被其家庭医生转诊。

现病史：3周前，她的牙医在进行常规牙科检查时偶然发现口底白色病损，建议患者接受进一步检查。

既往史：慢性胃炎，用抗酸剂缓解。糖尿病风险（母亲患有糖尿病）。喜吃辛辣食物，每天吸烟15支。曾将口香糖或薄荷味的糖果置于舌下，以消除因吸烟引起的口臭。家属无类似疾病。

口腔检查：口底大范围发白，界限不清（图16.1）。病灶大小和厚度不一，周缘未见溃疡或网状斑纹。患者自觉无不适，仅觉舌下粗糙感。毛舌，腭部发白，间杂红色斑点，可能与吸烟有关。口腔、皮肤和其他黏膜内未发现类似白色病损。口腔卫生良好，牙龈未见异常，无口臭。近期血液检查显示血糖水平升高。在最可疑病变区域取活检，显示轻度上皮增生，伴轻度上皮异常增生，黏膜下呈弥漫性慢性炎症。

问题1：可能的诊断是什么？

　　A. 白色海绵状斑痣

　　B. 扁平苔藓

　　C. 口底白斑病

　　D. 尿毒症性口炎

　　E. 先天性角化不良

答案：

　　A. 错误

　　B. 错误

　　C. 口底白斑病是正确诊断，表现为单个或多个白色斑块，质地柔软，表面起皱，覆盖部分或整个口底。与长期吸烟密切相关，恶变率高

　　D. 错误

　　E. 错误

问题2：以下哪些因素可促进口底白斑病癌变？

　　A. 全身健康状况

　　B. 习惯

　　C. 病损大小

　　D. 病程

　　E. 临床分型

答案：

　　A. 错误

　　B. 吸烟等慢性习惯（尤其是被动型吸烟）在癌变中起重要作用，因为吸烟、饮酒或辛辣食物产生的各种致癌物易积聚于口底

　　C. 错误

　　D. 病程似乎在其癌变中起作用，因为病损癌变需足够时间暴露于各种致癌物

　　E. 红白相间的病损（颗粒状白斑或红白斑）中比均质型白斑更易发生癌变

解析：病损的大小和患者的全身健康状况影响治疗计划，但不影响癌变率。然而，部分研究者认为，病损直径＞4cm（任何部位，不仅仅是口底）为预

测口腔白斑病癌变的唯一重要指标。

问题3：舌白斑和毛状白斑的组织学特征差异在于什么？

A. 过度角化

B. 上皮下炎症

C. 重度上皮异常增生

D. 空泡细胞

E. 表皮层内存在念珠菌和/或细菌

答案：

A. 错误

B. 毛状白斑中无上皮下炎症，但舌白斑具有不

同程度上皮下炎症

C. 轻度上皮异常增生可见于口底白斑病和毛状白斑，但仅在部分口底白斑病中可见重度上皮异常增生

D. 空泡状细胞仅见于毛状白斑。空泡细胞肿胀，边界清楚，核周空泡，通过免疫细胞化学和原位杂交技术可查见EB病毒（EBV）阳性，主要累及棘层上部

E. 错误

解析：上述两种疾病均可出现过度角化，上皮层可见许多细菌和真菌。

病例16.2

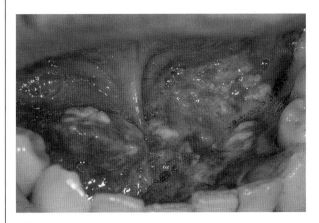

图16.2

主诉：男子，52岁，因口底出现大的外生性肿物而被转诊。

病史：3年前，口底出现一个小菜花状肿物，过去6个月来明显长大，累及大部分口底，舌体运动受限，影响进食或说话。

既往史：高胆固醇血症和轻度高血压，患者拒绝服药，仅通过饮食部分控制。否认过敏史或其他严重疾病史，有吸烟史（2.5包/天），饮用几杯葡萄酒或啤酒。

口腔检查：口底（大部分口底，左侧口底更明显）见一个大而硬的肿块，边缘不规则，呈乳头状，部分溃烂。病变累及舌腹、37牙、45牙舌侧牙龈间的大部分口底（图16.2）。病损无症状，白红色病损与正常黏膜混杂，并伴有同侧颈部淋巴结肿大。可触及的淋巴结大小不一，固定，无症状。未扪及颌下腺和舌下腺肿大。活检显示黏膜下层见大量癌细胞和异常增生细胞。从最大的淋巴结进行细针抽吸穿刺活检印证上述结果。

问题1：可能的诊断是什么？

A. 乳头状瘤

B. 疣状白斑

C. 疣状黄瘤

D. 口腔鳞状细胞癌

E. 终末导管癌

答案：

A. 错误

B. 错误

C. 错误

D. 口腔鳞状细胞癌。它表现为慢性溃疡或肿胀，质硬，表面光滑或呈乳头状，白色或红色。早期多无症状，固定生长在黏膜或相邻的牙槽骨中。晚期由于侵犯头颈神经、邻近器官和淋巴结，伴或不伴肺、脑、骨骼或其他器官的远处转移，会出现全身疼痛或耳痛

E. 错误

解析：从口底和淋巴结活检中均检测到肿瘤细胞、上皮异常增生，即可排除良性病变，如乳头状瘤、疣状黄瘤或疣状白斑。终末导管癌表现为快速生长并伴面部麻痹甚至疼痛，组织病理表现为大量嗜酸性细胞浸润，排列成索状、巢状、基底样、微乳头状，而该患者未出现上述情况。

问题2：组织学术语"象足"可见于下列哪种疾病？

A. 基底细胞癌

B. 成釉细胞瘤

C. 神经纤维瘤

D. 疣状癌

E. 普通口腔癌

答案：

A. 错误

B. 错误

C. 错误

D. 疣状癌的特征是——肿瘤深部由分化良好的鳞状上皮呈宽索状向真皮侵入生长，前端呈球形生长，形成特征性的挤压性边界，类似

于象足

E. 错误

解析：恶性肿瘤，如皮肤基底细胞癌、颌骨成釉细胞瘤、普通口腔癌和良性病变（如神经纤维瘤），其特征是在结缔组织内见大量肿瘤细胞，与疣状癌中肿瘤细胞排列方式不同。

问题3：棘层松解性肿瘤上皮细胞常见于什么？

A. 疣状癌

B. 梭形细胞/肉瘤样癌

C. 腺样癌或假腺癌

D. 腺鳞癌

E. 基底细胞癌

答案：

A. 错误

B. 错误

C. 腺样癌或假腺癌非常罕见，通常累及阳光暴露区域（如唇部），而不是口内。其特征是普通鳞状细胞癌巢与非典型、棘层松解样上皮性细胞共同形成腺体样结构，但无腺体分泌现象

D. 错误

E. 错误

解析：不同类型的口腔癌的组织学特性不尽相同：球状嵴（疣状癌）；肉瘤样的梭形细胞（梭形细胞癌/肉瘤样癌）；如在阿利新蓝染色（腺鳞癌）中所见，具有分泌活性的腺体形成；基底样恶性上皮细胞岛伴角蛋白珠形成（基底细胞癌）。

病例16.3

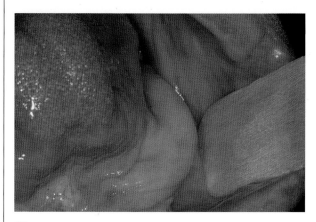

图16.3

主诉：女性，72岁，自觉口底肿胀。

现病史：1周前，患者去医院试戴新义齿前对镜自检时发现口底肿胀。50岁时，因严重的牙周问题而拔掉所有牙齿，此后佩戴义齿，一直未更换。

既往史：严重焦虑症、肠易激综合征、高血压，吸烟史（2包/天）。

口腔检查：口底沿舌下皱襞区肿胀，质软、色泽正常。口内未佩戴下颌义齿时，让患者上抬舌头，肿胀更为明显（图16.3）。口底未见发炎，挤压下颌下腺和舌下腺，见大量清亮液体流出。口腔、皮肤和其他黏膜内未见病损。颈部柔软，无肿胀（局部或扩散）及颈部淋巴结肿大。

问题1：可能的诊断是什么？

A. 脂肪瘤

B. 舌下脓肿

C. 舌下气肿

D. 下颌下腺导管阻塞

E. 口底解剖变异

答案：

A. 错误

B. 错误

C. 错误

D. 错误

E. 这是口底的解剖变异，常出现在下牙槽嵴低平，且体重超重、精神紧张的患者身上。这种"肿胀"出现在通过下颌舌骨肌的收缩上抬口底的过程中，与脓肿或肿瘤等疾病无关

解析：下颌下腺和舌下腺分泌正常，无症状、近期无局部创伤或感染，即可排除唾液腺结石、舌下气肿或脓肿。脂肪瘤也是一种良性的、界限清楚的病变，无论舌头是否运动，都可出现在口底。

问题2：下面哪些肌肉参与了该"病损"的形成？

A. 腭舌肌

B. 颏舌骨肌

C. 舌下肌

D. 下颌舌骨肌

E. 颏舌肌

答案：

A. 错误

B. 颏舌骨肌通过抬高舌骨和压低下颌骨发挥作用，使舌下皱襞更加突出

C. 错误

D. 下颌舌骨肌压低下颌骨并抬高口底

E. 错误

解析：其他肌肉影响舌而非口底位置；腭舌肌主要作用为下降腭帆、上提舌根和缩小咽门；舌下肌拉舌骨向下；颏舌肌收缩拉舌向前下方。

问题3：舌下间隙的界限为什么？

A. 口底黏膜（上界）

B. 下颌内侧表面（前外侧）

C. 下颌舌骨肌（下界）

D. 颏舌骨肌（前界）

E. 颏舌肌（后界）

答案：

　A. 口底黏膜是舌下间隙的上部

　B. 下颌骨作为其前外侧边界

C. 下颌舌骨肌位于其基底

D. 错误

E. 颏舌肌是后部

解析： 颏舌骨肌与颏舌肌一起形成舌下间隙的后部而不是前部。

病例16.4

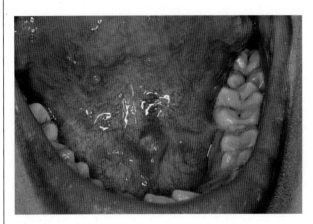

图16.4

　主诉： 女性，38岁，发现口底出现黄色硬结。

　现病史： 患者在3周前首次发现该病损，左侧颈部轻度肿胀伴疼痛，进食或饮水时加重。

　既往史： 否认系统疾病史及近期外伤史。否认吸烟史及饮酒史。

　口腔检查： 右口底颌下腺主导管内见一个黄色结节，质地坚硬，挤压右侧颌下腺未见液体流出（图16.4）。口内湿润度好，进食咸味或酸味食物时右下颌下腺肿胀。其他口腔黏膜未见异常，未见颈部淋巴结肿大。口腔X线片显示患者口底轻微不透射钙化团块。

问题1： 可能的诊断是什么？

　A. 脂肪瘤

　B. 下颌下腺导管结石

C. 创伤性纤维瘤

D. 异物

E. 舌下囊肿

答案：

　A. 错误

　B. 下颌下腺导管结石是病因，其特征是在导管口处触及坚硬的淡黄色结节。这种钙化结节可部分或完全阻塞导管，导致唾液分泌不畅，最终导致腺体发炎。下颌下腺导管结石通常导致腺体间歇性疼痛和肿胀，在用餐前或用餐期间加重，用餐后缓解。导管可出现肿胀充血及溢脓

C. 错误

D. 错误

E. 错误

解析： 脂肪瘤、舌下囊肿、创伤性纤维瘤、异物等可累及口底，需进行鉴别。脂肪瘤和舌下囊肿呈黄色，外观与该患者病变相似，但其质地较软，易波动，故可排除；而纤维瘤和异物质硬，但有创伤史。

问题2： 下列哪些因素可能参与该疾病的发生、发展？

　A. 营养不良

　B. 腮腺炎

C. 干燥综合征

D. 痛风

E. 多形性腺瘤

答案：

A. 营养不良可能会降低唾液流速并改变矿物质和蛋白质的组成，从而增加涎石症的发病率

B. 错误

C. 干燥综合征是一种慢性自身免疫性疾病，其特征是淋巴细胞介导的泪腺和唾液腺等外分泌腺破坏，导致眼睛干涩和口干舌燥。唾液流速降低和高浓度Ca^{2+}与腮腺而非下颌下腺的结石形成有关

D. 痛风的特征是尿酸盐结晶沉积在各种器官中（如肾脏或唾液腺），并在这些器官中充当结石基质

E. 错误

解析：腮腺炎是一种急性病毒感染性唾液腺疾病，可引起严重的并发症（如睾丸和卵巢炎症、自然流产和脑膜炎），但不会导致唾液结石。当成人腮腺炎患者并发涎石症时，症状会加重。多形性腺瘤是一种良性、慢性的唾液腺实质肿瘤，与结石形成无关。

问题3：下列哪些因素可促进下颌下导管结石而非腮腺导管结石形成？

A. 唾液pH

B. 唾液黏度

C. 主导管直径

D. 唾液导管口大小

E. 唾液中无机元素浓度

答案：

A. 唾液pH。下颌下腺唾液呈碱性，腮腺唾液呈酸性。pH > 7的唾液通过其中各种无机元素的积聚，参与生成导管结石

B. 下颌下腺分泌的唾液更黏稠，使唾液停滞并形成黏液栓，为生成结石打下基础

C. 颌下腺的主导管直径比腮腺长，因此阻塞或闭塞的概率更大

D. 错误

E. 下颌下腺而非腮腺中的Ca^{2+}等矿物质浓度较高，因此更容易形成结石

解析：两个导管（孔口）的直径几乎相同：腮腺导管口为0.5～1.4mm，颌下腺导管口为0.5～1.5mm，但唾液流出的路径不同，因为腮腺导管走行几乎水平，而下颌下腺导管由下至上走行。

病例16.5

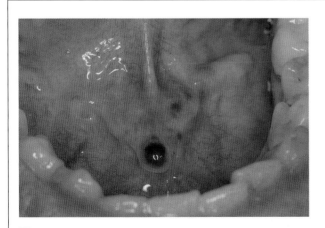

图16.5

主诉：男性，48岁，口底出现深蓝色病损。

现病史：2个月前，牙医在牙周刮治手术中发现该病损，此后病损保持不变。

既往史：系统病史与该病损无关。1年前该部位有过外伤史。

口腔检查：口底近舌系带处见一个蓝色的圆形结节，质地坚硬，表面覆盖正常黏膜（图16.5）。病损直径约为3mm，与浅表脉管病变（静脉曲张）有关。进食期间伤及此处后不久即出现该病损。X

线片检查示阴影。活检证实，该病损是扩张静脉腔内钙化血栓的一部分。口腔、皮肤或其他黏膜的其他部位未见类似病损。

问题1：该疾病的诊断是什么?

A. 静脉石

B. 钙化淋巴结

C. 颌下腺导管结石

D. 黑色素瘤

E. 蓝痣

答案：

A. 静脉石较罕见，表现为小的、圆形的硬结，颜色随病损部位变化。浅表病变呈深蓝色或黑色，而深层病损颜色正常。病变为扩张的血管腔内生成的钙化血栓。

B. 错误

C. 错误

D. 错误

E. 错误

解析：根据组织病理学检查，仅见钙化血栓，无淋巴结钙化/导管钙化/异常黑素细胞/深染梭形细胞与透明细胞间杂，可排除钙化淋巴结、颌下腺导管结石、黑色素瘤和蓝痣。

问题2：无症状头部静脉石的最佳治疗方法是什么?

A. 随访

B. 手术切除

C. 抗凝治疗

D. 止痛药

E. 激光治疗

答案：

A. 无症状静脉石不需要任何治疗，只需定期随访

B. 错误

C. 错误

D. 错误

E. 错误

解析：有症状的静脉石可通过手术或激光及联合止痛药治疗来缓解症状，而非抗凝药物。

问题3：下列哪些疾病会出现异常钙化?

A. 肺外结核

B. 转移性前列腺癌

C. 肠道黏液腺癌

D. 甲状腺功能亢进

E. 血管瘤

答案：

A. 钙化是慢性或陈旧性结核的常见表现

B. 转移性前列腺癌通常与累及骨骼甚至颌骨的成骨细胞病变有关

C. 黏液性腺癌与钙盐沉淀增加有关；尤其是磷酸盐和碳酸盐，可引起钙化

D. 错误

E. 血管瘤受到创伤后，可导致局部血栓形成、纤维化及最终钙化

解析：影响钙代谢的是甲状旁腺激素而非甲状腺激素，因此甲状腺功能亢进与组织钙化无关。

17

牙龈损害
Gingivae

牙龈是许多肿瘤（良性或恶性）和非肿瘤（炎症性、反应性或细菌、病毒和真菌感染）发生的部位。对各种化学物质或化妆品或食物过敏原的过敏性反应，以及自身免疫性疾病，也可累及牙龈。有些病损是局部的，而另一些则是系统性疾病口腔表征，且临床表现各异。一些病变在出生时即出现，但大多数是后天获得的，不同年龄阶段均可出现。一些病变会自发消退，但另一些可能会危及患者的生命并需要立即治疗（图17.0）。

表17列出了最常见和最重要的牙龈损害。

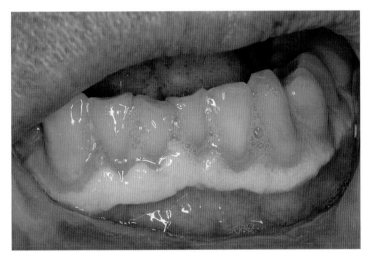

图17.0 放化疗患者下前牙牙龈上的软垢

Clinical Guide to Oral Diseases, First Edition. Dimitris Malamos and Crispian Scully.
© 2021 John Wiley & Sons Ltd. Published 2021 by John Wiley & Sons Ltd.
Companion website: www.wiley.com/go/malamos/clinical_guide

表17 最常见和最重要的牙龈损害 （续表）

- ◆ 先天性
  - • 只累及牙龈
    - ▪ 家族性牙龈纤维瘤病
  - • 同时累及其他器官
    - ▪ 白色海绵状斑痣
- ◆ 获得性
  - • 感染
    - ▪ 牙龈
    - ▪ 牙周
    - ▪ 溃疡和部分系统性疾病
    - ▪ 坏死性牙龈炎/牙周炎
    - ▪ 原发性疱疹性龈口炎
    - ▪ 牙龈线性红斑
  - • 免疫相关
    - ▪ 剥脱性牙龈炎
    - ▪ 肉芽肿性龈炎
    - ▪ 韦格纳肉芽肿（草莓牙龈炎）
    - ▪ 浆细胞龈炎
  - • 创伤
    - ▪ 化脓性肉芽肿性牙龈瘤
    - ▪ 巨细胞肉芽肿性牙龈瘤
    - ▪ 裂隙

- • 内分泌
  - ▪ 妊娠期龈炎
  - ▪ 妊娠期牙龈瘤
- • 药物
  - ▪ 苯妥英类
  - ▪ 硝苯地平类
  - ▪ 钙离子通道阻滞剂
  - ▪ 环孢霉素引起牙龈增大
- • 维生素缺乏
  - ▪ 维生素C缺乏症
- • 肿瘤形成
  - ▪ 角化病
  - ▪ 癌
  - ▪ 肉瘤
  - ▪ 黑色素瘤
  - ▪ 淋巴瘤
  - ▪ 颌骨源性肿瘤
  - ▪ 转移瘤
- • 皮肤疾病
  - ▪ 扁平苔藓（其他类型）
  - ▪ 红斑狼疮

病例17.1

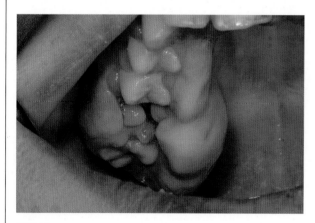

图17.1a

主诉：女性，32岁，因牙龈慢性增生而就诊。

现病史：从儿童时期开始出现牙龈增生，刚成年时达到顶峰。

既往史：否认严重系统疾病史、过敏史及吸毒史。父亲和姐姐有类似的病变，但病情较轻。

口腔检查：全口牙龈增生，后牙处更明显（图

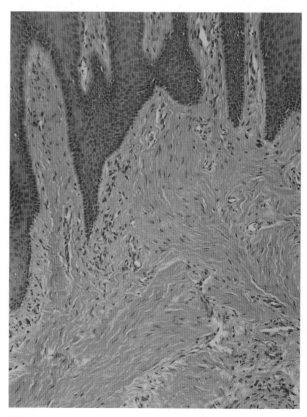

图17.1b

17.1a）。牙龈增生累及游离龈和附着龈，覆盖大部分牙冠，导致咬合紊乱，影响美观和进食。口腔、皮肤或其他黏膜未见明显异常。全景片未见牙槽骨缺失。活检显示，增生的牙龈由弥漫的致密胶原纤维束组成，成纤维细胞很少，增生的上皮和细长的网状钉下有轻度慢性炎症（图17.1b）。

问题1：可能的诊断是什么？

  A. 牙周炎

  B. 口呼吸性牙龈炎

  C. 药物性牙龈增生

  D. 肉芽肿性牙龈炎

  E. 遗传性牙龈纤维瘤病

答案：

  A. 错误

  B. 错误

  C. 错误

  D. 错误

  E. 遗传性牙龈纤维瘤病是一种良性的、罕见的牙龈疾病，其特点是良性、进展缓慢、不出血的牙龈增生。受累牙龈由弥漫的纤维结缔组织束组成，有时覆盖整个牙冠，影响美观和功能

解析：全景片显示没有骨缺失且患者牙龈下无肉芽肿，可排除牙周炎和肉芽肿性牙龈炎。牙龈病变持续时间长，分布在后牙而不是前牙，无用药史，可排除药物性牙龈增生和口呼吸性牙龈炎。患者姐姐和父亲的牙龈病变相似，但严重程度较低，可进一步提示该疾病可能是遗传性牙龈增生。

问题2：局部遗传性牙龈增生和牙龈瘤有什么区别？

  A. 性别倾向

  B. 构成

  C. 症状

  D. 发病时间

  E. 遗传

答案：

  A. 遗传性牙龈纤维瘤病无男女性别差异，而牙龈瘤多出现在孕妇身上，好发于孕后期

  B. 局限性遗传性牙龈纤维瘤病由致密的结缔纤维束和少量小毛细血管组成，而牙龈瘤主要由肉芽组织组成，有许多小血管和慢性炎症

  C. 错误

  D. 遗传性牙龈纤维瘤病在早年发病（大约10岁），而牙龈瘤出现较晚，仅出现在女性孕期

  E. 遗传性牙龈纤维瘤病与常染色体或隐性遗传有关，而牙龈瘤与怀孕期间女性激素分泌失调有关

解析：这两种疾病均出现牙龈增生、出血和轻微不适。

问题3：该疾病可能属于哪种综合征？

  A. Zimmermann–Laband综合征（ZLS）

  B. Down综合征

  C. 考登综合征

  D. Cross综合征

  E. Sturge–Weber综合征

答案：

  A. Zimmermann–Laband综合征包括耳、鼻、骨和指甲缺陷、肝脾大和牙龈畸形

  B. 错误

  C. 错误

  D. Cross综合征包括小眼症、智力迟钝、手足徐动症、色素减退和牙龈纤维瘤病

  E. 错误

解析：在Down综合征、考登综合征和Sturge-Weber综合征中也可出现牙龈疾病，但与口腔卫生差和局部炎症有关，并非像该纤维瘤病患者中所见的胶原蛋白过度生成。

病例17.2

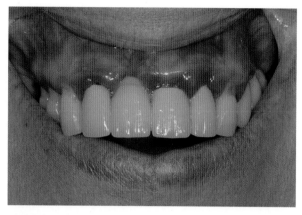

图17.2

主诉：女性，57岁，在过去6个月内出现牙龈肿胀出血。

病史：30年前，首次怀孕时出现牙龈轻度充血和出血，过去10年中，牙龈肿胀，刷牙时觉疼痛。

既往史：轻度高血压（不需要药物治疗）；过敏性鼻炎，发作时用抗组胺药缓解。近期戒烟。

口腔检查：牙龈充血肿胀（图17.2），探及牙周深袋，刷牙时容易出血或自发出血，并伴口臭和流涎。全景片（OPG）和口内X线片显示严重的牙槽骨缺失，磨牙区域更为突出。口腔、皮肤、肠道或其他黏膜未见异常。颈部及全身淋巴结未见肿大。

问题1：可能的诊断是什么？

A. 牙周炎

B. 坏死性牙周炎

C. 浆细胞龈炎

D. 白血病性龈炎

E. 肉芽肿性龈炎

答案：

A. 牙周炎是一种累及牙龈及其支持骨组织的慢性牙龈疾病。它的特点是牙龈红肿和牙周袋形成，牙齿松动和口臭

B. 错误

C. 错误

D. 错误

E. 错误

解析：牙龈炎症持续时间长，无坏死性龈乳头或其他系统性病变和淋巴结肿大，即可排除坏死性牙周炎、浆细胞龈炎、肉芽肿性龈炎或白血病性龈炎。

问题2：该疾病与哪些系统疾病有关？

A. 多发性硬化症

B. 脑卒中

C. 面瘫

D. 胰高血糖素瘤

E. 心脏病

答案：

A. 多发性硬化症和慢性牙周炎都有炎症表现，研究认为，这两种疾病发病机制相关，尤其是在女性患者中

B. 牙周炎和牙齿脱落与脑卒中风险增加有关

C. 错误

D. 错误

E. 牙周炎症被认为与心脏疾病有关（心肌梗死、心绞痛、血管动脉粥样硬化）

解析：未发现牙周病与面瘫或胰高血糖素瘤有关。然而，控制不佳的糖尿病和艾滋病等病毒感染会加剧牙周组织的破坏。

问题3：严重牙周炎与侵袭性牙周炎有何区别？

A. 年龄

B. 性别

C. 进展速度

D. 家族史

E. 与局部因素的关系

答案：

A. 侵袭性牙周炎通常影响年轻患者（30岁以下），但慢性牙周炎在老年人中更为普遍

B. 错误

C. 侵袭性牙周炎的进展速度非常快，有许多附着丧失和骨质流失，而慢性牙周炎的进展速度很慢

D. 有强有力的证据表明遗传（家族性）因素参与侵袭性牙周炎，与非慢性牙周炎无关

E. 在慢性牙周炎种，牙周组织的破坏程度与局部因素（牙菌斑、牙结石、口腔卫生差）密切相关，但与侵袭性牙周炎无关

解析：无论是慢性牙周炎还是侵袭性牙周炎，男女患病风险无差别。

病例17.3

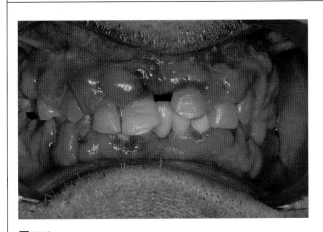

图17.3

主诉：男性，69岁，曾有吸烟史，发现牙龈弥漫性增生。

病史：2年前，患者发现牙龈开始肿大，6个月前，患者曾因高血压危象住院，此后牙龈增生逐渐加重。

既往史：慢性高血压和痛风，每天服用氨氯地平控制病情，病情严重时用秋水仙碱片控制。

口腔检查：全口牙龈，尤其是上前牙牙龈可见广泛增生。牙龈呈粉红色，柔软，局部有出血，形成假性牙周袋覆盖部分牙齿表面（图17.3）。口腔卫生差，可轻易检测到成熟牙菌斑。口腔及皮肤未见其他病变，未见淋巴结肿大。血液学检查未见异常。牙龈活检显示假性上皮增生覆盖纤维血管结缔组织伴慢性炎症。

问题1：引起该患者牙龈增生的主要原因是什么？

A. 口腔卫生差

B. 药物引起

C. 口呼吸

D. 痛风并发症

E. 吸烟

答案：

A. 错误

B. 高血压药物，如氨氯地平是导致牙龈增生的原因；治疗痛风药物，如秋水仙碱不会导致牙龈增生。导致牙龈增生的原因可能是药

物对龈沟液的直接毒性作用，并诱发局部炎症，进而上调细胞因子（如TGF-β1、IL-1b和PDGF），上调角质形成细胞生长因子，以及抑制胶原酶活性

C. 错误

D. 错误

E. 错误

解析：口呼吸通常导致上颌前牙和下颌前牙的牙龈增生，而非后牙。口腔卫生差和吸烟是导致重度牙周炎的主要原因，但其炎症严重程度和该患者活检结果不一致，且患者已戒烟。尿酸盐结晶的积聚常见于痛风患者的皮肤（痛风石），而不是牙龈。

问题2：针对该患者的最佳治疗方法是什么？

A. 单纯改善口腔卫生

B. 牙周刮治（牙周基础治疗）

C. 抗生素（局部或全身）

D. 牙龈切除术

E. 更换药物（剂量改变和/或替代药物）

答案：

A. 错误

B. 错误

C. 错误

D. 可用手术刀或激光进行牙龈切除术、游离瓣成形术或高频电刀以去除增生的牙龈。用手术刀进行牙龈切除术可用于范围局限患者，游离瓣成形术可用于广泛病变，而高频电刀和激光技术适用于儿童或精神障碍患者，因其非常快速且止血效果佳

E. 更换致病药物或减少其剂量可使牙龈在几个月内恢复

解析：良好的口腔卫生是防止或延缓牙龈增生的重要因素，尤其是在牙龈手术后，但若不停止使用可疑药物，而单纯改善口腔卫生、行牙周基础治疗、全身或局部的抗生素联合使用，疗效不佳。

问题3：下列哪些药物与牙龈增生有关？

A. 抗惊厥药

B. 利尿剂

C. 免疫抑制剂

D. 钙离子通道阻滞剂

E. 非甾体抗炎药

答案：

A. 丙戊酸苯妥英、苯巴比妥和拉莫三嗪等抗惊厥药作用于成纤维细胞以合成细胞外基质和胶原蛋白

B. 错误

C. 环孢素等免疫抑制药物广泛用于预防器官移植后的排斥反应，也用于治疗慢性皮肤病，如牛皮癣、特应性皮炎、类风湿关节炎和肾炎综合征

D. 钙离子通道阻滞剂（如氨氯地平、硝苯地平和地尔硫䓬等）被广泛应用于高血压治疗，其可导致牙龈弥漫性增生

E. 无

解析：利尿剂或含钠盐利尿药物会导致矿物质失衡，而非甾体抗炎药会导致口腔溃疡，但两种药物都不会引起牙龈增生。

病例17.4

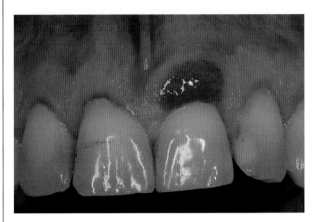

图17.4

主诉：女性，45岁，左上颌中切牙颊侧牙龈出现红色斑点。

病史：5个月前患者发现牙龈出现红色斑点，初始为小红点，后逐渐从游离龈延伸至附着龈。

既往史：既往体健，否认过敏史，无皮肤或生殖器损伤，无摩擦牙龈等不良习惯，否认吸烟史和饮酒史。既往口腔病史及家族史与该疾病无关。

口腔检查：左上颌中切牙颊侧牙龈（游离龈和附着龈）上可见一红色、松软、花生形状病损，患者无疼痛不适，探诊出血（图17.4）。牙周探诊深度正常，患者口腔卫生良好。口腔、皮肤、生殖器和其他黏膜未见类似病损。口内X线片未见牙槽骨吸收，血常规和生化检查未见异常。活检显示黏膜下层内大量成熟浆细胞积累。

问题1：可能的诊断是什么？
- **A.** 化脓性肉芽肿
- **B.** 血管瘤
- **C.** 口腔红斑病
- **D.** 浆细胞龈炎
- **E.** 浆细胞瘤

答案：
- **A.** 错误

- **B.** 错误
- **C.** 错误
- **D.** 浆细胞龈炎是一种罕见的牙龈疾病，其特征是界限分明的红色斑块和水肿性红色天鹅绒样病变，通常延伸至膜龈联合处，是一种超敏反应，导致成熟浆细胞弥漫性积聚到牙龈黏膜下层
- **E.** 错误

解析：根据该疾病组织学特征，有正常上皮且无明显发育异常，成熟的浆细胞弥漫性积聚（而非单个浆细胞）于黏膜下层，即可排除口腔红斑病和浆细胞瘤。单纯血管新生，且无创伤史，可排除血管瘤和化脓性肉芽肿。

问题2：下列哪些检查有利于该疾病的确诊？
- **A.** 临床检查
- **B.** 颅骨X线
- **C.** 活检
- **D.** 过敏原测试
- **E.** 电泳

答案：
- **A.** 临床检查有助于确定病变的位置、大小、颜色和症状
- **B.** 错误
- **C.** 活检可见真皮内大量成熟浆细胞，细胞呈椭圆形，胞质嗜酸性，核偏心性和深染，但无异型性
- **D.** 对存在于牙膏、口香糖、薄荷和某些食物过敏原的斑贴试验若呈阳性，可以临床确诊
- **E.** 错误

解析：电泳和颅骨X线对诊断该疾病意义不大，该疾病无单克隆蛋白（异常蛋白）或骨穿孔病变，此

为外周浆细胞瘤或多发性骨髓瘤的特征。

问题3：下列哪些疾病的黏膜下层为成熟浆细胞浸润？

A. 浆细胞瘤

B. 浆细胞肉芽肿

C. 髓外浆细胞瘤

D. 结核性溃疡

E. 梅毒

答案：

A. 浆细胞瘤是一种疣状肿瘤，有成熟的浆细胞浸润，累及口腔黏膜，口角好发

B. 浆细胞肉芽肿是一种罕见疾病，多见于肺部，很少累及口腔，镜下表现为血管间质形成，伴反应性炎症细胞（大多数为成熟浆细胞），通常被结缔组织包围分隔

C. 错误

D. 结核性溃疡较罕见，多继发于其他部位结核分枝杆菌感染。这种慢性疾病的组织学特征是大量坏死性肉芽肿，由朗格汉斯巨细胞、中性粒细胞、淋巴细胞和成熟浆细胞组成，采用Ziehl-Neelsen染色法易检测出抗酸杆菌

E. 梅毒（一期、二期、三期）以血管周围的成熟浆细胞浸润为特征，但多见于牙龈活检

解析：浆细胞瘤是由未成熟的浆细胞组成的肿瘤，可产生单克隆蛋白。

病例17.5

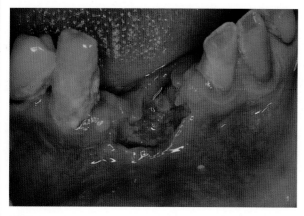

图17.5

主诉：男性，89岁，下颌前牙牙龈出现慢性溃疡。

病史：8个月前，拔除重度松动下中切牙后，即在术区出现溃疡。

既往史：患者年老，但既往体健，否认系统性疾病史、过敏史、长期药物史或吸烟史。

口腔检查：溃疡较深，不规则，底部呈颗粒状，边缘突起，颜色正常，质地坚硬，触诊易出血（图17.5）。患者平素无症状，但有口臭和颈部颏下淋巴结肿大。口腔、皮肤和其他黏膜中未见类似病损。放射学检查显示近溃疡处浅表牙槽骨吸收。血常规未见异常。活检显示：溃疡底部见分化良好的上皮岛，周缘见分化良好纤维血管和慢性炎症细胞浸润；溃疡边缘见上皮异常增生，细胞核深染，有丝分裂数量增加。

问题1：可能的诊断是什么？

A. 创伤性溃疡

B. 嗜酸性溃疡

C. 放线菌病

D. 口腔癌

E. 重型复发性阿弗他溃疡

答案：

A. 错误

B. 错误

C. 错误

D. 口腔癌是正确诊断。具体诊断为牙龈癌。这种癌症表现为牙龈肿胀、增生或不规则溃疡，有时侵袭和破坏局部骨组织、牙齿松动和局部淋巴结肿大

E. 错误

解析： 根据无症状和病程长两个特征易排除重型复发性阿弗他溃疡和创伤性溃疡。根据存在具有异型性和有丝分裂增加的肿瘤上皮岛，以及黏膜下层无嗜酸性粒细胞或放线菌，表明该病损是癌而非嗜酸性溃疡或放线菌病。

问题2： 临床上，如何鉴别癌性口腔溃疡和结核性口腔溃疡？

A. 性别

B. 年龄

C. 临床表现

D. 症状

E. 系统病史

答案：

A. 错误

B. 年龄不同，因为口腔癌好发于年龄较大的人群（＞50岁），而肺结核可累及任何年龄段人群

C. 癌性溃疡外观似火山口，边缘隆起，有不规则的硬结；而结核性溃疡表浅，不规则，质软，界限清楚，周围充血

D. 错误

E. 结核性口腔溃疡通常继发于身体其他部位的结核病变，通常与肺、胸膜、中枢神经系统、皮肤和泌尿生殖系统受累有关。继发性

口腔结核病灶多为单个、硬结、不规则、疼痛性溃疡，表面大量炎性渗出物，可见于任何年龄人群，多见于中老年患者。口腔癌在初始阶段通常为单发，无症状，无局部或远处器官受累（转移）

解析： 癌性口腔溃疡和结核性溃疡可能男性略多于女性，两种疾病在初期无症状，在后期侵犯神经时会出现疼痛。

问题3： 口腔癌和肺结核的常见危险因素有哪些？

A. 营养不良

B. 酗酒

C. 矽肺

D. HIV感染

E. 器官移植

答案：

A. 营养不良会增加患口腔癌和肺结核的风险，因为营养不良会导致免疫系统对各种致癌物和病原菌（如结核分枝杆菌）的抵抗力下降

B. 酗酒或伴吸烟/营养不良会增加口腔癌和肺结核的发病风险2～3倍

C. 错误

D. HIV感染者患肺结核的风险较正常人约高16倍，而患口腔癌的风险更高，并易感染其他病毒，如单纯疱疹病毒（HSV）、EB病毒（EBV）、人疱疹病毒8（HHV 8）和人乳头瘤病毒（HPV）

E. 接受肾脏或其他移植手术的患者患口腔癌（主要是下唇癌）和肺结核的风险增加，这是因为患者需终生使用免疫抑制剂以避免器官排斥反应

解析： 矽肺是一种肺部疾病，会增加患肺结核和肺癌的风险，但不会增加患口腔癌的风险。

18

颌骨损害
Jaws

上颌骨和下颌骨区域的疾病主要受各种病理性因素影响，通常与患者的年龄、性别及全身健康状况无关。少数疾病为先天性的，大多数疾病是后天的。少数疾病是牙源性的，如囊肿和一些牙源性肿瘤；但是绝大多数病损都是非牙源性的，如反应性炎症和颌骨隆起，骨重塑如纤维结构不良和佩吉特（Paget）病以及良恶性肿瘤（图18.0a和b）。

颌骨是各种恶性肿瘤如前列腺癌、乳腺癌、血液肿瘤的常见远处转移部位。颌骨疾病有时候是无症状的，并持续数年。某些颌骨疾病则会导致疼痛、牙齿松动、错位咬合甚至是面部损伤，因此需早期治疗干预。

表18列出了最常累及颌骨的疾病。

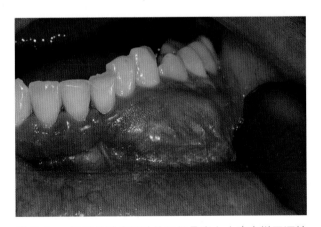

图18.0a 牙源性肿瘤导致的下颌骨膨大（腺瘤样牙源性肿瘤）

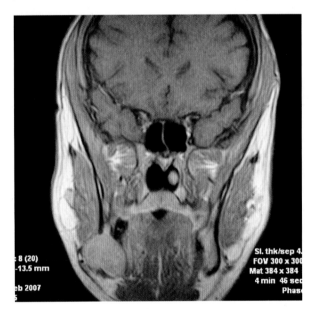

图18.0b 非牙源性肿瘤导致的下颌骨膨大（多发性骨髓瘤）

表18 常见及重要的颌骨疾病 （续表）

◆ 先天性 　○ 骨异常 　　■ 骨发育不全 　　■ 骨萎缩 　　■ 骨增生 　　■ 颌骨隆起 　　　– 下颌骨隆起 　　　– 腭隆起 ◆ 后天性 　○ 创伤 　　■ 骨折 　　■ 软组织和硬组织损伤 　○ 感染 　　■ 骨髓炎（急性和慢性） 　　■ 骨坏死（药物或辐射导致） 　○ 囊肿 　　■ 牙源性囊肿 　　■ 非牙源性囊肿 　○ 肿瘤 　　■ 牙源性肿瘤	■ 非牙源性肿瘤 　　　– 肉瘤 　　　– 淋巴瘤 　　　– 骨髓瘤 　　　– 转移性肿瘤 　○ 内分泌失调 　　■ 佝偻病 　　■ 内分泌腺功能不良 　　　– 垂体 　　　– 甲状腺 　　　– 甲状旁腺 　○ 代谢异常 　　■ 骨质减少或骨质疏松 　　■ 骨软化 　　■ 佩吉特病 　　■ 骨纤维结构不良 　　　– 家族性巨颌症

病例18.1

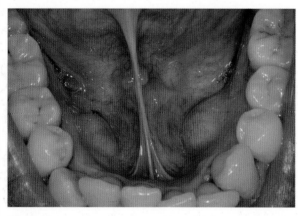

图18.1

主诉：女性，26岁，发现下颌骨内侧前磨牙区出现无症状硬结。

现病史：2年前，在一次常规口腔检查中发现了该肿块，一直稳定。

既往史：否认系统性疾病史、龋病史、牙周病，无颌骨局部损伤史，否认磨牙等不良习惯。

口腔检查：下颌骨舌侧见2个较大的硬结，固

定，对称分布，位于下颌舌骨线上方的前磨牙区域（图18.1）。病损表面黏膜正常，触诊无波动感，口腔其余部位、皮肤、黏膜未见异常。病变邻近牙牙髓活力测试正常，无松动，而影像学检查（咬合片和全景片）发现牙齿下方的骨骼密度稍增高，提示成骨细胞活动增强而非破骨细胞。

问题1：该病损是什么？

　A. 多发性纤维瘤

　B. 腭隆突

　C. 骨瘤

　D. 下颌隆突

　E. 骨肉瘤（骨母细胞型）

答案：

　A. 错误

　B. 错误

　C. 错误

D. 下颌隆突是正确答案。下颌隆突是一种对称分布的无症状的骨过度生长，不伴刺激感和烧灼感。这些病变被一层薄薄的正常口腔黏膜覆盖，通常出现在下颌骨舌侧的尖牙区和前磨牙区

E. 错误

解析： 其他颌骨肿块为起源于口腔黏膜（如多发性纤维瘤）或同骨有关（如隆突和骨瘤），或是原发或转移性肿瘤。它们的发病部位、持续时间、症状以及临床和影像学特征可以帮助临床医生鉴别诊断。腭隆突通常出现在腭部，并且跨越腭中线。骨瘤的病变在骨骼内，具有特征性的影像学特征和症状。骨肉瘤（骨母细胞型）通常伴有类似的骨质增生，但影像学检查可以观察到明显的骨质破坏。多发性纤维瘤是纤维增生而非骨质增生，因此触诊柔软，它可以出现在任何发生创伤的部位。

问题2： 手术切除这些肿块的适应证是什么？

A. 恶性转化的风险增加

B. 颌骨薄但需要进行牙种植

C. 制作新的义齿

D. 恐癌症

E. 咀嚼障碍

答案：

A. 错误

B. 对于某些区域骨量很少而又急需种植的患者，可以切除下颌隆突从中取出皮质骨碎片同患者的血液混合，制备成一种安全的骨再生植入材料

C. 在制作新的义齿时，为了使新的义齿固位良好应去除较大的下颌隆突

D. 错误

E. 当隆突较大或隆突上有溃疡时，会影响患者咀嚼，进食较硬食物时出现疼痛

解析： 当患者担心隆突会有癌变风险时，应告知并安慰患者该病变是良性的，没有恶化风险，也无须辗转就医，从而缓解患者的恐癌情绪。

问题3： 下列哪些因素和该病损的发生、发作有关？

A. 遗传因素

B. 局部创伤

C. 慢性根尖周感染

D. 饥饿

E. 吸烟

答案：

A. 遗传因素似乎在下颌隆突的发展中发挥着至关重要的作用。据报道，双胞胎或近亲可发现类似病变，相较于欧洲和美国的白种人群，这一特点在非洲裔加勒比人和爱斯基摩人群中更为突出

B. 不良习惯如磨牙或进食时导致的局部创伤可激发炎症，进而诱导成骨（非破骨）增加，最终出现骨质增生

C. 错误

D. 错误

E. 错误

解析： 饥饿导致的营养不良会减少骨生成并降低骨密度，导致骨质减少和骨质疏松；而吸烟会加重这种状况。慢性根尖周感染通常会引起骨吸收，局灶性硬化性骨髓炎少见。

病例18.2

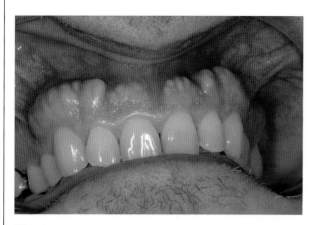

图18.2

主诉：男性，32岁，发现上下颌骨大量硬结。

现病史：5年前，患者偶然发现上述病损，自觉无明显不适。

既往史：否认局部或系统性疾病。吸烟史（1包/天），在健身房进行举重训练常常紧咬牙齿。

口腔检查：上下颌唇颊侧牙龈见多处硬结，上前牙区域最明显（图18.2）。其他部位未见类似的病变。口内的影像学检查显示病变区域为高密度影。

问题1：该疾病可能的诊断是什么？

　A. 牙龈纤维瘤

　B. 腭隆突

　C. 遗传性多发性外生骨疣

　D. 家族性多发性结肠息肉–骨瘤–软组织瘤综合征

　E. 颊部外生骨疣

答案：

　A. 错误

　B. 错误

　C. 错误

　D. 错误

　E. 这些硬结是外生骨疣，表现为上下颌骨唇颊

侧出现良性增生的新骨。该病损无症状，可影响美观和造成患者恐癌

解析：硬结的位置和数量排除了腭隆突和遗传性多发性外生骨疣，前者出现在腭部，后者主要出现在腿、上臂、肩膀的长骨上。患者无肠息肉和牙龈增生则可排除家族性多发性结肠息肉–骨瘤–软组织瘤综合征和牙龈纤维瘤。

问题2：该疾病还有哪些临床特征？

　A. 肿块表面黏膜充血或出现溃疡

　B. 病变对称，且主要位于下颌骨前部

　C. 病变通常出现在60岁以后

　D. 更常见于女性

　E. 病变通常伴随疼痛和邻牙的根尖周感染

答案：

　A. 错误

　B. 错误

　C. 错误

　D. 错误

　E. 错误

解析：颊部外生骨疣更易累及男性，通常发生在上颌骨后部，且患者多为年轻人。病变的邻牙通常活力测试正常，无根尖周疾病。肿块被覆黏膜虽然较薄，但仅在外伤时才会出现充血和溃疡。

问题3：头颈部还有哪些类似的骨质增生？

　A. 足球运动员的外生骨疣

　B. 指甲下的外生骨疣

　C. 冲浪运动员的外生骨疣

　D. 前列腺癌骨硬化症

　E. 骨刺

答案：

A. 错误

B. 错误

C. 冲浪运动员的外生骨疣特征为耳道内异常骨质生长，由于冲浪运动员或户外游泳运动员长期暴露在冰冷的风和水中，对耳朵造成慢性刺激所致

D. 前列腺癌有时会诱导成骨细胞转移，其特征

是异常的骨生成增多造成的类骨质表面升高。新生骨质量较差，机械抗力小，容易发生自发性骨折

E. 骨刺通常发生在关节（如颞下颌关节）边缘，继发于各种退行性疾病引起的慢性炎症

解析： 足球运动员的外生骨疣主要起源于踝关节和胫骨，而指甲下的外生骨疣主要累及大脚趾。

病例18.3

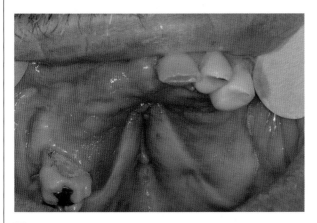

图18.3

主诉： 男性，62岁，出现上颌义齿佩戴困难，严重影响进食。

现病史： 1年前，拔除25牙（拔除过程困难），术后即出现上颌义齿佩戴困难，4个月前情况加重，已调改上颌义齿3次，但效果不佳。

既往史： 高胆固醇血症和2型糖尿病，分别采用低脂低糖饮食和阿托伐他汀或二甲双胍等药物控制。

口腔检查： 上颌有一处扩大的、弥散性的、无症状的骨质增生，主要累及硬腭（图18.3）。被覆黏膜较薄，上颌义齿基托区域黏膜充血，余黏膜未见异常。义齿基牙没有牙髓坏死的迹象，基牙周围的牙龈柔软、肿胀，但是有一定程度的凹陷，尤其是在义齿卡环对应区。下颌骨及身体其他骨骼未见

类似的骨质增生，近亲无类似疾病。颅骨X线检查提示上颌骨增生，呈棉絮状外观。血液检查排除贫血，钙、磷、尿素和肌酐水平未见异常，血清碱性磷酸酶水平升高，为正常值的4倍。

问题1： 什么原因导致患者出现义齿佩戴困难？

A. 25牙拔牙术

B. 红斑型念珠菌病

C. 佩吉特病（单骨型）

D. 甲状旁腺功能亢进

E. β-地中海贫血

答案：

A. 错误

B. 错误

C. 佩吉特病单骨型造成了患者义齿佩戴困难。佩吉特病的骨骼病损特征为慢性骨重塑，导致了这种畸形（增生）以及一处或多处骨骼的脆弱，进而导致疼痛、骨折和相应关节的关节炎

D. 错误

E. 错误

解析： 拔除25牙可能影响上颌义齿的稳定性，但可

通过调改来改善。红斑型念珠菌病是由于义齿过度挤压黏膜造成的，会引起局部的烧灼感。甲状旁腺功能亢进和β-地中海贫血虽可导致上颌骨增生，但分别还会导致甲状旁腺激素分泌增加和血红蛋白β链合成，而本病例患者的血液检查无相关异常。

问题2：这种疾病的生化标记物是什么？

A. 甲状旁腺激素降低

B. 碱性磷酸酶升高

C. 钙和/或磷降低

D. 尿吡啶升高

E. 甲状腺激素升高

答案：

A. 错误

B. 碱性磷酸酶升高是肝脏和骨骼疾病的病理表现

C. 错误

D. 与羟脯氨酸相比，尿吡啶水平升高更能反应佩吉特病患者的骨骼活性

E. 错误

解析：钙/磷水平降低和甲状旁腺激素升高分别是佝偻病和骨软化症的特征，而甲状腺激素（T3和T4）水平与佩吉特病无关。

问题3：下列哪些情况和该疾病无关？

A. 骨质疏松

B. 感觉异常

C. 心力衰竭

D. 牙齿松动

E. 骨髓炎

答案：

A. 骨质疏松是一种独特的骨骼疾病，有时伴发代谢性骨骼疾病，但与佩吉特病无关

B. 错误

C. 错误

D. 上颌骨或下颌骨增生会导致邻牙间隙增大和牙骨质增生，使得牙齿固位良好，难以拔除

E. 错误

解析：在泛发型佩吉特病患者中（＞40%的骨骼累及）需要大量新生血管以保证充足的血液供应，从而导致心力衰竭。佩吉特病中增生骨骼可压迫神经从而导致疼痛和感觉异常，病情程度取决于涉及的神经以及压力大小。增生的上颌骨或下颌骨会导致咬合异常，使牙齿彼此分离。骨髓炎是一种常见的拔牙后并发症，通常发生于拔除严重龋坏且伴有根尖周感染的牙齿后。

病例18.4

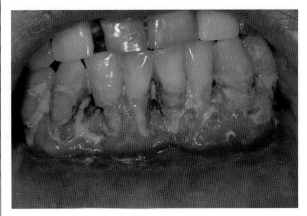

图18.4a

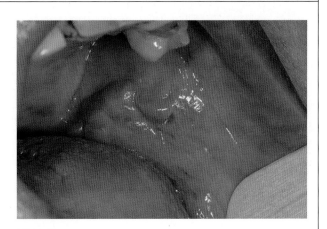

图18.4b

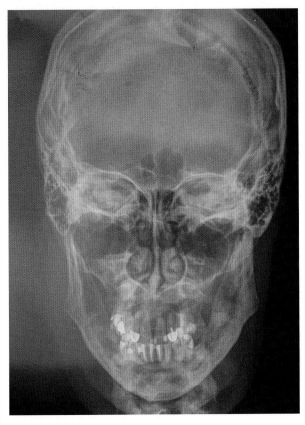

图18.4c

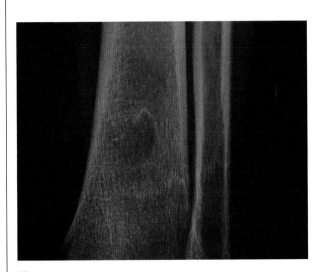

图18.4d

主诉：女性，52岁，牙龈出现疼痛性溃疡，伴有牙齿松动。

现病史：3年前，患者下前牙出现疼痛和牙龈肿胀，对可疑牙进行根管治疗和牙周刮治后，疗效不佳。

既往史：近2年来，患尿崩症（轻型）以及多处骨骼肌肉紊乱，补充液体和非甾体抗炎药之后部分缓解。曾发作几次中耳炎，抗生素治疗疗效佳。

口腔检查：牙龈柔软、发炎、部分有溃疡，且十分敏感，探诊易出血，邻近牙尽管接受了根管治疗仍有松动、疼痛（图18.4a）。双颊黏膜见少许结节–斑块样病损，颈部淋巴结病肿大（图18.4b）。影像学检查显示患者多处尤其在下颌骨、颅骨和右侧胫骨有低密度透射影（图18.4c和d）。血液检查发现抗利尿激素（ADH）降低，血细胞计数上升但仍在正常范围内，未见副蛋白，钙和磷水平在正常范围内。牙龈病理检查显示在黏膜下层有大量的朗格汉斯细胞和嗜酸性粒细胞聚集。

问题1：该疾病的诊断是什么？

    A. 多发性骨髓瘤

    B. 下颌骨骨髓炎

    C. 先天性中性粒细胞减少症

    D. 严重慢性牙周炎

    E. 组织细胞增多症X

答案：

    A. 错误

    B. 错误

    C. 错误

    D. 错误

    E. 诊断为组织细胞增多症X［朗格汉斯细胞组织细胞增多症（LCH）］。这是一组罕见的疾病，其特征是由单核巨噬细胞系统来源的局部或全身的组织细胞增殖。该疾病可累及幼儿和成人，影响一个（单灶性）或多个器官（多灶性），以大量的骨溶解为特征；也可累积一种或多种骨骼外病变，如肺、脾脏、肝脏、淋巴结、皮肤和口腔黏膜，预后不一。该患者为Hand-Schuller-Christian组织细胞增多症（慢性多灶型），特征为尿崩症合并骨缺损和皮肤黏膜病损

解析：慢性牙周炎的骨缺损局限于支持牙齿的牙槽骨，而组织细胞增多症的骨缺损是穿孔的，常延伸至根尖以下，并且其他骨骼也可出现类似病损。血液检查未发现副蛋白血症和中性粒细胞减少，即可排除多发性骨髓瘤和先天性中性粒细胞减少症，无坏死性骨片即可排除骨髓炎。

问题2：该疾病的组织病理学是什么?

　　A. 嗜酸性粒细胞聚集

　　B. 浆细胞聚集

　　C. 泡沫细胞聚集

　　D. 伯贝克颗粒聚集

　　E. 咖啡豆样组织细胞聚集

答案：

　　A. 错误

　　B. 错误

　　C. 错误

　　D. 伯贝克颗粒或小体是杆状或网球拍状细胞器，需用电镜才能在朗格汉斯组织细胞增多症中观察到

　　E. 咖啡豆样组织细胞是一种非典型细胞，其特

征是在苏木精-伊红（HE）染色发现嗜酸性胞浆和纵向核沟，免疫组化染色CD1a和朗格林受体（CD207）阳性

解析：嗜酸性粒细胞、浆细胞、泡沫细胞聚集通常出现在组织细胞增多症X中，但不是组织细胞增多症X的特征性表现，也可见于其他疾病（如动脉粥样硬化、糖尿病肾病和细菌感染）。

问题3：这种多病灶疾病的推荐治疗方法是什么?

　　A. 手术切除

　　B. 小剂量放疗

　　C. 病损内类固醇注射

　　D. 化疗

　　E. 抗代谢药物治疗

答案：

　　A. 错误

　　B. 错误

　　C. 错误

　　D. 长春碱联合类固醇化疗是多病灶LCH的首选治疗方案

　　E. 抗代谢药物如2-氯脱氧腺苷和甲氨蝶呤可以干扰DNA合成，阻止异常朗格汉斯组织细胞分裂，被广泛应用

解析：手术切除、低剂量放疗、病灶内注射类固醇类药物（如曲安奈德），仅对单一病灶有效。

病例18.5

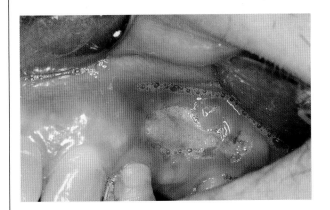

图18.5a

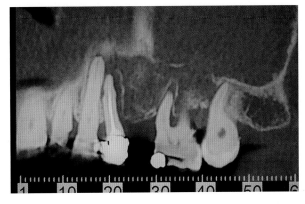

图18.5b

主诉：女性，80岁，左上颌牙龈疼痛8个月。

现病史：疼痛持续，呈跳痛，夜晚加重。此前从左上颌第二前磨牙到磨牙区牙龈出现巨大肿胀区域。使用一个疗程的抗生素治疗后肿胀部分缓解，但下方的牙槽骨暴露。

既往史：曾服用大量药物，如用阿卡波糖联合二甲双胍和盐酸吡格列酮治疗2型糖尿病，服用阿米洛利治疗高血压，服用阿托伐他汀治疗高胆固醇血症，服用狄诺塞麦联合钙片和维生素D₃治疗慢性骨质疏松症。否认其他疾病史及过敏史。

口腔检查：左上颌第二前磨牙至左上颌磨牙上颌骨颊侧区域骨暴露，呈黄灰色，约2cm大小（图18.5a）。暴露区骨质疏松，周围牙龈红肿，伴有脓性渗出物、口臭和流涎。无颈部淋巴结肿大，无发烧或乏力等全身症状。血液检查显示红细胞沉降率和白细胞升高，X线检查发现从左上颌尖牙根尖延伸到左上颌第二磨牙根尖并穿过上颌窦下壁的明显的低密度投射影（图18.5b）。夹取一块暴露骨进行组织病理学检查，显示骨坏死以及成骨细胞、骨细胞缺失，伴大量致病菌和混合的炎症细胞。

问题1：可能的诊断是什么？

　　A. 干槽症

　　B. 药物相关的颌骨骨坏死（MRONJ）

　　C. 骨肉瘤

　　D. 骨转移

　　E. 放射性骨坏死

答案：

　　A. 错误

　　B. 狄诺塞麦诱导的MRONJ是正确的诊断，其特征为颌面部坏死骨暴露，8周内不愈合，同抗骨吸收剂摄取有关，而与之前的放疗无关。死骨未显示出快速骨重塑的证据，因为缺乏成骨细胞和骨细胞。这种疾病与患者的年龄、性别和种族无关，其严重程度取决于用于治疗骨转移或骨质疏松症的药物的类型、剂量和用药持续时间，以及患者的全身健康状况

　　C. 错误

　　D. 错误

　　E. 错误

解析：考虑到该区域无放疗史和拔牙史，容易排除放射性骨坏死和干槽症。病理组织活检没有发现肿瘤细胞，则可排除骨肉瘤或骨转移等恶性肿瘤。

问题2：可采取下列哪些治疗方法?

    A. 保守治疗

    B. 手术清创

    C. 己酮可可碱等药物治疗

    D. 高压氧

    E. 放疗

答案：

    A. 保守治疗包括改善患者的口腔卫生状况，拔除松动牙，去除牙周疾病，早期局部或全身长期使用抗生素

    B. 手术可用于骨坏死患者，清除坏死骨应该达到健康的骨面为止

    C. 己酮可可碱是一种很有前景的新药，它可以增加红细胞的柔韧性，优化微循环流量，引起血管舒张，抑制人真皮成纤维细胞增殖和细胞外基质的产生，增加胶原酶活性

    D. 错误

    E. 错误

解析：高压氧治疗骨坏死有争议，即使低剂量放疗也会加重骨质破坏。

问题3：该患者患此病的始动因素通过哪种途径致病?

    A. 血管形成

    B. 黏膜完整性

    C. 微生物聚集

    D. 骨转换

    E. 破骨细胞功能

答案：

    A. 错误

    B. 错误

    C. 错误

    D. 错误

    E. 狄诺塞麦是一种单克隆抗体，可以结合并抑制细胞因子RANKL，RANKL是破骨细胞形成、功能和生存的重要介质，因此狄诺塞麦可以降低其破骨活性

解析：双膦酸盐类和非狄诺塞麦药物具有延迟愈合的特性，并抑制上皮细胞的增殖，从而减少黏膜屏障，允许致病菌进入并聚集到骨中。

19

唇部损害
Lips

唇部是人类和许多动物口腔的外部可视部分，具有食物摄入、发音、面部表情、触摸和性行为等多种功能。唇部疾病可为局限的，也可与全身疾病关联。唇部疾病发病机制可为先天因素或后天因素，如局部刺激物、感染、炎症、自身免疫或肿瘤以及不良习惯等导致。大部分唇部疾病的诊断主要基于临床表现，部分需要组织病理学验证（图19.0）。

表19列出了最常见和重要的唇部疾病。

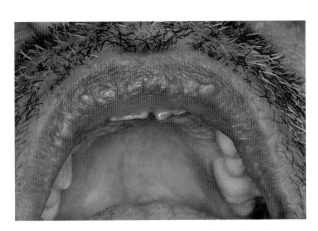

图19.0 上唇唇红迷脂症

表19 常见和重要的唇部疾病

◆ 先天因素
  • 解剖异常
    ▪ 唇凹陷
    ▪ 重唇
    ▪ 唇裂
◆ 后天因素
  • 下唇
    ▪ 光化性唇炎
    ▪ 腺性唇炎
    ▪ 肉芽肿性唇炎（晚期）
    ▪ 黏液腺囊肿
  • 上唇
    ▪ 小涎腺肿瘤（以恶性为主）
    ▪ 肉芽肿性唇炎（早期）
  • 双唇
    ▪ 光线性痒疹
    ▪ 血管瘤
    ▪ 剥脱性唇炎
    ▪ 接触性唇炎
    ▪ 浆细胞唇炎
    ▪ 唇皲裂
    ▪ 软组织脓肿
    ▪ 黑斑
    ▪ 迷脂症
  • 口角
    ▪ 口角炎
  • 其他
    ▪ 口周皮炎

病例19.1

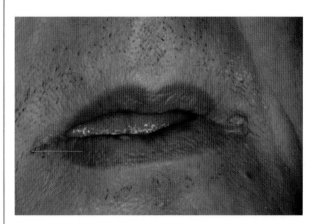

图19.1a

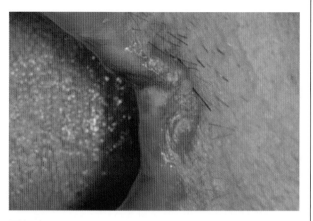

图19.1b

主诉：女性，72岁，患者觉口角疼痛。

现病史：5年前，在更换新的（不完全贴合）下颌义齿后，口角开始出现疼痛。上个月患者因肺炎长时间使用抗生素和类固醇类药物，口角疼痛加重。

既往史：高血压和慢性支气管炎，每天使用血管紧张素转化酶（ACE）抑制剂治疗，病情严重时使用类固醇及抗酸剂保护胃肠道。因老年期激素变化和长期使用类固醇导致多毛症。否认过敏史、湿疹或其他皮肤疾病。患者喜舔嘴角以缓解瘙痒感，否认吸烟史及其他不良习惯。

口腔检查：双侧口角弥散性充血，从唇红边缘延伸至邻近面部皮肤（图19.1a）。双侧口角见皲裂、水肿和痂皮，左口角病情较重，见一处较大的浅表性溃疡。溃疡部分被覆金黄色痂壳，周缘见慢性肥厚肉芽组织（图19.1b）。其他皮肤、口腔黏膜及颈部淋巴结未见明显异常。

问题1：该疾病可能的诊断是什么？

A. 口角炎

B. 接触性唇炎

C. 疱疹性唇炎

D. 缺锌

E. 肉芽肿性唇炎

答案：

A. 口角炎是一种由金黄色葡萄球菌和溶血性链球菌或合并白色念珠菌感染引起的炎症性疾病，自觉疼痛、可见充血伴皲裂、浅表溃疡伴黄色痂皮覆盖，当金黄色葡萄球菌感染时病情更重。口角炎只累及口角，并从唇红边缘延伸至口周皮肤

B. 错误

C. 错误

D. 错误

E. 错误

解析：根据病程、病损部位、病损类型、无过敏史等特点即可排除急性疾病，如疱疹感染（疱疹性唇炎）、湿疹性疾病（接触性唇炎）、慢性系统性疾病（缺锌）或肉芽肿疾病（肉芽肿性唇炎）。

问题2：对该患者来说，最佳治愈方法是什么？

A. 无

B. 光动力疗法

C. 单独使用抗真菌药物或联合使用抗菌药物

D. 透明质酸皮肤填充

E. 恢复面下份高度

答案：

A. 错误

B. 错误

C. 错误

D. 错误

E. 消除各种致病菌或真菌仍是治疗唇炎和口角炎的最佳方法。通过恢复面下份高度及限制唾液从口角流出，以增加唇红丰满度和减少唾液酶刺激，从而消除致病菌影响。面下份高度为鼻前棘（X线片）或鼻孔底（临床）到颏下点的垂直距离。临床医生可以通过制作新的义齿、牙冠、充填物来恢复这个高度，同时改变咬合关系，使口角变得干燥，不利于各种细菌的生长

解析： 虽然光动力疗法和透明质酸皮肤填充剂注射已经成功治愈少许口角炎患者，但尚未被广泛使用，因为该项技术需要专业临床医生、昂贵的设备和特殊场地。局部使用抗真菌药物或抗菌乳膏对治疗口角炎非常有效，但若未去除危险因素，则容易复发，而非永久性的。

问题3： 下列哪些因素与该疾病的发病有关？

A. 遗传异常

B. 营养不良

C. 吸收不良

D. 习惯

E. 药物

答案：

A. 遗传异常（如唐氏综合征和肠病性肢端皮炎）可以诱发口角炎。由于肌张力过低，唐氏综合征患者持续流涎，使得口角保持湿润。肠病性肢端皮炎患者因缺乏调节性蛋白导致免疫系统损害，使口角易受致病菌侵袭

B. 营养不良常见于摄入不足、挑食和酗酒患者，它可能导致细胞介导的免疫功能下降，从而促进细菌生长

C. 消化道肿瘤、克罗恩病、溃疡性结肠炎和胰腺炎等疾病手术后可出现矿物质与维生素吸收不良，导致细胞免疫功能受损，进而诱发口角炎

D. 长期舔舐、吮吸拇指或过度咀嚼口香糖会使口角长期被唾液湿润，唾液中的消化酶进而刺激口角，有利于白色念珠菌和细菌的生长

E. 某些药物会导致口干症或免疫抑制，促进包括口角在内的身体各部位滋生病原菌和真菌

病例19.2

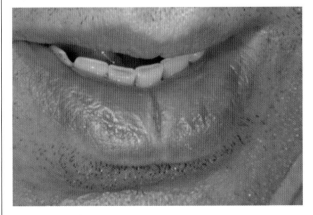

图19.2a

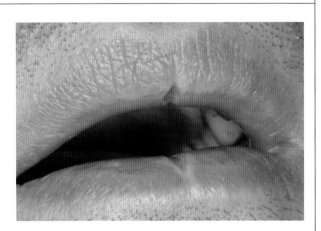

图19.2b

主诉：男性，28岁，双唇出现较深的凹沟，伴有烧灼感。

现病史：2年前，即出现该病损，一般没有症状。偶因进食出现开裂流血，自觉疼痛。

既往史：否认系统疾病史及用药史。闲暇热爱钓鱼，否认吸烟史、饮酒史、其他不良习惯（如舔唇、咬笔）。

口腔检查：下唇中部出现一处线状溃疡，伴有烧灼感和刺痛感，进食辛辣/硬食物偶感疼痛（图19.2a，b）。溃疡表浅，边缘柔软，无颈部淋巴结肿大。上唇也见类似病损，但较下唇轻。口内未见异常。

问题1：该疾病的诊断是什么？

　　A. 正中唇裂

　　B. 光化性唇炎

　　C. 剥脱性唇炎

　　D. 唇裂

　　E. 口角炎

答案：

　　A. 正中唇裂是一种罕见的良性病变，其特征为下唇中部的线性溃疡，上唇少见，可能由于中胚层第一臂弓融合不足所致

　　B. 错误

　　C. 错误

　　D. 错误

　　E. 错误

解析：其他类型的唇炎也可出现皲裂，不同之处在于它们位于口角（口角炎）或分散在双唇全域。剥脱性唇炎可出现结痂。光化性唇炎主要累及下唇，表现为萎缩及上皮异常增生。而唇正中的裂纹较浅，可以排除唇裂。

问题2：正中唇裂的临床特点是什么？

　　A. 非常罕见

　　B. 男性好发

　　C. 好发于45岁以上患者

　　D. 长期暴露在太阳辐射下引起

　　E. 与唐氏综合征有关

答案：

　　A. 错误

　　B. 正中唇裂好发于男性，男女患者比例约为4∶1

　　C. 错误

　　D. 错误

　　E. 唐氏综合征患者出现舌裂、正中唇裂、口角炎、巨舌症的概率增加

解析：正中唇裂是一种罕见的良性病变，患病率约为6/1000，好发于45岁以下人群。这种疾病与长期暴露在太阳辐射下、吸烟或者其他不良习惯无关。

问题3：这种疾病可采取哪些治疗方案？

　　A. 整形手术

　　B. 二氧化碳激光

　　C. 补充锌剂

　　D. 全身应用抗生素

　　E. 局部抗菌/抗真菌药膏

答案：

　　A. 整形手术已被用于修复较深的正中唇裂，疗效非常好，复发概率极低

　　B. 二氧化碳激光通过增加上皮下胶原和弹性蛋白的数量，已成功地用于关闭裂缝

　　C. 错误

　　D. 错误

　　E. 正中唇裂的病损中可以分离出致病菌（如金黄色葡萄球菌或念珠菌），因此局部单独使用抗菌药物或联合使用抗真菌药物可能取得较好的疗效

解析：补充锌剂有利于口角炎和剥脱性唇炎的治疗，但对正中唇裂无效。当正中唇裂伴发多重感染时，应局部联合应用抗真菌药物、抗生素和类固醇，不需要全身应用。

病例19.3

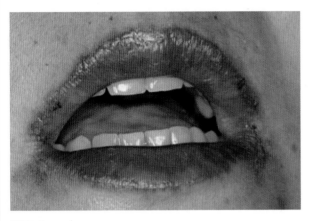

图19.3

主诉：女性，23岁，发现双唇红斑样皮疹，伴瘙痒。

现病史：5天前，即出现唇部皮疹伴瘙痒，近2天来，瘙痒症状持续。上周旅行时，曾涂抹一种草莓味的唇膏，数小时后出现皮疹。

既往史：特应性皮炎和花粉过敏，采用抗组胺类药物和局部使用类固醇治疗。否认其他严重疾病。否认吸烟史及饮酒史，无舔唇习惯。

口腔检查：双唇见红斑样皮疹，伴水肿，嘴唇干燥，可见浅的裂纹和鳞屑，患者自觉瘙痒（图19.3）。皮疹蔓延到唇红边缘，口角和口周皮肤更严重。余面部、口腔黏膜未见明显异常。

问题1：可能的诊断是什么？

　A. 光化性痒疹

　B. 脂溢性皮炎

　C. 口周皮炎

　D. 过敏性接触性唇炎

　E. 刺激性湿疹性唇炎

答案：

　A. 错误

　B. 错误

　C. 错误

　D. 过敏性接触性唇炎是一种外源性的湿疹型唇炎，由化妆品、口红，甚至牙膏、漱口水和各种食物等局部过敏原引起的Ⅳ型超敏反应所致

　E. 错误

解析：缺乏特征性的皮损，可以轻易排除脂溢性皮炎、光化性痒疹等疾病。此外，唇红缘和发炎皮肤连续，患者没有舔唇习惯，即可排除口周皮炎和刺激性湿疹性唇炎。

问题2：下列哪些检查可以用于诊断过敏性接触唇炎？

　A. 斑贴试验

　B. 针刺试验

　C. 光斑贴试验

　D. 划痕试验

　E. 摩擦试验

答案：

　A. 斑贴试验是一种准确的方法，可以检测镍、秘鲁香脂、羊毛脂、香料、药物、异国食品或饮料以及各种添加剂或防腐剂等特定物质是否会导致患者的嘴唇或皮肤过敏。这项测试是在患者上背部皮肤的各个区域中放置25～150种微量的过敏原，2天后判定结果

　B. 错误

C. 错误

D. 错误

E. 错误

解析：以上所有测试均可单独或联合使用来鉴定过敏原。斑贴试验用于确诊接触性皮炎，光斑贴试验用于确诊光化性皮炎，针刺试验用于诊断过敏性鼻炎、荨麻疹或特应性湿疹，而划痕试验和摩擦试验适用于皮肤过敏。

问题3：斑贴试验和划痕试验的不同之处在于?

A. 反应类型

B. 试验部位

C. 方法

D. 年龄限制

E. 并发症

答案：

A. 划痕试验用于检测速发型（15分钟内）过敏反应，而斑贴试验用于检测迟发型过敏反应（>24小时或48小时）

B. 错误

C. 斑贴试验使用贴片，而划痕试验是通过抓挠来使少量过敏原进入皮肤

D. 错误

E. 错误

解析：这两种测试都适用于前臂或背部的皮肤，不会引起疼痛不适、出血或任何严重的过敏反应，适用于任何年龄人群。

病例19.4

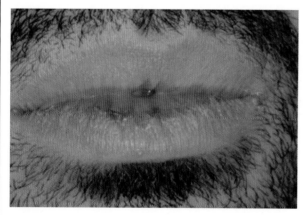

图19.4a

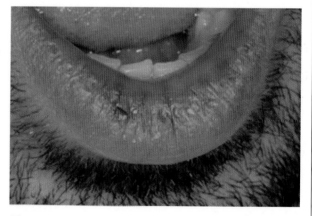

图19.4b

主诉：男性，22岁，出现唇部不适2周。

现病史：3年前，患者开始进行山地空中训练时，即出现唇部不适，之后病情有所缓解，但唇部仍然红肿，偶尔病情加重。2周前，参加当地的马拉松比赛后病情加重。

既往史：既往体健，否认严重系统疾病史，否认吸毒史、过敏史、吸烟史，无舔唇或其他不良习惯。

口腔检查：唇部（下唇更严重）略微肿胀、干燥，唇红边缘可见大量浅薄的裂纹和鳞屑，裂纹和鳞屑易剥脱，遗留渗血区域，影响饮食和微笑（图19.4a和b）。唇部触诊柔软，无渗出，其余口腔黏膜和皮肤未见异常。

问题1：该疾病的诊断是什么？

A. 慢性剥屑性唇炎

B. 光化性唇炎

C. 单纯性唇炎

D. 多形红斑

E. 腺性唇炎

答案：

A. 错误

B. 错误

C. 单纯性唇炎或嘴唇干裂。当患者暴露在寒冷或炎热环境后易发病，因为嘴唇在这些极端的情况下会变得干燥。单纯性唇炎的特征是双唇皲裂、剥脱，伴出血和结痂

D. 错误

E. 错误

解析：该患者的唇部病损不同于多形红斑、光化性唇炎、剥脱性唇炎和腺性唇炎。多形红斑表现为唇部溃疡，溃疡被覆血痂，伴口腔和/或生殖器溃疡，以及皮肤靶形红斑。光化性唇炎的嘴唇干燥，有鳞屑、沙砾感。腺性唇炎的唇部肿胀充血，见大量脓性或黏性渗出物。脱屑性唇炎与单纯性唇炎非常相似，但它通常好发于女性患者，病情稳定，而本病患者在极端天气或精神压力下会病情加重。

问题2：该患者的唇炎和光化性唇炎的区别在于？

A. 部位

B. 年龄

C. 症状

D. 病程

E. 病因

答案：

A. 错误

B. 大多数光化性唇炎患者年龄较大（＞50岁），患者长年暴露在阳光下，而单纯性唇炎和年龄无关

C. 错误

D. 单纯性唇炎的唇部病变是可逆的，而光化性唇炎的唇部病变是永久性的，甚至有恶变倾向

E. 唇部短暂暴露在寒冷或炎热环境下可造成单纯性唇炎，而长期暴露在阳光下可造成光化性唇炎

解析：单纯性和光线性唇炎都影响双唇，但主要累及下唇，均伴有轻微的烧灼感或瘙痒感。

问题3：下列哪些药物主要与唇部干裂有关？

A. 维生素A

B. 金盐

C. D-青霉胺

D. 青霉素

E. 泼尼松

答案：

A. 迄今，维生素A过量很少见，主要见于大量食用富含视黄醇的肝脏和黄色蔬菜的患者，或者服用各种维生素A药物治疗皮肤疾病的患者。维生素A过量的急性反应是恶心、呕吐和头痛，也可以造成皮肤和黏膜干燥、脱皮，尤其是鼻黏膜和嘴唇。嘴唇变得干燥，出现鳞屑或开裂，易被金黄色葡萄球菌感染

B. 错误

C. D-青霉胺广泛用于治疗类风湿关节炎和肝豆状核变性，但也有一些副作用，包括唇部干裂（炎症、嘴唇开裂和脱皮）、上腹痛、舌炎、口腔黏膜溃疡和味觉异常

D. 错误

E. 错误

解析：金盐、青霉素和强的松的主要副作用不包括唇炎。金盐被广泛用于治疗关节炎，副作用包括皮

疹、口腔和嘴唇肿胀以及苔藓样反应。青霉素是一种广泛应用的抗生素，偶诱发过敏反应，由于其可促进念珠菌生长，故常引起瘙痒性皮疹，面部和嘴唇肿胀、口角炎或口炎。泼尼松主要用于抑制免疫反应和控制炎症，不会直接诱发唇炎。

病例19.5

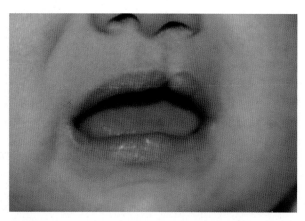

图19.5

主诉：婴儿2.5月龄，出现上唇开裂。

现病史：患儿出生时即发现该裂痕，裂痕随着患者年龄增加而增大，患儿父母非常担忧。

既往史：患儿无其他颅面异常，无系统疾病史，否认家族遗传史。足月出生，母亲孕期未出现并发症。体重和身高发育正常，无智力迟钝迹象。

口腔检查：左上唇可见较深裂口，头、耳、鼻和口内未见明显异常。裂口深度约为上唇唇红一半，但未突破唇红缘（图19.5），上颌骨前份和腭部完整。

问题1：该疾病的诊断是什么？
- **A.** 先天性唇发育不全
- **B.** 正中唇正中裂
- **C.** 重唇
- **D.** 唇裂
- **E.** 先天性上唇中线窦

答案：
- **A.** 错误
- **B.** 错误
- **C.** 错误
- **D.** 唇裂是正确的诊断，其特征是胚胎期嘴唇组织融合失败，遗留小裂隙，部分患儿的唇部裂隙很深，贯穿口鼻。该裂隙可以位于上唇的一侧、两侧或正中，通常伴有腭裂或其他颅面综合征
- **E.** 错误

解析：先天性唇部异常（如严重的发育不全、唇正中裂、瘘管等，或凹、重唇），不似唇裂伴有融合失败，因此它们可以被轻易排除。唇部发育不全是因为唇部肌肉发育不全，导致上唇一侧较另一侧小。重唇的唇内侧面有柔软的增生组织，看上去类似双唇固定。上唇中线瘘或凹陷时，鼻窦穿过眼轮匝肌，但不与口腔相通。正中唇裂的裂口浅，下方肌肉完整。

问题2：该缺陷的并发症是什么？
- **A.** 喂养困难
- **B.** 语言障碍
- **C.** 美观
- **D.** 高昂的唇部修复费用
- **E.** 牙列异常

答案：
- **A.** 错误

B. 上下唇运动参与了唇元音的形成，因此唇裂可以影响语言（唇音化）

C. 唇裂会导致面部变形，影响美观，易被孤立

D. 唇部修复的价格和地区有关，在美国为5000～10000美元（1美元≈7.2元人民币），唇裂合并腭裂时费用会更高

E. 错误

解析： 喂养困难和牙列不齐对于唇裂患者来说不是特别严重的问题，患者可以通过母乳喂养。喂养和牙齿问题在腭裂的患者中较严重，而不是唇裂的患者或合并其他颅面障碍的患者。

问题3： 孕妇服用下列哪种药物不会导致胎儿出现唇裂？

A. 托吡酯

B. 甲氨蝶呤

C. 萘普生

D. 叶酸

E. 氢可酮

答案：

A. 错误

B. 错误

C. 错误

D. 孕期定期补充叶酸可以显著降低婴儿面裂的患病率

E. 错误

解析： 孕期服用托吡酯、甲氨蝶呤、萘普生、氢可酮（特别是在怀孕的前3个月）会增加婴儿出现唇裂（伴或不伴腭裂）的风险。

20

颈部损害
Neck

颈部连接头和身体，包含一些重要的结构，如淋巴结、血管、淋巴管、神经、肌肉，以及椎骨、腺体（唾液腺、甲状腺、甲状旁腺）、上呼吸道、喉部、下咽、食道和气管。大量的先天性疾病［如甲状舌管囊肿、鳃裂和皮样囊肿、淋巴管瘤（水囊瘤）］、良性肿瘤（如脂肪瘤）、恶性肿瘤（如淋巴瘤和横纹肌肉瘤或转移性肿瘤），以及反应性和/或感染性疾病为颈部疾病的主体（图20.0）。

表20列出了常见和重要的颈部疾病。

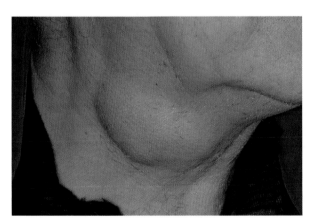

图20.0 颈部脂肪瘤

表20 常见和重要的颈部疾病

◆ 先天性的
 • 囊肿
  ■ 鳃裂囊肿
  ■ 颈支气管囊肿
  ■ 皮样囊肿
  ■ 甲状舌管囊肿
  ■ 胸腺囊肿
 • 脉管
  ■ 淋巴管瘤
   – 水囊瘤
◆ 后天形成的
 • 感染
  ■ 脓肿
  ■ 蜂窝织炎
   – 路德维希心绞痛
  ■ 淋巴腺炎
  ■ 淋巴结核（皮肤结核）
 • 肿瘤
  ■ 淋巴瘤
  ■ 甲状腺肿
  ■ 胸腺瘤
  ■ 口腔鳞状细胞癌
  ■ 舌下腺或下颌下腺肿瘤
  ■ 转移癌
 • 脉管
  ■ 动静脉瘘
 • 腺体
  ■ 舌下囊肿
  ■ 唾液腺结石
  ■ 涎腺炎

Clinical Guide to Oral Diseases, First Edition. Dimitris Malamos and Crispian Scully.
© 2021 John Wiley & Sons Ltd. Published 2021 by John Wiley & Sons Ltd.
Companion website: www.wiley.com/go/malamos/clinical_guide

病例20.1

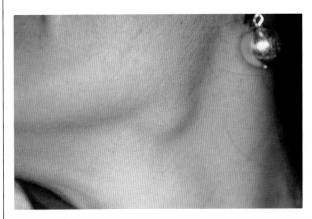

图20.1

主诉：女性，29岁，发现下颌角下方出现肿块。

现病史：8个月前，下颌角下方出现肿块，其逐渐增大，4个月前达到顶峰，之后稳定。

既往史：患者是一名长跑运动员，否认系统性疾病史和过敏史。为满足长跑需要，饮食富含蛋白质、维生素、矿物质和微量元素。

口腔检查：左侧下颌角下方见一个无症状的肿块，肿块的最大直径为3cm。肿块质硬，位置固定，不随吞咽移动，表面皮肤未见异常（图20.1）。口腔黏膜、皮肤和其他部位黏膜未见异常。颈部X线检查未见异常，超声检查发现左腮腺下叶有一肿块，组织病理学检查发现肿块由大量成熟淋巴细胞、浆细胞、腺泡肌上皮细胞和正常的腮腺腺泡细胞混合而成。

问题1：该疾病的诊断是什么？

A. 下颌淋巴结炎

B. 颈部结核

C. 脂肪瘤

D. 淋巴瘤

E. 良性淋巴上皮病变

答案：

A. 错误

B. 错误

C. 错误

D. 错误

E. 良性淋巴上皮病变的特征是腮腺或泪腺的无症状肿胀，肿胀通常是弥漫性的，主要累及中年女性而不是男性，同时也与自身免疫疾病或肿瘤有关。该疾病较少累及年轻人，较少累及单个腺体。诊断主要基于组织病理检查，表现为大量淋巴细胞浸润腺体，其中间杂小簇导管肌上皮细胞和透明质沉积物，严重者可见腺泡萎缩和破坏

解析：基于临床和组织学特征，可排除脂肪瘤、淋巴瘤或反应性淋巴结炎。脂肪瘤是由成熟的脂肪细胞组成的，淋巴瘤是由未成熟的淋巴癌细胞组成的。淋巴结核可见干酪样坏死和肉芽肿，以及少量结核杆菌。下颌淋巴结炎中可见淋巴滤泡增生，免疫母细胞、浆细胞、组织细胞增多和纤维化。

问题2：下列哪些疾病与该疾病有关？

A. 涎腺肿大

B. 面瘫

C. 干燥综合征

D. HIV感染

E. IgG4涎腺病

答案：

A. 错误

B. 错误

C. 干燥综合征是一种自身免疫性疾病，其特征是由激活的CD4⁺辅助T细胞和一些B细胞

（包括浆细胞和可染小体巨噬细胞）组成的淋巴细胞密集浸润区域，逐渐破坏唾液腺，这一过程被认为是淋巴上皮病变的最终过程

D. 持续的全身淋巴结肿大和淋巴上皮性涎腺炎常见于HIV感染者

E. 淋巴上皮腮腺病变被认为是IgG4相关涎腺病的一部分

解析：涎腺肿大的特征是双侧大唾液腺肿胀（主要是腮腺），与营养不良、酒精或过度使用抗高血压药物、拟交感神经药物有关。面瘫是面部肌肉麻痹最常见的一种类型，肌肉麻痹沿着面神经的路径，可由各种感染或肿瘤引起。上述两种疾病有不同的临床表现，它们都可累及唾液腺，但不同于淋巴上皮增生的是，其无炎症反应和增粗的肌上皮细胞。

问题3：下列哪些疾病的主要成分为淋巴组织？

A. HIV相关涎腺疾病

B. 边缘区B细胞淋巴瘤

C. 沃辛瘤

D. 多形性腺瘤

E. 慢性硬化性涎腺炎

答案：

A. 唾液腺受累可为HIV感染的首发表现，表现

为大量的淋巴上皮囊肿，淋巴上皮病变，甚至淋巴瘤。通常累及双侧唾液腺，并伴有颈部淋巴结肿大。镜下，唾液腺实质被弥漫增生的淋巴滤泡取代。淋巴滤泡大而不规则，由于内含大量的可染小体巨噬细胞，故淋巴滤泡内可见溶解区

B. 淋巴瘤是发生于大唾液腺最常见的恶性肿瘤之一，由大量肿瘤性B细胞浸润组成，破坏唾液腺实质，并浸润神经、脂肪和腺周结缔组织

C. 沃辛瘤是一种常见腮腺肿瘤，多见于吸烟者，由大量双层柱状和基底样嗜酸细胞构成，在含滤泡的淋巴组织内形成大量囊肿或乳头

D. 错误

E. 慢性硬化性涎腺炎是一种慢性唾液腺炎症，逐渐导致纤维化和实质萎缩。主要累及下颌下腺而非腮腺，通常与唾液腺结石有关。镜下表现为淋巴细胞（以浆细胞为主）的弥漫性浸润，形成小肉芽肿

解析：多形性腺瘤是一种生长缓慢的良性唾液腺肿瘤，最常发生于腮腺，由大量肿瘤上皮和间充质样组织组成，无炎细胞浸润。

病例20.2

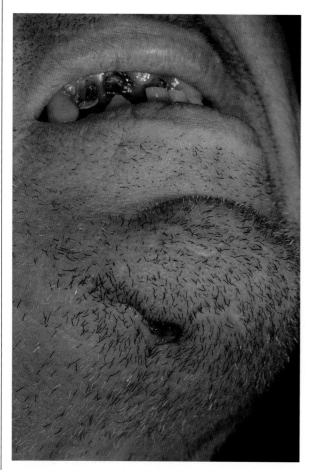

图20.2

主诉：男性，58岁，发现颏部出现洞。

现病史：3周前，颏部出现洞，伴疼痛和下颌前庭沟肿胀，邻近龋坏的43牙和44牙。

既往史：严重抑郁症和高血压，分别使用选择性血清素再摄取抑制剂和钙离子通道阻滞剂等药物治疗，病情得到部分控制。由于大量吸烟，1年前被诊断为左侧扁桃体肿瘤，随后接受一个疗程化疗。否认过敏史，无肺部感染等严重疾病。血液检查和各种生化指标未见异常。

口腔检查：窦道一端为严重龋坏的43牙和44牙前庭沟，另一端为颏部皮损（图20.2）。挤压前庭沟溢出血性分泌物，43牙和44牙患龋齿，活力测试

无反应。口干严重，主要是由于患者服用降压药、抗抑郁药，以及既往化疗引起，饮水量减少加重口干症状。口腔卫生差，大部分余留牙罹患龋病及重度牙周炎。X线检查显示43牙和44牙根尖周病变。

问题1：可能的诊断是什么？
- **A.** 牙源性皮瘘
- **B.** 甲状舌管瘘
- **C.** 放线菌病致瘘
- **D.** 放射性骨坏死
- **E.** 液化性皮肤结核

答案：
- **A.** 牙源性皮瘘是正确的诊断，其特征为从龋坏牙根尖的炎性牙槽骨到皮肤出现瘘道，血性渗出物经瘘道从口腔黏膜转移到皮肤
- **B.** 错误
- **C.** 错误
- **D.** 错误
- **E.** 错误

解析：由于瘘道存在的时间短，血液检查结果正常，患者无甲状腺或肺部疾病，可以排除甲状舌管瘘和液化性皮肤结核。无骨坏死和严重的骨质破坏，瘘道分泌物中也未检测到硫颗粒，可以排除放射性骨坏死和放线菌病。

问题2：下列哪些检查对该疾病的诊断意义不大？
- **A.** 牙髓活力测试
- **B.** X线
- **C.** 微生物学检查
- **D.** 超声波检查
- **E.** 活检

答案：

A. 错误

B. 错误

C. 错误

D. 超声波扫描可以探查瘘道，但不能揭示病因

E. 错误

解析：牙髓活力测试有助于发现牙髓坏死，X线检查用于探查根尖周感染。活检有助于鉴别瘘管，微生物学检查可分离鉴定病原菌。

问题3：瘘管溢出黄色脓性分泌物提示?

A. 鳃裂囊肿

B. 皮肤液化性结核

C. 放线菌病

D. 牙槽脓肿

E. 骨髓炎

答案：

A. 错误

B. 错误

C. 错误

D. 黄色脓性渗出物来自由葡萄球菌感染引起的牙槽脓肿

E. 错误

解析：分泌物的成分可以提示疾病的类型。放线菌病分泌物中含有黄色的硫颗粒；皮肤液化性结核含干酪样、薄或奶酪样渗出物；鳃裂囊肿的分泌物为稀薄黏液；渗出物中有骨碎片则提示骨髓炎。

病例20.3

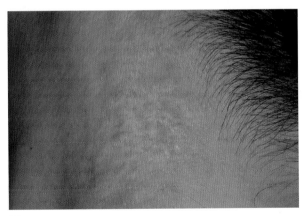

图20.3

主诉：女性，36岁，偶发现右颈部出现大量的黄色柔软丘疹和线性斑块。

现病史：计划手术去除皮肤痣到皮肤科就诊，皮肤科医生对其进行全身检查后发现了上述病变。

既往史：没有同颈部病变相关的疾病史，无吸烟史，无不良习惯。

口腔检查：颈侧面可见黄色的浅表丘疹或斑块，大小不一，不伴疼痛、瘙痒，其他部位皮肤、口腔黏膜或其他黏膜无类似病损（图20.3）。病变不会随皮肤拉伸而消失，玻片按压无变色。

问题1：可能的诊断是什么?

A. 黄瘤

B. 皮肤纤维化

C. 局限性硬皮病

D. 弹力纤维性假黄瘤

E. 马方综合征

答案：

A. 错误

B. 错误

C. 局限性硬皮病是正确的诊断，这种疾病的特征是患者颈部皮肤出现黄色蜡纹。患者觉轻

微瘙痒，无严重并发症。皮肤病损最初为红色或紫色，逐渐增厚呈白色，然后变薄呈棕色。局限性硬皮病也可累及口腔黏膜、生殖器和眼睛。当累及胳膊和腿时，会影响骨骼生长。疾病累及头部、大脑或关节时，可分别导致癫痫发作或运动受限

D. 错误

E. 错误

解析： 因为无家族史，无其他部位（如皮肤、眼睛和心脏）病变，且血液检查中脂质和脂蛋白水平正常，可以排除皮肤纤维化、弹力纤维性假黄瘤、马方综合征和多发性黄瘤的诊断。

问题2： 局限性硬皮病和全身性硬皮病的区别在于？

A. 好发人群

B. 内脏受累

C. 组织学特征

D. 自身免疫反应

E. 临床过程

答案：

A. 错误

B. 全身性硬皮病会引起肾脏、肺、心脏等内脏器官纤维化，从而影响其功能，而局限性硬皮病则不会

C. 错误

D. 局限性硬皮病中，抗核（抗组蛋白）和抗着丝点的抗体增多，而全身性硬皮症中，抗Sci-70抗体增加。其他自身抗体（如抗Ku抗体、抗Ro抗体和抗Sm抗体）也常出现在全身性硬皮病和重叠综合征中

E. 与全身性硬皮病相比，局限性硬皮病的临床

进展非常缓慢，而全身性硬皮病的进展非常快，在疾病早期即累及内脏

解析： 局限性硬皮病和全身性硬皮病患者人群无年龄差异，且具有相似的组织学特征，如血管周围炎、重度皮下纤维化、管腔狭窄和表皮变薄。

问题3： 下列哪些综合征与局限性硬皮病相关？

A. 帕罗综合征

B. 肢端硬化综合征

C. 布施克-奥尔兰多夫综合征

D. 雷诺综合征

E. 奥斯勒-韦伯-伦杜综合征

答案：

A. 帕罗综合征和局限性头部硬皮病有关，特征为面部皮下组织的进行性变性，病损覆盖颞部和面部肌肉，引起半侧面部萎缩，累及神经、眼部和口腔

B. 错误

C. 错误

D. 雷诺综合征的特征是由寒冷或情绪紧张引发手、手指或脚趾动脉痉挛。它可为特发的，也可由结缔组织疾病（如硬皮病或红斑狼疮）引起

E. 错误

解析： 奥斯勒-韦伯-伦杜综合征和布施克-奥尔多夫综合征的病变在年幼时出现，与血管畸形或皮肤纤维化有关，而与局限性硬皮病无关。肢端硬化综合征以钙质沉着、雷诺现象、食道功能障碍、指硬化症和毛细血管扩张为特征，是系统性硬皮病的一种类型，而非局限性硬皮病。

病例20.4

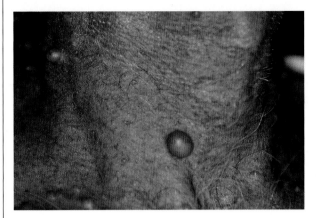

图20.4

主诉：69岁的老人在体检中发现颈部多处结节。

现病史：50多年前即出现颈部结节，其数量和大小逐渐增多、增大。其女儿皮肤上也出现了类似病损，但比该患者病情轻。

既往史：高血压，服用血管紧张素转化酶（ACE）抑制剂控制。脊柱侧弯，通过锻炼和佩戴支撑装置缓解。皮肤大量肿块或色素斑，否认过敏史及其他系统疾病史。

口腔检查：患者身材矮小、瘦弱，既往体健，面部、颈部和躯干皮肤上散在肿块（图20.4），并伴浅棕色斑点。肿块质地柔软，大小不一（通常为0.5～1.5mm），位于皮内或皮下。从青春期起，腹股沟区域出现异常斑点（牛奶咖啡样）。口腔检查未见异常，患者曾因牙周膜增生而导致拔牙困难。

问题1：该疾病的诊断是什么？

A. 考登（Cowden）综合征

B. 普罗秋斯综合征

C. 奥尔布赖特综合征

D. 努南综合征

E. 1型神经纤维瘤病

答案：

A. 错误

B. 错误

C. 错误

D. 错误

E. 1型神经纤维瘤病是一种神经纤维肿瘤，特点是皮肤和内脏器官出现多处良性神经肿瘤；同时，皮肤出现褐色色素沉着（牛奶咖啡样斑点），好发于腋窝和腹股沟区域。该疾病为遗传性疾病，出生时即发病，随着年龄的增加病情逐渐加重，还可导致身材矮小、头部比例失调，甚至智力迟钝

解析：其他疾病的临床特征都与1型神经纤维瘤病不同。奥尔布赖特综合征患者出现纤维发育不良，多累及一块或多块骨头；考登（Cowden）综合征患者可见多发性错构瘤；普罗秋斯综合征以骨骼肌异常为主；努南综合征的特征为面部异常，同时累及心脏和其他器官。

问题2：下列哪些色素沉着性疾病的病损类似牛奶咖啡样病变？

A. 蒙古斑（先天性真皮黑素细胞增多症）

B. 先天性痣

C. 黄褐斑

D. 种族性色素沉着

E. 黑色素瘤

答案：

A. 蒙古斑是皮肤上的棕色、蓝灰色胎记，随着年龄的增长会逐渐变淡

B. 先天性痣是单发痣，在出生时出现，但最终会变小或变淡

C. 错误

D. 错误

E. 错误

解析：黄褐斑和种族性色素沉着是弥漫性而非局限性的，见于孕妇和深色皮肤患者。黑色素瘤是一种侵袭性色素沉着病变，其特点是色素沉着，伴卫星状病变和淋巴结肿大。

问题3：1型神经纤维瘤病和下列哪种基因突变有关？

A. ATKIN1

B. RUNX2

C. PTEN

D. ENG

E. NF1

答案：

A. 错误

B. 错误

C. 错误

D. 错误

E. NF1基因编码神经纤维蛋白可由多种细胞产生，包括神经细胞、少突胶质细胞和施万细胞。该蛋白属于肿瘤抑制蛋白，可阻止细胞无序生长或分裂

解析：基因编码蛋白质参与各种遗传疾病的发生。普罗秋斯综合征与ATKIN1突变有关，该基因在核分裂时起作用；RUNX2基因为参与牙齿、软骨和骨骼发育的蛋白质提供制造指令，该基因突变会导致颅骨、锁骨发育不良；PTEN基因突变可引发考登综合征和癌症中的各种错构瘤；在遗传性出血性毛细血管扩张症中，ENG通过内皮素蛋白参与血管畸形的发生。

病例20.5

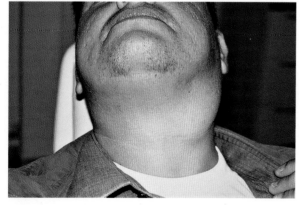

图20.5

主诉：男性，32岁，发现颈部巨大肿块。

现病史：3岁时即出现颈部巨大肿块，接下来的10年里肿块逐渐增大，此后保持稳定。

既往史：未发现同颈部肿块相关的疾病史，无

家族史。从17岁时开始吸烟，吸烟7～10支/天。

口腔检查：左侧颈后角见大肿块，触诊波动感，表面皮肤未见（图20.5），有时会影响呼吸。CT扫描发现颈部外侧囊性病变，可达颈动脉鞘。穿刺检查见褐色液体。患者被转诊至颌面外科行手术切除病变，活检示疏松排列的淋巴管、淋巴细胞、小血管、神经及脂肪组织。

问题1：患者的颈部肿块是什么？

A. 鳃裂囊肿

B. 皮样囊肿

C. 淋巴上皮囊肿

D. 囊性淋巴管瘤

E. 颈部气肿

答案：

A. 错误

B. 错误

C. 错误

D. 囊性淋巴管瘤表现为较大的囊肿样肿块，位于颈部，一般可以在出生时或3~5岁时确诊。肿块最初较小，无症状，但在接下来的数月内逐渐增大，影响美观、吞咽、呼吸。透照检查和触诊时有疼痛，可抽出褐色淋巴液

E. 错误

解析： 根据组织学特征（如淋巴和淋巴管的存在），可排除其他囊性病变。鳃裂囊肿和淋巴上皮囊肿特征为复层鳞状上皮衬里，有大量的淋巴细胞和生发中心。该疾病触诊柔软，无开裂，可排除囊状水瘤和颈部气肿。

问题2： 下列哪些治疗方法对于类似的大面积病变有用？

A. 观察

B. 整形手术

C. 抗生素

D. 硬化剂

E. 淋巴引流

答案：

A. 错误

B. 整形手术是为了去除病变，虽然可能引发邻近神经、血管、器官的损伤或局部感染等严重并发症，但整形手术仍然是最有效的治疗方法

C. 错误

D. 博来霉素和匹西巴尼（OK-432）等硬化剂比多西霉素更有效，纯乙醇和十四烷基硫酸钠也可以用于治疗囊性淋巴管瘤

E. 错误

解析： 极少数的囊性淋巴管瘤患者可以在4岁前不经任何治疗而自行消退。淋巴引流只能暂时缓解呼吸或吞咽问题。抗生素可以控制继发感染而不能根治疾病。

问题3： 下列哪些综合征包含囊性淋巴管瘤？

A. 唐氏综合征

B. 特纳综合征

C. 痣样基底细胞癌综合征

D. 斯特奇-韦伯综合征

E. 努南综合征

答案：

A. 唐氏综合征又被称为21-三体综合征，少数情况下会造成囊性水瘤，某些患者在妊娠期可以自行消退

B. 特纳综合征是一种来自母亲X染色体部分或全部丢失导致婴儿出现心脏缺陷、生育障碍和淋巴管畸形的遗传疾病

C. 错误

D. 错误

E. 努南综合征患者通常身材矮小，同时患心脏疾病、出血性疾病和骨骼异常，有时也会出现淋巴管畸形

解析： 痣样基底细胞癌综合征和斯特奇-韦伯综合征都会累及面部和颈部，但不会增加颈部囊性淋巴管瘤患病风险。戈林（Gorlin）综合征的特征是幼年出现与颌骨牙源性角化囊肿有关的网状基底细胞癌，发展成髓母细胞瘤的风险较高。斯特奇-韦伯综合征特征为出生即出现大脑、皮肤和眼睛的血管异常。

21

腭部损害
Palate

腭部位于口腔顶部，将口腔与鼻腔分开，它由多种组织构成，可发生多种疾病，如口腔黏膜疾病及深部组织疾病（骨和唾液腺）。某些疾病为先天性的，如唇裂、骨疣或各种颅面综合征；某些疾病是后天获得的，并在局部和全身疾病中有所不同（图21.0）。

表21列出常见和重要的腭部损害。

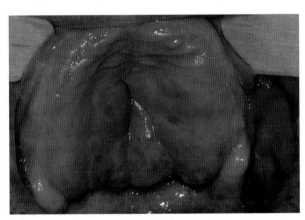

图21.0 腭部血管瘤

表21 腭部损害

- ◆ 先天性的
  - • 裂隙
    - ■ 腭裂
    - ■ 腭裂和唇裂
    - ■ 综合征的部分临床表现
  - • 悬雍垂裂
  - • 腭部骨疣
  - • 脉管疾病
    - ■ 血管瘤
- ◆ 后天性的
  - • 感染
    - ○ 细菌性
      - ■ 侧切牙和第一磨牙脓肿
      - ■ 梅毒（溃疡、橡胶肿）
      - ■ 恶性肉芽肿
      - ■ 致命性中线肉芽肿
      - ■ 结核性溃疡

（续表）

- ○ 病毒性
  - ■ 疱疹性咽峡炎（主要累及软腭）
  - ■ 单纯疱疹性口炎
  - ■ 带状疱疹（三叉神经上颌支）
  - ■ 传染性单核细胞增多症
  - ■ 乳头状瘤
  - ■ 尖锐湿疣
- ○ 真菌性
  - ■ 深部真菌病
  - ■ 念珠菌病
    - – 假膜型
    - – 红斑型（主要见于HIV感染者）
    - – 义齿性口炎
- • 创伤
  - ○ 机械性
    - ■ 乳头状增生
    - ■ 坏死性涎腺化生
    - ■ 口交所致瘀斑
  - ○ 物理化学性
    - ■ 烧伤
    - ■ 烟碱性口炎
    - ■ 黏膜下纤维性变
    - ■ 可卡因诱导性腭坏死
- • 肿瘤性
  - ○ 良性
    - ■ 口腔白斑病
    - ■ 痣
    - ■ 牙源性肿瘤
  - ○ 恶性
    - ■ 癌
    - ■ 淋巴瘤
    - ■ 黑色素瘤
    - ■ 牙源性肿瘤
    - ■ 肉瘤（主要卡波西肉瘤）

Clinical Guide to Oral Diseases, First Edition. Dimitris Malamos and Crispian Scully.
© 2021 John Wiley & Sons Ltd. Published 2021 by John Wiley & Sons Ltd.
Companion website: www.wiley.com/go/malamos/clinical_guide

（续表）

- ■ 唾液腺
  - – 腺瘤
  - – 癌
- 囊肿
  - ○ 牙源性
    - ■ 根尖周囊肿
    - ■ 角化囊肿
  - ○ 非牙源性
    - ■ 鼻腭囊肿
    - ■ 腭正中囊肿
    - ■ 球上颌囊肿

（续表）

- 系统性疾病
  - ■ 皮损
  - ■ 扁平苔藓
  - ■ 大疱性表皮松解症
  - ○ 血液系统疾病
    - ■ 贫血
    - ■ 多发性骨髓瘤
    - ■ 白血病
  - ○ 结缔组织疾病
    - ■ 红斑狼疮
  - ○ 自身免疫性疾病
    - ■ 寻常型天疱疮
    - ■ 类天疱疮

病例21.1

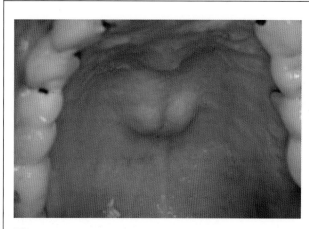

图21.1

主诉：女性，24岁，发现腭部硬物1个月。

现病史：1个月前，牙医偶然发现腭部硬物，患者自觉无不适。

既往史：否认严重的内分泌系统、代谢系统、胃肠道、骨或皮肤疾病。

口腔检查：硬腭中线处发现分叶状肿块，质硬。肿物无痛，基底部宽，无明显活动度，覆盖菲薄的正常黏膜，肿物最大直径为3cm（图21.1）。口内或其他部位及近亲属未见类似病变。上颌牙见烤瓷冠修复，无明显临床症状，X线检查未见根尖周感染。

问题1：该疾病的诊断是什么？

A. 家族性多发性结肠息肉–骨瘤–软组织瘤综合征

B. 腭正中囊肿

C. 佩吉特病

D. 骨内膜增生

E. 腭部骨赘

答案：

A. 错误

B. 错误

C. 错误

D. 错误

E. 正确诊断为腭部骨赘。其特点是腭中线有骨性突起。它通常出现在婴儿期，随时间推移逐渐增大，在老年患者中可能会因为骨吸收而逐渐变小。这是一种良性病损，亚洲女性发生率高于欧洲女性。病损可为扁平的、梭形的、结节状的、小叶状的，大小不一，影响美观，导致进食坚硬或粗糙食物困难

解析：根据病损多年稳定及颅骨或者其他骨骼未见异常，即可排除Worth型骨内骨质增生症。因无结

肠息肉、内分泌腺肿瘤、患者及亲属皮肤纤维瘤和表皮囊肿等表现，即可排除家族性多发性结肠息肉-骨瘤-软组织瘤综合征。腭囊肿和腭部骨疣均累及腭中线，但腭囊肿更柔软，具有波动，因此也被排除。

问题2：该疾病的组织病理学特征是什么？

A. 口腔黏膜增生

B. 疏松的层状皮质骨

C. 散在成熟骨细胞

D. 破骨细胞数量增加

E. 骨小梁反转线

答案：

A. 错误

B. 错误

C. 腭部骨疣由致密的成熟骨组织组成，间杂散在骨细胞和少许的纤维血管脂肪间质，无成骨细胞活性

D. 错误

E. 错误

解析：腭部黏膜正常，当其下方骨疣较大时，黏膜会变得菲薄。下方骨质密度高，不松散，无骨重塑现象（吸收和形成），而在骨小梁反转线中可见骨重塑现象。

问题3：下列哪些因素参与该疾病的发生、发展？

A. 遗传因素

B. 慢性创伤

C. 根尖感染

D. 饮食

E. 骨膜缺血

答案：

A. 遗传因素似乎是一个重要的影响因素，如在德国、挪威、克罗地亚、泰国，女性发病率高于男性

B. 错误

C. 错误

D. 偏爱富含钙质或鱼制品的人群易罹患腭部骨疣，故推测饮食习惯参与了该疾病的发生、发展

E. 继发于鼻中隔施压的骨膜缺血，被认为是腭部骨疣的形成因素

解析：腭部骨疣与邻近的上颌前磨牙和磨牙是否为活髓无关。磨牙等慢性创伤参与骨疣形成（特别是下颌骨骨疣）。

病例21.2

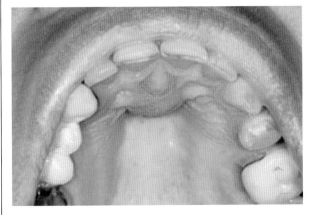

图21.2a

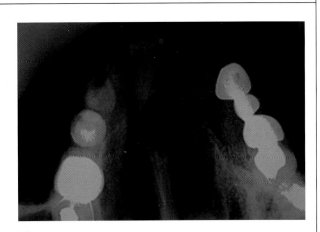

图21.2b

主诉：女性，57岁，发现腭部肿胀3个月。

现病史：3个月前发现肿胀，初始体积很小，随后逐渐扩大，1个月前达到最大，至今无明显变化。

既往史：否认家族史及药敏史。偶有吸烟和喝酒。

口腔检查：在腭中缝近切牙乳头处发现一个孤立的椭圆形肿块，质软，1.4cm×2cm大小。肿块表面黏膜未见异常，触诊具有波动感，无触痛，无溢脓（图21.2a）。咬合片示对称的椭圆形透射影，边界清晰，近上颌中切牙顶端和切牙管（图21.2b）。患者口腔卫生状况良好，上颌牙已行充填或烤瓷冠修复。上前牙牙髓活力测试未见牙髓坏死。

问题1：该患者腭部肿胀的原因是什么？

    A. 根尖囊肿

    B. 球上颌囊肿

    C. 鼻腭囊肿

    D. 鼻唇沟囊肿

    E. 根侧囊肿

答案：

    A. 错误

    B. 错误

    C. 鼻腭囊肿是非牙源性囊肿，呈椭圆形肿胀，质软，近切牙管，无症状，近上前牙根尖

    D. 错误

    E. 错误

解析：上前牙牙髓活力测试正常即可排除根尖囊肿。根据病变部位可排除鼻唇沟囊肿、球上颌囊肿和根侧囊肿，因为这些囊肿分别位于鼻翼、上颌侧切牙与尖牙之间、下颌前磨牙根侧。

问题2：下面哪些是该囊肿的组织学特征？

    A. 鳞状上皮增生组成囊性衬里

    B. 囊壁纤维组织松散

    C. 囊腔内常见神经、动脉和静脉

    D. 始基囊肿

    E. 胆固醇结晶

答案：

    A. 错误

    B. 错误

    C. 该囊肿内含切牙孔的成分，如周围神经、软骨和肌肉血管束

    D. 错误

    E. 错误

解析：囊肿上皮与鳞状上皮、纤毛呼吸道上皮及立方状上皮，主要取决于囊肿与切牙孔的相对位置关系。累及腭部附近的炎性囊肿可见增生性鳞状上皮衬里。角化囊肿的典型特征是囊壁较厚，呈纤维状而非松散状，较少含有胆固醇结晶或始基囊肿。

问题3：该囊肿来源于下列哪些部位的上皮细胞？

    A. 牙周韧带

    B. 鼻泪管

    C. 马拉瑟上皮剩余

    D. 鼻腭管

    E. 中鼻突和上颌突

答案：

    A. 错误

    B. 错误

    C. 错误

    D. 鼻腭囊肿起源于鼻腭管的上皮残留物，在胎儿发育过程中鼻腔与上颌前部相通。这些上皮细胞可能自发激活，或被某种局部感染刺激，从而形成上颌骨的非牙源性囊肿

    E. 错误

解析：来源于牙周膜的上皮细胞和马拉瑟上皮剩余

细胞，会形成牙源性囊肿，如根侧囊肿和根尖周囊肿。此外，来源于鼻泪管的上皮细胞，或者来源于中鼻突和上颌突之间区域的上皮细胞，将分别导致非牙源性的球上颌囊肿和鼻唇沟囊肿的发生。

病例21.3

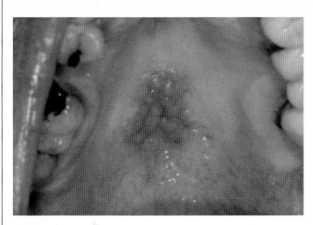

图21.3

主诉：男性，38岁，发现硬腭结节1月。

现病史：1个月前，患者偶然发现硬腭结节，自觉轻微瘙痒和腭部烧灼感。

既往史：曾发作几次胃食管反流，服用H2受体阻断剂和抗酸剂控制。否认糖尿病和其他严重的系统性疾病。口呼吸史20余年，吸烟史20余年（20支/天）。

口腔检查：牙列完整，腭中份可见数个红色结节，突起于黏膜，直径≤2mm（图21.3）。结节质软，触压后不变色、大小无变化、无渗出，位于狭窄的V形腭部的中央。牙齿填充物及牙冠下方见继发龋，口腔卫生欠佳。

问题1：该疾病的病因是什么？

A. 义齿性口炎

B. 多发性乳头状瘤

C. 炎性乳头状增生

D. 烟碱性口炎

E. 胃食管反流症的口腔表征

答案：

A. 错误

B. 错误

C. 炎性乳头状增生是一种良性病变，常见于硬腭，中年女性发病率高于男性，患者常佩戴义齿，也可见于牙列完整的患者。该患者无症状，在口腔常规检查时偶然发现，表现为数个突起，颜色可变，质软

D. 错误

E. 错误

解析：念珠菌感染仅部分乳头状增生性疾病中发挥作用。由于该患者未佩戴义齿，可排除义齿性口炎。口腔内可出现多发性乳头状瘤，但病损通常散发，与该患者病损不符。该患者的口腔病变不符合烟碱性口炎和胃食管反流症，烟碱性口炎表现为腭部灰白伴明显的红色斑点，或弥漫性充血（主要位于腭部和咽喉）。胃食管反流性疾病可出现牙冠腭舌侧酸蚀斑。

问题2：针对该患者最好的治疗方案是什么？

A. 手术切除结节

B. 戒烟

C. 抗真菌治疗

D. 光动力疗法

E. 干扰素

答案：

A. 切除大块结节可单独采用外科切除术，美观原因也可采用移植、冷冻疗法和二氧化碳激

光等

B. 吸烟可能是乳头状增生性疾病的诱因，戒烟可去除该局部刺激因素

C. 抗真菌治疗（全身或局部）可治疗乳头状增生性疾病与念珠菌病重叠感染

D. 错误

E. 错误

解析：光动力疗法可用于治疗HPV感染的乳头瘤病（头颈部），干扰素可以通过诱导抗念珠菌免疫反应，从而发挥保护作用。

问题3：下列哪些因素不直接参与此病的发生、发展？

A. 年龄

B. 口呼吸

C. 腭部形态

D. 口腔卫生不良

E. 吸烟

答案：

A. 虽然年龄与炎性乳头状增生无关，但此病损与老年患者长期使用不合适的义齿密切相关

B. 错误

C. 错误

D. 错误

E. 错误

解析：慢性创伤和多种病菌造成的局部感染（细菌和真菌等）在乳头状增生症的发病中起到重要作用。具体来说，当患者的腭穹隆狭窄而深时，更易受到各种硬食创伤，导致病原菌入侵。患者的不良习惯（吸烟和口呼吸）以及口腔卫生不良等易引发口干症，利于细菌聚集。

病例21.4

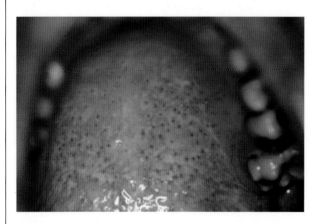

图21.4

主诉：男性，58岁，发现腭部白色病损1个月。

现病史：1个月前，口腔检查时发现腭部病损，具体发病过程不详。

既往史：高血压、轻度2型糖尿病和支气管炎

（因长期不良饮食习惯、吸烟和酗酒等导致）。患者14岁起开始吸烟，由于经济危机，过去5年里吸烟量增多，爱抽烟斗，晚上常喝2杯威士忌。

检查：腭部见弥漫性灰白色损害，从腭皱襞延伸至软腭后份。病损较厚，不易被拭去，间杂红色斑点，呈红白相间（图21.4）。镜下见过度角化，轻度棘层增生，无上皮异常增生，大多数唾液腺导管呈鳞状上皮化生。患者及近亲的口腔、皮肤或其他黏膜未见类似病变。

问题1：该疾病的诊断是什么？

A. 假膜型念珠菌病

B. 扁平苔藓

C. 烟碱性口炎

D. 白色海绵状斑痣

E. 斑块状口腔白斑病

答案：

A. 错误

B. 错误

C. 烟碱性口炎好发于长期吸烟者（抽烟斗者居多），主要累及腭部，最初表现为弥漫性充血，逐渐发展为白色过度角化和裂隙，并伴有小唾液腺导管的炎症、肿胀。病变局限于腭后份，戒烟后白色病损可消退

D. 错误

E. 错误

解析：根据病灶局限腭后份，不易拭去，无上皮异常增生，亲属无类似病变等临床特征，即可排除扁平苔藓、假膜型念珠菌病、斑块状口腔白斑病、白色海绵状斑痣。

问题2：该疾病的严重程度不取决于什么？

A. 年龄和性别

B. 烟龄

C. 吸烟量

D. 吸烟类型

E. 是否饮用热饮

答案：

A. 烟碱性口炎是由于吸烟对腭黏膜和小唾液腺的热刺激作用所致，与烟草成分、患者年龄、性别无关

B. 错误

C. 错误

D. 错误

E. 错误

解析：吸烟释放的热量对腭部的影响取决于烟龄、吸烟量和吸烟类型，并因经常饮用热饮而加重。

问题3：烟碱性口炎和斑块状口腔白斑病的区别是什么？

A. 病因

B. 发病部位

C. 症状

D. 组织病理学特征

E. 恶性转归的风险

答案：

A. 虽然这两种病变都与吸烟有关，但烟碱性口炎是由于吸烟释放热量引起的，而斑块状口腔白斑病是由于烟草制品（致癌物质）引起的

B. 斑块状口腔白斑病可发作于口腔任何部位，而烟碱性口炎仅见于硬腭和软腭后部

C. 错误

D. 烟碱性口炎中的充血点是位于唾液腺导管开口处扩张的、炎性的充血点。而斑块状口腔白斑病若出现充血则是由于黏膜萎缩所致

E. 烟碱性口炎是一种良性的、可逆性疾病，斑块状口腔白斑病表现为不典型增生，恶性转归的风险较高

解析：上述两种疾病在临床上均可表现为红白相间，患者无症状或觉轻微不适，如粗糙或烧灼感。

病例21.5

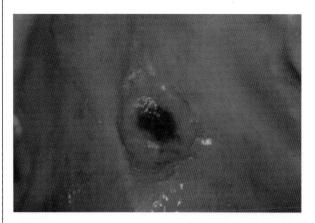

图21.5

主诉：男性，42岁，发现左腭部溃疡10天，至今未愈。

现病史：10天前，进食烫食后，腭部出现溃疡，最初是一个小的充血肿胀区域，中心开始溃烂，随着进食病情恶化。患者及其近亲均无类似病变。

既往史：无药敏史，有吸烟史，偶尔吸大麻。

检查：腭部左侧中线附近可见一处直径为1.5cm的溃疡，边缘发硬。溃疡被覆黄色假膜，假膜可拭去，遗留充血面，触痛（图21.5）。口腔及其他黏膜组织未见类似病损，全身及颈部淋巴结未见肿大。溃疡边缘切取活检见坏死和涎腺导管鳞状化生。

问题1：导致出现溃疡的原因是什么？

　　A. 重型口疮

　　B. 硬下疳

　　C. 口腔癌

　　D. 结核性溃疡

　　E. 坏死性唾液腺化生

答案：

　　A. 错误

　　B. 错误

　　C. 错误

　　D. 错误

　　E. 坏死性唾液腺化生是位于硬腭后部的一种良性溃疡性病变。病变最初表现为红肿、触痛，随后转变为深在的、边界清晰的溃疡，被覆黄灰色假膜，易于拭去，遗留充血面，基底呈肉芽肿样。溃疡常被认为是由于局部麻醉或烧伤导致小唾液腺缺血性坏死而引起，通常6～10周可愈合，可见唾液导管出现特征性化生

解析：根据无既往口腔溃疡史，无局部或全身淋巴结肿大即可排除重型口疮和梅毒。根据无干酪样坏死和肉芽肿、肿瘤上皮岛结构可排除结核性溃疡与口腔癌。

问题2：下面哪些属于该疾病的特征？

　　A. 假上皮瘤样增生

　　B. 缺血性坏死

　　C. 导管鳞状上皮化生

　　D. 黏膜下层肉芽肿

　　E. 溃疡基底部可见慢性炎症细胞浸润带

答案：

　　A. 溃疡边缘可见假上皮瘤样增生

　　B. 缺血性坏死是溃疡的特征性病变，在溃疡的发病机制中起着重要作用

　　C. 小唾液腺导管的鳞状上皮化生是由正常的立方上皮向复层鳞状上皮转变，常伴有局部炎症或坏死

　　D. 错误

　　E. 错误

解析：慢性炎症细胞浸润带或肉芽肿表型是溃疡型扁平苔藓和结核性溃疡的特征，而不是坏死性涎腺化生的特征。

问题3：导致该疾病出现出血性坏死的原因是什么？

    A. 局部创伤

    B. 吸烟

    C. 镰状细胞性贫血

    D. 酗酒

    E. 放疗

答案：

    A. 义齿造成局部压力过大、食物较硬、局部麻药注射或烧伤会造成局部创伤导致缺血性坏死，主要是由小唾液腺血供不足导致

    B. 吸烟、可卡因、大麻和其他违禁药物可能会导致腭部血管狭窄，从而导致唾液腺梗死。超过10%的吸烟者至少发生过一次小唾液腺或大唾液腺坏死性唾液腺化生

    C. 镰状细胞性贫血有时可诱发缺血性梗死，其可参与该疾病的发生、发展

    D. 酗酒会导致缺血性坏死，进而导致骨骼和唾液腺坏死

    E. 头颈部肿瘤的放治常影响唾液腺的血液供应，导致唾液腺实质萎缩和缺血性坏死

22

唾液腺（小/大唾液腺）损害
Salivary Glands（Minor/Major）

唾液腺是产生唾液的外分泌腺。唾液是一种主要含有水、脂肪酶或淀粉酶等酶类和分泌型IgA、溶菌酶等抗菌剂的液体。人类唾液腺包含大唾液腺（腮腺/颌下腺/舌下腺）和800～1000个小唾液腺，小唾液腺分布在除牙龈和软硬腭中线外的其他口腔黏膜上。多种局部和系统性疾病可累及唾液腺并改变其功能，从而引起味觉、咀嚼、吞咽、消化、言语等功能障碍，增加患龋率及口腔黏膜细菌和真菌感染风险。上述疾病可是先天性的，如唾液腺发育不良；但大多数是获得性的，如黏液腺囊肿

等良性病变、腺癌等恶性病变及干燥综合征等系统性自身免疫性疾病（图22.0）。

表22列出了常见和重要的唾液腺疾病。

表22 常见和重要的唾液腺疾病

◆ 先天性
  • 腺体发育不良
    ■ 单独
    ■ 外胚层综合征的部分临床表现
◆ 获得性
  • 创伤
    ■ 黏液腺囊肿
    ■ 舌下囊肿
  • 机械性导管阻塞
    ■ 导管狭窄
    ■ 导管结石
  • 感染
    ■ 唾液腺炎（细菌）
    ■ 流行性腮腺炎（病毒）
  • 炎症
    ■ 唾液腺肿大
  • 自身免疫性
    ■ 干燥综合征
  • 肿瘤
    ■ 腺瘤
    ■ 腺癌
    ■ 其他（如淋巴瘤）
  • 囊肿
    ■ 淋巴上皮囊肿

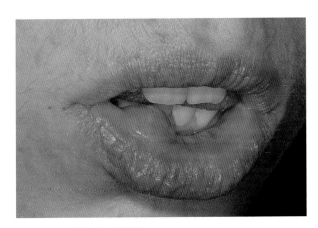

图22.0 下唇唾液腺囊肿

病例22.1

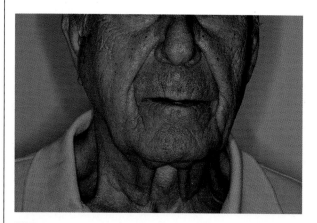

图22.1a

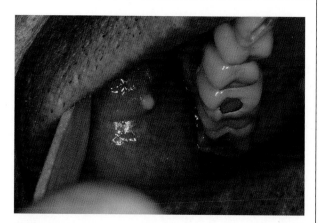

图22.1b

主诉：一名68岁的男子4天前出现右侧耳前面部肿胀。

现病史：肿胀突然出现，伴发疼痛及全身不适、发热。患者及亲属未出现过类似情况。

既往史：慢性高血压和前列腺增生，分别接受血管紧张素转化酶（ACE）抑制剂和α受体阻断剂治疗。5年前曾罹患重症肺炎而戒烟。

口腔检查：右侧腮腺肿大，表面皮肤充血肿胀（图22.1a）。右侧腺体呈弥漫性疼痛性肿胀，挤压腮腺可见脓液自导管溢出（图22.1b）。口腔湿润度可，无颈部淋巴结肿大。口腔卫生一般，口内牙可见大量修复体，但无牙源性感染。

问题1：引起肿胀的原因是什么？

　A. 急性唾液腺炎

　B. Heerfordt综合征

　C. 慢性唾液腺炎

　D. 腮腺结节病

　E. 多形性腺瘤

答案：

　A. 急性唾液腺炎是由细菌或病毒引起的大唾液腺感染（主要为腮腺）。肿胀区疼痛，伴脓

性分泌物从导管溢出，并伴全身不适、低热，偶有颈部淋巴结病肿大

　B. 错误

　C. 错误

　D. 错误

　E. 错误

解析：根据病程短、肿胀弥漫不局限，无既往类似病史等特点即可排除慢性唾液腺炎、多形性腺瘤、腮腺结节病及Heerfordl综合征（伴或不伴面瘫）的诊断。

问题2：下列哪些是该疾病的诱发因素？

　A. 涎石症

　B. 脱水

　C. 药源性流涎

　D. 干燥综合征

　E. 口腔卫生差

答案：

　A. 涎石症产生结石阻塞唾液腺导管，进而导致导管和腺实质内唾液淤积，增加感染细菌和病毒的风险

B. 由于液体消耗减少或液体丢失增加引起急性脱水（出血、腹泻、烧伤、药物），导致口干，并促进致病菌生长。这些细菌通过唾液腺导管进入唾液腺，引起唾液腺炎

C. 错误

D. 错误

E. 口腔卫生差会导致过多的细菌生长，这些致病细菌会引起龋齿、牙龈疾病、口臭、急性或慢性唾液腺炎

解析： 增加唾液分泌药物可通过多种抗菌物质（分泌型IgA和溶菌酶）及唾液的冲洗-清洗作用抑制致病菌生长，从而降低局部感染的风险。干燥综合征是一种自身免疫性疾病，导致唾液腺实质萎缩，这是导致慢性而非急性唾液腺炎的主要病因。

问题3： 下面哪种病原细菌与该疾病关系最密切？

A. 腮腺炎病毒

B. 金黄色葡萄球菌

C. 柯萨奇病毒A型

D. 以色列放线菌

E. 结核分枝杆菌

答案：

A. 错误

B. 金黄色葡萄球菌是急性唾液腺炎最常见的致病菌

C. 错误

D. 错误

E. 错误

解析： 上述所有细菌都与急性唾液腺炎有关，但腮腺炎病毒和柯萨奇病毒属于病毒范畴，而以色列放线菌和结核分枝杆菌极少感染唾液腺，仅累及免疫缺陷患者。

病例22.2

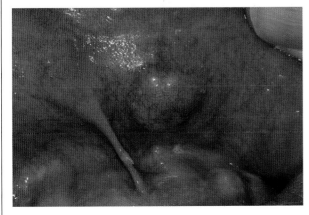

图22.2

主诉： 男子，42岁，发现上唇内侧近前庭沟出肿胀。

现病史： 8个多月以来，上唇内侧近前庭沟处持续肿胀，无症状，1个月前因肿胀逐渐加重，故引起患者关注。

既往史： 否认与该疾病相关的病史，近期无创伤史，患者及亲属无类似病变。有吸烟史（5～6支/天），社交场合喝1～2杯酒。

检查： 上唇内侧近上唇系带及前庭沟处黏膜见一处结节（图22.2），最大直径1.2cm。结节边界清楚，质硬，表面黏膜未见异常，患者自觉无不适。口内病损突出，患者恐癌。口腔、皮肤及其他黏膜未见类似病变，未见颈部淋巴结肿大。局部麻醉下切除结节，组织学显示为多种腺体起源的肿瘤上皮细胞和肌上皮细胞，部分包膜存在，黏液和透明基质下可见少许有丝分裂。

问题1： 可能的诊断是什么？

A. 软组织脓肿

B. 深部黏液囊肿

C. 切牙根尖周脓肿

D. 多形性腺瘤

E. 创伤性纤维瘤

答案：

A. 错误

B. 错误

C. 错误

D. 多形性腺瘤是一种可累及大小唾液腺的、缓慢发展的、无痛性的、边界清楚的良性肿瘤。其恶性转化的风险非常低，若切除不全，则复发的风险增加。它由大量上皮和肌上皮细胞组成，形成黏液样、透明样、脂肪甚至骨样结构，包被较厚纤维包膜

E. 错误

解析： 根据病损质硬，故易排除黏液囊肿和脓肿（软组织或根尖周），因为这些病灶非常软且波动性较大，分别与创伤和局部感染有关。创伤也可引起纤维瘤，但是病损质硬，是因为纤维组织而不是腺体组织中残生大量胶原所致，故易排除。

问题2： 良性与恶性唾液腺肿瘤的不同之处在于？

A. 生长速度

B. 密度

C. 边界

D. 表面黏膜出现溃疡

E. 局部神经受损

答案：

A. 良性唾液腺肿瘤发展缓慢，而恶性唾液腺肿瘤生长较快

B. 恶性唾液腺肿瘤质硬、固定，而良性肿瘤则质软或质韧

C. 良性肿瘤边界清楚，而恶性肿瘤边界不规则、不清楚

D. 良性唾液腺肿瘤生长速度较慢，被覆黏膜变薄但不发生溃疡；恶性肿瘤生长速度快，对周围组织有侵袭，容易诱发口腔溃疡

E. 神经受损常见于唾液腺恶性肿瘤，它与肿瘤细胞浸润神经有关，而不是肿瘤对局部神经的压迫所致。腺样囊性癌可引起多条颅神经麻痹，特别是舌、面及舌下神经。多形性腺瘤很少引起面瘫，面瘫多继发于手术切除肿瘤后

解析： 唾液腺恶性肿瘤少见，易发生于老年患者，多累及小唾液腺；而唾液腺良性肿瘤多见，多累及大唾液腺，多为多形性腺瘤。

问题3： 下列哪项是最常见的上唇小唾液腺恶性肿瘤？

A. 多形性腺瘤

B. Warthin瘤（淋巴乳头状囊腺瘤）

C. 基底细胞腺癌

D. 腺样囊性癌

E. 嗜酸细胞瘤

答案：

A. 错误

B. 错误

C. 错误

D. 腺样囊性癌是一种少见的恶性肿瘤，多发生于上唇的小唾液腺，很少累及于颌下腺和腮腺

E. 错误

解析： 多形性腺瘤、Warthin瘤和嗜酸细胞瘤是唾液腺良性肿瘤，容易被排除；基底细胞腺癌是恶性病变，但很少累及上唇小唾液腺。

病例22.3

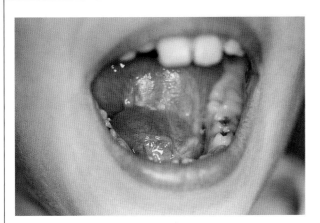

图22.3a

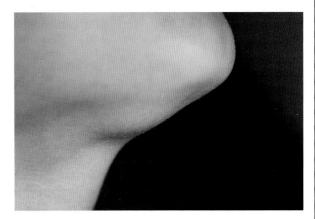

图22.3b

主诉：男性，9岁，口底及颏部出现肿胀。

现病史：3周前，患儿母亲偶然发现患儿颏部有1个小包块，进食时增大。检查发现口内巨大囊性病变。

既往史：否认系统疾病史，近期无创伤史，具有在紧张的情况下咬指甲的习惯。

口腔检查：口底见一个淡蓝色、半透明的半球形囊性病变，直径约3.5cm，累及右侧口底及部分左侧口底（图22.3a）。舌体轻微向上抬起，影响患者进食、吞咽和说话。病损延伸到舌骨肌，引起皮肤表面出现小突起（图22.3b）。口腔、皮肤或其他黏膜未见类似病变。头颅X线片显示右侧颌下–舌下腺导管系统无结石沉积迹象。

问题1：肿胀的原因是什么？

    A. 皮样囊肿

    B. 下前牙根尖周感染

    C. 舌下腺导管结石

    D. 鳃裂囊肿

    E. 舌下腺囊肿

答案：

    A. 错误

    B. 错误

    C. 错误

    D. 错误

    E. 舌下腺表现为口底淡蓝色半透明囊性病变，不伴邻近牙齿、舌或口底结石管阻塞或局部感染。它可以位于口底（单纯型舌下腺囊肿），也可以向后延伸至舌骨肌边缘，突出于颏部皮肤表面（哑铃型舌下囊肿），该患者表现为哑铃型舌下囊肿

解析：病变主要累及右侧口底，即可排除其他位于口底中部的囊性病变，如中线皮样囊肿或颈部（鳃裂囊肿）。根据X线检查未见结石，舌下腺导管及下前牙根尖区未见脓性分泌物，即可排除舌下腺导管结石或牙源性脓肿。

问题2：该患者的最佳治疗方法是什么？

    A. 观察

    B. 手术切除囊肿

    C. 手术切除囊肿及相关腺体

    D. 激光

    E. 开窗减压术

答案：

- **A.** 错误
- **B.** 错误
- **C.** 当舌下腺囊肿延伸至颈部，特别是咽旁间隙时，手术切除囊肿及腺体是首选治疗方案，将有效预防并发症（如损伤下颌神经、舌神经、舌下神经或形成口颈瘘等）的发生
- **D.** 错误
- **E.** 错误

解析： 对先天性舌下腺囊肿建议先观察6个月，看其能否自行消退。不推荐使用开窗减压术，因为术后复发率高，可引发哑铃型舌下腺囊肿的。另外，当病变较小且仅累及口底时，采取手术或CO_2激光切除囊肿有效。

问题3： 舌下腺囊肿与皮样囊肿的组织病理学特征有何差异？

- **A.** 腔内液体成分
- **B.** 囊壁厚度
- **C.** 囊壁成分
- **D.** 被膜
- **E.** 炎症反应

答案：

- **A.** 皮样–表皮样囊由角蛋白组成，而舌下腺囊肿由淀粉酶和其他唾液蛋白组成的无定形嗜酸性物质组成
- **B.** 舌下腺囊肿囊壁为薄的、疏松的、有血管的结缔组织，而皮样囊肿囊壁较厚、纤维性成分较多
- **C.** 舌下腺囊肿的囊壁内含唾液腺腺泡，而皮样囊肿的囊壁包含毛发等皮肤附件
- **D.** 纤维包膜包绕着皮样囊肿，而舌下腺囊肿则无纤维包膜
- **E.** 两种囊肿均可感染，但炎症类型不同。舌下腺囊肿内可见散在的炎性细胞聚集，以泡沫细胞为主，皮样囊肿内可见大量肉芽肿伴巨细胞

病例22.4

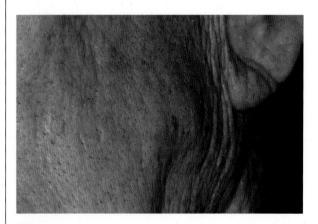

图22.4a

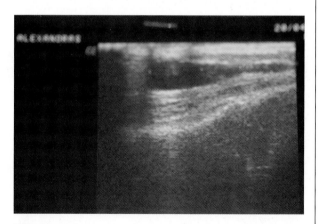

图22.4b

主诉： 男性，68岁，面部左侧腮腺导管走行区域反复肿胀。

现病史： 6个月前，左面部突然出现肿胀，1周内自行消退。最近4个月内出现了2次类似肿胀，无

痛、无发热不适等全身症状，否认创伤史、局部手术史、涎石病等，未服用可能导致口干的药物。

既往史： 高血压、慢性支气管炎，使用ACE抑制剂和支气管舒张剂以及全身类固醇激素控制（病情严重时）。有吸烟史（20~30支/天）。

口腔检查： 左侧腮腺区咬肌前方及腮腺导管处肿胀，质软，直径约2cm，稍不适，用力按摩和挤压可缓解不适感（图22.4a）。超声检查示腮腺导管轻度扩张，未见腮腺结石或炎症（图22.4b）。口内检查发现对应颊黏膜稍隆起，余口腔黏膜未见异常。无颈部淋巴结肿大。

问题1： 导致该患者面部肿胀的原因是什么？

    A. 唾液腺结石

    B. 唾液腺囊肿

    C. 导管狭窄

    D. 导管扩张

    E. 干燥综合征

答案：

    A. 错误

    B. 错误

    C. 错误

    D. 导管扩张是一种罕见的唾液腺疾病，其特点是由于唾液腺导管扩张（部分或全部）而导致局部反复疼痛肿胀。当导管扩张程度轻时，症状也轻微；但当扩张程度严重时，则伴有严重疼痛和整个导管区肿胀。针吸（FNA）活检无炎症或瘤病，唾液腺导管X线检查无异常，超声及磁共振成像（MRI）检查显示有导管一定程度的扩张而无明显的阻塞情况

    E. 错误

解析： 根据左侧腮腺区无外伤或手术史，超声显示导管内无解剖性狭窄或钙化性肿块，无慢性口

干症-眼干燥症等特点，排除唾液囊肿、唾液腺结石、解剖性导管变异（狭窄）及干燥综合征。

问题2： 下面哪些用于诊断该疾病？

    A. 病史

    B. 临床表现

    C. 影像学技术

    D. 无

    E. 培养

答案：

    A. 沿唾液腺导管区出现反复疼痛或不伴疼痛的肿胀病史提示导管扩张

    B. 临床检查可见腺体肿胀，伴或不伴腺体或导管感染

    C. 超声、唾液腺造影、MRI和CT扫描等成像技术可用于检测腺体实质、腺体导管内结构、有无肿瘤或淋巴结转移

    D. 类风湿因子（RF）、抗核抗体（ANA）、SSa和SSba等关于自身抗体的血液免疫学试验可用于排查干燥综合征等其他疾病

    E. 错误

解析： 唾液培养可用于分离鉴定急性或慢性唾液腺炎的相关病原菌，而不能检测出与唾液腺导管扩张相关的致病菌。类风湿因子（RF）、抗核抗体（ANA）、SSa、SSba等自身抗体的血液免疫学试验可用于排查干燥综合征，但不能检测出与唾液腺导管扩张相关的致病菌。

问题3： 下列哪种治疗方法不常用于该疾病的治疗？

    A. A型肉毒杆菌毒素

    B. 导管袋状缝合术

    C. 导管乳头样扩张

    D. 压迫腺体

    E. 抗生素

答案：

A. 错误

B. 错误

C. 错误

D. 错误

E. 错误

解析： 以上方法均有应用，效果良好。部分治疗比较保守，如肉毒杆菌毒素、抗生素使用、腺体压迫；根据病变的严重程度可采用复杂的手术治疗。

病例22.5

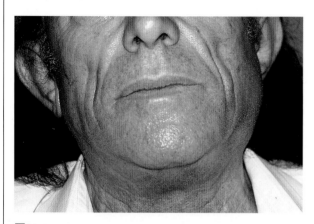

图22.5

主诉： 男性，65岁，面部肿胀3年。

现病史： 近3年，面部肿胀逐渐增大，8个月前达到顶峰。

既往史： 45岁时确诊慢性糖尿病和高胆固醇血症，但未戒断高脂肪饮食，大量饮用啤酒和威士忌，吸烟1~2包/天，导致未得到良好控制。

口腔检查： 左侧耳前区弥漫性肿胀，大小约3cm×3.5cm，质软，无不适，肿胀来源于腮腺，表面皮肤未见异常（图22.5）。右腮腺稍增大，颌下腺及舌下腺未见异常。口腔湿润度可，无腮腺乳头或其他导管口溢脓。无颈部淋巴结肿大。

超声检查未见囊肿、结石及异常增生。针吸活检示，大量成簇或成腺体排列的腺泡上皮细胞，间杂纤维血管，无炎症反应。

问题1： 该疾病的诊断是什么？

A. 沃辛瘤

B. 咬肌肥大

C. 干燥综合征

D. 感染性腮腺炎

E. 唾液腺肿大

答案：

A. 错误

B. 错误

C. 错误

D. 错误

E. 唾液腺肿大是腮腺的慢性、弥漫性、非炎性和非肿瘤性肿大，可累及腮腺、颌下腺、舌下腺或小唾液腺。唾液腺肿大多累及患严重系统性疾病（如糖尿病）的中年患者，可能改变唾液排出通道。在这种情况下，手术效果并不理想，纠正基础疾病和戒酒可能是最佳治疗方法

解析： 根据超声显示腮腺内而非咬肌区域的无症状肿大，无发热不适等全身症状及淋巴结病肿大，故可排除咬肌肥大、感染性腮腺炎（细菌性或病毒性）。根据纤维血管间质或萎缩区域存在大量腺泡上皮细胞、无中央核固缩、无炎症细胞，故可排除沃辛瘤和干燥综合征的诊断。

问题2： 除糖尿病外，哪些全身性因素可影响该疾病的发生、发展？

A. 内分泌疾病

B. 代谢紊乱

C. 胃肠道疾病

D. 药物

E. 自身免疫性疾病

答案：

A. 内分泌疾病（如尿崩症、肢端肥大症、甲状腺功能减退等）与该疾病相关

B. 由于营养不良、酗酒、厌食或暴食症等导致代谢紊乱，进而引起维生素、碱性蛋白和矿物质的缺乏，上述元素在维持唾液腺正常功能中发挥重要作用，故可引起唾液腺肿大

C. 肝脏疾病（酒精性或非酒精性）如肝硬化及腹腔疾病可与营养缺乏协同，导致唾液腺疾病

D. 抗高血压、抗胆碱能和精神药物的长期使用与该疾病有关

E. 错误

解析： 自身免疫性疾病可影响唾液腺，如干燥综合征和结节病，可引起弥漫性双侧唾液腺肿胀，但其发病机制与单纯唾液腺肿大不同。

问题3： 下面哪项检查具有特征性？

A. 血生化检查

B. 唾液腺造影

C. MRI或超声

D. 细针穿刺活检

E. 唾液化学检查

答案：

A. 错误

B. 错误

C. MRI或超声有助于临床医生鉴别唾液腺肿大与其他腺体内占位性病变

D. 细针穿刺活检操作简单，可发现正常腺泡上皮细胞、无炎症细胞，并依次明确诊断

E. 错误

解析： 生化检查可提示血糖升高或肝功能异常；唾液化学检查可发现唾液中钾、钙浓度升高；唾液腺造影显示周围导管稀疏；但这些结果并不能明确诊断唾液腺肿大，因为其他疾病也有可上述表现。

23

牙齿损害
Teeth

牙齿是人体的特殊部分，参与进食、咀嚼和言语等生理过程。牙齿发育依赖于牙上皮与其外胚层间充质之间的复杂相互作用。出生前或出生后的局部因素或系统因素可影响牙齿发育，导致牙发育（如牙齿颜色、外形、大小、数目和牙齿发育程度等）异常。

本章分为3个部分：

部分A：涉及牙齿数量、大小和形状相关异常情况（图23.0a）。

部分B：涉及牙结构异常（图23.0b）。

部分C：涉及牙齿邻近组织的疾病（图23.0c）。

表23列出牙齿及邻近组织常见重要的疾病。

表23 牙齿及邻近组织常见和重要改变 （续表）

- 牙齿数目
  - 无牙
  - 牙发育不全
    - 外胚层发育不全
    - Down综合征
    - 牙隐裂
  - 多生牙
    - 锁骨颅骨发育不良
- 牙齿形态
  - 大小
    - 过小牙
    - 过大牙
  - 结构
    - 牙釉质发育不全
    - 牙本质发育不全
    - 佝偻病
    - 甲状旁腺功能减退
    - 牙齿发育期间的化疗
- 牙形状
  - 同一牙内的异常
    - 牙内陷
    - 畸形中央尖
    - 牛牙症
    - 半月形磨牙/螺纹样切牙

- 其他牙齿结构
  - 牙尖
  - 牙龈瘤
  - 牙骨质增生与牙骨质瘤
  - 牙本质瘤
  - 牙釉质裂
  - 釉珠
- 牙结构缺失
  - 牙裂
  - 磨损
  - 磨耗
  - 龋坏
  - 酸蚀
  - 牙折
  - 牙釉质形成期出现创伤（轻到重度）
  - 乳牙根尖周感染
- 与其他牙的关系
  - 咬合
- 牙齿脱落时间
  - 过早
    - Down综合征
    - 免疫缺陷
    - 掌跖角化-牙周破坏综合征

Clinical Guide to Oral Diseases, First Edition. Dimitris Malamos and Crispian Scully.
© 2021 John Wiley & Sons Ltd. Published 2021 by John Wiley & Sons Ltd.
Companion website: www.wiley.com/go/malamos/clinical_guide

（续表）

- 创伤
- 恶性肿瘤
  - 过迟
    - 牙僵硬
    - 牙龈纤维瘤病
- 牙齿美学
- 着色
  - 外源性
    - 产色细菌
    - 使用氯己定含漱液或碘含漱
    - 软饮料（咖啡或茶）
    - 饮料
    - 烟草制品
    - 药物
    - 铁等金属
  - 内源性
    - 四环素
    - 氟斑牙（轻到重度）
    - 龋齿
    - 牙髓出血
    - 充填材料（汞合金、复合材料）
- 吸收
  - 内吸收
  - 外吸收
- 主观因素
  - 整体审美

23.1　部分A：涉及牙齿数量、大小和形状相关异常情况

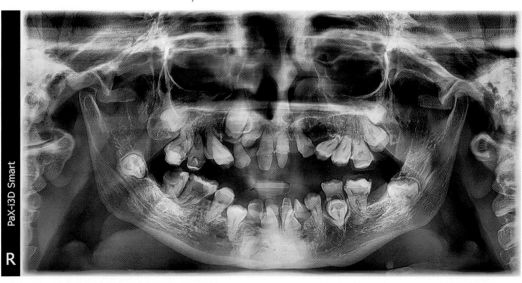

图23.0a　垂体性侏儒症患者的牙列异常

病例23.1

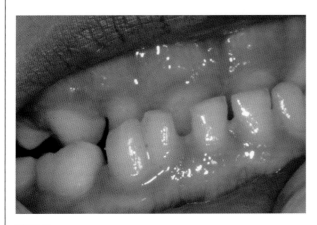

图23.1

主诉：男性，7岁，口腔定期检查时发现右下颌前牙形态异常。

现病史：偶然发现牙齿异常，不影响美观，不影响进食。

既往史：否认系统疾病史，家族中无牙齿异常患者。

口腔检查：右下颌乳侧切牙和乳尖牙的牙冠融合（图23.1），导致牙齿数量减少。这2颗牙形态正常，牙冠和牙根融合，X线片显示髓室和根管完全融合。身高和皮肤未见异常。

问题1：该患者的牙齿异常属于下列哪种类型？

A. 融合牙

B. 双生牙

C. 结合牙

D. 牛牙症

E. 鬼影牙

答案：

A. 融合牙是一种罕见的牙体形态发育异常，表现为2颗相邻牙齿融合（完全或不完全），导致牙齿数目减少。乳牙、恒牙均可出现融合牙，前牙区更易受累，局部压力、胚胎期病毒感染、环境因素、唇腭裂、维生素缺乏以及沙利度胺等药物使用可导致该牙齿异常

B. 错误

C. 错误

D. 错误

E. 错误

解析：基于临床特征如牙齿数目正常（双生牙），异常牙冠形态及牙骨质结合形态及（结合牙），牙骨质–牙釉质交界处无皱缩表现及放射学特征如牙髓腔扩大（牛牙症）或鬼影样外观（鬼影牙）等可排除其他牙齿异常。

问题2：下列哪项是乳切牙融合的最严重并发症？

A. 患龋风险增加

B. 咬合异常

C. 乳牙牙根吸收延迟

D. 牙髓暴露

E. 恒牙缺失

答案：

A. 错误

B. 错误

C. 错误

D. 错误

E. 恒牙缺失是最严重的并发症

解析：其他并发症如患龋风险增加、牙髓暴露、乳牙牙根吸收延迟、咬合异常等易被预防、发现和治疗。

问题3：融合牙与双生牙的区别是什么？

A. 牙列（乳牙或恒牙）

B. 位置（上颌牙或下颌牙）

C. 牙位（切牙或磨牙）

D. 牙数目变化（增加或减少）

E. 发病机制

答案：

A. 错误

B. 融合牙多见于下颌牙，而双生牙多见于上颌牙

C. 错误

D. 出现融合牙时牙齿数目减少（减少1颗），出现双生牙时牙齿数目正常

E. 融合牙由2个正常牙胚的结合而成，而双生牙来源于同一牙胚

解析： 无论患者性别如何，双生牙和融合牙可出现在乳牙列及恒牙列中，好发于切牙。

病例23.2

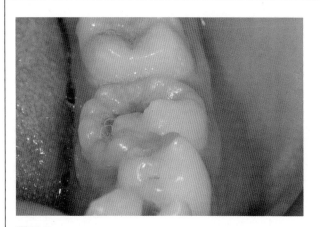

图23.2a

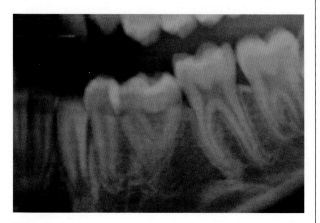

图23.2b

主诉： 男性，16岁，发现左下颌第二颗前磨牙龋坏，并伴疼痛。

现病史： 2周前，35牙出现急性、尖锐性疼痛，甜食及冷刺激可加重疼痛。

既往史： 否认系统疾病史、家族史及创伤史，嗜糖果及饮料。

口腔检查： 35牙牙冠呈球状，中央裂隙，多生颊尖（图23.2a）。根尖片显示髓室增大拉长（图23.2b）。35牙咬合面见龋坏，冷/甜刺激可诱发疼痛。其他牙未见异常。口腔卫生尚可。

问题1： 导致该前磨牙形态异常的原因是什么？

A. 先天性梅毒牙

B. 牙釉质发育不全

C. 牛牙症

D. 过大牙

E. 畸形中央尖

答案：

A. 错误

B. 错误

C. 错误

D. 错误

E. 畸形中央尖是一种罕见的牙齿形态异常，好发于前磨牙，表现咬合面出现额外牙尖，该牙尖易磨损，进而牙髓暴露，最终导致牙髓坏死和根尖周感染。常见于下颌前磨牙，亚洲男性多见

解析： 根据牙冠部无凹坑、凹槽，但出现额外牙尖、仅累及前磨牙、髓腔不规则等特点可排除牙釉质发育不全、先天性梅毒牙、牛牙症和过大牙。牙

釉质发育不全可出现牙齿颜色（黄色、棕色或灰色）和形态的变化，具有深浅不一的凹槽和凹坑，牙釉质易磨损。先天性梅毒可出现颌面部畸形伴恒牙列的半月形切牙及桑葚状磨牙。在牛牙症中，磨牙通过改变髓底和根分叉位置而使髓室垂直向扩大。而在过大牙中，患牙大小超过正常牙的2个标准误差。

问题2：畸形中央尖与牛牙症的主要区别是什么？

- **A.** 病因
- **B.** 位置
- **C.** 髓室大小或位置
- **D.** 种族倾向
- **E.** 性别倾向

答案：

- **A.** 牛牙症是由Hertwig上皮根鞘在某个水平方向上向内凹陷失败所致，而畸形中央尖则是由于内牙釉质上皮层及牙乳头外胚间充质细胞的异常生长和折叠进入成釉器星状网层所致
- **B.** 畸形中央尖主要累及前磨牙，牛牙症主要累及磨牙
- **C.** 牛牙症的髓室向根尖移动，因此牙髓与牙体的比例增加，而畸形中央尖则基本正常

- **D.** 畸形中央尖好发于亚洲而非美国或欧洲血统人群，而牛牙症好发于因纽特人
- **E.** 错误

解析：这两种牙体形态异常更易累及男性。

问题3：下面哪些综合征与该病例中牙体异常无关？

- **A.** Klinefelter综合征
- **B.** Down综合征
- **C.** Sturge-Weber综合征
- **D.** Ascher综合征
- **E.** 马方综合征

答案：

- **A.** Klinefelter综合征患者中牛牙症患病率增加，而畸形中央尖患病率不变
- **B.** Down综合征中牛牙症发生率较高
- **C.** Sturge-Weber综合征与牙龈增生有关，不包含牙体异常
- **D.** Ascher综合征引起眼睑下垂、重唇和甲状腺肿大，但不影响牙齿的大小和形态
- **E.** 马方综合征因腭部狭窄而导致错𬌗畸形，但不包含牙体异常

病例23.3

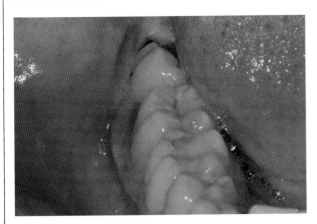

图23.3a

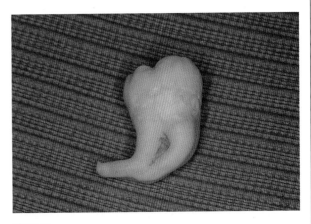

图23.3b

主诉：男性，21岁，要求拔除右下颌第三磨牙。

现病史：右下颌第三磨牙表面覆盖发炎牙龈，因此要求拔除该牙，该牙牙根弯曲。

既往史：其系统疾病史和家族史与第三磨牙无关。

检查：右下颌第三磨牙部分萌出，部分牙冠表面覆盖发炎肿胀的牙龈，引起轻微张口受限及疼痛，挤压邻牙（图23.3a）。局部麻醉下拔除患牙，发现其根远端不规则弯曲（图23.3b）。口内余牙齿未见龋坏或充填物。口腔、皮肤或其他黏膜未见异常。

问题1：该48牙异常属于下列哪种情况？

  A. 弯曲牙

  B. 牛牙症

  C. 屈曲牙

  D. 低磷酸酶血症

  E. 牙本质发育不良Ⅰ型（无根牙）

答案：

  A. 弯曲牙是牙冠或牙根偏离长轴（＞90°）导致出现急剧弯曲，可能与牙发育过程中受到创伤有关

  B. 错误

  C. 错误

  D. 错误

  E. 错误

解析：屈曲牙牙根偏离＜90°。而在牛牙症、牙本质发育不良Ⅰ型或低碳酸血症中，患牙短小或牙体发育不良伴牙冠异常，可在30～40岁时出现牙齿脱落。

问题2：弯曲牙与屈曲牙的区别是什么？

  A. 病因

  B. 位置

  C. 牙根偏斜度

  D. 受累牙

  E. 牙冠形态

答案：

  A. 错误

  B. 屈曲牙仅出现牙根偏斜，而弯曲牙可出现牙根及牙冠的偏斜

  C. 屈曲牙牙根偏斜程度小于弯曲牙（＜90°）

  D. 错误

  E. 错误

解析：两种牙齿畸形均主要累及牙冠正常的恒牙，可能与既往外伤史、牙胚位置异常及萌出延迟有关。

问题3：造成该牙齿异常的原因是什么？

  A. 创伤

  B. 特发性

  C. 瘢痕

  D. 导致牙齿萌出延迟的疾病

  E. 遗传

答案：

  A. 除创伤外，意外或医源性手术（喉镜或气管插管）造成的恒牙局部损伤是导致弯曲牙的最常见原因

  B. 儿童弯曲牙多见的原因在于儿童局部创伤发生率较高，特发性弯曲牙少见。创伤可累及多颗牙，孤立牙也可出现弯曲，该现象可进一步证实上述分析

  C. 局部受伤或感染后易形成瘢痕，进而影响恒牙的发育，使其形态发生改变

  D. 先天性病变，如血管瘤、面裂、囊肿甚至肿瘤，可引起恒牙牙胚异位发育，乳牙吸收延迟，导致乳牙滞留时间延长，恒牙形态异常

  E. 遗传因素可能参与该疾病发生发展，据报道，在某些双胞胎或种族的近亲中出现了弯曲牙患病率高的情况

病例23.4

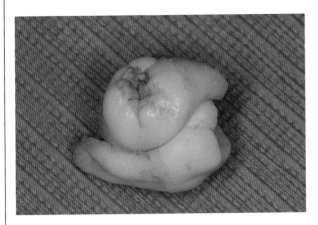

图23.4

主诉：男性，32岁，因左下颌第三磨牙冠周牙龈发炎影响进食3年，要求拔除此牙。

现病史：患者左下颌第三磨牙部分萌出，曾多次出现冠周炎，引起疼痛、张口受限、发热、颈部淋巴结肿大等，服用广谱抗生素后缓解。

既往史：无相关系统疾病史。

检查：左下颌智齿冠周牙龈发炎，伴同侧淋巴结肿大。拔除该牙后，发现与一颗多生但外形良好的第四磨牙（图23.4）紧密接触。诊断为安氏Ⅰ类磨牙关系和慢性龈炎。

问题1：该牙体异常属于下列哪种类型?

   A. 牙内陷

   B. 畸形中央尖

   C. 牙瘤

   D. 结合牙

   E. 融合牙

答案：

   A. 错误

   B. 错误

   C. 错误

   D. 结合牙是一种罕见的牙齿畸形，其特征是两

颗完全发育完成的牙齿通过牙根牙骨质结合在一起

   E. 错误

解析：根据2颗完整的、具有独立的根管系统的牙齿结合的临床特征，可排除牙瘤、牙内陷、畸形中央尖和融合牙。融合牙为2个牙冠共用1个牙根，牙内陷为一颗牙在另一颗牙内，畸形中央尖表现为出现1个额外牙尖，而在牙瘤中，牙体组织混浊不清。

问题2：该牙齿异常不具备下列哪些临床特征?

   A. 2颗牙通过牙釉质结合

   B. 结合部位位于根面，面积小

   C. 上下颌牙列均可受累

   D. 多见于下颌磨牙

   E. 无性别差异

答案：

   A. 导致2颗相邻牙齿结合的是牙骨质，而非牙釉质

   B. 结合部位位于根面，波及范围大小不一，可累及整个根面区域

   C. 错误

   D. 多见于上颌磨牙

   E. 错误

解析：结合牙在乳恒牙列中均可出现，无年龄或性别差异。

问题3：当该牙齿异常无症状时，最佳治疗方法是什么?

   A. 不处理

   B. 外科手术分离结合牙

C. 根管治疗

D. 拔除两颗牙齿

E. 修复

答案：

A. 无症状的结合牙不需要治疗

B. 错误

C. 错误

D. 错误

E. 错误

解析：若出现疼痛或影响美观，可拔除结合牙。在某些特定病例中，可将其中一颗牙分离拔除，并进行后续的牙冠修复。

病例23.5

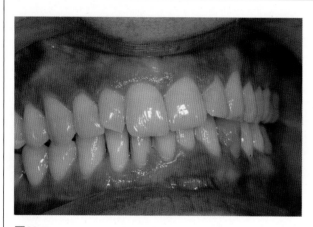

图23.5

主诉：女性，32岁，进行口腔体检时，医生发现其牙齿和牙龈异常。

现病史：患者自觉无不适，此前未曾注意牙齿及牙龈异常。

既往史：否认家族史、系统疾病史及用药史。膳食富含蔬菜和水果，肉类产品少。无吸烟或饮酒史。

口腔检查：健康年轻女性，肤色黝黑，牙列完整，牙龈肿胀。部分牙体着色，下前牙更为严重。牙体形态、结构正常，无龋齿、根尖周感染、错𬌗畸形（图23.5），但牙齿数目增多。口内黏膜弥漫性棕色色素沉着，前牙牙龈着色最为明显。口内未见其他异常。

问题1：该患者口腔出现下列哪种异常？

A. 慢性龈炎

B. 种族性牙龈色素沉着

C. 唇系带增生

D. 牙体着色

E. 右上颌侧切牙多生牙

答案：

A. 错误

B. 错误

C. 错误

D. 错误

E. 右上颌侧切牙多生牙是主要异常，表现为出现额外牙齿，且形态正常，完全萌出，并导致上前牙拥挤，但未引起错𬌗畸形

解析：慢性龈炎和种族性牙龈色素沉着是很常见的疾病。牙龈炎是好发于青少年的常见口腔疾病，患病率仅次于龋病。种族性牙龈色素沉着好发于深色皮肤的患者，为正常黑色素细胞的黑色素沉积增多所致。该患者唇系带未出现增生，也没有引起中切牙移位。牙体着色是外源性的且合并牙菌斑，牙菌斑是导致患者牙龈炎的原因。

问题2：多生牙可出现下列哪些形态变异？

A. 圆锥形

B. 结节状

C. 补充型

D. 正中多生牙

E. 牙瘤型

C. 家族性多发性结肠息肉–骨瘤–软组织瘤综合征

D. 埃勒斯–丹洛斯综合征

E. 唐氏综合征

答案：

A. 圆锥形牙齿是多生牙的一种表现，其楔形牙体通常倒置或水平出现在上颌骨前部，导致牙体旋转或移位

B. 结节状多生牙的特点是牙根形成延迟，呈桶状结构，在中切牙的腭面成对排列，导致牙萌出延迟

C. 补充型多生牙外观和正常牙齿相同，常见于上颌侧切牙（最常见）和乳/恒牙列的前磨牙与磨牙（主要见于乳牙列）

D. 正中多生牙具有独特的发病部位和形态。牙齿较小，呈圆锥形，位于2颗中切牙之间

E. 牙瘤型（尤其是组合型牙瘤）多生牙被认为是多生牙的变异形态，与正常牙齿有相似之处

问题3： 该牙齿异常与下列哪些疾病有关?

A. 唇腭裂

B. 锁骨颅骨发育不全

答案：

A. 唇裂或腭裂常伴发多生牙，特别是在上颌骨前牙区，这是由于唇腭裂形成期间牙板分裂所致

B. 锁骨颅骨发育不全是一种常染色体遗传病，累及骨骼和牙齿。表现为上颌骨发育不全，下颌骨正常，偶出现下颌骨联合延迟，乳牙滞留，多颗恒牙萌出受阻，并伴发多生牙

C. 家族性多发性结肠息肉–骨瘤–软组织瘤综合征或遗传性肠息肉病以结肠息肉、皮脂腺囊肿、颌骨骨瘤和牙齿异常为特征，如多生牙、缺牙、组合型牙瘤和形态异常的阻生牙

D. 错误

E. 错误

解析： 埃勒斯–丹洛斯综合征（Ⅲ型）和唐氏综合征通常出现牙釉质发育不全、过小牙和缺牙等异常，但很少出现多生牙。

23.2 部分B：涉及牙结构异常

　　牙齿由牙釉质、牙本质、牙骨质和牙髓组织构成。牙釉质是覆盖在牙冠表面最坚硬的牙体组织。牙本质是牙齿的内部，在牙冠部被牙釉质覆盖，而在牙根部被牙骨质覆盖。牙骨质通过牙周韧带将牙槽骨与牙齿连接起来，而牙髓则通过血管向牙本质提供营养，并通过神经纤维实现感觉功能。许多先天性疾病、环境因素、局部或系统性疾病会影响牙体结构的形成、矿化和成熟，进而影响牙体形态及抵御外部有害刺激的能力（图23b）。

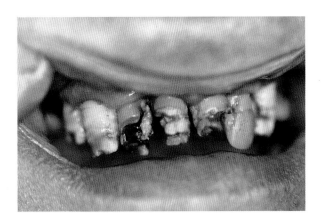

图23.0b 恒牙牙釉质发育不全

病例23.6

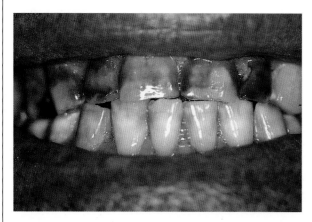

图23.6

主诉：男性，46岁，大多数牙齿为棕色。

现病史：乳牙及恒牙初萌时即为棕色，亲属及部分邻居均出现类似现象。

既往史：关节僵硬和背部疼痛（可能与在油漆厂从事重体力劳动有关），否认其他系统疾病史及用药史。母亲孕期是否使用四环素不详，8岁前是否使用过四环素不详。吸烟20支/天，饮3杯酒。

口腔检查：口外未见异常。口内所有牙齿大小和形状正常，牙体呈棕色，牙釉质中表现见凹坑和凹槽（图23.6）。上颌前牙棕色明显，下颌牙棕色较浅，部分区域为白色、黄色或略呈棕色。口腔卫生很差，大部分牙齿未见龋坏。

问题1：导致该患者牙齿变色的原因可能是什么？

A. 牙釉质发育不全

B. 饮食习惯

C. 黑尿病

D. 四环素牙

E. 氟斑牙

答案：

A. 错误

B. 错误

C. 错误

D. 错误

E. 氟斑牙是导致该患者牙齿变色的原因。氟斑牙是一种牙釉质发育障碍，儿童8岁以前接触过量氟化物引起，其特征是牙釉质中出现白色条纹（轻症），或呈深度永久性弥漫性棕色（重症状）。该患者长期居住城镇的饮用水中天然氟浓度超过3.8mg/L，邻居也出现类似的牙齿变色。过量氟化物与矿化组织（如牙齿或骨骼）相互作用，降低了牙齿脱矿和龋病发生率

解析：牙釉质发育不全与氟斑牙具有相似的临床特征，如点隙、沟和白棕色表现，但易磨耗，故被排除。大量吸烟或饮用葡萄酒、茶或咖啡等习惯，以及患者的工作场所，可导致牙齿着色，但这不是主要原因，因为在患者乳牙列和不吸烟的邻居也出现类似情况。黑尿病可出现黑尿、皮肤深染、巩膜色素沉着，该患者未出现上述情况，故易排除。四环素牙患者应在8岁以前，或其母在妊娠中期、晚期或哺乳期有四环素用药史，故被排除。

问题2：导致上述疾病最常见的原因是什么？

A. 饮水

B. 含氟牙膏

C. 含氟漱口水

D. 过量含氟药物

E. 过量食用富含氟的食物

答案：

A. 饮用 > 2mg/L含氟饮用水是本区居民自出生以来患氟中毒的主要原因

B. 错误

C. 错误

D. 错误

E. 错误

解析： 由漱口水、药剂或牙膏引起的氟中毒非常罕见，需要长期过度使用数月或数年才能引起氟中毒。泡菜、黄瓜、豆类或豌豆等食物目前认为不会引起氟中毒，因为其含氟量较低，而且患者不会每天食用。

问题3： 除了牙齿，该疾病还可累及下列哪些器官？

A. 神经

B. 骨骼

C. 内分泌腺

D. 心脏

E. 大脑

答案：

A. 错误

B. 骨骼易受氟中毒影响，最初表现为韧带、肌腱和关节囊的损伤，后期出现长骨骨质疏松，椎骨融合（尤其是脊柱），椎管狭窄，最终于出现脊柱后凸

C. 氟中毒可累及许多内分泌腺，如甲状腺和甲状旁腺。它直接或间接刺激甲状旁腺引起继发性甲状旁腺功能亢进导致骨质流失，同时也可引起甲状腺结构变化和功能障碍导致甲状腺功能减退

D. 许多慢性氟中毒患者可出现心律失常及心肌受损

E. 氟化物对人类大脑有害，可能会导致智力迟钝。氟化物可能引起脱髓鞘和浦肯野细胞数量减少，与阿尔茨海默病相似

解析： 氟中毒不会直接引起神经毒性反应，氟中毒患者的神经症状多由于椎管前后径减小导致脊髓机械性受压所致。

病例23.7

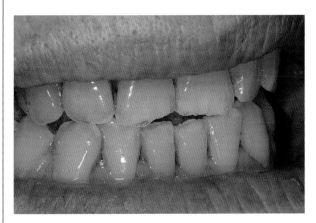

图23.7

主诉： 女性，38岁，前牙切咬或咀嚼硬物时疼痛。

现病史： 3周前，患者进食硬饼干时损伤了上颌中切牙，伴发疼痛。

既往史： 否认系统疾病史及用药史。除磨牙、偏好咀嚼硬食和冰块外，无其他不良习惯。

口腔检查： 上中切牙切缘广泛缺损，无龋病、牙髓或根尖周病表现（图23.7），牙髓活力测试正常，根尖周X线片中无根折迹象。在LED灯下用放大镜进行视诊，发现右上颌中切牙切缘近中偏右缺损，左上颌中切牙中端缺损，下颌切牙及尖牙的切缘较低。

问题1： 患牙出现什么问题？

A. 切牙隐裂

B. 磨损

C. 酸蚀症

D. 磨耗

E. 牙釉质发育不全

答案：

A. 中切牙的隐裂或脱落是导致患者疼痛的原因。这是最常见的牙创伤，由咀嚼硬食、磨牙或面部外伤引起，也是一种增龄性变化

B. 错误

C. 错误

D. 错误

E. 错误

解析： 牙齿磨损可继发于磨损、磨耗、酸蚀及牙釉质发育不全，但该患者不属于上述情况。在磨耗中，牙齿的脱落是慢性的，多发生于牙齿咬合面；磨损主要发生在牙骨质–牙釉质交界处；酸蚀症主要累及前牙舌、腭侧；牙釉质发育不全多累及一组牙齿，表现为白垩、凹坑，甚至凹槽。

问题2： 针对该患者的推荐治疗方法是什么？

A. 不处理

B. 树脂充填

C. 冠修复

D. 根管治疗

E. 拔除

答案：

A. 错误

B. 树脂充填有助于修复隐裂和牙体缺损部分，恢复其外观和功能，降低牙髓敏感

C. 树脂充填失败时可采用冠修复

D. 错误

E. 错误

解析： 因患者症状较轻，故应采用简单手段来修复缺损，如树脂粘接或冠修复；而非激进的治疗手段，如根管治疗或拔牙。

问题3： 该患者牙齿隐裂为下列哪种类型？

A. 牙体表面裂纹

B. 牙尖折裂

C. 延伸到牙龈的牙隐裂

D. 牙劈裂

E. 牙根纵折

答案：

A. 错误

B. 隐裂局限在中切牙牙体硬组织内，未累及牙髓及牙龈

C. 错误

D. 错误

E. 错误

解析： 其他类型的牙隐裂易被排除，牙体表面裂纹较浅且位于牙釉质内，也可加深导致牙劈裂，或从咬合面延伸至牙龈。

病例23.8

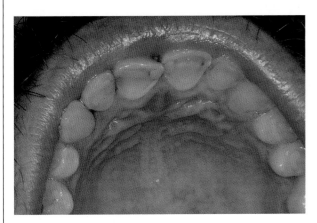

图23.8

主诉：男性，26岁，上前牙敏感。

现病史：3个月前出现上前牙敏感，进食酸性水果或饮料时加重。

既往史：除神经性贪食症外，无其他系统疾病史。神经性贪食症是一种慢性饮食失调症，患者习惯暴饮暴食，并用催吐、泻药和长时间的饥饿来代偿，未接受任何精神科治疗。他曾是一名厨师，仅在社交场合中吸烟和饮酒，每天喝可乐。

口腔检查：年轻男性，消瘦，牙列完整，口腔卫生良好，除前牙腭侧和磨牙咬合面牙釉质丧失外，口内未见明显异常（图23.8）。患牙大小和颜色正常，冷刺激敏感，无龋坏和牙折表现，口内X线片显示无根尖周病变。15岁时曾行下颌磨牙树脂充填。患者近亲中未出现类似牙齿病变。

问题1：该患者牙齿出现什么问题？

 A. 腭面龋

 B. 磨损

 C. 磨耗

 D. 牙本质发育不全

 E. 酸蚀症

答案：

 A. 错误

 B. 错误

 C. 错误

 D. 错误

 E. 酸蚀症是导致该患者牙齿敏感的原因，由于该患者经常催吐导致酸溶解牙体硬组织（牙釉质、牙本质或两者兼有），导致牙体硬组织不可逆地流失，并非由牙菌斑引起。最初累及下颌第一磨牙的咬合面，接下来累及上颌前牙腭侧

解析：龋病好发于口腔卫生差及饮食富含碳水化合物的患者，病因为致龋菌产酸导致牙齿硬组织脱矿。龋病表现多样，龋坏位置和颜色取决于受累牙体硬组织。该患者敏感牙的大小和颜色正常，即可排除牙本质发育不全。患牙牙冠各面（包括咬合面或牙颈部）均出现牙釉质丧失，即可排除磨耗或磨损。

问题2：下列哪些因素也可导致该疾病发生？

 A. 过度刷牙

 B. 饮用酸性饮料

 C. 职业因素

 D. 药物

 E. 遗传

答案：

 A. 过度刷牙是神经性贪食症患者的特征性表现，有时会造成磨损，进一步加重牙齿酸蚀

 B. 酸性饮料（如可乐）的pH很低，经常饮用会加速牙齿脱矿

 C. 烹饪过程需多次品尝食物，导致牙齿不断暴露在由致龋细菌产生的各种酸中

D. 错误

E. 错误

解析： 根据患者近亲无类似牙体疾病即可排除遗传因素，根据患者无用药史排除药物因素。

问题3： 下列哪些临床特征可鉴别该牙体异常的原因是内源性而非外源性的?

A. 牙列（乳牙或恒牙）

B. 症状

C. 位置

D. 与其他牙体异常的相关性

E. 进展

答案：

A. 错误

B. 错误

C. 依据酸蚀部位可鉴别病因，呕吐或反流（内源性酸）患者的牙体酸蚀出现在上前牙腭侧，大量摄入酸性食物和饮料（外源性酸），患者的牙体酸蚀出现在牙体的唇颊面

D. 错误

E. 错误

解析： 内源性或外源性因素引起的牙酸蚀在乳牙列及恒牙列中均可出现，与牙齿脱矿的进展速度无关，与其他牙齿异常也无关。

病例23.9

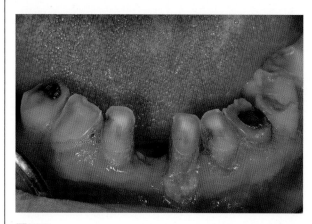

图23.9

主诉： 男性，48岁，牙齿（主要是下颌牙）不美观3年。

现病史： 4年前，患者发生车祸后，即出现紧咬牙和磨牙的习惯。部分牙尖逐渐被磨掉，遗留下光滑的咬合面，下牙更为明显。

既往史： 慢性支气管炎和高血压，通过药物（类固醇、降压药）控制。30岁开始吸烟。偏爱富含脂肪和碳水化合物的食物，偏好硬食。每天喝

1～2瓶啤酒。

口腔检查： 余留牙齿见大量牙体组织丧失。这种缺失在下颌切牙的咬合面更为明显，牙本质暴露近髓腔，呈淡黄色（图23.9），并对冷刺激轻度敏感。左下颌第二前磨牙和右下颌第一磨牙的填充物松动，见继发龋。余口腔、皮肤和黏膜未见明显异常。

问题1： 该患者出现牙齿磨损的主要原因是什么?

A. 龋病

B. 磨损

C. 冠折

D. 磨耗

E. 楔状缺损

答案：

A. 错误

B. 错误

C. 错误

D. 牙齿磨耗是由于牙齿相互接触造成的一种牙齿磨损，可以是发生于老年人的增龄性变化，也可以是由于紧咬牙和磨牙而引起的一种病理改变。严重磨耗时，牙釉质会被完全磨掉，引起牙本质暴露

E. 错误

解析： 根据牙齿磨损位于咬合面的特点，可排除磨损和楔状缺损，因为这两种病变累及牙颈部。冠折常继发于外伤，局限于1颗或一组牙齿，但牙折线较斜且不规则，与该病例不符。龋损出现在松动充填体的下部，只见于2颗牙齿，故不是该患者的主要牙齿疾病。

问题2： 磨耗和冠折的区别是什么？

A. 牙齿磨损持续时间

B. 累及的牙列

C. 病因

D. 症状

E. 与其他牙齿磨损的相关性

答案：

A. 在磨耗中，牙体组织的磨损是缓慢的，而在冠折中，牙体组织的磨损是突然而迅速的

B. 乳牙列和恒牙列都可出现磨耗及冠折，但儿童期出现更多的是冠折，因为儿童面部外伤发生率较高。正常磨损随年龄增长而增加，病理性磨损常见于成人，因为磨牙症好发于成人，而非儿童

C. 咀嚼坚硬食物或异物时突然施加在牙齿上的极大的力可导致冠折。磨耗是由于咀嚼产生的恒定摩擦力所致

D. 冠折常出现急性疼痛，而重度磨耗表现为钝痛或对冷及甜刺激敏感

E. 错误

解析： 其他牙体缺损（如磨损、酸蚀及楔状缺损，会削弱牙齿的强度。因此，强大的压力会导致牙釉质或牙本质磨损，磨耗或者冠折。

问题3： 下列哪种综合征是造成牙齿磨耗的最常见原因？

A. 伊曼纽尔综合征

B. 唐氏综合征

C. 科斯特洛综合征

D. 普瑞德-威利综合征（PWS）

E. 雷特综合征

答案：

A. 错误

B. 唐氏综合征约占欧盟先天性疾病的8%，可表现为牙体严重磨损（磨耗和/或酸蚀），其原因有多种，包括磨牙症（主要原因）、胃食管反流和呕吐等重要因素

C. 错误

D. 错误

E. 错误

解析： 磨耗在伊曼纽尔综合征、科斯特洛综合征、普瑞德-威利综合征（PWS）、雷特综合征中极为罕见。伊曼纽尔综合征和科斯特洛综合征以多种先天性异常和牙齿异常为特征，普瑞德-威利综合征（PWS）与智力迟钝有关，雷特综合征表现为进行性神经系统疾病且好发于女性。

病例23.10

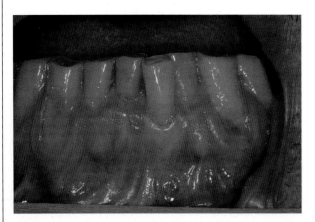

图23.10

主诉：男性，42岁，下颌尖牙牙颈部缺损2年。

现病史：2年前，因咀嚼出现双侧颞下颌关节（TMJ）疼痛就诊时，其牙医即发现患者下颌尖牙颈部缺损，至今无改变。

既往史：否认系统疾病史。在进行举重训练及精神紧张时会磨牙，否认吸烟史及饮酒史。

口腔检查：下颌尖牙颊侧颈部缺损（图23.10），冷刺激敏感。缺损位于龈上，基底光滑，边缘清晰，呈V形。切牙咬合面出现缺损，与患者磨牙症和在举重时紧咬牙有关。口腔卫生好，无龋齿或牙龈炎，口外检查未见异常。

问题1：该患者下颌尖牙出现什么问题？

A. 磨耗

B. 磨损

C. 酸蚀症

D. 楔状缺损

E. 颈部龋

答案：

A. 磨耗是由于牙与牙的接触而导致牙体组织缺失，常始于下前牙和尖牙切端

B. 错误

C. 错误

D. 楔状缺损是发生在颈部的非龋性牙体缺损，主要发生在颊面，表现为典型的楔形、V形或C形病变，边缘清晰。病因较多，包括错𬌗畸形引起的拉伸应力和咀嚼力、摩擦、化学和生化因素导致的生物腐蚀，以及电化学降解

E. 错误

解析：颈部龋质软，呈深褐色或黑色，形状不规则，故易被排除。出现在颊侧的酸蚀症好发于过度进食酸性食物或水果所致，磨损通常与用力刷牙有关，但这两种疾病通常累及一组牙，而非单颗牙。

问题2：牙体磨损的其他病理原因有哪些？

A. 牙槽骨粘连

B. 磨耗

C. 磨损

D. 酸蚀

E. 吸收

答案：

A. 错误

B. 磨耗是牙釉质、牙本质的缺损以及牙邻面接触区的磨损

C. 磨损是因刷牙用力过大或过度使用美白牙膏等导致的牙体组织缺损

D. 酸蚀症是通过化学作用（酸）引起牙体硬组织（牙釉质、牙本质）缺损，与细菌无关

E. 吸收（内吸收或外吸收）是牙本质和牙骨质逐渐减少，这种吸收通过破骨细胞和破牙骨质细胞发挥作用。牙髓坏死、创伤、牙周治疗、正畸治疗、异位牙、囊肿和肿瘤可激活

破骨细胞及破牙骨质细胞

解析：牙槽骨粘连是牙骨质或牙本质与邻近牙槽骨发生病理融合。

问题3：楔状缺损和磨损的区别在于？

    A. 部位

    B. 病因

    C. 累及的牙数量

    D. 牙体缺损的形状

    E. 症状

答案：

    A. 楔状缺损只累及牙颈部，而磨损可累及牙的任何部位

    B. 磨损是由于过度用力刷牙所致，而楔状缺损是由于磨牙导致的负荷过重而引起牙釉质脱落，牙颈部牙釉质最薄，故首当其冲

    C. 楔状缺损发生在单颗牙齿，而磨损累及一组牙齿

    D. 磨损表现为光滑的圆形缺损，而楔状缺损表现为V形缺损

    E. 错误

解析：磨损和楔状缺损的症状取决于牙体组织磨损的程度，表现为无症状或对冷热刺激轻度敏感，重症患者可出现不可逆性牙髓炎而持续疼痛。

23.3　部分C：涉及牙齿邻近组织的疾病

一些革兰阳性和革兰阴性的需氧/厌氧菌（如变异链球菌、金黄色葡萄球菌和表皮葡萄球菌、卟啉单胞菌、放线菌、拟杆菌和梭杆菌等），可引起牙体及牙周感染性疾病。部分感染仅累及牙齿和/或其邻近牙周组织，可扩散至远处器官，严重影响患者生活（图23c）。

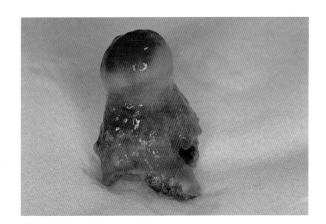

图23.0c　上颌磨牙龋坏残根导致根尖囊肿

病例23.11

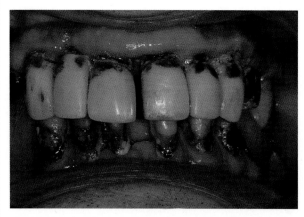

图23.11

主诉：男性，42岁，发现口内多颗牙呈棕黑色。

现病史：10年前，患者牙齿逐渐变色，偶尔引起牙痛和牙龈肿胀，服用止痛药和广谱抗菌药可缓解症状。

既往史：严重抑郁症，导致失眠及无精打采，不愿意清洁牙齿，饮食习惯不健康。

口腔检查：全口下颌牙和上颌牙颈部见棕色到深色的牙体缺损，部分牙已行不良烤瓷冠修复（图23.11）。部分缺损区域质软，仅用挖匙就可以轻易去除牙釉质和牙本质。口腔卫生很差，牙冠布满软垢和牙菌斑，牙龈松软发炎。近亲及邻居无类似的牙齿或黏膜病损。

问题1：造成该牙体缺损的原因是什么？

  A. 猖獗龋

  B. 牙釉质发育不全

  C. 四环素牙着色

  D. 氟斑牙

  E. 先天性红细胞生成性卟啉症

答案：

  A. 猖獗龋是由于出现不可逆的无机物脱矿及有机物破坏，导致多颗牙龋坏。脱矿是由于致

龋菌分解碳水化合物时产酸所致。猖獗龋可见于口腔卫生差、过量食糖、药源性口干及头颈部肿瘤放疗的患者

  B. 错误

  C. 错误

  D. 错误

  E. 错误

解析：根据牙体缺损质软，伴着色，可排除牙釉质发育不全。根据其他牙及黏膜无异常可排除氟斑牙及四环素牙，根据牙体内部未透出红色可排除先天性红细胞生成性卟啉症。

问题2：龋病和酸蚀症的区别是什么？

  A. 受累牙体组织

  B. 原发病因

  C. 进展类型

  D. 进展状态

  E. 对氟化钠的应答

答案：

  A. 错误

  B. 龋病是由于矿化动态失衡（Ca与Fl）引起，酸蚀症是由于矿物质丢失引起的

  C. 酸蚀症中的酸来源于食物、药物和呕吐，龋病中的酸来源于细菌

  D. 在龋病初期，病损是可逆的。在酸蚀症中，病损是不可逆的

  E. 氟化钠有助于防龋，但对酸蚀症无效

解析：龋坏和酸蚀症均可累及牙釉质及牙本质。

问题3：针对该患者，下列哪项是最有用且最实用的龋病常用指数？

  A. 龋失补指数（龋坏、因龋失牙数、因龋补牙

数的平均数）

B. 龋病严重程度指数

C. 龋易感指数

D. DEF指数（龋坏、拔牙、补牙数）

E. Moller指数

（M）及因龋补牙牙面数（F）

B. 错误

C. 错误

D. 错误

E. 错误

答案：

A. 龋失补指数在目前被公认为是一种在龋病流行病学调查中衡量龋病严重程度的关键衡量指标。将龋失补指数应用恒牙列，衡量个体中龋坏的牙面数（D）、因龋失牙的牙面数

解析： DEF指数表示乳牙列中龋坏、因龋失牙和因龋补牙数，龋病严重程度指数和龋易感指数需要临床和影像学检查，而Moller指数比较复杂，需要专家进行一系列的评估，故排除上述龋病常用指数。

病例23.12

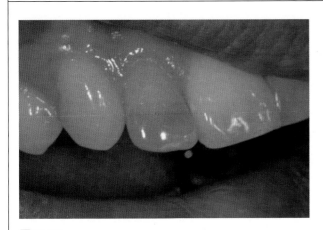

图23.12

主诉： 男子，32岁，发现右上颌侧切牙变色。

现病史： 3个月前，在家庭牙医处就诊时发现牙变色，无不适症状。

既往史： 否认系统疾病史和家族史，无用药史。1年前骑自行车时摔倒，伤及上前牙。其母亲在怀孕期间无用药史，患者8岁前无用药史。

口腔检查： 12牙牙冠中上部呈粉红色（图23.12）。患牙无叩痛，牙髓活力测试正常，无龋坏，无银汞合金充填，X线片显示髓室内椭圆形透射影，无根尖病变。其他牙未见异常，由于患牙无症状，患者拒绝进行根管治疗。

问题1： 患者侧切牙变色的原因是什么？

A. 腭窝银汞合金充填

B. 牙髓坏死

C. 牙内吸收

D. 四环素牙

E. 高胆红素血症

答案：

A. 错误

B. 错误

C. 牙内吸收为此牙变色的原因，牙齿外伤后呈粉红色，其影像学特点为牙髓内的圆形/椭圆形的膨大透射影。该疾病相对少见，好发于男性

D. 错误

E. 错误

解析： 根据临床检查及病史易排除其他导致牙变色的原因。根据牙髓活力测试正常可排除牙髓坏死，无银汞合金充填体可排除银汞合金导致的牙变色。由于牙变色呈粉红色，仅限于单颗牙，血液中胆红素正常，患者及母亲孕期时均未服用四环素，即可

排除高胆红素血症和四环素牙。

问题2：诊断该疾病，下列哪些检查有用且实用？

A. 视诊

B. 放射学检查

C. 牙髓活力测试

D. 显微镜观察

E. 细胞因子水平检测

答案：

A. 视诊检查示单颗牙呈粉红色，而非多颗牙（木乃伊牙）

B. 采用根尖X线片以及偶采用锥形束CT（CBCT），用于检查髓室内吸收引起的椭圆形透射影

C. 错误

D. 错误

E. 错误

解析：牙髓活力测试对诊断无帮助，因为有吸收的牙齿（内吸收或外吸收）不一定出现牙髓坏死。而光镜电子显微镜以及检测IL-1α和β、IL-6、TNF-α、INF-γ和TGF-β细胞因子耗时、昂贵、需要特殊技术。

问题3：根据下列哪些特征可通过根尖周X线片鉴别内吸收和外吸收？

A. 部位

B. 病损形状

C. 通过不同角度的X线片，观察病损的范围

D. 牙根牙骨质增多

E. 邻近骨结构

答案：

A. 内吸收时，病损位于髓腔内；而外吸收时病损则位于髓腔外

B. 外吸收时，病损的形状是不规则的；而在内吸收时，病损呈椭圆形且位于髓腔内

C. 内吸收时，在不同角度的X线片下，透射影在根管内"运动"；而外吸收时透射影在根管外"运动"

D. 错误

E. 内吸收时，相邻牙槽骨结构正常；而外吸收时，相邻牙槽骨结构异常

解析：牙骨质增生症是对局部因素（如创伤）及全身因素（如巨人症、佩吉特病或钙质沉着等）的反应性增生性疾病，见于牙吸收患者（内吸收或外吸收）。

病例23.13

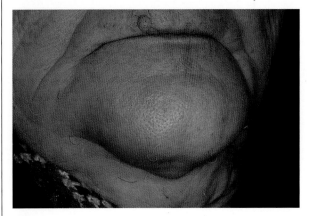

图23.13a

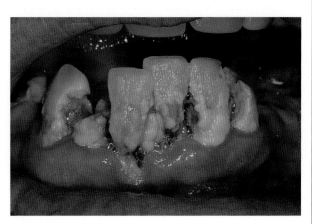

图23.13b

主诉：女性，65岁，颏部出现弥漫性肿胀疼痛。

现病史：4天前突然出现颏部肿胀，初始为一个疼痛的小肿块，病损逐渐发红，并扩散至整个颏部和其相邻的颈部区域。

既往史：2型糖尿病、高血压和轻度抑郁，分别用二甲双胍、ACE抑制剂和认知行为疗法等治疗。抑郁症导致患者不愿意洗脸、刷牙。

口腔检查：整个颏部及相邻的颈部充血肿胀（图23.13a）。肿胀区扪质软，无波动感，全身不适、发热（38℃），伴颈部淋巴结肿大。口内卫生差，余留下颌牙见大量牙结石、牙菌斑和软垢（图23.13b）。下颌前庭沟肿胀，下颌切牙龋坏。肿胀影响进食及美观，但不影响吞咽和呼吸。

问题1：导致患者肿胀的原因是什么？
- **A.** 淋巴水肿
- **B.** 舌下腺炎
- **C.** 血管性水肿
- **D.** 路德维希心绞痛
- **E.** 牙槽脓肿

答案：
- **A.** 错误
- **B.** 错误
- **C.** 错误
- **D.** 错误
- **E.** 牙槽脓肿是由龋齿感染引起的软组织或牙槽骨化脓性疾病。该脓肿可以是局限的，也可以扩散至邻近结构，如该患者的弥漫性炎症（蜂窝织炎）。该肿胀常见于口腔卫生不良、糖尿病、干燥综合征、放疗/化疗、使用免疫抑制药物而导致免疫系统功能低下的患者

解析：肿胀如血管性水肿、淋巴水肿、舌下腺炎和路德维希心绞痛均可被排除，因为血管神经性水肿

表现为急性肿胀，无全身症状（发热、恶心或全身不适和颈部淋巴结炎）；淋巴水肿出现在局部创伤、大手术或放疗后，肿胀是慢性的，无感染迹象。根据肿胀的严重程度和部位（在颏部而非口底或舌下腺）、不影响呼吸等特征可排除路德维希心绞痛和舌下腺炎。

问题2：诊断该疾病，下列哪种放射线检查最有效？
- **A.** 根尖X线片
- **B.** 全景片
- **C.** 下颌骨侧斜位片（R/L）
- **D.** 咬翼片（R/L）
- **E.** 咬合片

答案：
- **A.** 根尖X线片适用于排查龋坏、牙根形态，以及龋坏牙周围骨组织改变
- **B.** 错误
- **C.** 错误
- **D.** 错误
- **E.** 错误

解析：其他放射线检查可提供一些和肿胀相关的信息，但难以确诊。口内咬翼片（R或L）用于检查磨牙和双尖牙牙冠有无龋齿而不能检查前牙，咬合片主要用于检查上下颌骨内发育中牙的相互关系以及舌下腺或下颌下腺内有无结石。口外X线片（如下颌骨侧斜位片）主要检查下颌骨体部和升支部而非前牙。全景片可以显示所有牙齿和上下颌骨的大体图像，但有时不清晰，且可被颈椎遮挡。

问题3：针对出现急性、严重颏部肿胀的患者，下列哪项是实验室调查所必需的？
- **A.** 血液检查
- **B.** 超声检查
- **C.** 脓液培养

D. 根尖X线片

E. CT扫描与静脉造影

答案:

A. 血液检查有助于检测白细胞增多,主要为中性粒细胞增多

B. 错误

C. 用拭子或针吸法取脓液进行培养,分离并确认病原菌是需氧菌还是厌氧菌,以此指导抗

生素用药

D. 错误

E. CT扫描与静脉造影是确定肿胀部位、大小、程度及与周围组织器官关系最准确的检测方法

解析: 在严重面部肿胀时,应使用全景片而非根尖X线片,因为后者仅显示颌骨及邻牙的一小部分区域,超声仅提供大致信息。

病例23.14

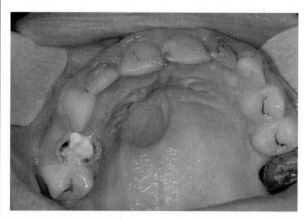

图23.14

主诉: 农民,32岁,硬腭疼痛肿胀1周(图23.14)。

现病史: 右上颌侧切牙间歇性剧烈疼痛2天后出现腭部肿胀,肿胀逐渐扩大,检查当天达到顶峰。

既往史: 否认系统疾病史及家族史,因牙痛和补牙偶尔去口腔诊所。

检查: 硬腭近右上颌侧切牙根尖区见一大的圆形肿胀,右上颌侧切牙可见大面积充填物。肿胀固定,最大径1.5cm,波动感,触诊疼痛,表面黏膜未见异常。根尖X线片示牙周膜增宽,未出现其他透射影。口腔卫生差,大部分上颌牙可见大量充填体,未见牙龈炎及牙周袋。

问题1: 导致该患者腭部肿胀的原因是什么?

A. 根尖周脓肿

B. 牙周脓肿

C. 球上颌囊肿

D. 鼻腭囊肿

E. 多形性腺瘤

答案:

A. 根尖脓肿是病因,表现为牙髓坏死牙齿的根尖积聚大量脓液,界限清晰,早期不累及骨质。患者自觉跳痛或持续疼痛。当脓液穿通邻近牙槽骨进入口腔黏膜后,疼痛可即刻缓解

B. 错误

C. 错误

D. 错误

E. 错误

解析: 根据肿胀部位靠近右上颌侧切牙根尖,即可排除鼻腭囊肿和球上颌囊肿。鼻腭囊肿表现为切牙管周围肿胀,球上颌囊肿位于侧切牙与尖牙之间的颊侧,上述两种囊肿的邻牙牙髓活力正常。根据相邻上颌前牙无牙周袋,病程短、质软、波动感等特征,即可排除牙周脓肿和多形性腺瘤。

问题2：下列哪些因素可决定该肿胀的部位?

  A. 牙槽骨强度

  B. 牙周情况

  C. 受累牙

  D. 病损大小

  E. 病程

答案：

  A. 牙槽骨强度是影响牙体感染传播途径最重要的因素。上颌骨颊侧最薄弱，下颌骨磨牙舌侧远中及切牙和尖牙的颊侧为薄弱区

  B. 错误

  C. 上颌侧切牙牙根和第一、第二磨牙腭根周围的牙槽骨非常薄，坏死牙髓感染后容易经此排脓

  D. 错误

  E. 错误

解析：病损大小和病程可影响根尖周组织破坏，但对排脓途径无影响。深牙周袋便于感染向任意方向扩散，但感染常沿着阻力最小的方向扩散。

问题3：根尖周脓肿与牙周脓肿的区别在于?

  A. 牙髓活力

  B. 牙周袋形成

  C. 症状

  D. 脓肿部位

  E. 影像学检查

答案：

  A. 在根尖周脓肿中，患牙牙髓无活力；而在牙周脓肿中，患牙牙髓有活力

  B. 牙周脓肿有牙周袋形成，根尖周脓肿无牙周袋形成

  C. 错误

  D. 在根尖周脓肿中，肿胀位于坏死牙的根尖附近；而在牙周脓肿中，肿胀位置较高，靠近龈缘

  E. 在牙周脓肿中，骨质破坏位于侧方；而在慢性根尖周脓肿中，骨质破坏位于患牙根尖

解析：两种脓肿均可出现疼痛、全身不适、发热、淋巴结肿大及进食困难。

病例23.15

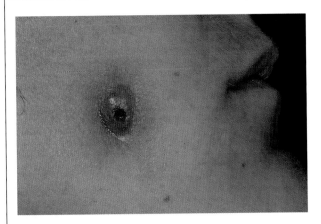

图23.15a

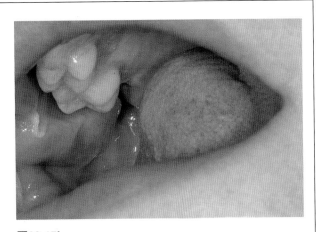

图23.15b

主诉：女性，22岁，右颊部出现溃疡2个月。

现病史：拔除阻生的右上颌第三磨牙3周后，右颊出现小结节。第三磨牙在局部麻醉下拔除，术后未使用抗生素，拔牙1周后出现疼痛和颊部肿胀，服用青霉素后稍缓解。

既往史：否认系统疾病史，上颌第三磨牙多次发作冠周炎，导致拔除过程困难。吸烟5支/天，偶饮酒。

口腔检查：右颊见一直径为1cm大小的固定结节，结节中心溃疡，表面皮肤稍红肿，触痛（图23.15a）。轻压周围组织可从结节中心排出少量脓血，可触及条索从皮肤病变延伸到口内。面部及颈部淋巴结肿大。口内检查：右颊黏膜自咬合面延伸至拔牙区肿胀，拔牙创未完全愈合，口臭（图23.15b）。全景片显示拔牙区出现弥漫性透射影，而病灶活检显示有肉芽组织形成伴大量细菌。

问题1：该颊部病损的诊断是什么？

 A. 疖

 B. 表皮囊肿

 C. 基底细胞癌

 D. 口腔皮肤瘘

 E. 结核

答案：

 A. 错误

 B. 错误

 C. 错误

 D. 口腔皮肤瘘管是面部皮肤与口腔形成病理交通，是拔牙术后细菌侵入牙槽骨所致。细菌入侵可导致局部炎症、骨吸收，并使脓液沿着最小阻力的方向引流到面部皮肤

 E. 错误

解析：结核以颈部淋巴结分枝杆菌感染为特征，因此被排除。无肿瘤细胞、囊腔或肉芽肿的存在，即

可排除基底细胞癌、表皮囊肿或结核性溃疡。从皮肤伸向口腔的条索状瘘管则表明该病变并非是像疖一样的浅表性皮肤感染性疾病。

问题2：下列哪些因素与口腔皮肤瘘有关？

 A. 创伤

 B. 药物性骨坏死

 C. 根尖周放线菌病

 D. 代谢性骨病

 E. 侵犯皮肤的口腔癌

答案：

 A. 外伤性瘘管可由外伤或手术引起。由于口腔感染与宿主炎症反应的联合作用，头颈部整形外科手术、肿瘤切除、骨折修复和移植术常伴有瘘管形成

 B. 双膦酸盐或其他抗吸收药物引起的骨坏死以坏死性骨形成和大量口内外瘘形成为特征。这些药物广泛应用于治疗肿瘤转移、恶性高钙血症、多发性骨髓瘤、骨质疏松及溶骨性疾病等

 C. 根尖周放线菌病是颌面部最常见的感染之一，可导致口腔皮肤瘘，形成血性渗出物及大量含放线菌的黄色颗粒

 D. 代谢性骨病［如畸形骨炎（佩吉特病）或骨硬化病］常与口内及口外皮肤瘘管形成有关

 E. 口腔癌通过瘘管侵犯面部皮肤的情况非常罕见，侵袭性肿瘤常通过淋巴管转移

问题3：下列哪些部位出现牙源性口腔-皮肤瘘管的概率最高？

 A. 下颌骨（体部、颏部和下颌角）

 B. 颊面部

 C. 鼻唇沟

 D. 颌下区

 E. 眶下区

答案：

A. 口腔–皮肤瘘管绝大多数来源于牙齿及邻近下颌骨（主要是来源于下颌骨体部而较少来源于颏部或下颌角）

B. 错误

C. 错误

D. 错误

E. 错误

解析： 患病率从高到低以依次为：下颌骨瘘管，上颌后牙导致上颌骨感染而形成的颊面瘘管，切牙、尖牙导致的鼻唇瘘管，上颌尖牙导致的眶下瘘管。

24

舌部损害
Tongue

舌是口内最重要的肌肉器官，舌在尝味、咀嚼、吞咽和言语等人体基本生理活动中发挥着重要作用。舌被认为全身性疾病的窗口，舌疾病也可来源于舌部上皮、结缔组织和血管，但较少来自舌肌。舌部病变病因多样（如发育缺陷、感染、营养缺乏、损伤、自身免疫性疾病、炎症、特发性、癌前病损和恶性肿瘤），大多数舌部病变能快速自愈或通过简单治疗痊愈，某些舌部病损则需要特殊治疗（图24.0a和b）。

表24列出了最常见和最重要的舌部病变。

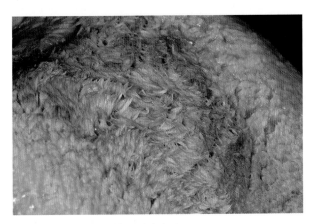

图24.0a 黑毛舌（特写照片）

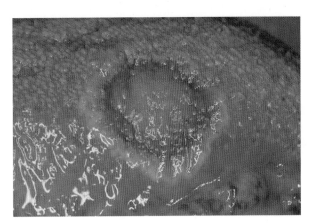

图24.0b 地图舌（特写照片）

Clinical Guide to Oral Diseases, First Edition. Dimitris Malamos and Crispian Scully.
© 2021 John Wiley & Sons Ltd. Published 2021 by John Wiley & Sons Ltd.
Companion website: www.wiley.com/go/malamos/clinical_guide

表24 常见和重要的舌部病变　　　　　　　　　　　　　　　　　　　　　　　　　　　　　　　（续表）

- 先天性的
  - 解剖性
    - 二裂舌
    - 舌系带
  - 发育性
    - 裂纹舌
    - 扇贝舌
    - 地图舌
  - 脉管性
    - 血管瘤
    - 淋巴管瘤
- 获得性的
  - 创伤
    - 机械性
    - 灼伤
  - 反应
    - 白色角化症
  - 感染
    - 细菌性
      – 软组织脓肿
      – 梅毒
      – 结核
    - 病毒性
      – 疱疹
      – HIV非典型溃疡/肿胀
      – 毛状白斑
    - 真菌性
      – 念珠菌病（急性/慢性）
      – 正中菱形舌炎
      – 深部真菌病

- 炎症
  - 复发性阿弗他溃疡
  - 巨细胞动脉炎
  - 扁平苔藓
- 自身免疫性
  - 大疱性疾病
  - 淀粉样变
- 过敏
  - 血管神经性水肿
  - 肉桂性口炎
- 肿瘤
  - 良性
    - 颗粒细胞瘤
    - 纤维瘤
    - 脂肪瘤
    - 神经纤维瘤
    - 神经鞘瘤
  - 癌前病变
    - 口腔白斑病
    - 口腔红斑病
  - 恶性
    - 口腔癌
    - 肉瘤
    - 淋巴瘤
    - 黑色素瘤
- 维生素缺乏症
  - 萎缩性舌炎
  - 铁缺乏
  - 维生素B_{12}缺乏
  - 维生素B_2缺乏

病例24.1

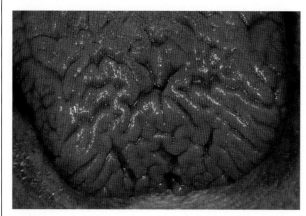

图24.1

主诉： 男性，48岁，舌部出现烧灼感。

现病史： 多年前，患者饮用非常烫的咖啡烫伤舌头后即出现烧灼感。近年来，进食烫食或辛辣食物后诱发烧灼感，吸烟后症状加重。

既往史： 轻度高血压，通过控制饮食和日常锻炼控制血压，未服用降压药。青霉素过敏。

口腔检查： 舌背见大量方向不同的沟纹（图24.1），当患者将舌头抵住下前牙时更为明显。舌表面覆盖正常黏膜，少数沟纹内夹杂食物残渣，局部未见发炎。余口内黏膜未见异常，无颈部淋巴结肿大及面瘫。

问题1： 造成该患者舌部烧灼感的原因是什么？

A. 萎缩性舌炎

B. 地图舌

C. 吸烟诱导

D. 裂沟舌

E. 梅罗综合征

答案：

A. 错误

B. 错误

C. 错误

D. 裂纹舌、阴囊舌或裂沟舌是一种良性的发育性舌部疾病，临床表现为大量不同类型的沟纹。沟纹深浅不一，可累及舌背和舌侧缘，常伴发地图舌

E. 错误

解析： 尽管沟纹舌是梅罗综合征的一种表现，但是该患者无面瘫（贝尔麻痹），因此可排除梅罗综合征。因为烧灼感出现在吸烟之前，故可排除吸烟。舌乳头正常也可排除舌乳头萎缩性疾病（局限性萎缩，如地图舌）及萎缩性舌炎（弥漫性萎缩）。

问题2： 下列哪些疾病也可出现裂缝?

A. 重型复发性阿弗他溃疡

B. 口角炎

C. 光化性唇炎

D. 天疱疮

E. 正中唇裂

答案：

A. 错误

B. 口角炎是由真菌（白色念珠菌）和/或细菌（金黄色葡萄球菌、β溶血链球菌）感染口腔一侧或双侧口角，以充血、水肿、裂隙、溃疡等为特征，并伴有黄色痂壳

C. 光化性唇炎是由于唇红（主要是下唇）长期暴露在太阳辐射下引发的唇部疾病，表现为干燥、色素沉着、鳞屑、裂缝、浅表溃疡和白色斑片

D. 错误

E. 正中唇裂是在上、下或双唇中间出现一条深沟，伴疼痛和自发性出血

解析： 重型复发性阿弗他溃疡和天疱疮表现为以大的、形状不规则的溃疡，与沟纹舌的狭窄的、长线状的裂隙不同。

问题3： 除梅罗综合征外，下列哪些疾病与该疾病有关?

A. 盘状红斑狼疮

B. 正中菱形舌炎

C. 家族性多发性结肠息肉–骨瘤–软组织瘤综合征

D. Osler–Weber–Rendu综合征

E. 硬皮病

答案：

A. 错误

B. 沟纹舌患者常伴发正中菱形舌炎

C. 错误

D. 错误

E. 错误

解析： 沟纹舌是一种常见疾病，在普通人群中患病率高达30%。在硬皮病、红斑狼疮等皮肤病以及加德纳和Osler–Weber–Rendu等综合征的患者中也发现了沟纹舌，但是否具有相关性尚不明确。

病例24.2

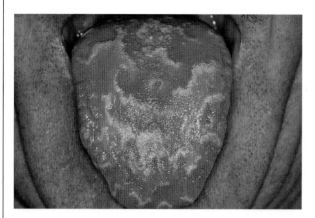

图24.2

主诉：男性，29岁，发现舌背出现奇特病损。

现病史：15岁时，患者牙医发现其舌背出现病损，经过治疗病情稳定。患者无不适，但进食辛辣食物、烈性饮料、吸烟时会出现烧灼感。

既往史：否认系统疾病史（如贫血、皮肤病）。否认用药史及过敏史。偶尔吸烟及饮酒。

口腔检查：舌背见中心充血伴周缘不规则白色斑纹样损害，病损周围黏膜正常。病损覆盖全舌背，其大小和形状不同，延伸至舌缘，呈地图状，斑纹似岛屿或海浪（图24.2）；患者无疼痛不适，患者述病损的形状和大小通常在数小时或数天内发生变化。余口腔黏膜、其他黏膜及皮肤未见异常，亲属未出现类似病变。

问题1：该舌部病变是什么？

A. 扁平苔藓

B. 红斑型念珠菌病

C. 颗粒型口腔白斑病

D. 萎缩性舌炎

E. 地图舌

答案：

A. 错误

B. 错误

C. 错误

D. 错误

E. 地图舌是一种常见的、良性的、炎症性舌部疾病，表现为匍行的白线/黄白线围绕光滑的萎缩区域，形状可变

解析：地图舌需与萎缩性舌炎、红斑型念珠菌病等鉴别，地图舌萎缩区域周围有白线且形状易变，发病早，病程长。地图舌形态多变，短期内可出现缓解和复发，根据上述特点与扁平苔藓和颗粒型口腔白斑鉴别。

问题2：下列哪种组织学特征常见于银屑病和该疾病？

A. 正角化

B. 棘层增生

C. 基底细胞极性丧失

D. 中性粒细胞与慢性炎症细胞混合

E. 黏膜下层弹性纤维变性

答案：

A. 错误

B. 棘层增生是两种疾病的共同特征

C. 错误

D. 在上述两种疾病中，中性粒细胞与淋巴细胞大量散布于真皮，部分中性粒细胞进入上皮浅层，形成微脓肿

E. 错误

解析：舌黏膜属于可活动的口腔黏膜，表面为不全角化，而非正角化。此外，基底层细胞极性丧失可出现在大多数口腔发育不良病变和扁平苔藓中，地图舌中无该特征。黏膜下层弹性纤维变性是光化性皮肤病和光化性唇炎的特点。

问题3：在组织切片中，病灶的白色边缘代表什么？

　　A. 念珠菌积聚

　　B. 丝状乳头缺失

　　C. 小血管收缩

　　D. 上皮下嗜酸性粒细胞浸润

　　E. 上皮微脓肿

答案：

　　A. 错误

　　B. 错误

　　C. 错误

　　D. 错误

　　E. 地图舌的白色边缘与黏膜下层炎性细胞聚集及中性粒细胞在上皮浅层内聚集并形成微脓肿有关

解析：假丝酵母菌和其他微生物常见于地图舌中，但并非其病因。地图舌充血区域存在丝状乳头缺失和血管扩张。地图舌的白色边界是由于中性粒细胞聚集导致，与嗜酸性粒细胞无关。

病例24.3

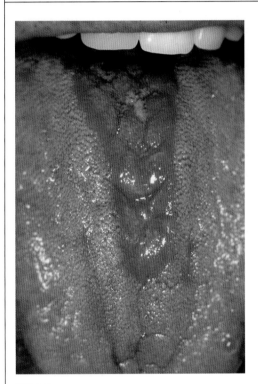

图24.3

主诉：女性，32岁，舌部出现灼热感。

现病史：8个月来，舌部出现灼热感，初期累及全舌，近2个月内烧灼感局限于舌中后份。8个月前经历流产（怀孕6周）。

既往史：缺铁性贫血、慢性湿疹，因月经期间失血量大及流产带来的压力，导致近几个月来缺铁性贫血、慢性湿疹加重。否认其他系统疾病史，偶吸烟饮酒（心情不佳时吸2~5支烟，社交场合喝1~2杯酒）。

口腔检查：舌背人字沟前份可见一处红色、菱形、舌乳头缺如区域，病变最大径为3.5cm，质软、红色，有光泽，表面呈分叶状（图24.3），触之不出血，颜色不变，间杂少许狭长沟纹。余舌体黏膜未见异常，舌体运动自如，患者自觉轻微不适、烧灼感及恐癌。口腔、皮肤和其他黏膜未见类似病变。

问题1：可能的诊断是什么？

　　A. 萎缩性舌炎（贫血口腔表征）

　　B. 口腔红斑病

　　C. 口腔癌

　　D. 血管瘤

　　E. 正中菱形舌炎

答案：

　　A. 错误

　　B. 错误

　　C. 错误

D. 错误

E. 正中菱形舌炎是正确的诊断。它是一种常见的舌背炎性疾病，病因不明。表现舌背中部近人字沟处的、界限清楚的、红色、菱形病损，其间舌乳头缺如，一般最大直径为1.5～2cm。正中菱形舌炎表面光滑，偶有分叶状或似恶性肿瘤（罕见）。通常，在与舌部病损对应的硬腭可出现"接吻病变"，可能与免疫缺陷有关

解析：缺铁导致的萎缩性舌炎累及整个舌背，可伴复发性阿弗他溃疡和口角炎，而该患者仅舌背中份受累，故可排除。按压不变色，即可排除血管瘤等脉管性疾病；根据病损表浅、质软、舌体运动自如、烧灼感、无疼痛、不伴颈部淋巴结肿大等特征，可排除口腔红斑病和癌。

问题2：本病的主要诊断依据是？

A. 病史

B. 临床特征

C. 症状

D. 培养

E. 活检

答案：

A. 错误

B. 根据舌中部丝状乳头萎缩，病损边界清楚、充血光滑，余口内黏膜未见异常等临床特征可确诊

C. 错误

D. 错误

E. 错误

解析：诊断不能仅依据患者是否患严重疾病或长期用药史，上述情况可能影响患者免疫功能并促进白色念珠菌生长（白色念珠菌可在培养或活检中分离）。当病损倾向恶变，且抗真菌治疗无效时可采取活检。

问题3：该疾病的诱发因素有哪些？

A. 性别

B. 维生素B缺乏

C. 免疫缺陷

D. 长期使用类固醇吸入剂

E. 酗酒

答案：

A. 错误

B. 错误

C. HIV感染或移植术后的患者可诱发免疫缺陷，进而促进真菌，尤其是白色念珠菌在正中菱形舌炎及硬腭的"接吻病变"区域生长，被认为是慢性红斑性念珠菌病的一种亚型

D. 长期吸入类固醇可通过其抗炎和抗免疫作用导致白色念珠菌生长，唾液流速下降及唾液葡萄糖浓度高

E. 酗酒者常因水摄入减少及尿液增加导致口干症，进而促进口内病原菌和真菌生长

解析：无论患者的年龄、性别和血清维生素B_{12}状态如何，均可罹患正中菱形舌炎。维生素B_{12}缺乏可导致舌前份和舌侧缘弥漫性充血，而不仅累及人字沟前份区域。

病例24.4

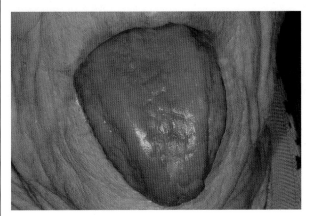

图24.4

主诉：女性，72岁，舌背充血伴舌乳头缺如。

现病史：1年前，患者在心脏病轻度发作并改变饮食习惯为素食后出现舌部病损。

既往史：多年高胆固醇血症和高血压，诱发心脏病发作，通过血管成形术、饮食控制、戒烟、他汀类药物、血管紧张素转化酶（ACE）抑制剂、利尿剂、抗凝剂等控制。

口腔检查：舌乳头缺如，舌背充血呈镜面样。舌背见一中央沟及与之垂直的细小裂纹（图24.4）。舌背干燥，触痛，与舌背裂纹轻度感染有关。余口内黏膜未见异常，血液检查发现血清低胆固醇升高，维生素B$_{12}$水平降低。

问题1：该患者舌部最主要的疾病是什么？

　　A. 红斑型念珠菌病

　　B. 对其义齿中丙烯酸树脂过敏

　　C. 药物副作用

　　D. 灼口综合征

　　E. 萎缩性舌炎

答案：

　　A. 错误

　　B. 错误

　　C. 错误

　　D. 错误

　　E. 萎缩性舌炎或亨特舌炎是该患者的主要疾病。表现为舌背光滑，舌乳头缺如，伴充血、烧灼感或疼痛。该疾病由于患者食素导致矿物质和维生素缺失所致。舌背充血，但不伴皮肤及口腔黏膜苍白，可表明该萎缩性舌炎是缺乏维生素B$_{12}$所致，而非缺铁导致，血清维生素B$_{12}$水平下降也可印证

解析：烧灼感也可见于其他疾病（如过敏性口炎、药物副作用或感染），但不尽相同。义齿过敏反应导致义齿接触牙龈充血，极少累及颊、舌黏膜。药物副作用导致的充血应伴舌体肿胀或溃疡，而非舌乳头缺如。在红斑型念珠菌病患者中，应伴发免疫缺陷的其他临床表现。

问题2：导致全舌乳头缺如的常见原因是什么？

　　A. 贫血

　　B. 灼伤

　　C. 放疗

　　D. 习惯

　　E. 衰老

答案：

　　A. 铁或B族维生素缺乏引起的贫血是萎缩性舌炎最常见的病因

　　B. 错误

　　C. 头颈部肿瘤放疗通过改变舌乳头细胞凋亡和更新节律，进而破坏舌乳头

　　D. 错误

　　E. 错误

解析：衰老会影响舌乳头的数量，但不会导致舌乳头完全缺失。灼伤（热或化学），不良习惯（如吸烟、进食辛辣食物以及咬舌）都可能导致舌乳头暂

时缺失,但仅累及受刺激区域。

问题3:除萎缩性舌炎外,还可出现哪些舌炎?

   A. 正中菱形舌炎

   B. 梅毒性舌炎

   C. 良性游走性舌炎

   D. 疱疹性舌炎

   E. 一过性舌乳头炎

答案:

   A. 正中菱形舌炎表现为舌中部菱形区域乳头

缺如

   B. 梅毒性舌炎是一种罕见的并发症,可诱发舌癌

   C. 良性游走性舌炎表现为在舌背和舌侧缘出现一过性舌乳头缺如,周缘见形状和大小不一的白线

   D. 疱疹性舌炎是免疫功能低下的患者由于感染疱疹病毒而引起的一种疼痛性、溃疡性、裂隙性舌炎

   E. 一过性舌乳头炎是由于慢性创伤,进食辛辣食物、口香糖或糖果引起的局部刺激,导致舌乳头疼痛增大,去除刺激后3～4天可痊愈

病例24.5

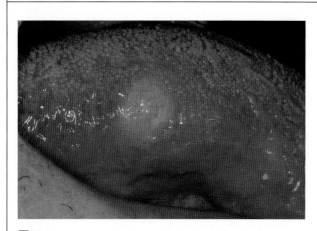

图24.5

   主诉:一名42岁的女性发现右舌缘上肿块1年。

   现病史:1年前,发现右舌缘肿物,后逐渐增大,1.5cm×1.0cm。否认外伤史、局部热或化学刺激史及家族史。

   口腔检查:与第一磨牙相对应的右舌缘处见直径约1.5cm的界限清楚的肿物;病损呈粉白色,质硬,固定,表面粗糙,正常舌乳头覆盖(图24.5);无局部淋巴结肿大,皮肤及其他黏膜未见异常。

问题1:该疾病的诊断是什么?

   A. 创伤性纤维瘤

   B. 黄瘤

   C. 口腔癌

   D. 神经鞘瘤

   E. 颗粒细胞瘤

答案:

   A. 错误

   B. 错误

   C. 错误

   D. 错误

   E. 颗粒细胞瘤是正确的答案。颗粒细胞瘤可累及身体各部位,但好发于舌部(＞70%),女性好发。临床表现为舌前部无症状孤立结节,在舌侧缘呈淡黄色或粉红色。该病变多为良性,具有神经源性,由位于纤维血管真皮内、胞浆富含嗜酸性颗粒的、大的、多边形细胞组成,被覆上皮呈假上皮瘤样增生

解析：肿瘤生长缓慢，且无颈部淋巴结肿大，表明该肿瘤是良性病变而非癌。疾病诊断最终基于组织学表现：黄瘤由大量富含胆固醇的组织细胞构成；纤维瘤内含成纤维细胞；均匀纺锤形的施万细胞组成神经鞘瘤，具有Antoni A（细胞束）和Antoni B（黏液样、空泡化）区域；癌由肿瘤性上皮细胞组成。

问题2：先天性龈瘤与该病变有什么区别？

- A. 好发性别
- B. 好发年龄
- C. 好发部位
- D. 免疫组化特征
- E. 恶变

答案：

- A. 错误
- B. 先天性龈瘤见于新生儿，而颗粒细胞瘤见于成年人
- C. 颗粒细胞瘤可累及身体各部位，但好发于舌部；先天性龈瘤往往累及上颌骨牙槽突，较少出现在下颌
- D. 在颗粒细胞瘤中，S-100蛋白、神经元特异性烯醇化酶和髓鞘蛋表达阳性，而在先天性龈瘤表达阴性
- E. 先天性龈瘤不恶变。恶性颗粒细胞瘤少见，表现为黏膜坏死、溃烂，组织学特征为大量梭形和颗粒细胞，胞核呈泡状，核仁突

出，核分裂活性增强，细胞和/或细胞核呈异型性

问题3：下列哪些组织学特征不是诊断该疾病的依据？

- A. 病变与周围神经纤维的接近程度
- B. S-100蛋白反应阳性
- C. 存在髓鞘样结构和轴突样结构
- D. 对髓鞘蛋白和神经元特异性烯醇化酶反应阳性
- E. 假上皮瘤样增生

答案：

- A. 错误
- B. 错误
- C. 错误
- D. 错误
- E. 假上皮瘤样增生是一种反应性上皮增生，可见于多种疾病，如感染、肿瘤、炎症和创伤。由于颗粒增多和角化不全导致口腔黏膜增生，钉突延长和分叉，散在有丝分裂，有时类似鳞状细胞癌

解析：目前认为，颗粒细胞瘤具有神经源性，因为该病变靠近周围神经纤维，具有超微结构髓鞘图，S-100蛋白、神经元特异性烯醇化酶和髓鞘蛋白表达阳性。

第三部分
Section 3

25

正常变异
Normal Variations

口腔中有大量的解剖变异，某些看上去比较奇特，可能会被临床医生误诊。这些正常变异可出现在的口腔任何部位，了解它们有助于临床医生评估各种正常与异常情况，并决定是否需要治疗及制订治疗计划（图25.0）。

表25根据部位列出口腔正常变异。

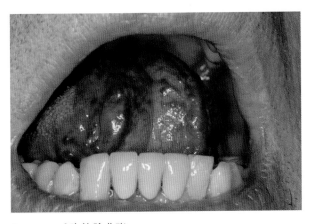

图25.0 舌腹静脉曲张。

表25 口腔正常变异（根据部位分类）

- 唇部
  - 福代斯斑
  - 白色水肿
  - 齿痕
  - 唇裂/唇窝
- 颊黏膜
  - 福代斯斑
  - 白色水肿
  - 颊白线
  - 腮腺乳头

（续表）

- 舌
  - 中央沟
  - 沟纹舌
  - 地图舌
  - 扇贝舌
  - 舌乳头（叶状/轮廓）
  - 舌扁桃体
  - 伞襞
  - 静脉曲张
- 腭
  - 腭中缝
  - 腭小凹
  - 切牙乳头
- 口底
  - 系带
  - 唾液腺开口（舌下腺/颌下腺）
- 牙龈
  - 种族色素沉着
- 颌骨/牙齿
  - 下颌隆突
  - 外生骨疣
- 唾液腺
  - 附腺
- 颈
  - 血管变异

病例25.1

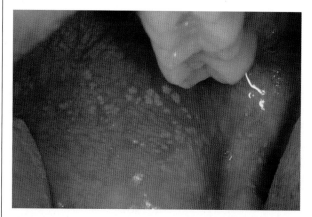

图25.1a

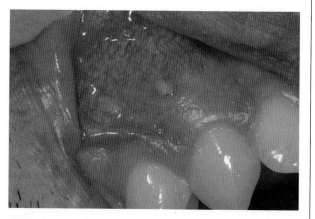

图25.1b

主诉：男性，32岁，发现双颊出现大量黄色斑点。

现病史：1个月前，其牙医在一次定期牙科检查中发现该病损。

既往史：年轻人，既往体健，否认系统疾病史及过敏史，从事财务顾问工作，闲暇时喜欢踢足球，否认吸烟史，周末偶尔饮2~3杯啤酒。

口腔检查：颊黏膜（主要位于磨牙相对区域）（图25.1a）和上唇唇红见大量黄色斑点，斑点无痛、表面光滑、固定、不能擦去。斑点部分排列成10~20个一组（见于颊黏膜和上唇），或孤立的1~3个（位于上颌牙龈）（图25.1b），皮肤及其他黏膜未见类似病变。

问题1：可能的诊断是什么？

    A. 脂肪瘤

    B. 传染性软疣

    C. 纤维瘤

    D. 黄瘤

    E. 福代斯斑

答案：

    A. 错误

    B. 错误

    C. 错误

    D. 错误

    E. 诊断应为福代斯斑，也称为福代斯颗粒，它是异位皮脂腺，主要累及男性与女性的外生殖器和/或口腔，尤其是唇红缘及颊黏膜。福代斯斑并非系统疾病口腔表征，但有时会引起患者焦虑，出现恐癌情绪或性病恐惧症

解析：良性病变（如反应性纤维瘤或脂肪瘤）很容易被排除，虽然两者颜色正常或呈黄色、质地均一，但通常单发而非多发，且与既往慢性局部创伤有关。黄瘤是高脂血症的表现，由于患者年龄较小，健康状况良好，故易被排除。传染性软疣表现为许多中央凹陷的感染性结节，而该年轻患者未出现类似病损。

问题2：福代斯斑的特点是什么？

    A. 存在毛囊

    B. 仅见于成人

    C. 口腔恶性肿瘤风险增加

    D. 皮脂腺增生倾向

    E. 与高胆固醇血症相关

答案：

A. 错误

B. 错误

C. 错误

D. 多个皮脂腺颗粒结合形成白黄色的花椰菜样病变，即为皮脂腺增生，主要累及在唇红及面部皮肤

E. 错误

解析： 在皮肤和生殖器中，毛囊紧邻皮脂腺（福代斯斑），但在口腔黏膜中却不相邻。福代斯斑可在幼年出现，在成年期加重。口内异位皮脂腺疑有诱发口内皮脂腺癌的风险，尽管福代斯斑的发生率很高，但口内皮脂腺癌的患病率极低。

问题3： 最佳治疗方案是什么？

A. 观察

B. 抗生素

C. 电干燥法

D. 整形手术

E. 降胆固醇药物

答案：

A. 福代斯斑是良性的，无须处理

B. 错误

C. 错误

D. 错误

E. 错误

解析： 电干燥法或整形手术去除福代斯斑仅适用于严重焦虑患者，而安抚和6个月随访是最佳治疗方案；抗生素和降胆固醇药物无效，因为福代斯斑并非细菌感染或高脂血症引起的。

病例25.2

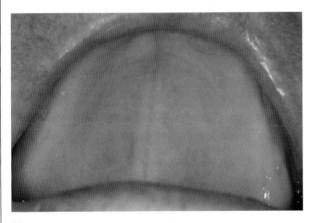

图25.2

主诉： 女性，62岁，出现腭部疼痛。

现病史： 疼痛间断、迟钝不剧烈，发作于佩戴新上颌义齿时。

既往史： 近5年来患晚期糖尿病，通过饮食和二甲双胍片控制；轻度高血压，服用胺哌啶9年；近期患严重骨质疏松症，服用维生素D₃和阿仑膦酸钠片剂；否认面部、局部外伤史及口腔神经痛史。

口腔检查： 无牙颌，佩戴全口义齿，固位良好，义齿基托下方无溃疡。硬腭中部线性凹陷区域稍触痛（图25.2），佩戴新上颌义齿时也出现轻微疼痛。2个月前，首次佩戴上颌义齿时即出现疼痛，不伴面部麻木或其他不适。上颌义齿固位良好，无局部压力过大表现。鼻窦和全景片（OPG）未见骨性病变或感染，患者女儿腭部也可见类似线状病损。

问题1： 导致该患者疼痛的原因是什么？

A. 三叉神经痛

B. 义齿不贴合

C. 腭中缝

D. 腭部囊肿

E. 腭裂

答案：

A. 错误

B. 错误

C. 腭中缝是疼痛的原因，由于义齿挤压刺激局部神经末梢所致。该缝隙位于腭中线，连接上颌骨的2个腭突，从切牙乳头延伸到硬腭末端；表面黏骨膜非常薄且致密，神经末梢众多

D. 错误

E. 错误

解析： 根据临床表现和放射学检查结果易排除腭裂与腭部囊肿。根据症状可排除三叉神经痛，三叉神经痛为尖锐的、射击样痛。

问题2： 除腭中缝外，下列哪些缝为牙医所熟知？

A. 颊缝

B. 舌中缝

C. 翼下颌

D. 睑外侧缝

E. 咽缝

答案：

A. 颊缝位于上颌骨与下颌骨突起融合处

B. 舌中缝位于左右舌体连接处，舌系带即为有利证据

C. 翼下颌是颊咽筋膜的韧带，位于翼钩上方，

下颌舌骨线的后端下方

D. 错误

E. 咽缝连接左右咽缩肌

解析： 睑外侧缝涉及眼部，附着于颧骨的额蝶突处，分成两处附着于边缘。

问题3： 下列哪些病变与腭中缝有关？

A. 上皮珠

B. 下颌隆突

C. 腭正中囊肿

D. 腭脓肿

E. 多形性腺瘤

答案：

A. 爱泼斯坦珠为沿腭中缝分布的、多发良性囊性病变，在50%～85%的新生儿中出现，表现为白色结节。它们来源于腭形成过程中腭板和鼻突之间的上皮细胞，或来源于在腭部小唾液腺发育过程中残留的上皮细胞，此后出现囊性病变

B. 错误

C. 腭正中囊肿是一种罕见的非牙源性裂隙囊肿，位于腭乳突后方，沿中线对称，囊壁内含炎症细胞，但无软骨或腺体组织

D. 错误

E. 错误

解析： 腭隆突与腭中缝有关，下颌隆突与腭中缝无关。腭部脓肿和多形性腺瘤常见于腭部，而不只是累及腭中缝。

病例25.3

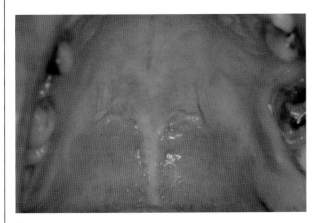

图25.3

主诉：37岁，男子，发现硬腭出现2个凹坑。

现病史：2天前，患者刷牙时首次发现硬腭凹坑。

既往史：失业5年来患抑郁症，拒绝服药。每天喝2杯啤酒，并长期吸烟，2包/天，患者父亲上个月死于侵袭性鼻咽癌。

口腔检查：硬腭后份中线两侧见两处凹陷（图25.3）。因吸烟导致少许小唾液腺导管口轻微发炎，余腭黏膜未见异常。口腔卫生差，口内见大量牙科充填体及冠修复。

问题1：患者腭部凹陷是什么？

A. 烟碱性口炎

B. 腭中缝

C. 正中腭瘘

D. 腭小凹

E. 切牙管

答案：

A. 错误

B. 错误

C. 错误

D. 腭小凹是软腭和硬腭分界处的正常解剖标志。腭小凹区域富含神经末梢，是腭黏膜

中线上2个腺体的开口；它没有任何特殊功能，可作为上颌全口义齿后缘标志点

E. 错误

解析：烟碱性口炎表现为弥漫的白色斑块，其间大量小唾液腺开口充血发红，而该患者的腭黏膜正常，沿腭中线的2个靠近软腭颤动线的唾液腺开口也无发炎。腭中缝、腭瘘或切牙管有不同的临床特征及部位，表现为单线状凹陷（缝）、腭中部开口（瘘管）及穿通上颌骨前部的骨内管（切牙管）。

问题2：该解剖变异与下列哪种解剖标志共同作用，以获得更好的上颌义齿固位力？

A. 后颤动线

B. 前颤动线

C. 悬雍垂

D. 切牙乳头

E. 上颌中切牙间隙

答案：

A. 后颤动线与腭小凹密切相关，是义齿后缘的标志

B. 错误

C. 错误

D. 错误

E. 错误

解析：其他解剖学标志，如前颤动线、悬雍垂、切牙乳头和上颌中切牙间隙与义齿固位无关。

问题3：三叉神经下颌支损伤后会损伤软腭的哪些肌肉？

A. 腭帆张肌

B. 腭舌肌

C. 腭咽肌

D. 腭帆提肌

E. 腭垂肌

C. 错误

D. 错误

E. 错误

答案：

A. 腭帆张肌是软腭中唯一由三叉神经下颌支支配的肌肉，损伤该神经会导致腭帆张肌受损

B. 错误

解析： 腭舌肌和腭帆提肌与吞咽有关，腭咽肌与呼吸有关，腭垂肌与腭垂有关，上述所有运动由迷走神经的咽丛支配。

病例25.4

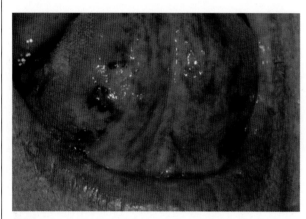

图25.4

主诉： 男性，69岁，发现舌腹出现红色和蓝色的病损。

现病史： 成年后即发现舌腹病损，病损保持恒定，仅在食用热食物或饮料后稍增大，但持续时间很短。

既往史： 高胆固醇血症、轻度心房颤动和前列腺肥大，分别服用阿托伐他汀、阿替洛尔和非那雄胺片控制。

口腔检查： 舌腹沿着舌动脉、静脉的分支处见少量散在分布、无症状、浅表、红蓝色的肿胀区域，按压褪色（图25.4）。余口腔黏膜及其他黏膜和皮肤未见异常，亲属未见类似病损。

问题1： 该病损应诊断为什么？

A. Osler–Weber–Rendu综合征

B. CREST综合征

C. 淋巴管瘤

D. 血管瘤

E. 舌静脉曲张

答案：

A. 错误

B. 错误

C. 错误

D. 错误

E. 舌静脉曲张表现为多处紫色、深色或黑色肿胀（鱼子酱舌）。这些病变是由小的扩张静脉构成的，按压可褪色，好发于舌腹，因为其黏膜非常薄。静脉曲张通常无症状，但有时会引起焦虑或抑郁患者的担忧。该病变与衰老、吸烟、各种心血管疾病有关，服用阿司匹林或其他抗凝血药物，摄入热的食物/饮料后，病损有所增大

解析： 根据亲属没有鼻/肠道出血及类似病变，即可排除Osler–Weber–Rendu综合征，这是一种常染色体遗传病，导致皮肤、黏膜（毛细血管扩张）以

及脑、肝、肺和肠道（动静脉畸形）等器官血管异常。该患者未出现钙质沉着、雷诺现象、食道狭窄和硬皮病，即可排除CREST综合征。该患者血管病变起病晚，病程长，即可排除血管瘤或淋巴管瘤，因为这些病变在很早期出现，并且随着时间的推移有消退趋势。

问题2：下列哪项与舌静脉曲张有关？

    A. 高龄

    B. 吸烟

    C. 高血压

    D. 义齿不合适

    E. 性别

答案：

    A. 50岁以上的患者更易出现静脉曲张，因为在衰老过程中，可在较薄的口腔黏膜下见到血管变异

    B. 吸烟是一个可能的致病因素。吸烟可导致心肺疾病，后者诱发咳嗽和血管压力增高

    C. 高血压和心血管系统疾病在老年患者中很常见，并与舌腹静脉曲张有关

    D. 义齿不合适可能会造成舌部创伤，在局部诱

发炎症和血管新生，从而导致静脉曲张

    E. 错误

解析：性别似乎与舌静脉曲张无关。

问题3：舌静脉曲张的组织学特征是什么？

    A. 肌肉层持续变薄

    B. 缺乏弹性蛋白纤维

    C. 纤维组织不成比例地增加

    D. 大量胶样小体

    E. 血管壁内的巨细胞聚集

答案：

    A. 由于肌肉细胞数量减少，肌层持续变薄是的特征性表现

    B. 弹性蛋白纤维与肌细胞同时出现减少

    C. 纤维组织浸润引起明显的内膜肥厚

    D. 错误

    E. 错误

解析：胶样小体常见于扁平苔藓等皮肤病，多核巨细胞和炎症细胞聚集是巨细胞动脉炎的特征。

病例25.5

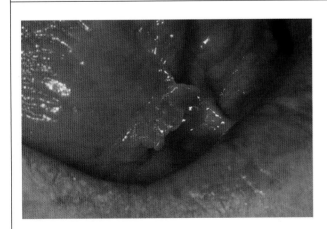

图25.5

主诉：女性，28岁，发现舌腹出现乳头状病损。

现病史：1周前，患者刷牙时偶然发现该病损。因近期开始了一段新恋情，担心此为性传播疾病的表现。

既往史：年轻女性，既往体健。否认系统疾病史及药物史；就职于银行，利用空闲时间自愿帮助无家可归的人；偶饮酒，吸烟1~2支/天。

口腔检查：舌系带两侧见少许乳头状突起，颜色正常，质地均匀，双侧可见舌系带（图25.5）；

牙列完整，无填充体，也没有正畸异常，口腔卫生非常好；皮肤、生殖器、其他黏膜、颈部及全身淋巴结均未见异常。

问题1：诊断是什么？

    A. 乳头状瘤

    B. 赫克病（口腔局灶性上皮增生）

    C. 尖锐湿疣

    D. 考登综合征

    E. 伞襞增生

答案：

    A. 错误

    B. 错误

    C. 错误

    D. 错误

    E. 伞襞由舌下黏膜皱褶组成，是在舌体发育和生长过程中形成的。伞襞是正常结构，由2个或4个大小不同的黏膜皱褶组成，紧邻舌下静脉并与之平行。伞襞末端呈乳头状或流苏状，常被误诊为乳头状瘤或尖锐湿疣

解析：其他疾病如考登综合征、赫克病、乳头状瘤或尖锐湿疣都以乳头状瘤病变为特征，但在临床特征和家族史上各有特点。考登综合征是一种常染色体显性遗传病，表现为多发性错构瘤，包括乳头状瘤、面部小丘疹、肢端角化病，并且患乳腺癌、甲状腺癌和子宫内膜癌的风险增加。尖锐湿疣、赫克病或乳头状瘤是获得性病变，并与HPV感染相关。

问题2：下列哪些结构不位于舌腹？

    A. 舌下静脉

    B. 舌系带

    C. 伞襞

    D. 舌下大唾液腺

    E. 叶状乳头

答案：

    A. 错误

    B. 错误

    C. 错误

    D. 舌下大唾液腺位于口底，而非位于舌腹，舌腹有许多小唾液腺

    E. 叶状乳头位于舌侧缘，而非位于舌腹

解析：舌系带连接舌腹和口底，舌系带外侧为伞襞，二者之间可见舌下静脉。

问题3：下列哪些皮损外观类似伞襞？

    A. 皮赘

    B. 神经纤维瘤病（NF1）

    C. 脂溢性角化病

    D. 皮角

    E. Pinkus纤维上皮瘤

答案：

    A. 皮赘是良性的、软的带蒂病变，在颈部、腋窝和皮肤皱褶中呈簇状分布，好发于肥胖症患者

    B. 神经纤维瘤病的特征是在皮肤上出现大量结节，并伴有咖啡样色素沉着

    C. 脂溢性角化病见于老年人，在正常皮肤内见大量表现各异的上皮增生

    D. 错误

    E. Pinkus纤维上皮瘤是一种罕见的皮肤癌前肿瘤，具有特殊的组织学特征，类似于脂溢性角化病和基底细胞癌

解析：皮角通常单发，其特征是皮肤上方角蛋白呈圆锥形，好发于常暴露于日光辐射人群。神经纤维瘤病表现为口腔和皮肤存在大量咖啡色结节，表面光滑，不呈乳头状。

病例25.6

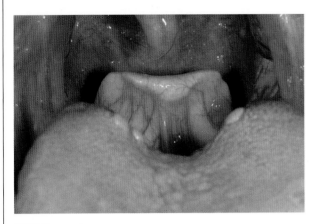

图25.6

主诉：女性，22岁，发现喉咙后部肿块。

现病史：患者首次就诊于某年轻牙医行牙科常规检查时发现患者喉咙肿块。

既往史：年轻大学生，既往体健，否认过敏史及服药史；空闲时间用于照看婴儿，习惯吸烟1~2支/天。

口腔检查：咽壁前方和舌后方见一肿物，形似一片黄色的叶子，患者大张嘴或发元音时肿物暴露（图25.6）；肿物表面见少量血管，触诊似软骨，不影响说话、呼吸及进食，未见颈部淋巴结肿大，口腔未见其他异常，亲属未见类似病变。

问题1：诊断是什么？

A. 鼻咽部肿瘤

B. 喉软骨软化病

C. Pallister-Hall综合征

D. 会厌炎

E. 会厌上抬

答案：

A. 错误

B. 错误

C. 错误

D. 错误

E. 会厌上抬是一种罕见的正常解剖变异，常见于儿童而非成人，无症状，可能会引起患者及家人焦虑

解析：根据发病年龄、病程及无症状等特征，即可排除会厌炎、口咽部肿瘤、喉气肿及Pallister-Hall综合征。会厌炎是由于炎症引起的会厌急性肿胀，导致呼吸道狭窄，影响呼吸，需立即行抗生素治疗甚至气管切开。口咽肿瘤极少累及年轻人，通常伴疼痛（局部或转移）、影响吞咽或说话，有时伴有颈部淋巴结肿大。Pallister-Hall综合征是一种罕见的以多指、并指、下丘脑错构瘤、会厌裂、肛门闭锁、肾脏异常为特征的疾病。喉软骨软化病是一种影响声带上方组织的先天性疾病，患者从2岁起可出现吸气性噪音、发绀、喂食窒息和体重增长缓慢。

问题2：针对该无症状病损的最佳治疗方案是什么？

A. 仅安慰

B. 会厌部分切除术

C. 会厌融合术

D. 会厌成形术

E. 抗生素

答案：

A. 由于会厌上抬是无症状的，因此除安慰患者及家人外，不需要任何治疗

B. 错误

C. 错误

D. 错误

E. 错误

解析：会厌上抬是一种正常变异，极少影响说话或呼吸（呼吸暂停），仅出现严重并发症时才需要手术，如会厌部分切除术、会厌融合术或会厌成形术。抗生素对会厌炎有效，而对会厌上抬无效。

问题3：下列哪些疾病会累及会厌?

    A. 成骨不全症

    B. Pallister–Hall综合征

    C. Pierre Robin综合征

    D. 梅罗综合征

    E. 奥尔布赖特综合征

答案：

    A. 成骨不全症可能与某些儿童的喉软化症有关

    B. Pallister–Hall综合征表现为多指、并指、下丘脑错构瘤、会厌裂、肛门闭锁和肾脏异常

    C. Pierre Robin综合征表现为小颌畸形、口唇畸形、腭裂，偶出现会厌异常

    D. 错误

    E. 错误

解析：奥尔布赖特综合征包括骨纤维结构不良，咖啡牛奶斑，内分泌疾病（如性早熟、甲状腺功能亢进、垂体和睾丸异常）。梅罗综合征则以面瘫、舌裂和肉芽肿性唇炎为特征。上述两种疾病不会出现会厌异常。

病例25.7

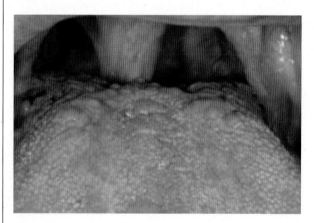

图25.7a

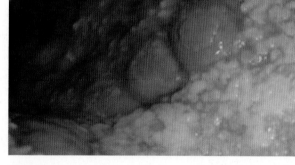

图25.7b

主诉：女性，55岁，发现舌背后份结节。

现病史：上周，患者因咽喉痛伸舌自检时偶发现舌背后份结节，出现恐癌情绪。

既往史：慢性胃炎和上呼吸道感染，服用广谱抗生素以及止痛药和消毒漱口水治疗。患者妹妹最近确诊乳腺癌，故患者出现恐癌情绪。否认吸烟史及饮酒史。

口腔检查：口腔黏膜正常。因近期呼吸道感染，故喉部轻微发红斑、舌背白苔。舌背后份可见几个散在的粉红色突起，呈倒V形排列，引起患者关注（图25.7a和b）；患者口腔、皮肤或其他黏膜中未见异常。

问题1：诊断是什么?

    A. 传染性软疣

    B. 尖锐湿疣

C. 轮廓乳头

D. 多发性纤维瘤

E. 淋巴管瘤

答案：

A. 错误

B. 错误

C. 轮廓乳头数量为10～14个，位于界沟前方，将舌背分为舌前2/3与舌后1/3。轮廓乳头主要感知苦味，并与冯·埃伯纳腺底部的导管相连。轮廓乳头由舌咽神经支配，与叶状乳头、菌状乳头一起构成味觉系统

D. 错误

E. 错误

解析： 根据轮廓乳头的分布模式类似倒字母V，很容易将淋巴管瘤、多发性纤维瘤、尖锐湿疣和传染性软疣排除。淋巴管瘤表现为全舌弥漫性卵石状肿胀，而多发性纤维瘤、尖锐湿疣和传染性软疣则散在分布在舌背与口腔黏膜的其他部位。

问题2： 下列哪些因素与舌乳头增大无关？

A. 大量吸烟

B. 热的、辛辣的食物

C. 食物过敏

D. 铁缺乏

E. 肠道疾病

答案：

A. 错误

B. 错误

C. 错误

D. 铁缺乏可导致舌黏膜萎缩，所有具有味觉功能的舌乳头（主要是菌状乳头和轮廓乳头）的数量显著减少

E. 错误

解析： 轮廓乳头位于舌后部，易受到胃酸、食物中的过敏原、香料以及大量吸烟等刺激而变大。

问题3： 味蕾中的哪些细胞负责味觉感受器更新？

A. Ⅰ型

B. Ⅱ型

C. Ⅲ型

D. Ⅳ型

E. 支持细胞

答案：

A. 错误

B. 错误

C. 错误

D. 味蕾Ⅳ型细胞或基底细胞本身不参与味觉接收，但参与味蕾每10～14天一次的更新

E. 错误

解析： 其他味觉细胞在味蕾对味觉刺激的识别和传递到大脑中起着重要作用。Ⅰ型细胞是神经胶质样细胞，控制细胞外离子浓度；Ⅱ型细胞是甜味、苦味或鲜味的主要受体细胞；Ⅲ型细胞在突触中起重要作用；支持细胞可能在保持味蕾完整性中起作用。

病例25.8

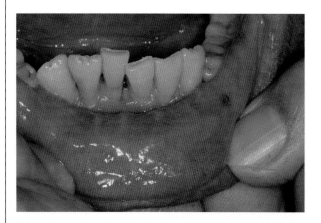

图25.8a

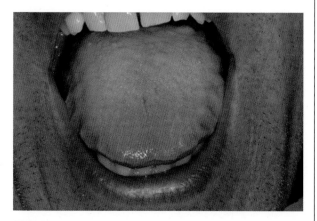

图25.8b

主诉：男性，33岁，接受定期口腔检查时发现下唇内侧和舌缘不规则。

现病史：病损为医生检查时发现，患者无自觉症状，病程不详。

既往史：既往体健，轻微超重，否认系统疾病史及过敏史。吸烟1包/天，习惯用下唇和舌头抵住牙齿，喜烫食，习惯咀嚼薄荷口香糖。空闲时间热爱钓鱼。

口腔检查：由于咬唇创伤，下唇内侧轻微水肿，可见隆起和凹陷交替区域，病损与下前牙形态吻合（图25.8a）。舌缘随邻近牙齿的位置和形态呈现出波纹状（图25.8b）。颊黏膜呈弥漫性乳白色，拉伸颊黏膜可消失。

问题1：患者下唇和舌部同时出现下列哪些病损？

A. 齿痕

B. 白色水肿

C. 摩擦性角化病

D. 创伤性溃疡

E. 局灶性上皮增生

答案：

A. 齿痕通常见于超重人群以及习惯咬嘴唇、舌

或颊黏膜的患者。这些不良习惯会导致黏膜依据牙齿形态出现反应性增生，伴轻微炎症

B. 错误

C. 错误

D. 错误

E. 错误

解析：该患者下唇出现白色水肿和创伤性溃疡，但舌部未出现。反应性病变（如摩擦性角化病和局灶性上皮增生）在下唇和舌部均未出现。

问题2：下列哪些刺激可诱发上述病损？

A. 化学性

B. 机械性

C. 热

D. 日光辐射

E. 过敏原

答案：

A. 错误

B. 舌头和嘴唇挤压相邻牙齿会引起慢性机械性刺激与局部肿胀，导致口腔黏膜上出现齿痕

C. 错误

D. 错误

E. 错误

解析：所有其他刺激都易被排除，因为没有食物或口香糖过敏史，没有热食或辛辣食物引起的灼伤史，没有钓鱼时日光辐射暴露史及临床证据。日光辐射引起的口腔损伤通常累及唇部，而不影响口内。

问题3：下面哪些疾病会出现呈扇贝舌/唇？

A. 唐氏综合征

B. 血管神经性水肿

C. 甲状腺功能减退

D. 结节病

E. B族维生素缺乏症

答案：

A. 唐氏综合征可出现肌张力下降、神经和心脏病变及口腔颌面部异常。口腔颌面部异常表现为张口呼吸、开拾、舌肿大突出、舌背裂纹、舌头抵触相邻的牙齿并出现齿痕

B. 血管神经性水肿表现为口腔组织的急性肿胀，有时会导致舌头和嘴唇水肿，出现明显齿痕

C. 甲状腺功能减退可导致脸部肿胀，有时伴嘴唇和舌部肿胀，呈扇贝状

D. 结节病是一种慢性肉芽肿性疾病，有时会导致舌和嘴唇持续肿胀，呈扇贝状

E. B族维生素缺乏，尤其是维生素B_{12}或维生素B_2缺乏，会导致舌肿胀、充血、舌乳头缺如和扇贝舌

病例25.9

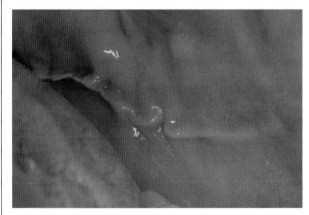

图25.9

主诉：一名42岁的喇叭演奏者发现双颊病损。

现病史：因咬伤舌头行口腔检查时发现颊部病损，病损稳定，但在吹喇叭后稍觉敏感。

既往史：脸部、手部和生殖器皮肤患白癜风，花粉过敏，必要时服用抗组胺药物。否认其他系统疾病史，否认吸烟史及饮酒史。

口腔检查：双颊黏膜咬合线附近各见一线状隆起，左右对称，颜色正常，在磨牙区咬合线边缘更为突出（图25.9）。牙周组织及口腔其他部位、皮肤或其他黏膜未见异常；口腔卫生非常好，牙列完整，无任何充填物。

问题1：诊断是什么？

A. 摩擦性角化病

B. 口腔白斑病

C. 颊白线

D. 扁平苔藓

E. 黏膜下纤维性变

答案：

A. 错误

B. 错误

C. 颊白线表现为颊黏膜从磨牙区延伸至口角区

的水平线状纤维增生，是颊黏膜与邻牙咬合面慢性摩擦所致。患者无症状，病损无恶变倾向，有时随牙拔除而消退

  D. 错误

  E. 错误

解析：摩擦性角化病、口腔白斑病、口腔扁平苔藓和口腔黏膜下纤维性变是较广泛的口腔白色病变，具有不同的临床表现和症状，与本例所见的色泽正常的线性病变不同。

问题2：针对该病损，最佳治疗方案是什么？

  A. 整形手术

  B. 病灶内注射类固醇

  C. 不需治疗

  D. 冠修复

  E. 服用抗焦虑药物

答案：

  A. 错误

  B. 错误

  C. 由于该病损不会造成任何严重后果，因此不需要治疗。有时需安抚患者焦虑情绪

  D. 错误

  E. 错误

解析：冠修复和服用抗焦虑药物适用于牙齿形态良好和有不良习惯的患者，而整形手术或病损内注射类固醇完全无效。

问题3：下列哪些情况与颊部纤维化有关？

  A. 硬皮病

  B. 浅表灼伤

  C. 轻型复发性阿弗他溃疡

  D. 黏膜类天疱疮

  E. 骨纤维发育不良

答案：

  A. 硬皮病通过增加胶原合成来改变黏膜下层结构，导致黏膜下层弥漫性纤维化

  B. 错误

  C. 错误

  D. 黏膜类天疱疮是一种慢性大疱性疾病，在溃疡反复发作区域可形成瘢痕

  E. 错误

解析：浅表灼伤或轻型复发性阿弗他溃疡对黏膜下层结缔组织的影响很小，不会引起瘢痕。骨纤维发育不良累及包括颌骨在内的骨骼，但不影响口腔黏膜。

病例25.10

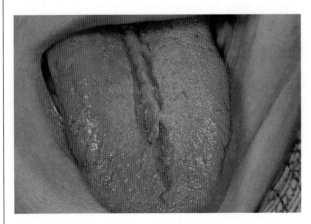

图25.10

  主诉：女性，47岁，发现舌背中部出现一条深沟。

  现病史：患者幼时即出现该病损，近2年加深，进食辛辣食物有轻微的灼热感。

  既往史：慢性哮喘，严重时服用类固醇。亲属无类似病损，否认吸烟史及饮酒史。

  口腔检查：舌背中份见一较深裂隙，下方黏膜正常（图25.10），余口腔黏膜、面部和皮肤未见异常。

问题1：这条沟的诊断是什么？

    A. 舌正中沟

    B. 沟纹舌

    C. 地图舌

    D. 舌创伤

    E. 分叉舌

答案：

    A. 舌正中沟是舌背从舌尖延伸至舌盲孔的纵向凹陷，裂隙附近和下方的上皮是正常的，与既往创伤、感染及肿瘤无关

    B. 错误

    C. 错误

    D. 错误

    E. 错误

解析：在分叉舌中，从舌尖开始完全裂开，将舌完全分成两部分。从中央沟向外散在分布许多浅沟是沟纹舌的特征。地图舌表现为不规则丝状乳头萎缩区域，周缘见上皮增生。该患者儿童期无创伤史，故舌创伤可排除。

问题2：裂隙通常见于什么？

    A. 口角炎

    B. 唐氏综合征

    C. 浆细胞性唇炎

    D. 脓疱型银屑病

    E. 唇皲裂

答案：

    A. 口角炎是一侧或双侧口角炎症，由局部感染葡萄球菌等细菌、念珠菌等真菌，或是由于流涎、营养不良或免疫缺陷引起的局部刺激所致。从唇内侧延伸至口周皮肤可出现充血、肿胀，甚至溃疡、皲裂和结痂

    B. 唐氏综合征表现为特殊面容，如面部及鼻扁平、杏仁形眼睛、裂舌外伸

    C. 错误

    D. 银屑病的表现之一是舌裂

    E. 唇裂是上唇或下唇矢状面上的持续性线状溃疡，可能是由于第一鳃弓的胚板融合不全所致。暴露在寒冷环境、吸烟、饮酒、感染和不良习惯可诱发

解析：浆细胞性唇炎主要表现为充血肿胀糜烂，而非下唇裂隙。

问题3：下列哪些综合征可出现正中舌沟？

    A. 唐氏综合征

    B. 马方综合征

    C. 特雷彻·柯林斯综合征

    D. 舌裂综合征

    E. SGB综合征（辛普森综合征）

答案：

    A. 错误

    B. 错误

    C. 错误

    D. 错误

    E. SGB综合征的特征是巨人症、多动症、巨舌症（中间有深沟）、肝脾肿大和心脏病，多见于男性

解析：唐氏综合征患者的舌部变大，并出现许多裂隙。而舌裂综合征的舌头则完全裂开（分叉）；特雷彻·柯林斯综合征和马方综合征出现特殊面容及牙齿异常，但无正中舌沟。

26

不同年龄阶段的口腔疾病
Oral Lesions According to Patient's Age

口腔疾病是全球最常见的非流行性疾病，可引起患者疼痛、不适、毁容，通过严重的社会和经济影响而降低患者生活质量，甚至导致患者死亡。这些疾病是口腔微生物群、环境、行为和生活方式以及遗传因素等共同作用的结果。最常见的口腔疾病为龋齿（蛀牙）、导致牙齿脱落的牙周病、口腔及唇部肿瘤。人的一生均可罹患口腔疾病，但是在不同年龄阶段，某些疾病的发病率更高，如龋齿好发于儿童和青少年，牙周病好发于成年人，癌症主要累及中老年人，好发于中低收入国家（图26.0a～e）。某些口腔疾病可预防，可累及局部或远处组织，可自愈或需要特别护理。

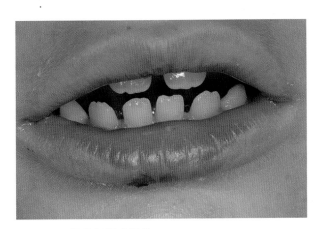

图26.0a 婴儿舔唇致唇炎

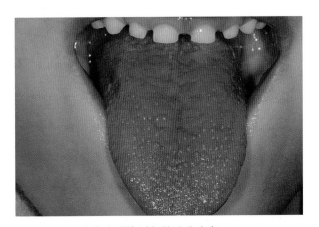

图26.0b 儿童病毒感染引起的舌乳头炎

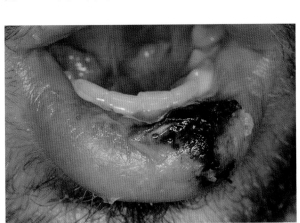

图26.0c 青少年唇部创伤性溃疡

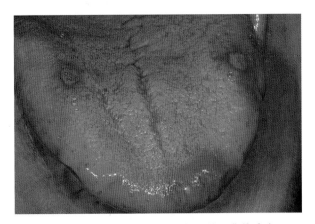

图26.0d 缺铁性贫血女性患者的复发性阿弗他溃疡

Clinical Guide to Oral Diseases, First Edition. Dimitris Malamos and Crispian Scully.
© 2021 John Wiley & Sons Ltd. Published 2021 by John Wiley & Sons Ltd.
Companion website: www.wiley.com/go/malamos/clinical_guide

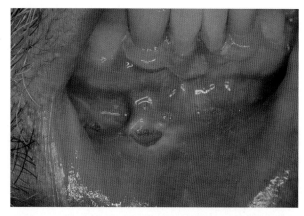

图26.0e 由松动的义齿卡环引起的下前庭沟创伤性溃疡

　　表26列出了不同年龄阶段常见和重要的口腔疾病。表26a列出1岁以下婴儿的口腔疾病，表26b列出儿童的口腔疾病，表26c列出青少年的口腔疾病，表26d列出成人的口腔疾病，表26e列出了老年人的口腔疾病。每组中最常见的口腔疾病用粗体突出显示。

表26 不同年龄阶段常见和重要的口腔疾病

（a）婴儿（1岁以下）

◆ 先天性
- 裂缝
  - **唇裂**
  - 与综合征相关
- 囊肿
  - 甲状舌管囊肿
  - 皮样囊肿
  - 表皮样囊肿
- 发育性的
  - 分叉舌
- 悬雍垂裂
- 牙齿异常
  - 先天性无牙症
    - 全口
    - 部分
    - 诞生牙
  - 牙齿改变
    - 大小
    - 形状
    - 颜色
    - 数量
    - 组成
    - 矿化
  - 舌改变
    - 沟纹舌
    - 卷舌
    - 地图舌
    - 舌系带过短

（续表）

- 血管畸形
  - **血管瘤**
  - 淋巴管瘤
◆ 获得性
- 创伤
  - 李–弗氏溃疡
  - 黏液腺囊肿
  - 舌下腺囊肿
  - 面部损伤
- 囊肿
  - **萌出囊肿**
  - 上皮珠
  - 博恩氏上皮珠
  - 牙龈囊肿
- 感染
  - 细菌性
    - 葡萄球菌
    - 链球菌
    - 先天性梅毒
  - **病毒性**
    - 原发性疱疹性龈口炎
  - **真菌性**
    - 念珠菌病
      - **急性**
      - 慢性
  - 肿瘤
  - 良性
    - **先天性牙龈瘤**
  - 恶性
    - 郎格罕斯组织细胞增生症
    - 肉瘤
    - 黑色素瘤
  - 自身免疫性
  - 新生儿大疱性疾病
    - 天疱疮

（b）儿童（12岁及以下）

◆ 先天性
- 与婴儿期相似
  - 福代斯斑
◆ 获得性
- **龋病**
- 创伤
  - 机械性的
    - 溃疡
    - 咬颊
  - 烧伤
    - 电
    - 化学
    - 热
- 囊肿
  - 牙龈囊肿
  - 萌出囊肿
  - 根尖周囊肿

（续表）

- ■ 黏液腺囊肿
- ■ 舌下腺囊肿
- 感染
  - ■ 细菌性
    - ○ 链球菌性咽炎
  - ■ 病毒性
    - ○ 疱疹
      - **– 原发性**
      - – 继发性
  - ■ 真菌
    - ○ 念珠菌病
      - **– 急性**
      - – 慢性
- 炎症性
  - ■ **复发性阿弗他溃疡**
    - ○ 轻型
    - ○ 重型
    - ○ 疱疹样型
    - ○ 与综合征有关
  - ■ **唇炎**
    - ○ 舌舔性
    - ○ 剥脱性
- 肿瘤
  - ■ **良性**
    - ○ 纤维瘤
    - ○ 乳头状瘤
  - ■ **恶性**
    - ○ 肉瘤

（c）青少年（13~19岁）

- ◆ 先天性
  - • 与婴儿及儿童相同
  - • 福代斯斑
- ◆ 获得性
  - • **龋病**
  - • 创伤
    - ■ 机械性
      - ○ 溃疡
      - ○ 咬颊
    - ■ 烧伤
      - ○ 电
      - ○ 化学
      - ○ 热
    - ■ 囊肿
    - ■ 牙龈囊肿
    - ■ 萌出囊肿
    - ■ 根尖周囊肿
    - ■ 黏液腺囊肿
    - ■ 舌下腺囊肿
  - • 感染
    - ■ 细菌性
      - ○ 链球菌性咽炎
      - **○ 牙龈炎**
        - – 坏死性

（续表）

- – 冠周炎
- ■ 病毒性
  - ○ 疱疹
    - **– 原发性**
    - – 继发性
  - ○ 寻常疣
  - ○ 传染性软疣
- ■ 真菌性
  - ○ 念珠菌病
    - – 急性
    - – 慢性
- ■ 炎症
- ■ **复发性阿弗他溃疡**
  - ○ 轻型
  - ○ 重型
  - ○ 疱疹样型
  - ○ 与综合征相关
- ■ 唇炎
  - ○ 舌舔性
  - ○ 剥脱性
  - ○ 药物导致（如治疗痤疮药物）
- ■ 反应性
- ■ 化脓性肉芽肿
- ■ 免疫相关
- ■ 多形红斑
- ■ 肿瘤
- ■ 良性
  - ○ 纤维瘤
  - ○ 乳头状瘤
- ■ 恶性
  - ○ 黏液表皮样癌
  - ○ 淋巴瘤
  - ○ 肉瘤

（d）成年人（20~65岁）

- ◆ 先天性
  - • 与婴儿相似（逐渐缓解）
- ◆ 获得性
  - • 创伤
    - ■ **机械性**
      - ○ 溃疡
      - ○ 咬颊
    - ■ 烧伤
      - ○ 电
      - ○ 热
  - • 囊肿
    - ■ 牙龈囊肿
    - ■ 根尖周囊肿
    - ■ **黏液腺囊肿**
  - • 感染
    - ■ 细菌性
      - ○ 链球菌性咽炎
      - ○ 牙龈炎
      - ○ 牙周炎

（续表）

- – 坏死性
- – 冠周炎
  - ○ 性传播病
    - – 梅毒
    - – 淋病
    - – 其他
  - ▪ 病毒性
    - ○ **传染性单核细胞增多症（青壮年）**
    - ○ 疱疹性口炎
      - – 原发性
      - – 继发性
    - ○ 寻常疣
    - ○ 传染性软疣
  - ▪ 真菌性
    - ○ 念珠菌病
      - – 急性
      - – 慢性
- • 炎症
  - ▪ 复发性阿弗他溃疡（随着年龄增大而好转）
    - ○ 轻型
    - ○ 重型
    - ○ 疱疹样型
    - ○ 与综合征相关
  - ▪ 唇炎
    - ○ 舌舔性
    - ○ 剥脱性
    - ○ 光化性
- • 与免疫相关
  - ▪ **多形红斑（年轻人群）**
  - ▪ **扁平苔藓（中年人）**
- • 自身免疫性疾病
  - ▪ 大疱性疾病
  - ▪ 干燥综合征
- • 潜在恶性疾患
  - ▪ 口腔白斑病
  - ▪ 口腔红斑病
- • 肿瘤
  - ▪ 良性
    - ○ 纤维瘤
  - ▪ 恶性
    - ○ 口腔癌
    - ○ 肉瘤
    - ○ 黑色素瘤
- • 全身疾病口腔表征
  - ▪ 肠道
    - ○ 维生素或矿物质缺乏
  - ▪ 血液系统
  - ▪ 皮肤
  - ▪ 其他
- • 药物导致
  - ▪ 口干症
  - ▪ 溃疡
  - ▪ 继发感染

（续表）

（e）老年人（65岁以上）

- ◆ 先天性
  - • 与婴儿相似（逐渐缓解）
- ◆ 获得性
  - • 创伤
    - ▪ 机械性
      - ○ 义齿导致的溃疡
      - ○ 咬颊
    - ▪ 烧伤
      - ○ 化学性
    - ▪ 热
  - • 囊肿
    - ▪ 牙龈囊肿
    - ▪ 根尖周囊肿
  - • 感染
    - ▪ 细菌性
      - ○ 根尖周炎
        - – 与牙缺失有关
      - ○ 结核
    - ▪ 病毒性
      - ○ **带状疱疹**
      - ○ 疱疹性口炎
        - – 原发性
        - – 继发性
    - ▪ 真菌性
      - ○ **念珠菌病**
        - – 急性
        - – 慢性
      - ○ 深部真菌病
  - • 炎症
    - ▪ 唇炎
      - ○ 舌舔性
      - ○ 剥脱性
      - ○ 口角炎
      - ○ **光化性**
  - • 免疫相关
    - ▪ 扁平苔藓
  - • 自身免疫性疾病
    - ▪ **大疱性疾病**
    - ▪ 干燥综合征
  - • 潜在恶性疾患
    - ▪ 口腔白斑病
    - ▪ 口腔红斑病
  - • 肿瘤
    - ▪ 良性
      - ○ 纤维瘤
      - ○ 义齿导致增生
    - ▪ 恶性
      - ○ **口腔癌**
      - ○ 肉瘤
      - ○ 黑色素瘤
  - • 全身疾病口腔表征

（续表）

- ■ 肠道
  - ○ 维生素及矿物质缺乏
- ■ 血液系统
- ■ 皮肤
- ■ 其他

（续表）

- • **药物导致**
  - ■ 口干症
  - ■ 溃疡
  - ■ 继发感染

病例26.1

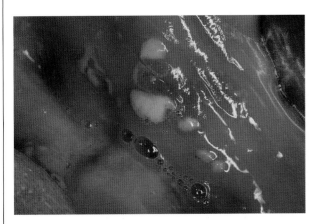

图26.1

主诉：男婴，10个月，双颊黏膜出现白色沉积物。

现病史：2周前，患儿母亲发现其双颊出现白色病损，患儿无疼痛不适、发烧及全身症状。

既往史：否认系统疾病史、家族史及口腔疾病史。患儿是早产儿，曾在保温箱中观察3周，母乳喂养。患儿母亲27岁，既往体健，近期因婴儿牙齿刺激引起真菌性乳头炎。

口腔检查：颊黏膜、舌背、下唇内侧和软腭可见白色凝乳状松散斑片（图26.1），白色斑片易被刮除，遗留充血发红黏膜。余口内及皮肤未见异常，儿科医生检查未发现全身异常。

问题1：该患儿的诊断是什么?

A. 白色海绵状斑痣

B. 急性假膜性念珠菌病

C. 尿毒症性口炎

D. 牛奶残渣

E. 慢性皮肤黏膜念珠菌病

答案：

A. 错误

B. 急性假膜性念珠菌病是一种常见感染性疾病，好发于婴儿、儿童和患系统性疾病的老年人群，男性更常见。该疾病表现为大量白色奶油状斑片，易于擦去，下方黏膜充血发红，有时出现疼痛

C. 错误

D. 错误

E. 错误

解析：根据发病急、患儿及其近亲的指甲、皮肤和其他黏膜未见异常，可排除慢性皮肤黏膜念珠菌病和白色海绵状斑痣。婴儿体健、其白色病损可被拭去，可排除尿毒症性口炎，该疾病累及慢性肾衰竭患者，病损不能被拭去，并伴口臭。食物及牛奶残渣可轻易被水冲去，遗留正常黏膜，与该患儿的临床表现不同。

问题2：该疾病的病因是什么?

A. 既往用药

B. 免疫缺陷

C. 肠外营养

D. 母亲乳头感染

E. 阴道分娩

答案：

A. 错误

B. 错误

C. 错误

D. 婴儿母亲的乳头感染是导致念珠菌传播的可能原因，因为母亲乳头真菌感染和患儿真菌感染同时发生，患儿营养来源于母乳喂养，而非肠外营养

E. 错误

解析： 分娩方式（阴道）与念珠菌的母婴传播有关，但该患儿母亲未出现生殖器真菌感染，且患儿真菌感染并非出现在出生不久后。患儿及母亲无既往用药史，且坚持母乳喂养，即可排除药物和肠外营养。根据无其他细菌感染、婴儿既往体健等特征，即可排除各种先天性或获得性免疫缺陷，该疾病也可通过常规血液检查诊断。

问题3： 针对该患儿最佳治疗方案是什么？

A. 不需治疗

B. 龙胆紫

C. 制霉菌素口腔混悬剂

D. 氟康唑口腔混悬剂

E. 酮康唑片

答案：

A. 错误

B. 错误

C. 制霉菌素口腔混悬剂是最佳治疗药物，其副作用及药物相互作用最小，可用于治疗口腔浅表真菌感染性疾病，对血源性真菌感染无效。对于婴幼儿，每次2mL（10万单位），每天4次，用药后5~10分钟应避免喂食。对于儿童和成人，剂量应加倍，吞咽前应尽可能长时间地将药物保留在口内

D. 错误

E. 错误

解析： 病损已持续2周，因此需要对患儿及其母亲进行额外的治疗。龙胆紫既往用于治疗口腔和乳头念珠菌病，但现已弃用，因为它具有黏膜毒性，偶尔会导致溃疡和过敏。氟康唑是预防和治疗高危婴儿（如妊娠<28周或体重<1000g）侵袭性念珠菌病的首选药物，可作为该患儿的第二选择。酮康唑因其严重的肝毒性已被禁用。

病例26.2

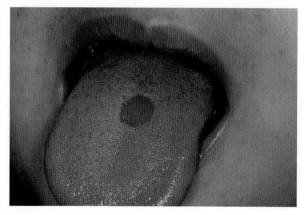

图26.2

主诉： 婴儿，12个月，舌背出现红色斑点。

现病史： 1天前，患儿家长发现该病损，患儿无症状。

既往史： 患儿及家人无系统疾病史。足月剖宫产，母乳喂养至6个月，最近开始咀嚼冰磨牙棒，以缓解上颌侧切牙萌出引起的疼痛。母亲孕期正常，因高度近视实施剖宫产。

口腔检查： 舌背中部见一圆形红色区域（图26.2），其中央丝状乳头消失，围绕不规则的白色边缘，最大径约1cm，无出血，无疼痛及不适。余

口内黏膜及其他黏膜未见类似病损。5天后，病损自行消退，表面覆盖正常舌乳头。

问题1：该患儿舌部病损的诊断是什么？
  A. 磨牙棒造成的创伤
  B. 红斑型念珠菌病
  C. 地图舌
  D. 正中菱形舌炎
  E. 贫血引起的萎缩性舌炎

答案：
  A. 错误
  B. 错误
  C. 地图舌是可能的原因，其特征是丝状乳头缺失导致舌背充血萎缩，被白色环状边缘包绕，其大小和形状易变，可在数小时或数天内消退
  D. 错误
  E. 错误

解析：磨牙棒有时会导致舌乳头缺失，但仅限于接触区域（如前牙区）而不累及舌背。婴儿念珠菌病累及舌背时，常表现为假膜型而非红斑型损害，病损弥漫。正中菱形舌炎病程更长，表现为菱形、叶状的充血萎缩区域，故上述疾病均被排除。婴儿贫血很少引起舌乳头萎缩，而表现为皮肤苍白、喂养困难、心率加快等不应出现在婴儿期的特征。

问题2：该疾病的临床病损表现为下列哪些形状？
  A. 线性
  B. 环状
  C. 菱形
  D. 波浪形
  E. 螺旋形

答案：
  A. 错误

B. 当表现为环状病损时，病损形状保持不变，舌部逐渐受累，并随时间推移而愈合
C. 错误
D. 当表现为波浪形病损时，舌乳头的消失最初局限在小范围区域，随后像波浪一样逐渐扩展到整个舌体
E. 当表现为螺旋形病损时，病损往往自我更新，并持续更长的时间

解析：地图舌病损不表现为线形或菱形。

问题3：该疾病与舌乳头炎有什么区别？
  A. 受累部位
  B. 临床表现
  C. 受累舌乳头种类
  D. 发作
  E. 症状

答案：
  A. 错误
  B. 地图舌以周围增厚的白色边缘包绕萎缩区域为特征；而乳头炎以局限或全身性结节为特征，在口腔表现为舌乳头增生
  C. 首先，地图舌以丝状乳头受累为主，乳头炎主要累及菌状乳头。其次，在地图舌中，红色区域为丝状乳头萎缩所致，而白色边缘为丝状乳头增生。而在舌乳头炎中，菌状乳头增生，可出现3种表现：局限型、弥散型和角化型
  D. 错误
  E. 舌扁桃体炎出现疼痛或烧灼感，且不同程度地影响进食，而大多数地图舌无症状

解析：上述两种疾病可累及各年龄层患者，无性别差异，累及舌背，呈急性一过性发作。

病例26.3

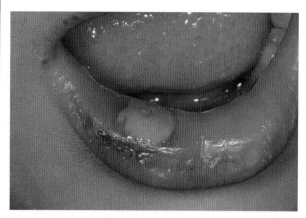

图26.3

主诉：男性，6岁，下唇红出现疼痛性溃疡。

现病史：5天前，患者下唇突然出现溃疡，2天前溃疡面积达到顶峰，溃疡出现前2天局部烧灼感。

既往史：否认血液系统、肠道和皮肤疾病史及过敏史，否认创伤史及用药史。患儿父亲在童年时期也出现过类似口腔溃疡，但18岁开始吸烟后，未再复发。

口腔检查：一名健康的年轻男孩，在右上颌侧切牙和尖牙对应的下唇红可见一个溃疡，伴疼痛。溃疡呈椭圆形，平伏，中心坏死，覆盖纤维蛋白，周围充血，溃疡最大径为1cm（图26.3）。余口腔、皮肤、生殖器或其他黏膜上无类似病损，无颈部淋巴结肿大、全身不适或发热。5个月前，患者父母出现3个类似的小溃疡，未经治疗1周自愈。

问题1：该疾病的诊断是什么？

A. 创伤性溃疡

B. 复发性阿弗他溃疡（轻型）

C. 手足口病（HFMD）

D. PFAPA综合征（周期性发热–阿弗他口炎–咽炎–淋巴结炎）

E. 克罗恩病

答案：

A. 错误

B. 单个复发性阿弗他溃疡是正确的诊断，其特征是伴有疼痛的椭圆形的浅表溃疡，位于下唇红缘，上覆假膜，周缘柔软平伏伴充血（红晕），随时间推移可自愈和复发

C. 错误

D. 错误

E. 错误

解析：根据该部位近期无外伤史，可排除创伤性溃疡。根据病损临床特征（如位于唇红而非软腭、无周期性发热和全身症状、无皮肤和肠道病变等）即可排除疱疹性咽峡炎、PFAPA和克罗恩病。

问题2：针对该患者的最佳治疗方案是什么？

A. 一般治疗（饮食/牙膏）

B. 全身应用类固醇

C. 局部麻醉

D. 局部烧灼

E. 消炎防腐漱口水

答案：

A. 应避免食用某些食物（坚果、巧克力和水果），因其可能延长溃疡愈合时间并诱发溃疡新发。尽量避免使用含有十二烷基硫酸钠的牙科护理产品

B. 错误

C. 缓解疼痛非常重要，可局部应用2%利多卡因凝胶，喷剂和涂抹液效果较差

D. 错误

E. 错误

解析：全身应用类固醇不适用于治疗单发、偶发的

复发性阿弗他溃疡，主要用于其他疗法（如秋水仙碱、己酮可可碱或氨苯砜）效果不佳的多发性、间歇期短的溃疡。漱口水具有防腐、抗炎和镇痛作用，可用于治疗口腔溃疡，但不适用于唇部病损。此外，0.5%过氧化氢或1%~2%的硝酸银溶液局部烧灼在过去被广泛使用，但由于可能损伤病损周组织，现已弃用。

问题3：该患者的口腔溃疡与其他口腔溃疡有哪些差异？

    A. 形状

    B. 边缘

    C. 症状

    D. 病程

    E. 前驱症状

答案：

    A. 疱疹样型复发性阿弗他溃疡的病损呈椭圆形、圆形且对称，而多形红斑、天疱疮或类天疱疮的溃疡病损不规则，并向周围扩张

    B. 大多数复发性阿弗他溃疡（轻型、疱疹样型）的溃疡边缘平坦、柔软，周围有红晕，但长期不愈的重型复发性阿弗他溃疡和克罗恩病所致口腔溃疡的病损质地硬。红晕为复发性阿弗他溃疡的特征性表现，在血液系统或皮肤疾病中无红晕

    C. 轻型复发性阿弗他溃疡和各种血液系统疾病引起的溃疡可出现轻度疼痛或烧灼感；重型复发性阿弗他溃疡和疱疹性咽峡炎导致的疼痛更为剧烈；疱疹样型复发性阿弗他溃疡、艾滋病（疱疹样型溃疡或非典型性病变）则出现严重疼痛；细菌感染引起的溃疡无疼痛或仅有轻微疼痛，如梅毒（硬下疳）、结核病

    D. 所有类型的复发性阿弗他溃疡都具有自限性，经过不同时长的间歇期后，可再次发作，病情严重程度相同或更严重。疱疹可复发，但严重程度会降低。多形红斑复发时，病情严重程度同既往。恶性溃疡不会自愈，随时间推移病情加重，并出现浸润或转移

    E. 复发性阿弗他溃疡在出现溃疡前会出现轻微的烧灼感或瘙痒感，各种病毒感染和大疱性疾病在出现溃疡前会出现水疱或大疱

病例26.4

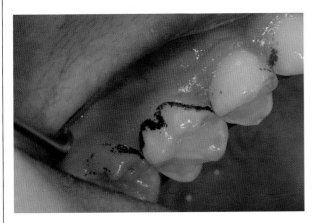

图26.4

主诉：一个7岁的健康男孩牙齿变黑。

现病史：3个月前，牙齿变黑，父母帮其用力刷牙，但无改善。

既往史：无系统疾病史及用药史，高糖饮食，每天进食彩色糖果或甜食，未发现龋齿。

口腔检查：双侧后牙颊面颈缘（着色：上颌>下颌）及前牙舌面出现黑色色素沉着（图26.4）。该色素沉着与龋齿及口腔、皮肤和其他黏膜软组织着色无关，刷牙难以去除，只能通过刮治去除。口腔卫生佳。

问题1：该患者牙齿变色的原因是什么？

A. 牙颈部龋

B. 过量用氯己定漱口水

C. 药物

D. 牙髓坏死

E. 黑色色素沉着

答案：

A. 错误

B. 错误

C. 错误

D. 错误

E. 黑色牙渍是主要沿乳牙颊面和/或舌面颈部出现的特征性外源性黑色色素沉着。患儿两三岁时出现牙釉质黑色色素沉着，父母担心其影响美观及儿童自信心

解析：患儿无用药史及家族史，且黑色色素沉着易被刮除，因此可排除内源性色素沉着、牙髓坏死以及重度地中海贫血需长期使用含铁药物或定期输血导致牙体硬组织弥漫性而非线性的、不可去除的铁染色，因此易被排除。该患儿无牙颈部龋坏，未经常使用氯己定漱口水，因此可排除相应因素。

问题2：该黑色色素沉着的成分是什么？

A. 食物残渣

B. 产色细菌

C. 铁盐

D. 缺乏钙和磷的牙菌斑

E. 真菌

答案：

A. 错误

B. 产色细菌（如普雷沃泰氏菌、中间普雷沃特氏菌、黑色普雷沃特氏菌、牙龈卟啉单胞

菌、放线菌等）在黑色色素沉着的形成中起重要作用

C. 铁盐，主要是硫酸铁，是由嗜铬细菌产生的硫化氢与唾液和龈沟液中的铁相互作用而产生的

D. 错误

E. 错误

解析：黑色色素沉着是一种特殊牙菌斑，与食物残渣和真菌无关。

问题3：导致该"黑牙"低龋易感性的原因是什么？

A. 变形链球菌浓度低

B. 嗜酸乳杆菌浓度高

C. 低糖饮食

D. 口腔卫生佳

E. 患者唾液和牙菌斑中钙磷浓度高

答案：

A. 错误

B. 错误

C. 错误

D. "黑牙"患者多试图通过认真刷牙以去除牙表面的黑色污渍，该行为导致致龋细菌不易积聚

E. 黑色污渍是一种特殊的牙菌斑，内含高浓度的钙和磷，其在牙齿再矿化过程中起着重要作用

解析：饮食和唾液中氟化物浓度与"黑牙"儿童低龋易感性无关，因为其他因素（如牙菌斑中致病菌成分）才是决定性因素。链球菌突变体和嗜酸乳杆菌是革兰阳性致龋菌，其在"黑牙"患者口腔中浓度可变。

病例26.5

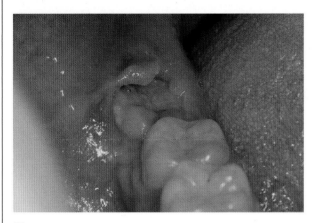

图26.5

主诉：高中生，17岁，右面颈部出现肿胀和疼痛。

现病史：5天前，伴张口受限、下颌角区域面部肿胀、发烧和不适。疼痛为持续钝痛，源于右下颌磨牙，后逐渐反射至右耳，进食咀嚼时加重。

既往史：既往体健，和父母同住，饮食正常。

口腔检查：右下颌第三磨牙部分萌出，牙冠周围牙龈肿胀、充血、疼痛，探诊溢脓，恶臭（图26.5）。相邻磨牙无龋齿。张口受限，切缘间距仅有20mm左右（张口受限）。下颌骨下缘、下颌角周围及下方面部肿胀、发热、质软，中央充血，不影响吞咽或呼吸。口臭及同侧颈部淋巴结肿大。

问题1：导致该患者疼痛的原因是什么？

A. 坏死性牙龈炎

B. 第三磨牙根尖周炎

C. 维生素C缺乏症

D. 智齿冠周炎

E. 路德维希咽峡炎

答案：

A. 错误

B. 错误

C. 错误

D. 智齿冠周炎是第三磨牙部分萌出或阻生导致的牙冠周围牙龈炎症。这种炎症是由细菌和食物残渣在龈瓣下堆积所致，表现为牙龈瓣肿胀、与对侧磨牙牙冠撞击造成创伤

E. 错误

解析：坏死性牙龈炎和根尖周脓肿也可出现口臭，但易被排除，因为该病损未累及牙间乳头，也无牙髓坏死。考虑到炎症不影响吞咽或呼吸，也未累及口底及上颈部，因此发生路德维希咽峡炎的可能性低。患者饮食中富含蔬菜和水果，因此可排除维生素C缺乏症。

问题2：下列哪些因素与阻生第三磨牙引起的智齿冠周炎有关？

A. 口腔卫生差

B. 免疫缺陷

C. 糖尿病控制不佳

D. 咬合创伤

E. 阻生磨牙萌出障碍

答案：

A. 口腔卫生差会促进致病菌生长，这些细菌很容易进入阻生磨牙牙冠龈瓣并定植生长，诱发智齿冠周炎

B. 各种免疫缺陷疾病会引起口腔和皮肤出现细菌感染，从而导致智齿冠周炎，智齿冠周炎是免疫缺陷疾病的首发症状之一

C. 糖尿病控制不佳的患者更易患冠周炎、面部蜂窝织炎和颈深部的感染，这些感染由阻生第三磨牙引起的牙源性感染所致

D. 对颌牙可导致第三磨牙牙龈局部受到创伤，出现发炎、肿胀、探诊出血

E. 第三磨牙近中、远中、颊向或舌向阻生会导致食物碎屑和牙菌斑聚集，为各种厌氧细菌提供了适宜的生长环境，进而诱发冠周炎

问题3：该疾病最严重的并发症是什么？

A. 下颌骨骨髓炎

B. 牙周脓肿

C. 菌血症

D. 张口受限

E. 龋病

答案：

A. 错误

B. 错误

C. 牙科治疗（如洁牙、清洁感染龈瓣、拔除发炎第三磨牙），都会引起一过性菌血症。一些厌氧细菌（如普雷沃泰拉菌、分枝杆菌和消化链球菌，以及需氧链球菌和葡萄球菌）能够转移至心脏、肺和脊髓等远处器官，导致继发感染。感染性心内膜炎是菌血症最典型的并发症

D. 错误

E. 错误

解析：广泛龋病可诱发急性或慢性根尖周炎和牙周炎，从而导致张口受限，有时会导致牙槽骨严重感染（骨髓炎），但不会危及患者生命。张口受限由第三磨牙感染累及咀嚼肌所致，咀嚼肌发炎会导致肌肉收缩、张口受限，从而影响进食、吞咽及言语。骨髓炎是一种常见于四肢、脊柱和骨盆的感染，很少发生在颌骨。慢性骨髓炎或Garré骨髓炎是一种慢性非化脓性骨髓炎，常见于第一磨牙区，而非第三磨牙区域，X线可见特征性的葱皮样改变。

病例26.6

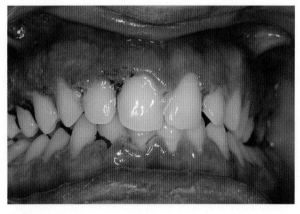

图26.6

主诉：女性，18岁，出现牙龈疼痛。

现病史：1周前，下前牙龈开始出现急剧的搏动性疼痛，逐渐扩展至所有牙龈，患者自觉全身不适，刷牙及进食疼痛。

既往史：否认系统疾病史、家族史、过敏史及用药史。饮食富含脂肪，缺乏蔬菜和水果，吸烟10支/天。

口腔检查：牙龈红肿、牙间乳头坏死，上下前牙更为明显。牙龈非常敏感，探诊出血明显，坏死的龈乳头覆盖白黄色的纤维蛋白假膜（图26.6）。由于刷牙困难，因此口腔卫生很差，口臭严重。感染牙龈邻近颊黏膜轻微充血，伴少量浅表溃疡。颈部淋巴结肿大、全身不适、发热（＜38℃）。3周前，其男朋友口腔出现类似病损，使用广谱抗生素治疗效果较好。

问题1：该患者牙龈患哪种疾病？

A. 牙龈炎

B. 扁平苔藓导致的剥脱性龈病损

C. 坏死性牙龈炎

D. 原发性疱疹性龈口炎

E. 坏死性口炎

答案：

A. 错误

B. 错误

C. 错误

D. 错误

E. 坏死性口炎为急性牙龈感染，出现龈乳头坏死，伴浅表溃疡、严重口臭以及轻微的全身症状。这是一种由厌氧菌（特别是梭形杆菌及螺旋体）引起的感染，与患者口腔卫生差、吸烟、营养不良、压力大及免疫功能差有关

解析： 牙龈炎是一种常见的牙龈感染，多见于年轻人，但不会出现该病例所见的牙乳头坏死、疼痛和口臭。剥脱性龈病损多见于老年人，好发于扁平苔藓和大疱性疾病，表现为游离龈及附着龈充血肿胀，并不仅局限于牙间乳头，故被排除。该患者表现为口腔浅表溃疡和龈乳头坏死，故诊断为坏死性口炎，而非牙龈炎。

问题2： 口腔中最常见的坏死性病变是什么？

A. 巨细胞性动脉炎

B. 走马疳（坏疽性口炎）

C. 坏疽性白血病溃疡

D. 涎腺化生

E. 放线菌病

答案：

A. 错误

B. 错误

C. 错误

D. 坏死性涎腺化生是人类最常见的口腔坏死性病变，主要见于软硬腭交界处。该疾病与局部创伤、麻醉、酗酒或吸烟以及血管疾病有关。受累小唾液腺小叶出现缺血性坏死导致充血肿胀，中央逐渐出现溃疡，可在4~6周内自愈

E. 错误

解析： 其他坏死性溃疡较罕见，因其仅累及特殊人群，如血管炎患者（巨细胞动脉炎）、恶性肿瘤患者（坏疽性白血病溃疡）和免疫缺陷患者（走马疳和放线菌病）。

问题3： 该患者口腔病损与坏疽性口炎有什么不同？

A. 发病率

B. 地理分布

C. 口腔受累

D. 并发症

E. 预防

答案：

A. 坏死性牙龈炎（NG）常累及口腔卫生状况不佳、饮食不健康的年轻吸烟人群，而坏疽性口炎（Noma）则较少见，常见于营养不良、口腔卫生状况差和严重免疫缺陷的患者

B. Noma主要分布在非洲国家，而NG遍布世界各地

C. NG病变仅限于牙龈，导致龈乳头尖端坏死，而Noma是一种破坏性疾病，可导致大量组织坏死，由内向外发展，通常累及大部分面部，而不仅仅是牙龈

D. 未经治疗的NG会导致槽骨进行性丢失，称为坏死性牙周炎，病情严重时会像坏死性口炎一样导致口面部破坏。Noma会导致面部毁容，甚至死亡

E. 错误

解析： 上述两种疾病都可预防，如宣教年轻患者改善口腔卫生、减少或戒除吸烟或饮酒等有害习惯、通过接种疫苗（预防麻疹等）、安全性行为（预防HIV等）来降低发生疾病的风险。

病例26.7

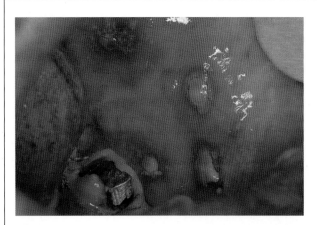

图26.7a

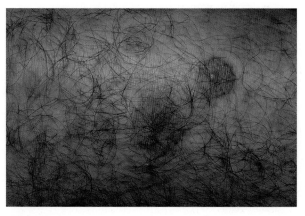

图26.7b

主诉：男性，19岁，出现口腔多处病损及皮疹1周。

现病史：初始，皮肤出现瘙痒，充血发红，中心为紫灰色，靶形，对称地分布于腿部，随后口腔和生殖器出现溃疡。

既往史：反复发作数次唇疱疹（其频率在过去1年中有所增加），否认其他系统疾病史。去年曾出现过2次类似的口腔和生殖器溃疡，病情较轻，在10～12天内自愈。2次发作均发生于流感后，伴咽喉疼痛。

口腔检查：病损多位于颊部及舌黏膜，口底、腭及唇红也可见少许病损，表现为大量浅表充血面，间杂疼痛性浅表大疱和糜烂（图26.7a）。患者腿部皮肤出现大量靶样病损及色素沉着（图26.7b）。阴茎前端见1处充血伴糜烂区域，就诊3天后消退。颈部淋巴结未见肿大、无发热等全身症状。

问题1：可能的诊断是什么？

　　A. 疱疹性口炎

　　B. 光化性痒疹

　　C. 多形红斑

　　D. 梅毒（二期）

　　E. 白塞病

答案：

　　A. 错误

　　B. 错误

　　C. 多形红斑是正确的诊断。该疾病表现为口腔、生殖器及皮肤急性溃疡，具有自限性和反复发作的特点，是由某些细菌、病毒、真菌感染、药物和其他各种触发因素（如疾病、疫苗、接触物和气味）引起的IV型过敏反应

　　D. 错误

　　E. 错误

解析：发热、全身不适和颈部淋巴结肿大是原发性疱疹性龈口炎的特征性表现，而非多形红斑。多形红斑与白塞病病情均严重，复发性疱疹病情轻微，且仅累及唇部或口内。与多形红斑相反，白塞病的溃疡周围有红晕环绕，且累及多个器官。二期梅毒病损类似多形红斑，但通常无症状且伴局部或全身淋巴结肿大。患者腿部发痒和溃疡病变类似光化性痒疹，但后者病损与日光照射有关，且唇部病情严重。

问题2：下列哪种病毒是多形红斑最常见的触发因素？

　　A. 人类1型或2型单纯疱疹病毒

B. 腺病毒

C. EB病毒

D. 柯萨奇病毒B5

E. 麻疹病毒

答案：

A. 人类1型单纯疱疹病毒（HSV 1）和2型单纯疱疹病毒（HSV 2）与多形红斑的发生、发展密切相关，通过自身免疫交叉反应机制而发挥作用，其中BP180抗原可能起主要作用

B. 错误

C. 错误

D. 错误

E. 错误

解析： 以上所有病毒都与多形性红斑的发病机制有关，但其他病毒作用较小。

问题3： 史-约综合征（SJS）和中毒性表皮坏死松解症（TEN）属于同类疾病，其差异在于什么？

A. 频率

B. 前驱症状

C. 发病机制

D. 身体分布

E. 治疗反应

答案：

A. SJS比TEN更常见，每年每百万人中有1.2～6.0例罹患SJS，而仅0.4～1.2例罹患TEN

B. 错误

C. 上述两种情况都源于药物过敏，但SJS还可由1型或2型单纯疱疹病毒等病毒及支原体等细菌引发

D. SJS只累及10%的体表皮肤；而TEN更严重，累及身体30%以上

E. 错误

解析： 这两种情况都有持续发热和流感样等前驱症状，然后才出现皮肤和口腔黏膜的损伤。这些病变对环孢素、早期皮质类固醇冲击治疗、血浆交换和免疫球蛋白反应良好。

病例26.8

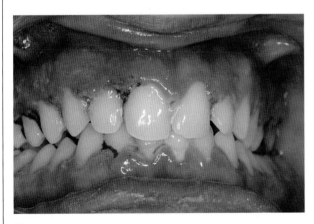

图26.8

主诉： 女性，56岁，患者出现牙龈发红。

现病史： 6个月来，患者牙龈肿胀和发红。开始时，上下前牙牙龈出现小范围剥脱，后逐渐扩展到所有游离龈及附着龈，时有反复。

既往史： 否认系统疾病史、用药史、吸烟史及扣牙龈等不良习惯。

口腔检查： 游离龈及附着龈弥漫性充血，前牙受累更明显（图26.8）。受累牙龈剥脱，表面颗粒感，牙龈很脆弱，在轻微的力作用下易于剥落（尼式征阳性），与牙菌斑堆积与否无关。除双颊黏膜有少量浅表溃疡外未见其他病损，进食酸性食物或饮料时有灼热感。其他黏膜（眼睛和生殖器）和皮

肤未见异常。牙龈活检示上皮下裂隙，真皮下散在混合性炎症反应，间接免疫荧光（IDIF）显示颗粒状IgG免疫球蛋白沿基底膜沉积。

问题1：牙龈剥脱的原因是什么？

    A. 草莓样牙龈炎

    B. 牙周炎

    C. 浆细胞龈炎

    D. 口腔红斑病

    E. 良性黏膜类天疱疮

答案：

    A. 错误

    B. 错误

    C. 错误

    D. 错误

    E. 良性黏膜类天疱疮是一种罕见的自身免疫性大疱性疾病，其特征是口腔黏膜、眼睛、生殖器和肛门（而非皮肤）出现剥脱性龈病损、糜烂和浅表水疱。此外，眼角膜反复发炎可能形成瘢痕，最终导致失明

解析：根据病损位于游离龈和附着龈等临床特征，即可排除牙龈炎和牙周炎。组织学特征上皮下裂隙和无上皮异型增生，以及混合的慢性炎症细胞（非浆细胞）的弥漫性浸润（而非血管周围浸润），即可排除口腔红斑病和草莓样牙龈炎。

问题2：下列哪种大疱性疾病不累及或很少累及口腔黏膜？

    A. 落叶型天疱疮

    B. 副肿瘤性天疱疮

    C. 大疱性类天疱疮

    D. Hailey-Hailey病（家族性良性慢性天疱疮）

    E. 线状IgA皮肤病

答案：

    A. 落叶型天疱疮的特征是头皮、胸背部和面部出现痂壳，很少累及口腔

    B. 错误

    C. 大疱性类天疱疮累及屈侧皮肤，如上腹部、大腿或腋窝，较少发累及口腔及其他黏膜（＜30%~40%）

    D. Hailey-Hailey病是一种罕见的显性遗传性天疱疮，其特征是颈部、皮褶处、生殖器出现水疱和糜烂，但很少累及口腔黏膜

    E. 错误

解析：副肿瘤性天疱疮和线状IgA皮肤病是两种发病机制不同的大疱性疾病，但大多数病例均累及口腔黏膜。

问题3：下列哪些疾病IDIF检查可出现基底膜区IgG沉积？

    A. 寻常型天疱疮

    B. 大疱性类天疱疮

    C. 获得性大疱性表皮松解症

    D. 疱疹样皮炎

    E. 线状IgA皮肤病

答案：

    A. 错误

    B. 大疱性类天疱疮的特征是C3和/或IgG沿基底膜区沉积，C3多于IgG

    C. 获得性大疱性表皮松解症中存在大量IgG沉积，而非IgA或C3

    D. 错误

    E. 错误

解析：在疱疹样皮炎和线状IgA病中，沿基底膜带沉积的免疫球蛋白为IgA，而非IgG；在寻常型天疱疮中，IgG和C3沉积在细胞间，主要分布在上皮下层，不沿基底膜带沉积。

病例26.9

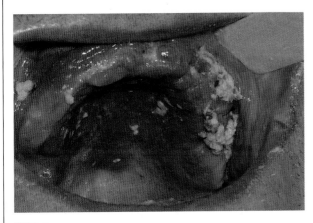

图26.9

主诉：女性，62岁，超重，口内烧灼感。

现病史：4年来，口内持续存在烧灼感，上个月因呼吸道感染服用抗生素后症状加重。

既往史：尿崩症（服用二甲双胍控制），高胆固醇血症（服用他汀片控制）。饮食不健康，吸烟史，上限1包/天。

口腔检查：超重女性，腭黏膜弥漫性充血，病损局限于上颌义齿下方，部分黏膜呈颗粒感，触诊敏感（图26.9）。义齿较旧且不贴合，布满烟渍和大量食物残渣。口角皲裂、发炎，口腔卫生很差，口腔其余黏膜未见异常。

问题1：该患者的诊断是什么？

  A. 维生素B$_{12}$缺乏

  B. 义齿性口炎

  C. 过敏性口炎

  D. 烟碱性口炎

  E. 血小板减少性紫癜

答案：

  A. 错误

  B. 义齿性口炎是一种常见口腔疾病，表现为口腔黏膜轻度发炎充血，多发生在长期佩戴上

颌全口义齿的老年人中。约90%的病例可检出念珠菌，临床检查可见腭部点状充血、弥漫性红斑、颗粒状或乳头状增生

  C. 错误

  D. 错误

  E. 错误

解析：其他疾病可引起腭部弥漫性或点状充血，但临床表现不尽相同，如单发或多发的出血/淤血性病变，如瘀斑、水疱（血小板减少性紫癜）、弥漫性充血、浅表溃疡（过敏性口炎）、萎缩性舌炎（维生素B$_{12}$缺乏）、红色斑点和白色斑片相间病损（烟碱性口炎）。

问题2：在该疾病发生、发展中的重要因素是什么？

  A. 念珠菌与义齿丙烯酸的亲和力

  B. 义齿基托下的唾液

  C. 口腔卫生欠佳

  D. 吸烟

  E. 吸入类固醇

答案：

  A. 白色念珠菌对义齿丙烯酸有很高的亲和力，能够附着其上并生长繁殖。念珠菌的数量可能取决于义齿表面是否粗糙、是否贴合，以及用于制作义齿的丙烯酸树脂类型

  B. 上颌义齿下方唾液积聚会促进各种致病细菌和真菌生长，从而导致该区域易发生炎症。由于该区域缺乏唾液清洁（冲洗）作用，故易积聚食物残渣，同时，由于义齿覆盖导致腭部微生物群难以接触各种唾液抗菌酶，从而加重炎症

  C. 口腔卫生欠佳易导致牙菌斑和食物残渣在义齿下方堆积。在进食过程中，食物残渣易对

腭黏膜造成创伤，同时，残渣易被降解产生致病微生物群生长所需的矿物质和其他物质。细菌是导致义齿不贴合患者出现腭部炎症的重要原因

D. 错误

E. 错误

解析：局部涂抹或吸入类固醇药物会改变局部免疫微环境和微生物群落，吸烟会引起口干和血管收缩，加剧炎症反应，降低防御功能，但它们是否参与义齿性口炎尚有争议，因为腭黏膜被义齿覆盖，不会受到吸烟或类固醇吸入剂的影响。

问题3：氟康唑的抗真菌作用机制是什么？

A. 抑制真菌核酸合成

B. 抑制真菌膜表面麦角甾醇途径

C. 通过与麦角甾醇结合破坏膜完整性

D. 通过与非甾体脂类结合改变膜完整性

E. 抑制葡聚糖生物合成途径

答案：

A. 错误

B. 氟康唑及类似唑类化合物可抑制真菌细胞内质网中麦角甾醇的合成

C. 错误

D. 错误

E. 错误

解析：一些抗真菌药物通过与麦角甾醇（如制霉菌素），或非甾醇脂质结合（如舍他康唑），或抑制葡聚糖生物合成（如endocardins）来改变真菌细胞膜结构。另外，氟胞嘧啶可在真菌内转化成为5-氟尿嘧啶，从而抑制真菌DNA合成。

病例26.10

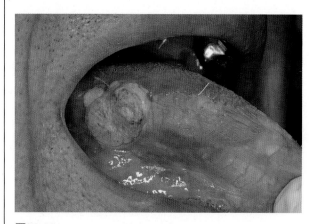

图26.10

主诉：男性，72岁，右舌缘出现无症状肿块。

现病史：1个月前，佩戴下颌义齿时偶发现右舌缘肿块，因自觉无症状，未引起重视。4年前活检示：舌缘白色斑块，伴轻度不典型增生。

既往史：病史和家族史与该病损无关。吸烟40

余年，1包/天，经常饮葡萄酒及其他烈性酒。

口腔检查：右舌缘见白色斑块，部分区域平伏光滑，部分区域表面粗糙呈沟裂状，近舌扁桃体的斑块后份增生明显，边缘不规则（图26.10）。病损质硬、无触痛、外生，最大直径为2.5cm，固定，舌体运动稍受限。病损与下颌义齿卡环断端邻近。同侧下颌下淋巴结肿大，固定，余未见明显异常。

问题1：该病变是什么？

A. 残冠导致的慢性创伤性溃疡

B. 重型复发性阿弗他溃疡

C. 口腔癌

D. 舌脓肿

E. 疣状白斑

答案：

A. 错误

B. 错误

C. 该病损为口腔癌，是慢性吸烟者和/或饮酒者最常见的口腔恶性肿瘤，表现为边缘不规则的慢性溃疡，表面为白色/红色斑块或肿块，固定，常伴淋巴结转移。肿瘤初始无症状，后逐渐侵犯周围组织特别是神经和血管引起感觉异常、疼痛、出血，最终导致局部或远处转移

D. 错误

E. 错误

解析： 其他舌部病变，如重型复发性阿弗他溃疡、创伤性增生性溃疡和软组织脓肿，可根据患者年龄、症状、病损质硬或质地均一等特点而轻易排除。各类复发性阿弗他溃疡常见于年轻患者，创伤性溃疡及复发性阿弗他溃疡常伴疼痛；而软组织脓肿质软或有波动感；疣状白斑常可见颈部转移。

问题2： 该患者的首选治疗方案是什么？

A. 仅手术切除舌部病损

B. 化疗

C. 免疫疗法

D. 射波刀放疗

E. 舌部分切除术和颈淋巴结清扫术

答案：

A. 错误

B. 错误

C. 错误

D. 错误

E. 舌部分切除术是切除部分舌头，切除范围为肿瘤边缘各个方向至少1cm的正常组织，术中应清除颈部淋巴结（颈淋巴结清扫术）。

手术方式（如根治性、改良性等）取决于临床表现和CT/MRI的颈部表现

解析： 仅切除肿瘤不可取，因为它不能清除肿瘤的颈部转移，而单纯的化疗或免疫疗法对口腔癌的效果不如手术治疗。射波刀放疗有效，但非常昂贵，应该只推荐给那些无法进行手术的患者，或者作为其他治疗失败后的备选治疗方案。

问题3： 下列哪些并发症与舌部分切除术有关？

A. 舌神经损伤

B. 舌出血

C. 贝尔麻痹

D. 味觉丧失

E. 口干症

答案：

A. 在肿瘤切除过程中可能会损伤舌神经，表现为同侧的舌侧牙龈、舌、唇部的暂时性麻木

B. 舌动脉损伤在舌部切除术后的第1周内很常见。患者在术后前几天可见少量出血，并可通过局部处理而得到控制，但出血过多会导致舌体肿胀和呼吸困难，因此患者应立即入院治疗，以便清除血肿、控制出血

C. 错误

D. 错误

E. 错误

解析： 贝尔麻痹是腮腺肿瘤切除术后常见并发症，而非舌肿瘤，它可导致患者患侧面瘫。舌切除术后不会出现口干症和味觉丧失，因为大量的唾液腺和味蕾仍处于正常状态。头颈癌化疗和放疗增加味蕾的凋亡率并加速唾液腺腺泡萎缩，导致味觉丧失和口干症持续数月。

27

临床检查、体征和现象
Clinical Tests, Signs and Phenomena

　　临床医生必须对医学现象和临床检验有充分的了解，以便了解各种疾病并提供尽可能最佳的治疗方法。

　　医学现象包括很多体征、客观症状、观察到的事件或事实。在口腔黏膜病学和皮肤科领域，医学现象已应用于某些特殊临床事件或实验室现象。医学现象可分为3类，即基于临床、实验室和组织病理学所发现的现象。另外，体征只是临床医生在患者检查过程中观察到的重要的体格检查结果，而临床检验用于鉴别患者是否患某种疾病（图27.0a～c）。

　　表27列出了最重要的用于证实口腔/皮肤病各种客观症状和体征的临床检查，强调特征性临床现象。

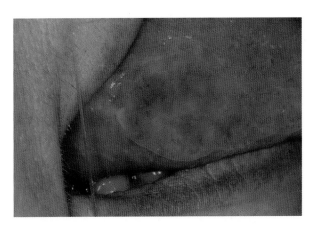

图27.0b　临床（玻片压诊）试验证实血管病变

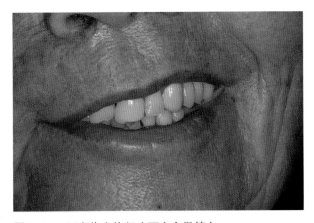

图27.0a　面瘫临床体征（不完全微笑）

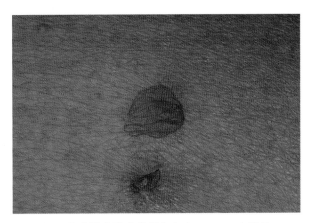

图27.0b　大疱性皮肤病的科布内（Koebner）现象

表27 口腔黏膜病常见的临床检查、体征和现象

临床检查		
体征	**临床表现**	**疾病**
口干	黏膜发黏	干燥综合征
	唾液泡沫状	药物引起的
	沟纹舌	
口臭	闻患者呼出的气体	坏死性牙龈炎（NG）
		忽视口腔卫生
病损-白色	能否擦去	念珠菌病、口腔白斑病
病损-色素沉着	用玻片压诊能否变白	血管性病变与色素性病变
上颌窦瘘	从牙槽窝流出的泡沫状唾液	上颌磨牙术后上颌窦并发症
	患者脸颊充气引起的特征性噪声	
面肌麻痹	无法：	面瘫
	闭上双眼	
	微笑	
	吹口哨	
	皱额	
局部出汗	患处皮肤淀粉碘染色阳性	耳颞综合征

临床体征		
名称	**临床表现**	**疾病**
Asboe-Hansen征	水疱在压力下扩展	天疱疮，大疱性类天疱疮
Auspitz征	轻刮薄膜后点状出血	牛皮癣，银屑病
Barnett's征	颈部隆起和皱缩	硬皮病
Buttonhole征	神经纤维瘤的压迫性内陷	神经纤维瘤病（NF1）
Crowe's征	腋窝雀斑	神经纤维瘤病（NF1）
Forchheimer's征	软腭见瘀点或花斑	传染性单核细胞增多症；风疹
Gorlin's征	舌头可触碰鼻尖	Ehler-Danlos综合征
Meffert's征	嘴唇上出现异位皮脂腺，形似饮用热饮玻璃杯边缘的口红印记	皮脂腺异位症、Fordyce病
Nikolsky's征（尼氏征）	轻擦外观正常的皮肤或口腔黏膜，黏膜剥离，形成新的水疱	天疱疮
反转Nikolsky's征（反转尼氏征）	假性上皮剥离	中毒性表皮坏死松解症，葡萄球菌皮肤烫伤样综合征
Osler's征	蓝黑色巩膜	尿黑酸尿症
Stafne's征	牙周膜间隙增宽	系统性硬化病

（续表）

临床现象		
名称	临床表现	疾病
贝尔（Bell）现象	患侧眼睛无法闭合	面神经麻痹
Brocq's现象	在仔细刮除典型皮损时发生皮下出血	扁平苔藓
Isotopic现象	疾病（通常是带状疱疹）痊愈后，在原部位继发其他疾病	带状疱疹
卡-梅现象	血管肿瘤、血小板减少和出血三联征	婴儿血管瘤，蓝色橡皮大疱痣
科布内现象	创伤区域出现新的类似病损	银屑病、扁平苔藓、白癜风
反科布内现象	一种疾病抑制另一种自身免疫性疾病发展	银屑病和斑秃
科布内远程反转现象	自体皮肤移植术后，远端补片出现自发性色素沉着	白癜风
科布内反转现象	创伤后病损消退	银屑病
针刺试验阳性	用20~22号针刺伤皮肤后，出现直径2mm以上的红斑丘疹	白塞病、Sweet综合征
雷诺现象	寒冷天气下，皮肤血管系统血流呈间歇性变化	结缔组织病、干燥综合征
反跳现象	停止类固醇治疗后皮肤病复发	各种皮肤病

病例27.1

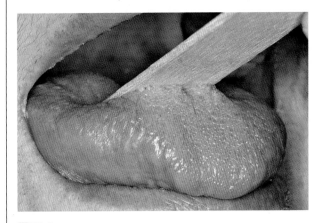

图27.1a

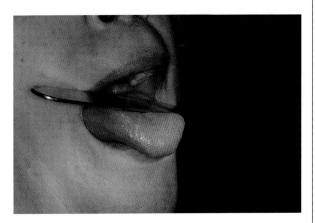

图27.1b

主诉：女性，72岁，出现严重口干症数月。

现病史：口干在夜间和清晨较为突出，白天通过大量饮水（10杯以上）逐渐改善。

既往史：轻度高血压和高胆固醇血症，服用厄贝沙坦和他汀类药物进行控制。70岁时确诊宫颈癌，行子宫全切，此后出现尿失禁，服用毒蕈碱拮抗剂后部分缓解。否认其他严重疾病，包括呼吸道、内分泌和结缔组织疾病。

口腔检查：口干严重，余口内黏膜未见异常。木质压舌板难以从舌背黏膜分离（图27.1a），较重的金属压舌板置于舌背后可保持平衡（图27.1b）。口干导致患者口内义齿不稳固。未发现干眼症、皮肤干燥和颈部淋巴结肿大。

问题1：该患者出现口干的原因是什么？

A. 脱水

B. 口呼吸

C. 高胆固醇血症

D. 子宫切除术

E. 药物引起

答案：

A. 错误

B. 错误

C. 错误

D. 错误

E. 治疗尿失禁的药物（如毒蕈碱拮抗剂）是导致患者口干的原因。他汀类药物和厄贝沙坦对唾液的产生和分泌没有影响

解析：口呼吸可能是原因，但口呼吸导致的口干出现在睡眠时，而在白天消失。脱水多出现在饮水不足时，但该患者每天喝10杯以上的水，而且无呕吐、过度通气、大出血等可导致体液流失的情况发生。子宫切除和高胆固醇血症并不直接影响唾液的产生或分泌。

问题2：该患者口干症的主要症状是什么？

A. 牙缺失

B. 黏膜发黏

C. 猖獗龋

D. 佩戴义齿困难

E. 牙龈出血

答案：

A. 错误

B. 唾液浓稠，进而导致木制或金属压舌板粘在口腔黏膜上

C. 错误

D. 严重口干症导致义齿不稳固，出现佩戴困难

E. 错误

解析：牙缺失、猖獗龋和牙龈问题与患者的口干症无关，因为唾液功能障碍是近期出现的（2年前）。

问题3：下列哪些药物与口干症有关？

A. 氯氮平

B. 5-羟嗪

C. 双氢可待因

D. H2受体拮抗剂

E. 蛋白酶抑制剂

答案：

A. 错误

B. 羟嗪是一种广泛用于缓解慢性瘙痒、过敏的抗组胺药，可引起口干

C. 双氢可待因广泛用于肌肉关节疼痛、纤维肌痛和子宫内膜异位症，但可出现严重的副作用，如便秘、幻听、瘙痒和口干

D. H2受体拮抗剂用于治疗胃炎、消化道溃疡引起的便秘、口腔和皮肤干燥、头痛、耳疾和排尿困难

E. 蛋白酶抑制剂广泛应用于HIV阳性患者的治疗，可引起腮腺脂肪沉积、味觉障碍、口周感觉异常以及口干

解析：氯氮平能增加唾液分泌，尽管它具有很强的α-2拮抗和M4-毒蕈碱活性。

病例27.2

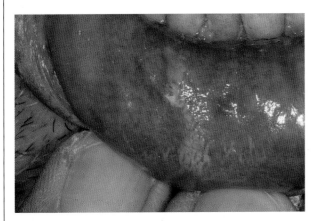

图27.2a

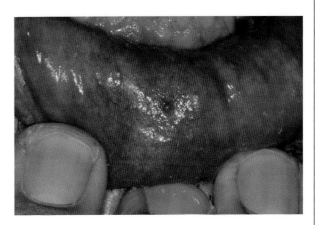

图27.2c

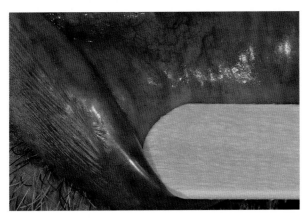

图27.2b

27.2c）。口腔卫生良好，牙齿及牙龈未见类似假膜，口内无龋齿及填充物。未见局部及全身淋巴结肿大，余口内黏膜、皮肤或其他黏膜未见异常。

问题1：导致患者口内出现假膜的原因是什么？

    A. 软垢

    B. 假膜型念珠菌病

    C. 口腔白色角化症

    D. 肉桂性口炎

    E. 尿毒症性口炎

答案：

    A. 错误

    B. 假膜型念珠菌病是一种急性念珠菌感染，由于服用抗生素治疗肠道幽门螺杆菌感染所致。白色假膜由假丝酵母菌菌丝、脱落的上皮细胞、纤维蛋白、炎症细胞和食物残渣组成

    C. 错误

    D. 错误

    E. 错误

解析：尿毒症性口炎和口腔白色角化症可被排除，因为其病损固定，分别与肾脏疾病和摩擦习惯有

主诉：男性，42岁，患者下唇内侧和双颊黏膜出现白色假膜。

现病史：1个月前，胃镜检查发现幽门螺杆菌，进行长疗程抗生素治疗后不久即出现白色假膜。

既往史：慢性胃炎和食管反流，每天用西咪替丁和水果味口香糖缓解。近期胃镜检查发现食道充血，胃黏膜一个小的、无症状的溃疡面，取样确诊幽门螺杆菌感染，此后行克拉霉素、阿莫西林、甲硝唑联合奥美拉唑三联抗菌治疗，疗程14天。

口腔检查：下唇内侧、双颊和软腭黏膜覆盖白色假膜（图27.2a），用木质压舌板可轻易将其刮除（图27.2b），下方黏膜充血，触痛明显（图

关。软垢易被排除，因为它常见于口腔卫生不佳的患者，软垢下方黏膜正常。肉桂性口炎常表现为颊黏膜和舌侧缘充血，经常使用含有薄荷或肉桂的口香糖（非果香味）的而产生的局部反应。

问题2：这种白色病损可通过下列哪些临床特征鉴别?

A. 位置

B. 症状

C. 病史

D. 是否与邻近组织紧密连接

E. 持续时间

答案：

A. 错误

B. 假膜性念珠菌病症状轻微，如烧灼感、瘙痒或轻微触痛，而其他白色病变表现为无症状或仅有粗糙感

C. 系统疾病及长期用药可导致局部或全身免疫缺陷，改变口腔微环境，从而促进念珠菌增殖

D. 用木制压舌板可轻易去除白色假膜，可将其与其他部位固定的白色病损，如口腔白色角化病、口腔白斑病或黏膜下纤维化鉴别

E. 假膜型念珠菌病是一种典型的急性真菌感染性疾病，10天内发病。慢性（红斑型或增生型）念珠菌病在2周后发病，持续时间更长

解析：急性假膜型念珠菌病可累及口腔黏膜的任何部位，但在某些部位更明显（如软腭和前庭沟），因咀嚼难以清除该部位假膜。

问题3：下列哪些先天性疾病易罹患念珠菌感染?

A. DiGeorge综合征

B. Chédiak–Higashi综合征

C. 自身免疫性多内分泌腺病–念珠菌病–外胚层营养不良（APECED）综合征

D. PLCG2相关抗体缺陷与免疫失调（PLAID）综合征

E. Kostmann病

答案：

A. DiGeorge综合征是一种原发性免疫缺陷，在胎儿发育过程中出现包括胸腺在内的某些组织发育异常，导致T淋巴细胞损伤以及频繁出现细菌和真菌感染

B. 先天性白细胞颗粒异常综合征（CHS）是一种罕见的严重遗传性疾病，以部分性眼皮肤白化病、轻度出血、神经功能障碍、严重免疫缺陷（导致细菌和真菌感染）为特征

C. APECED综合征的特征是慢性皮肤黏膜念珠菌病、甲状旁腺功能减退和艾迪生病三联征

D. PLAID综合征是一种遗传性疾病，其特征是抗体缺乏和寒冷性荨麻疹、自身免疫性疾病、特应性和体液免疫缺陷，后者可导致包括念珠菌病在内的反复感染

E. 错误

解析：Kostmann病是一种常染色体隐性遗传病，表现为中性粒细胞减少，幼年极易感染细菌，但极少感染真菌。只有当中性粒细胞明显减少或长期使用抗生素后，才会继发真菌感染。

病例27.3

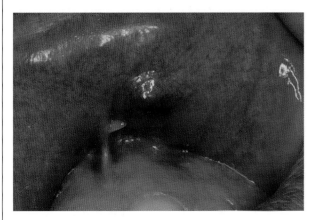

图27.3a

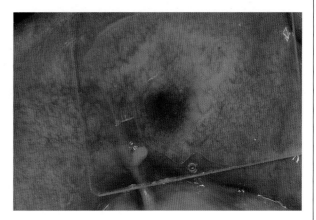

图27.3b

主诉：男子，35岁，发现上唇内侧出现无症状的蓝色肿块。

现病史：儿童时期即发现该病损，体积在青春期最大，此后保持稳定。

既往史：否认系统病史及家族史。吸烟10支/天，每餐饮1瓶啤酒。

口腔检查：近上唇系带黏膜见一结节，质软，触诊轻微波动感，表面黏膜完整，病损最大直径约1.2cm，深蓝色（图27.3a）。用显微镜载玻片轻压后稍发白（图27.3b）。冷饮或冷食刺激可缩小病灶，而热、辛辣食物或饮料刺激使病灶增大。余口腔、皮肤和其他黏膜未见异常。

问题1：该病损的诊断是什么？

   A. 痣

   B. 深部黏液腺囊肿

   C. 血管瘤

   D. 血肿

   E. 卡波西肉瘤

答案：

   A. 错误

   B. 错误

   C. 血管瘤是血管内皮细胞增生而形成的质软的

良性病变。该病变通常出现在出生后的第1个月内，随后为快速增殖期，最后逐渐消退。组织学上分为毛细血管型、海绵状和混合型

   D. 错误

   E. 错误

解析：根据病程长的特点，可排除血肿、肉瘤、深部黏液腺囊肿等病程较短的疾病。单纯加压可排空血液并改变血管瘤的颜色，故可排除痣。

问题2：区分血管病变和色素性病变最简便的临床试验是什么？

   A. 摄影术

   B. 按压后颜色消退（玻片压诊法）

   C. 抽吸

   D. 透镜

   E. 超声检查（多普勒）

答案：

   A. 错误

   B. 在血管病变中，加压可排空血液，导致病损体积缩小和颜色变白。对于临床医生来说，可用于区分浅表病损是血管畸形还是色素沉

着所致的简便方法

C. 错误

D. 错误

E. 错误

解析：全身摄影和透镜检查适用于各种痣和黑色素瘤的检查和随访，但不适用于口腔血管瘤。细针抽吸可证实病灶内含有血液，但若手法不熟练可引起出血不止，故应避免使用。多普勒超声检查并非临床检查。

问题3：针对该病损的推荐治疗方案是什么？

A. 抗纤溶治疗

B. 冷冻疗法

C. 外科手术

D. 栓塞术

E. 干扰素–2A

答案：

A. 错误

B. 冷冻治疗通过极低温度局限性破坏病损以达到有效治疗目的

C. 手术切除是范围小的、局限性的浅表血管瘤和对类固醇类药物无效的内脏或眼部血管瘤的首选治疗方法，亦用于切在较深病变消退后残留的过剩皮肤

D. 错误

E. 错误

解析：栓塞、干扰素–2A和抗纤溶治疗已成功用于治疗对皮质类固醇无反应，且有高脑血管意外或肾功能不全风险等不适合手术的病例。

病例27.4

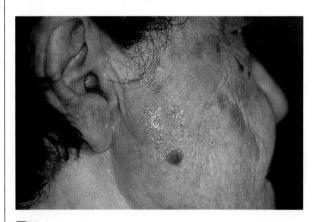

图27.4a

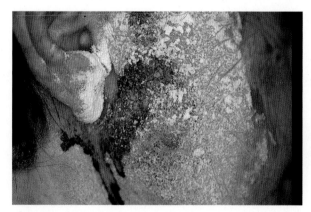

图27.4b

主诉：女性，77岁，发现进食时右面部出汗。

现病史：5年前，患者进食酸性食物或饮料时即出现右面部出汗。最初表现为右耳前皮肤充血，后逐渐褪色，并伴有出汗。出汗时伴随一过性嗅觉丧失，嗅觉丧失在去年逐渐消失，而出汗仍然存在并加重。

既往史：14年前行腮腺部分切除术，手术中切除了右侧腮腺的涎腺混合瘤外。否认过敏史及皮肤疾病史。患轻度高血压，服用厄贝沙坦控制。

口腔检查：患者健康，无严重系统疾病，无感觉或运动障碍。患者进食柠檬、糖果和饼干后数秒内出现耳周充血，从颞部延伸至口角，数分钟内消

退，伴出汗、轻度烧灼感及肿胀（图27.4a）。出汗仅累及腮腺肿瘤切除区域，并通过Minor's实验阳性证实（图27.4b）。未发现牙体组织、口腔黏膜及腮腺来源的瘘管及舌、唇肿胀。

问题1：可能的诊断是什么？

    A. 口腔皮瘘

    B. 多汗症

    C. 食物过敏

    D. 弗莱氏（Frey）综合征

    E. 丑角综合征

答案：

    A. 错误

    B. 错误

    C. 错误

    D. 弗莱氏（Frey）综合征是病因，其特征是在进食酸性食物或饮用味重饮料时，面部某处出现潮红和出汗。这种综合征是由节后副交感神经元对几乎失去神经支配的汗腺和皮肤血管再次支配引起的。累及同侧腮腺，是颈清扫、整容手术或局部创伤等的手术并发症

    E. 错误

解析：根据面部出汗区域局限，与既往腮腺手术关联等特征可排除多汗症、丑角综合征和食物过敏。在弥漫性多汗症中，出汗可累及全身多部位，而在丑角综合征中，潮红和出汗多累及半侧面部和胸部，并在运动后出现。食物过敏可表现为弥漫性面部潮红和口内黏膜充血，可累及口腔和皮肤的许多部位，是由某些特定食物所致，而非进食过程所致。临床检查未发现瘘管，故易排除皮瘘。

问题2：针对该情况的最佳临床诊断方法是什么？

    A. 碘淀粉试验

    B. 皮肤点刺试验

    C. 汗液测试

    D. 尼氏征

    E. 圆珠笔测试

答案：

    A. 碘淀粉试验，也称Minor's试验，适用于诊断弗莱氏（Frey）综合征。通过在面部受累区域涂抹碘，任其干燥，患者进食酸性食物（类似柠檬味糖果）时涂抹玉米淀粉。在碘的作用下，汗液会导致淀粉变成深蓝色

    B. 错误

    C. 错误

    D. 错误

    E. 错误

解析：尼氏征，即通过：擦拭正常黏膜导致大疱形成，用于鉴别大疱性疾病。点刺试验指通过检测某些食物、药物或化妆品过敏原的皮肤反应来检测是否对食物或化妆品过敏。汗液测试指通过测定汗液中氯化物浓度来鉴别囊性纤维化；而圆珠笔测试可能诱发慢性荨麻疹患者出现皮肤划痕。

问题3：针对上述情况的最佳治疗方案是什么？

    A. 耳颞神经横断术

    B. 东莨菪碱软膏

    C. A型肉毒杆菌毒素

    D. 止汗剂

    E. 口服抗胆碱药

答案：

    A. 错误

    B. 东莨菪碱软膏具有局部抗胆碱能作用，疗效较好，但作用短暂

    C. 患处注射A型肉毒杆菌毒素（Botox）可改善某些症状，提高9~12个月患者的生活质量，但需要反复注射

    D. 错误

    E. 错误

解析：全身使用抗抑郁药或抗胆碱能药物可出现严重并发症，如皮肤敏感、口干、视力模糊和尿潴留。神经电切术可改善弗莱氏综合征的症状，但疗效短暂，需要特殊护理及熟练的外科医生。

病例27.5

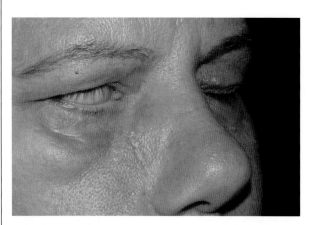

图27.5

主诉：女性，53岁，进行牙科检查时发现右侧面瘫。

现病史：出生时即发现面瘫，至今未缓解。患者母亲回忆，因分娩非常困难，故产程中使用钳子并导致婴儿面部受伤。

既往史：面瘫导致慢性抑郁症，否认其他过敏史和系统疾病史。面瘫导致其在学校到欺凌，患者非常自卑。

口腔检查：右侧面部所有肌肉无力（瘫痪），口角下垂，同侧鼻唇皱褶、颞部皱纹消失，微笑、眨眼、吹口哨、进食或饮水困难。闭眼过程中，患侧眼球向外上移动（图27.5）。口内检查未发现牙齿、颌骨及黏膜异常。

问题1：患者出现面瘫的原因是什么?

　A. 先天性面瘫

　B. 贝尔面瘫

　C. 梅罗综合征

　D. 亨特氏综合征（Ramsay Hunt综合征）

　E. 分娩时颅内出血

答案：

　A. 先天性面瘫是一种非常少见的（占所有儿童的8%~14%）面瘫，可分为创伤性或发育性面瘫、单侧或双侧面瘫、完全性面瘫或不完全性面瘫。单侧先天性面瘫最常见的原因是与难产相关的出生创伤。钳子在茎乳孔处施加压力可能会损伤面神经，导致暂时性的面神经麻痹或面神经完全横断，正如该患者一样

　B. 错误

　C. 错误

　D. 错误

　E. 错误

解析：贝尔面瘫导致同侧面肌暂时性麻痹，继发于肿胀和炎症，也可由病毒感染导致。该患者缺乏疼痛性带状疱疹，即可排除Ramsay-Hunt综合征。未伴发裂舌，肉芽肿性唇炎和复发性面瘫可排除梅罗综合征。颅内出血是婴幼儿创伤的严重并发症，除面部缺陷外，还伴嗜睡、癫痫、呼吸暂停和音调异常等一系列症状，而该患者无上述表现。

问题2：该患者可正常完成下列哪些动作?

　A. 微笑

　B. 吹口哨

　C. 皱颞部

　D. 紧闭双眼

　E. 伸舌

答案：

A. 错误

B. 错误

C. 错误

D. 错误

E. 舌运动由舌下神经（第XII对颅神经）控制，而面神经的分支（第VII对颅神经）只负责舌前份味觉感知

解析：下运动神经麻痹导致同侧面部肌肉无力，患者不能微笑或吹口哨，前额皮肤下方肌肉缺乏收缩可导致同侧皱眉困难，眼轮匝肌麻痹可导致闭眼时同侧眼球向外上运动，上述情况被称为贝尔现象。

问题3：下列哪些特殊检查可用于鉴别该患者的面瘫？

A. 头颅MRI

B. 肌电图

C. 神经电图

D. 血液检查

E. 活体组织检查

答案：

A. 头颅MRI可用于鉴别脑瘤、颅内出血、颅骨骨折和感染等可能导致面瘫的情况

B. 肌电图测量肌肉受刺激时的肌肉电活动、肌肉反应速度，也可用于检测各种神经损伤，并通过评估面瘫恢复的可能性来判定其严重程度

C. 错误

D. 错误

E. 错误

解析：神经电图是一种用于评估周围神经（如面神经）功能的检查手段，但不适用于该患者，因为需要在面瘫发作14天内进行。血液检测很少用于确定面神经麻痹是由病毒还是感染所致。面神经活检很少用于区分面瘫是来源于血管、炎症或是退行性变。

病例27.6

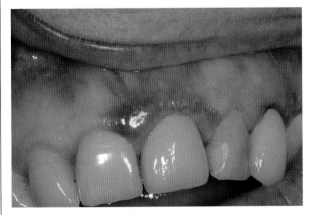

图27.6a

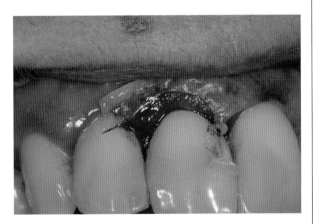

图27.6b

主诉：女性，42岁，发现口腔和身体出现多处溃疡，进食辛辣坚硬食物时有灼热感。

现病史：2年前，即出现溃疡，短期应用后皮质类固醇后溃疡愈合。溃疡继发于腹部、四肢、

生殖器皮肤和口腔黏膜浅表大疱，疱破裂后形成溃疡。

既往史：病史和家族史与其皮肤病损无关。

口腔检查：手部皮肤见少量松弛性小水疱，揉搓后极易破裂。颊黏膜、口底、软腭见少量边缘不规则的浅表溃疡。口内卫生良好，无龋齿，牙龈敏感伴局部充血水肿，探诊出血（图27.6a）。用棉签揉搓外观正常牙龈时，牙龈易剥脱，遗留浅表疼痛性溃疡（图27.6b）。牙龈活检示近基底层出现上皮内疱。

问题1：该疾病的诊断是什么？

A. 剥脱性龈病损

B. 寻常型天疱疮

C. 大疱性类天疱疮

D. 草莓牙龈炎

E. 牙龈炎

答案：

A. 错误

B. 天疱疮是一种累及口腔及其他黏膜，如眼结膜、鼻黏膜、食道黏膜，以及阴茎/阴道、肛门和皮肤的慢性大疱性疾病。临床表现为大疱，易破裂，遗留疼痛性溃疡。组织病理学检查发现，这些水疱是来源于棘层松解，由自身抗体介导的针对桥粒芯蛋白1和3的自身免疫反应破坏细胞间连接所致

C. 错误

D. 错误

E. 错误

解析：牙龈炎为局限于牙龈缘附近结缔组织的炎症性疾病。草莓牙龈炎可见肉芽肿，为中性粒细胞、嗜酸性粒细胞、浆细胞和朗格汉斯型巨细胞混合组成。两种牙龈炎均出现下层结缔组织炎症。上皮下疱是大疱性类天疱疮的特征。"剥脱性龈病损"是一个描述性术语，可见于除天疱疮以外的多种疾病。

问题2：该疾病可出现下列哪些临床特征？

A. 一过性口腔溃疡

B. 皮肤溃疡先于口腔病损出现

C. 易破性大疱更好发于口腔而非皮肤

D. 口底、软腭和咽部是该疾病的好发部位

E. 按压口腔大疱顶端可导致其向四周扩散

答案：

A. 错误

B. 错误

C. 错误

D. 口底、软腭和口咽部更易发生弥漫性口腔溃疡，因为该处黏膜在咀嚼过程中容易受到摩擦，导致松弛性大疱破裂

E. 错误

解析：在寻常型天疱疮中，皮肤比口腔更易观察到大疱，因为咀嚼易导致大疱破裂，遗留大量不规则溃疡。口腔病损先于皮肤出现。给口内大疱顶端施加极小压力即可使其破溃，而给皮肤大疱施压后，大疱不会破溃，而向外延伸。

问题3：下列哪些体征是该疾病的特征性表现？

A. Battle征

B. 尼氏征

C. 克劳氏征

D. Darier征

E. Asboe–Hansen征

答案：

A. 错误

B. 尼氏征为用棉签揉搓外观正常的口腔黏膜/皮肤，或施加切向压力时，黏膜和皮肤可被剥离，主要见于天疱疮、中毒性表皮坏死松解症和葡萄球菌烫伤样皮肤综合征

C. 错误

D. 错误

E. Asboe–Hansen征的特征是对完整大疱施以轻微压力后导致疱液蔓延至邻近皮下。这种现象也被称为尼氏征Ⅱ，累及天疱疮患者的

皮肤，而非口腔黏膜

解析：其他体征见于其他疾病，如皮肤病荨麻疹（皮肤划痕症）、神经纤维瘤病中的雀斑（克劳氏征）、颅底骨折中的乳突瘀斑（Battle征）。

病例27.7

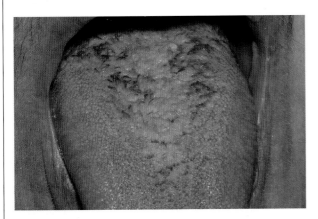

图27.7a

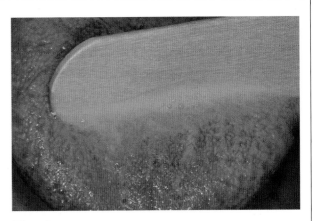

图27.7b

主诉：女性，28岁，出现口臭2~3个月。

现病史：患者男友首先发现其口臭，晨起更为明显，白天逐渐减轻。

既往史：3个月前急性鼻窦炎发作，使用抗生素和鼻腔喷雾剂治疗。患者因鼻中隔偏曲出现慢性张口呼吸，鼻窦炎导致张口呼吸加重。9年多来，吸烟10~15支/天。

口腔检查：舌背呈毛发状，部分区域呈黄褐色（图27.7a）。患者回忆，自3个月前使用抗生素治疗鼻窦炎后，舌背即呈毛发状，故使用木制压舌板刮去由脱落上皮细胞、食物残渣和唾液中细菌组成的混合物（图27.7b），伴发口臭。长期吸烟导致腭部出现轻度烟碱性口炎，口腔卫生不佳导致慢性龈炎，余口内黏膜未见明显异常。

问题1：下列哪种因素导致患者出现口臭？

　　A. 吸烟

　　B. 牙龈炎

　　C. 鼻窦炎

　　D. 口呼吸

　　E. 毛舌

答案：

　　A. 吸烟是引起口臭的外源性因素，直接归因于烟草燃烧释放的化学物质，同时可引起口干，口干可促进口臭相关病原菌生长

　　B. 牙龈炎是一种急性或慢性的炎症性疾病，因为龈沟中藏有大量可释放挥发性硫化物的致病菌，从而导致口臭。各种牙龈炎，尤其是坏死性牙龈炎，均会引起明显的口臭

　　C. 错误

　　D. 口呼吸是造成晨起口臭的主要原因，因为长期张口状态可造成唾液中水分蒸发，导致口干。口干可促进厌氧菌生长，从而产生口臭

E. 毛舌表现为丝状乳头伸长，其由大量脱落细胞、白细胞和微生物组成。细菌可产生吲哚、粪臭烷、多胺、硫化氢、甲基硫醇、烯丙基甲基硫化物和二甲基硫化物等恶臭气体

解析：鼻、喉和鼻窦的炎症均与口臭有关，但上述原因引起的口臭可随炎症消退而缓解。因此，该患者的口臭与鼻窦炎无关，因患者鼻窦炎出现在3个月前，服用抗生素治疗后缓解，而患者的口臭是最近出现的。

问题2：恶臭的主观诊断方法有哪些？
    A. 感官测量
    B. 气相色谱法
    C. 暗视野显微镜
    D. 聚合酶链式反应
    E. 便携式探测器

答案：
    A. 口臭主观检测是通过闻从患者的嘴或鼻呼出的气体，或者通过闻患者舌背擦拭物完成的。当恶臭来源于口呼气而非鼻呼气时，那么病源位于口腔或咽部。当恶臭来源于鼻呼气而非口呼气时，那么病源位于鼻或鼻窦。在极少数情况下，当鼻呼气和口呼气的气味相近时，需排查系统性疾病
    B. 错误
    C. 错误
    D. 错误
    E. 错误

解析：其他测量方法很少使用，因为需要专业技术人员，且非常昂贵和耗时。暗视野显微镜和聚合酶链式反应（PCR）技术用于鉴定口臭病原菌。气相色谱法是精确技术中的首选，它用于分离导致口臭的各种挥发性气体，其中一些气体可用便携式探测器检测。

问题3：下列哪些疾病与口臭没有直接关系？
    A. 肺癌
    B. 肾衰竭
    C. 天疱疮
    D. 急性坏死性溃疡性牙龈炎
    E. 类风湿关节炎

答案：
    A. 错误
    B. 错误
    C. 错误
    D. 错误
    E. 类风湿关节炎与口臭无关，但某些类风湿关节炎患者也可出现口臭，后者可能继发于口干或服用青霉胺等药物。该类药物降解可提升口腔pH，利于口腔中革兰阴性菌生长，从而产生口臭

解析：急性疾病（如坏死区牙龈炎）、慢性疾病（如大疱性疾病——天疱疮等）、肿瘤（口腔癌和肺癌），以及肝肾衰竭等疾病可释放过多恶臭物质，导致口臭。

病例27.8

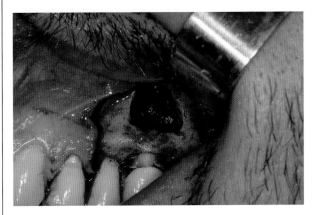

图27.8

主诉：男性，32岁，左上颌第一磨牙行根尖切除术。

现病史：6年前，上颌第一磨牙曾进行根管治疗，后无任何症状。1个月前，该牙根尖处继发囊肿伴炎症，引起肿胀疼痛，抗生素治疗1周后症状缓解。

既往史：否认系统疾病史。

口腔检查：左上颌第一磨牙根尖切除术后，遗留巨大缺损，缺损周围为骨壁，顶端衬有部分完整的鼻窦黏膜。当患者捏住鼻子，尝试从鼻部呼出空气时，可见泡沫状血性分泌物从缺损处流出（图27.8）。

问题1：患者根尖切除术区出现血性分泌物是什么原因？

A. 上颌窦瘘

B. 鼻窦息肉

C. 上颌窦穿孔

D. 鼻窦炎

E. 根尖囊肿

答案：

A. 错误

B. 错误

C. 上颌窦穿孔是上颌窦与口腔之间的一种异常交通。该患者出现上颌窦穿孔是继发于根尖切除术（为治疗根尖周围囊肿）。患者呼吸或擤鼻时，鼻窦穿孔处见泡沫状血性分泌物流出，空气通过穿孔口可产生特征性噪声

D. 错误

E. 错误

解析：虽然近窦底的根尖囊肿会刺激邻近鼻窦黏膜，最终导致鼻窦炎或鼻窦息肉形成，但不会出现上颌窦穿孔的临床表现，如流鼻涕、鼻塞、面部疼痛或压痛及发热等。上颌窦瘘与上颌窦穿孔会出现共同症状，但上颌窦穿孔出现症状往往较晚。

问题2：下列哪些检查适用于诊断该疾病？

A. Valsalva动作

B. 鼓腮测试

C. 探查缺损

D. 检查口臭

E. 影像学检查

答案：

A. Valsalva动作是一种非常实用的临床检查，指导患者捏住鼻子，并通过阻塞的鼻气道呼气，可发出特征性噪音，伴穿孔处溢出泡沫状血性分泌物

B. 鼓腮吹气会增加鼻窦内部气压，导致患者鼻孔中流出血液。该检查可导致微生物从口腔扩散至上颌窦

C. 用牙周探针探测穿孔，有利于评估上颌窦穿孔的长度，若操作不正确可撕裂上颌窦膜，扩大穿孔

D. 错误

E. 错误

解析： 上颌窦非透射影是一种常见的影像学表现，不是上颌窦穿孔引起的鼻窦炎的临床表现。上颌窦穿孔常出现口臭，但口臭的原因很多，不限于上颌窦穿孔。

问题3： 关闭上颌窦穿孔的最常用治疗手段是什么？

A. 局部软组织瓣

B. 远端软组织瓣

C. 骨移植

D. 异种移植

E. 丙烯酸外科夹板

答案：

A. 邻近颊黏膜软组织瓣修复是由小到中等大小

的上颌窦穿孔的首选方案。其次，选择前磨牙区腭侧牙龈皮瓣，适用于需保留前庭沟高度的患者，以便二期修复

B. 错误

C. 错误

D. 错误

E. 错误

解析： 植骨和来自舌、耳软骨或咬肌的远端皮瓣，可用于具有大缺损的患者以及既往手术失败的患者。使用胶原、明胶薄膜或Bio-Oss®骨替代物等人工合成材料的异种移植物很少单独使用，而与软组织皮瓣联合使用时疗效佳。丙烯酸夹板很少用于上颌窦穿孔伴免疫抑制患者，当患者有手术禁忌证时可采用。

病例27.9

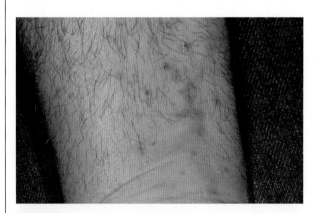

图27.9a

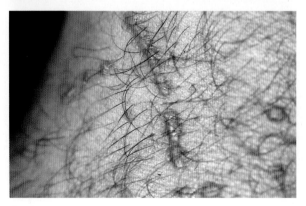

图27.9b

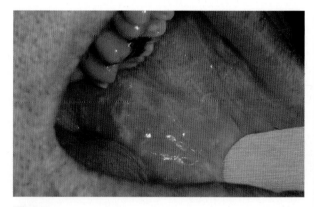

图27.9c

主诉： 男性，42岁，出现皮肤红疹和口腔黏膜白色病损。

现病史： 6个月前，即出现皮损伴瘙痒。1个月前，口腔检查时偶然发现口内病损，患者无自觉症状。

既往史： 慢性胃炎、青霉素过敏，否认其他系统疾病史及用药史。从18岁起，吸烟10~15支/天。

口腔检查：手腕内侧、小腿和下背部皮肤见成簇的、轻微隆起的粉红色丘疹，表面见细小白纹，患者自觉瘙痒（图27.9a）。左腕部皮肤上见发现了红色线状丘疹，为患者习惯抓挠所致（图27.9b）。颊黏膜和舌背可见网状白色丘疹，对称分布（图27.9c）。

问题1：临床诊断是什么？

A. 药物所致苔藓样反应

B. 慢性移植物抗宿主病

C. 银屑病

D. 湿疹

E. 扁平苔藓

答案：

A. 错误

B. 错误

C. 错误

D. 错误

E. 该疾病应诊断为扁平苔藓。扁平苔藓是一种慢性皮肤病，由弥漫的紫色、瘙痒、扁平丘疹和散在分布的白色条纹（Wickham条纹）组成。皮损出现在创伤区域，特别是易受摩擦的区域，可单独出现或合并口腔病损。口腔病损通常先于皮肤病损发生，表现为网状、糜烂或溃疡、丘疹或斑块、萎缩，很少出现色素沉着或大疱性损害

解析：该患者无抗高血压、抗抑郁、利尿剂和非甾体抗炎药等用药史，无移植手术史，故可排除药物所致苔藓样反应或慢性移植物抗宿主病。根据皮损和口腔病损的分布情况可排除湿疹和银屑病，后者可累及皮肤任何部位，也可累及年轻人。

问题2：除上述情况外，下列哪些疾病会出现创伤导致相似病损？

A. 银屑病

B. 疣

C. 传染性软疣

D. 晕痣

E. 白癜风

答案：

A. 在银屑病中，受创伤区域可出现新的皮损，皮肤科医生称之为同形反应或Koebner现象

B. 错误

C. 错误

D. 当晕痣受到刺激时可出现Koebner现象

E. Koebner现象可出现在包括白癜风在内的许多皮肤病中。22%～62%的白癜风患者中可出现Koebner现象，创伤后引起的脱色皮损在临床和组织学上与原有白癜风皮损无差别

解析：假性Koebner现象发生在感染性疾病中（如疣或传染性软疣中，因为Koebner现象发生于受到创伤（如划痕）的皮肤区域，皮损区域既往健康，受到创伤后发展成与既往皮损具有相同临床和组织学特征的病损。更重要的是，Koebner现象不属于过敏反应，也与HPV或传染性软疣病毒感染无关。

问题3：瘙痒丘疹呈线性排列属于下列哪种现象？

A. 反向Koebner现象

B. 远端逆Koebner现象

C. Koebner现象

D. 逆Koebner现象

E. 假性Koebner现象

答案：

A. 错误

B. 错误

C. Koebner现象的特征是在受伤后10～20天形成新的线状皮损

D. 错误

E. 错误

解析：与Koebner现象相反，当创伤区域继发感染时会出现假性Koebner现象，即局部损伤会使现有病损消失。白癜风患者可出现远端逆Koebner现象，即自体皮肤移植手术后，远端补片可出现自发性色素沉着。在同时患有两种自身免疫性疾病的患者中，可出现逆Koebner现象。

病例27.10

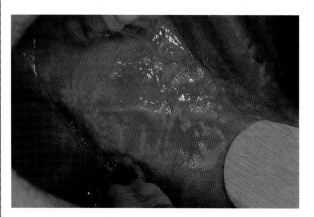

图27.10a

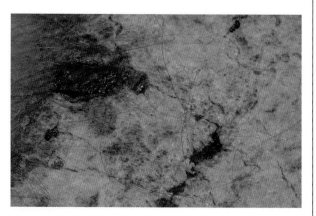

图27.10b

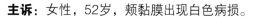

主诉：女性，52岁，颊黏膜出现白色病损。

现病史：1年前，进行口腔体检时，医生发现其双颊出现白色损害，通过一个疗程的抗真菌治疗后无效，病损持续存在。进食辛辣食物有粗糙和轻微灼热感。

既往史：轻度高血压，2型糖尿病倾向，通过饮食控制。否认其他系统疾病史和过敏史。膝盖和头皮出现白色鳞屑，具有慢性刺激症状。

口腔检查：膝盖、肘部和背部见多处散在分布的银白色鳞状斑块，某些区域瘙痒或疼痛，因抓伤而破裂出血（图27.10b）。头皮见鳞片状充血斑块，导致脱发。颊黏膜见白色网纹，不能拭去（图27.10a），伴地图舌与沟纹舌。口腔卫生状况良好，可见银汞合金充填体和烤瓷冠。未见颈部淋巴结肿大。

问题1：该疾病的诊断是什么？

A. 扁平苔藓

B. 口腔白斑病

C. 慢性增殖型念珠菌病

D. 银屑病

E. 白色海绵状斑痣

答案：

A. 错误

B. 错误

C. 错误

D. 银屑病是一种常见的慢性自身免疫性皮肤病，表现为皮肤充血、瘙痒和鳞屑。皮损表现为银白色鳞片围绕充血区，可单独存在或覆盖全身。银屑病也可累及口腔，常伴有皮损，有时与地图舌相关

E. 错误

解析：根据存在皮损这一临床表现可排除口腔白斑病，而口腔及皮损发病晚则可排除白色海绵状斑痣。根据口腔病损对抗真菌治疗无效、皮损分布与类型可排除慢性念珠菌病和扁平苔藓。

问题2：该疾病具有下列哪些临床表现？

A. 大疱

B. 脓疱型

C. 寻常型

D. 反向银屑病

E. 色素沉着

答案：

A. 错误

B. 脓疱型表现为大量脓疱，可局限于手部和足部，或广泛分布于全身

C. 寻常型是最常见的类型，肘部、膝盖、头皮、背部皮肤见大量银白色鳞片，该患者属于这种类型

D. 反向银屑病出现在感染、局部创伤或高温后，累及生殖器周围、腹部（超重患者）和乳房下皮肤皱褶

E. 错误

解析：水疱出现于各种大疱性疾病，水疱内液体清澈，而脓疱表现为疱内充满脓液。炎症后色素沉着不仅见于银屑病，也可出现在许多炎症性皮肤病中。

问题3：下列哪些是该疾病的特征性表现？

A. Brocq现象

B. Auspitz征

C. Koebner现象

D. 地毯钉征/Sandpaper征

E. 砂纸征/Carpet tack征

答案：

A. 错误

B. 从银屑病皮损去除银色鳞屑时，可检测到点状出血，即为Auspitz征

C. Koebner现象的特征是在局部创伤或刺激后出现新的银屑病皮损

D. 错误

E. 错误

解析：Brocq现象是仔细刮除典型扁平苔藓皮损时发生表皮下出血，而不出现在银屑病中。地毯钉征是盘状红斑狼疮（DLE）去除鳞屑后可见毛囊内角质栓。触诊日光性角化病皮损时可出现砂纸感。

诊断流程图：根据口腔病损部位
Diagnostic Flow Charts According to the Location of Oral Lesions

流程图15a

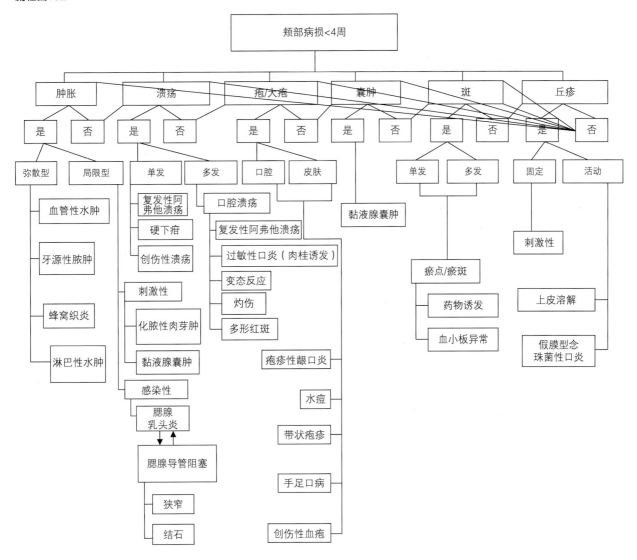

流程图15b

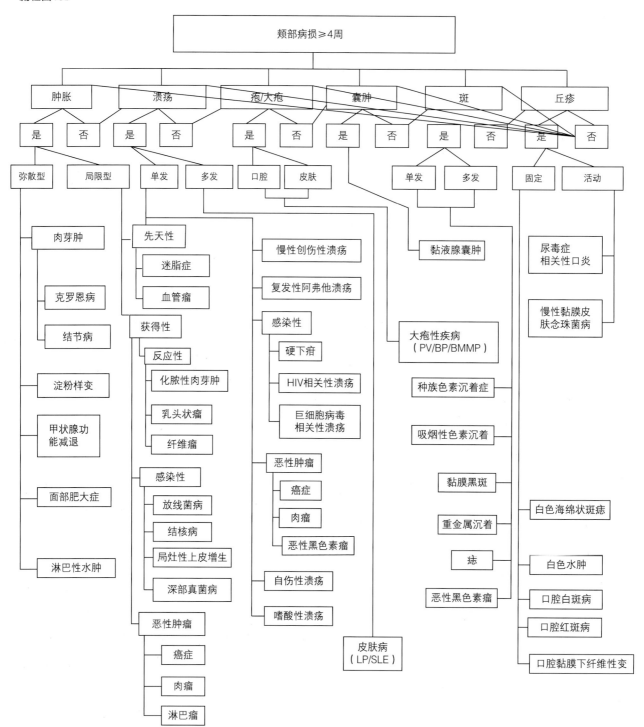

流程图16a

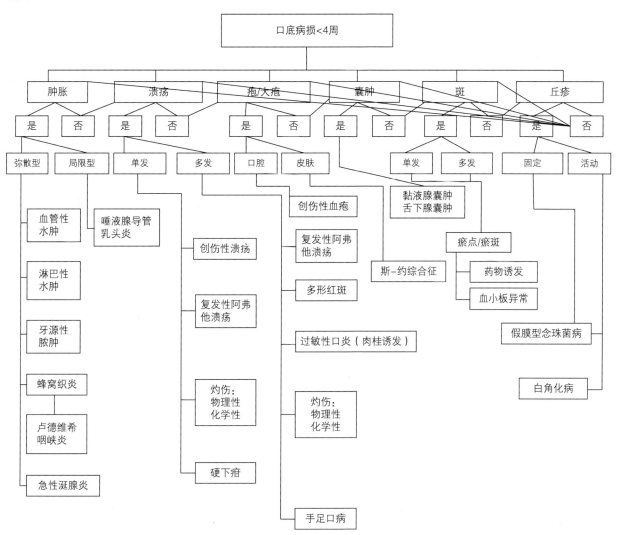

流程图16b

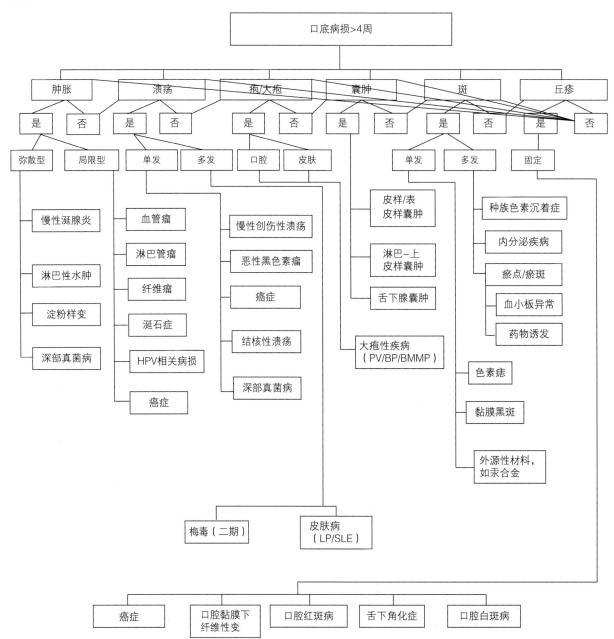

流程图17

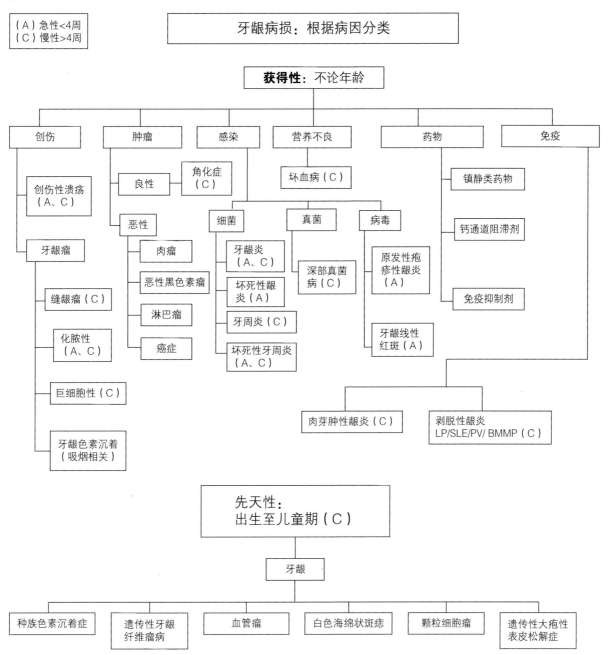

（A）急性<4周
（C）慢性>4周

牙龈病损：根据病因分类

获得性：不论年龄

创伤
- 创伤性溃疡（A、C）
- 牙龈瘤
  - 缝龈瘤（C）
  - 化脓性（A、C）
  - 巨细胞性（C）
  - 牙龈色素沉着（吸烟相关）

肿瘤
- 良性
  - 角化症（C）
- 恶性
  - 肉瘤
  - 恶性黑色素瘤
  - 淋巴瘤
  - 癌症

感染
- 细菌
  - 牙龈炎（A、C）
  - 坏死性龈炎（A）
  - 牙周炎（C）
  - 坏死性牙周炎（A、C）
- 真菌
  - 深部真菌病（C）
- 病毒
  - 原发性疱疹性龈炎（A）
  - 牙龈线性红斑（A）

营养不良
- 坏血病（C）

药物
- 镇静类药物
- 钙通道阻滞剂
- 免疫抑制剂

免疫

肉芽肿性龈炎（C）

剥脱性龈炎 LP/SLE/PV/ BMMP（C）

先天性：
出生至儿童期（C）

牙龈

种族色素沉着症 | 遗传性牙龈纤维瘤病 | 血管瘤 | 白色海绵状斑痣 | 颗粒细胞瘤 | 遗传性大疱性表皮松解症

流程图18a

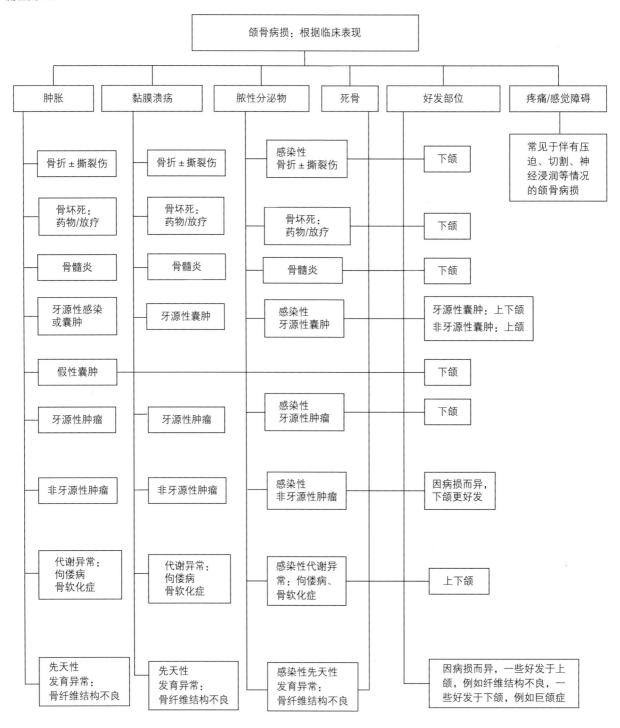

流程图18b

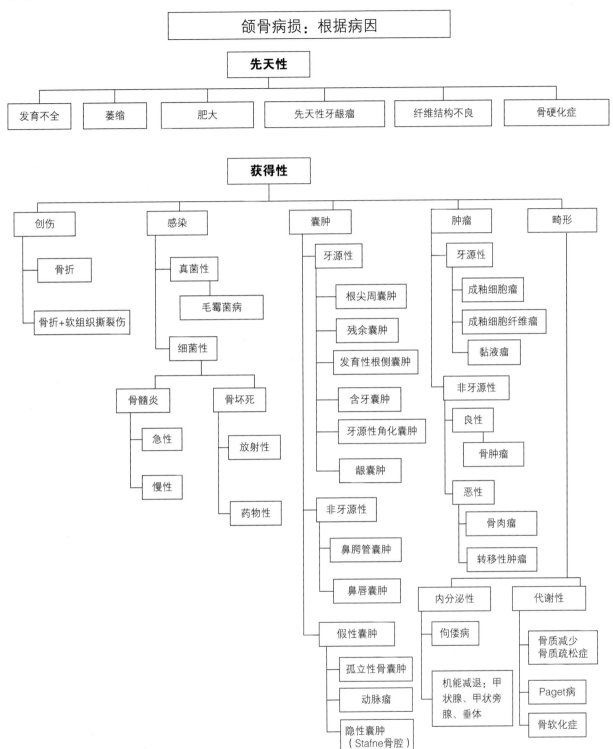

流程图19a

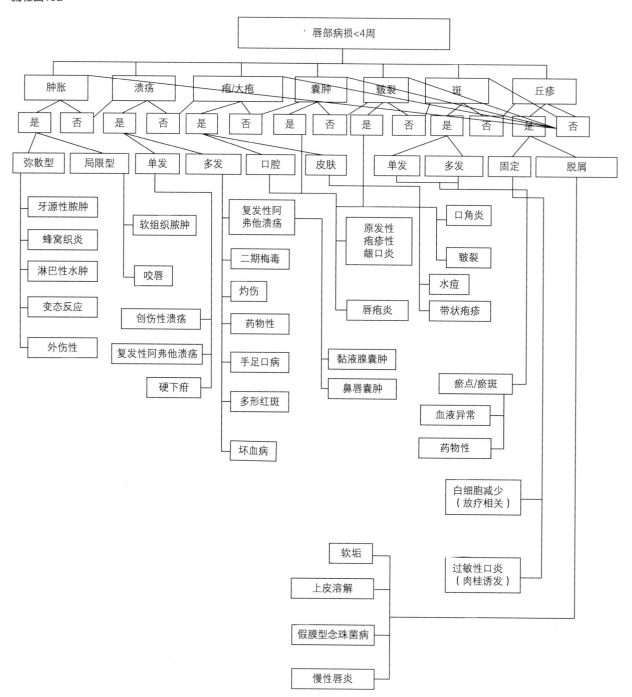

流程图19b

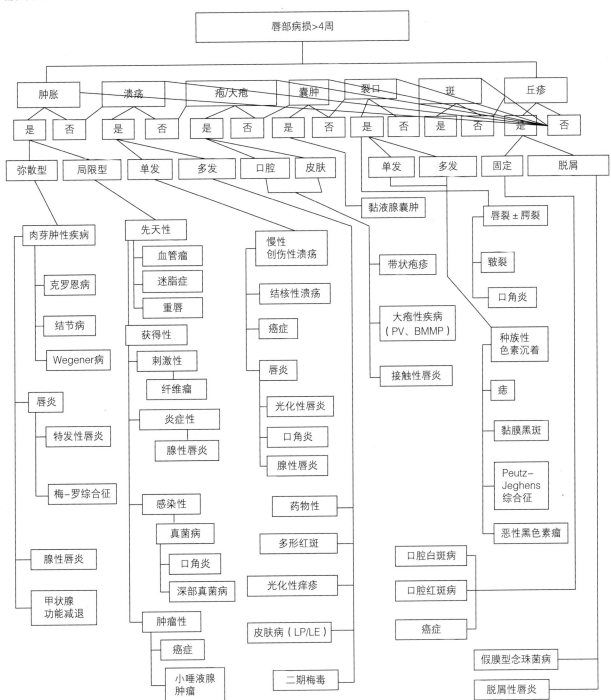

流程图20a

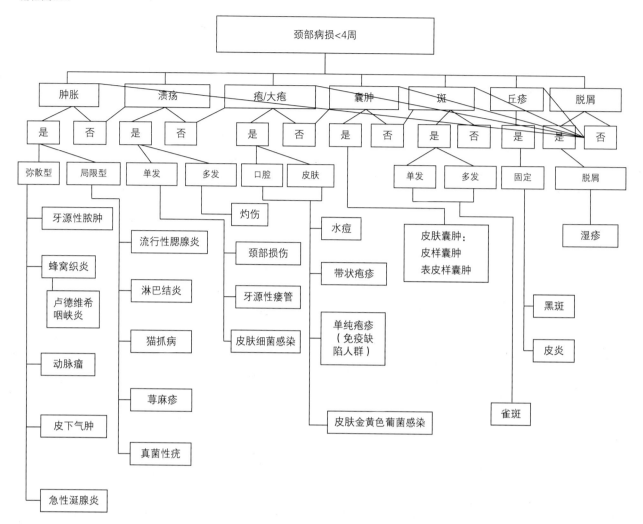

流程图20b

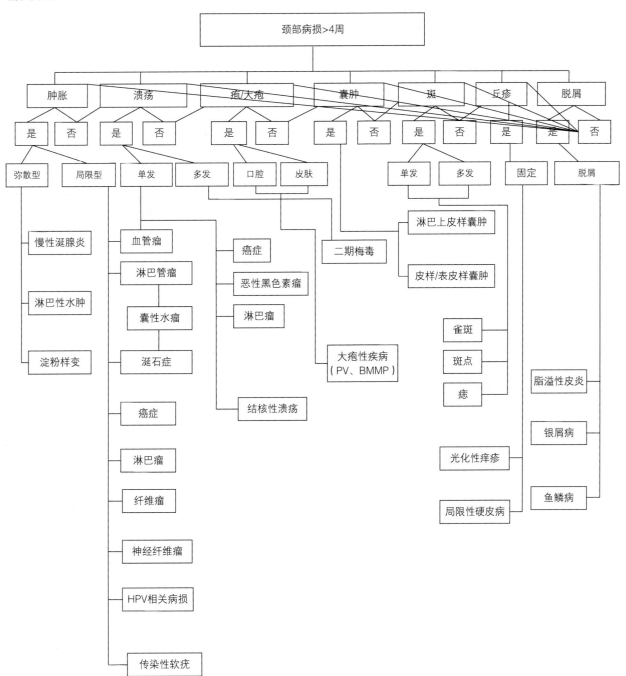

流程图21a

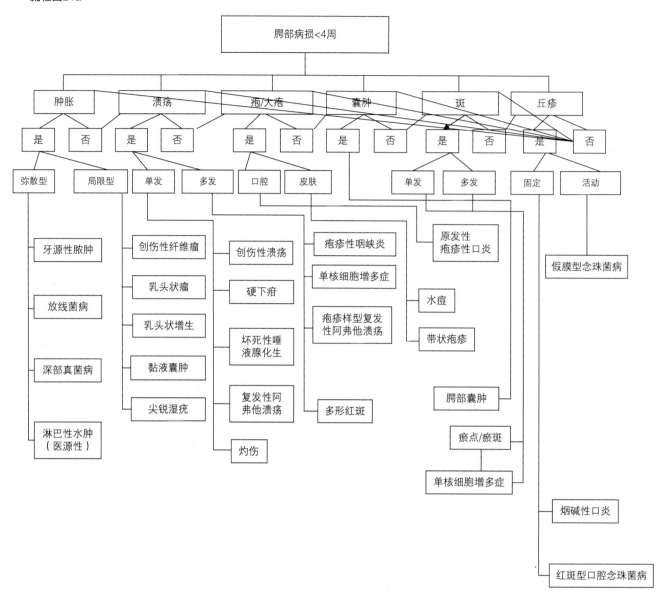

流程图21b

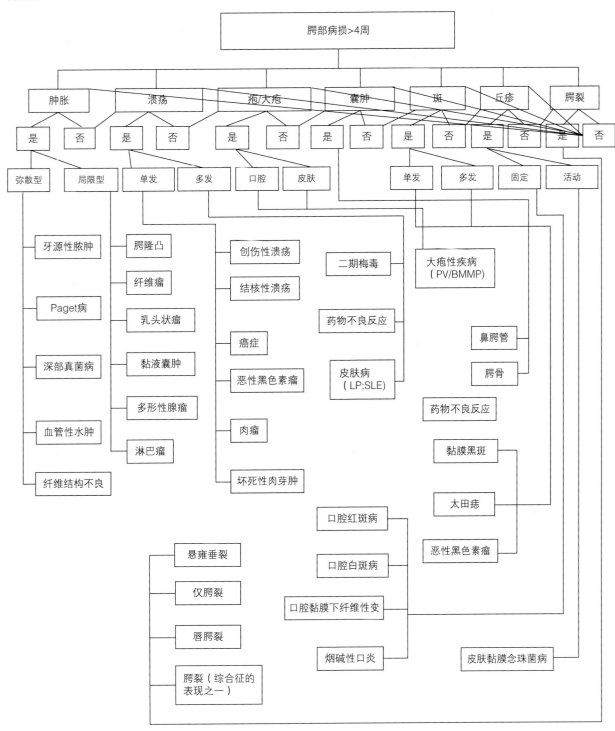

流程图22a

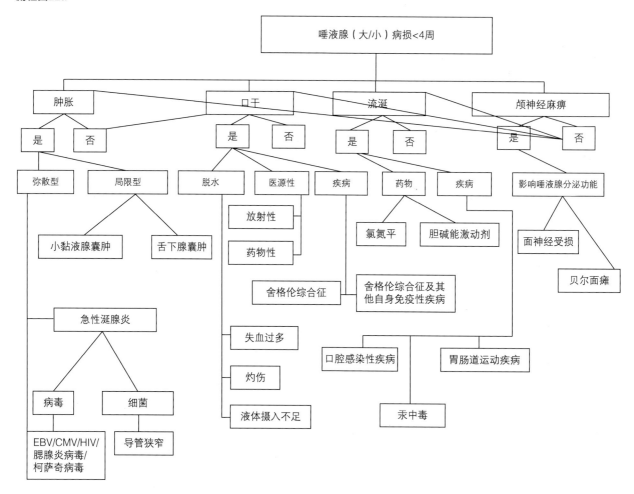

流程图22b

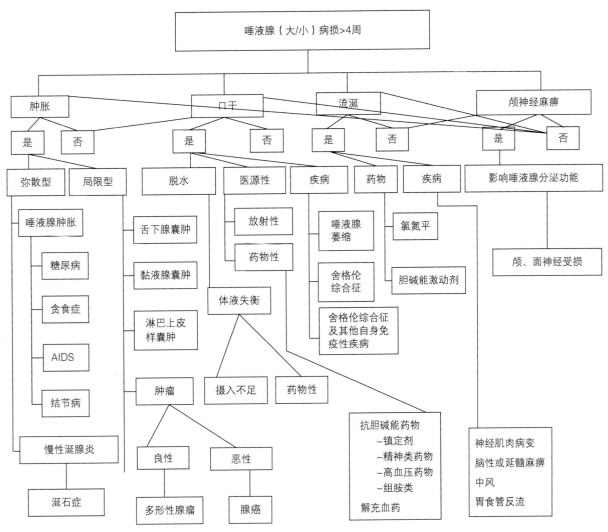

流程图23a

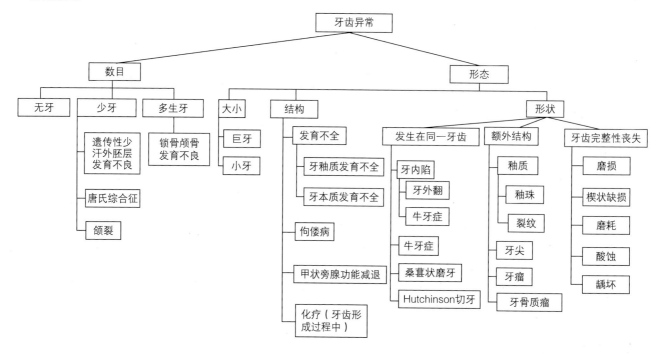

流程图23b

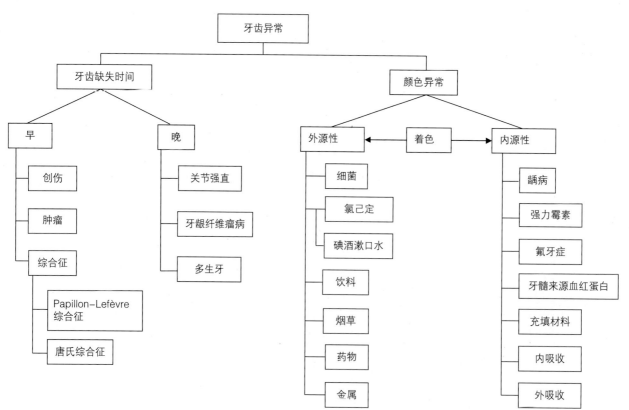

流程图24a

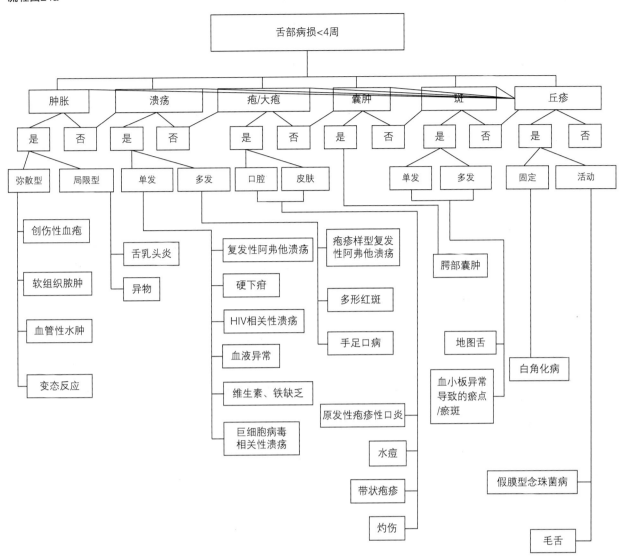

流程图24b

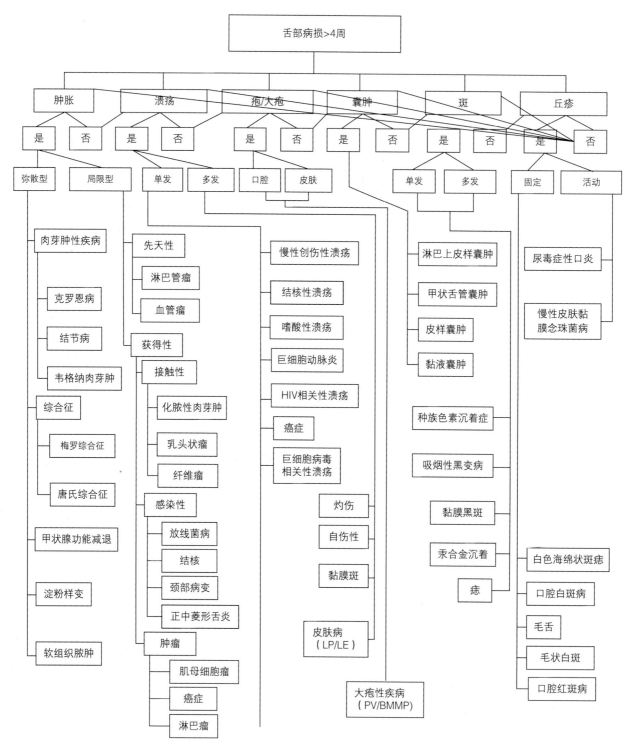